U0214963

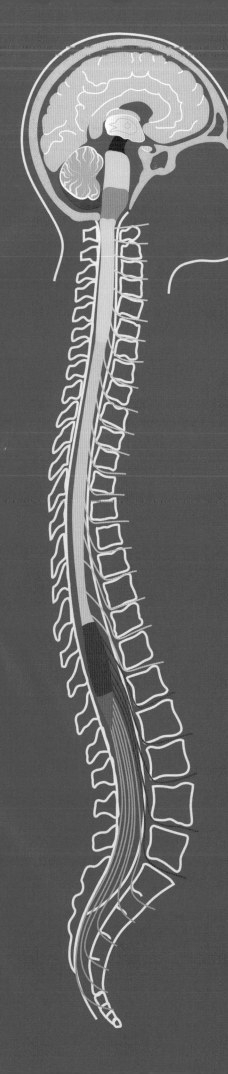

脊髓肿瘤外科学

王贵怀　主编

清华大学出版社

北京

图书在版编目（CIP）数据

脊髓肿瘤外科学 / 王贵怀主编 . — 北京 : 清华大学出版社 , 2023.8
ISBN 978-7-302-63371-6

Ⅰ.①脊… Ⅱ.①王… Ⅲ.①脊髓疾病—肿瘤—外科手术 Ⅳ.① R739.4

中国国家版本馆 CIP 数据核字（2023）第 068458 号

责任编辑：孙　宇
封面设计：王雨楠　王晓旭
责任校对：李建庄
责任印制：杨　艳

出版发行：清华大学出版社
　　　　　网　　　址：http://www.tup.com.cn，http://www.wqbook.com
　　　　　地　　　址：北京清华大学学研大厦 A 座　　　邮　　编：100084
　　　　　社 总 机：010-83470000　　　　　　　　　邮　　购：010-62786544
　　　　　投稿与读者服务：010-62776969，c-service@tup.tsinghua.edu.cn
　　　　　质量反馈：010-62772015，zhiliang@tup.tsinghua.edu.cn
印 装 者：三河市铭诚印务有限公司
经　　销：全国新华书店
开　　本：210mm×285mm　　　　印　　张：32.25　　字　　数：759 千字
版　　次：2023 年 8 月第 1 版　　　　　　　　　印　　次：2023 年 8 月第 1 次印刷
定　　价：398.00 元

产品编号：098344-01

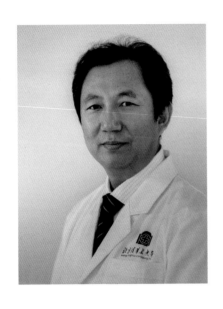

王贵怀

北京清华长庚医院神经中心主任、
清华大学教授、博士生导师

自1988年涉足神经外科基础与临床工作以来，迄今参与各种脊髓脊柱与颅脑疾病外科治疗近万例。1994年秋师从我国著名神经外科专家王忠诚院士，主要从事脑干和脊髓脊柱疾病的外科治疗和基础研究。近30年来，手术治疗脊髓肿瘤5000余例，积累了丰富的临床诊疗经验，多次成功挑战了20厘米以上巨大脊髓髓内肿瘤的外科治疗，其中最长肿瘤达35厘米，均取得了良好的效果，获得了患者与同行的赞许。并先后获得了"京城人民好医生"（2016年），"王忠诚神经外科学术成就奖"（2018年），首届"临床医学奖"（2023年）等荣誉奖励。作为研究生导师，先后培养硕士研究生、博士研究生、博士后20余人，传承神经外科医术服务于社会大众。先后主持及参与重大科研项目/课题10余项，以第一或通讯作者发表学术和会议论文百余篇，部分研究成果发表在*JNS-Spine*、*Bioactive Materials*、*Biomaterials*、*BMC Medicine*、*Theranostics*、*Advanced Fiber Materials*等国际权威期刊上，得到了国际学术同行认可。曾多次参加《神经外科学》《王忠诚神经外科学》《神经外科手术学》《功能神经外科学》等多部神经外科经典著作有关脊髓肿瘤章节的撰写。

曾先后担任首都医科大学附属北京天坛医院神经外科脊髓脊柱专业病区副主任（2004—2014年），清华大学附属长庚医院神经外科主任（2014—2021年）、神经中心主任（2022年—至今）等行政职务。同时还兼任中国医师协会神经外科医师分会脊髓脊柱专业委员会主任委员、世界华人神经外科协会脊柱脊髓专业委员会主任委员、中国抗癌协会神经肿瘤专业委员会脊髓脊柱肿瘤学组组长、中国生物材料学会神经修复材料分会第二届委员会副主任委员、北京医学会第八届神经外科学会脊髓脊柱学组组长等多个学术团体职务。

自加入清华大学医学、理工科、材料学科、生命科学等多个院系交叉学科合作研究以来，聚焦于脊髓肿瘤免疫治疗、脊髓肿瘤术中OCT边界识别技术、脊髓损伤截瘫脊髓电刺激调控再行走、类脊髓组织促再生修复材料的临床转化等领域的探索研究，初步研究成果喜人。自2021年7月，与清华大学神经调控国家工程研究中心李路明教授团队合作，率先在国内首次完成两例"脊髓接口电刺激系统"植入，配合康复训练，成功地使两名运动完全性脊髓损伤截瘫患者逐步重建行走功能，相信未来不断完善该项技术，将给广大脊髓疾病截瘫患者带来了美好的希望。2023年，与清华大学材料学院王秀梅、伍晖团队合作的项目"神索：基于多功能集成式再生微环境仿生构建的神经再生修复植入物"获第48届日内瓦国际发明展"评审团特别嘉许金奖"。

脊髓脊柱，大有可为，脊髓肿瘤的治疗任重道远，我们将坚持不懈努力为高质量发展健康中国而奋斗！

编写委员会

主 编

王贵怀

学术顾问

王 劲

秘 书

荆林凯　满韦韬　陆 洋

编 者（按姓氏笔画排列）

清华大学附属北京清华长庚医院

马 超　王 丽　王 劲　王国琴　王贵怀　毛乾泰

乌优图　尹洪芳　艾 超　朱 研　朱鸿飞　刘 淼

刘东康　刘耀赛　许 媛　孙振兴　苏柏谚　李冬蓉

李鹏波　杨凯元　何志斌　何智钧　张 欢　张会芳

张培海　张微微　陆 洋　陈 健　周 华　郑卓肇

孟 哲　赵本琦　赵雪莲　荆林凯　姚晶晶　秦君平

高春天　郭 韵　郭 毅　谈 莉　黄 帅　黄惠斌

章 薇　董 生　蒋 静　程芳兰　雷 聃　满韦韬

黎 功　潘 钰

福建医科大学附属第一医院神经外科

王硕彬

苏州大学附属第一医院神经外科

张　健

南京医科大学附属儿童医院神经外科

祝永杰

东南大学附属中大医院神经外科

梁　平

插图绘制

王雨楠

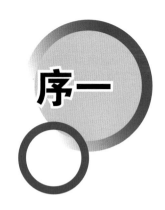

序一

　　脊髓源于后脑，起自脑干，续于颈胸髓，止于腰膨大脊髓圆锥处，与大脑及小脑存在明显的结构与功能差异。神经元与胶质细胞是神经组织的基础，脑与脊髓经纵横交错的神经环路传递并整合各种上下行信号，通过神经元间信号传递及神经元–胶质细胞的相互作用而完成各种神经功能。

　　相对脑科学研究热度与深度，对脊髓的基础研究明显偏少。临床上，脊髓肿瘤发病率占中枢神经系统肿瘤的10%～15%，相对脑肿瘤的研究，对其研究也存在明显不足。清华大学附属北京清华长庚医院神经外科王贵怀教授总结近30年5000余例的脊髓肿瘤外科治疗经验与体会，编撰成《脊髓肿瘤外科学》，涵盖了世界卫生组织（WHO）第五版中，中枢神经系统肿瘤分类中所有类型的脊髓肿瘤，并呈现了一些罕见的、挑战性高的脊髓肿瘤治疗案例，丰富了该领域的学术内涵，我非常高兴为该专著作序。

　　脊髓具有传导和调控躯体及内脏的感觉、运动等神经功能，相对脑的高级认知功能，如逻辑思维、决策、学习、记忆等，可以算是比较简单的功能，但对脊髓内固有的神经环路及其与大脑、小脑及脑干之间的功能关联机制尚不完全清晰。临床上，关于脊髓肿瘤如何发生及演变、脊髓损伤如何再生修复、脑-脊髓接口重建等一系列科学问题研究，虽已取得了许多进步，但仍未取得重大突破，希望通过交叉学科的联合攻关，能够更好地服务广大患者。

　　王贵怀教授和我都曾师从南通大学神经生理学家庄坚教授，他从1988年起参与了脑干前庭核团在运动病形成中的电生理与神经递质的变化与干预研究，培养了良好的神经科学研究兴趣。随后又追随中国神经外科学泰斗王忠诚院士，长期从事脑干与脊髓疾病的临床与基础研究。脊髓髓内肿瘤及脑干肿瘤曾被学术界视为"手术禁区"，手术有可能造成瘫痪与生命危险。王贵怀教授在30余年的临床实践中，具有悬壶济世的慈悲情怀和解救病患于水火的高度责任感。当他带领团队精心总结过往的临床治疗经验与教训，并检索探究国内外最新文献进展，将该书稿放到我的书桌上时，近百万的文字和数百幅插图让我心生感慨：脊髓肿瘤尤其是脊髓胶质瘤的诊断和治疗充满挑战，该书将王贵怀教授团队在脊髓肿瘤临床诊治和科学研究工作中的阶段性成果精彩呈现，无疑对临床同行大有裨益，希望该书的出版能够激发神经外科医师、脊柱外科医师及从事神经科学相关研究的人员探索脊髓肿瘤及其所致脊髓损伤的研究热情，助力我国"神经科学"和"肿瘤学"研究在脊髓疾病领域取得更大进步。

中国科学院院士

发展中国家科学院院士

浙江大学医药学部主任

2023年6月

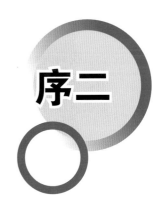

序二

　　我认识贵怀教授已经很多年了，他是王忠诚院士的学生，而我从事脑起搏器的研究，缘起于王院士，期间的几个重要节点都得到了王院士的鼎力支持。王贵怀教授曾是天坛医院脊髓外科的权威专家，后来与王劲教授一同在清华大学附属北京清华长庚医院工作，持续地为神经外科领域贡献优秀成果，这让我对王教授十分尊敬和关注。

　　在王教授的领导下，北京清华长庚医院神经外科已成功开展了近万台手术，他对患者的关爱和我心中"爱人如己"的理念契合。因此，在最近几年开展人工脊髓研究—通过脊髓硬膜外电刺激器帮助患者重建站立与行走功能，就首选了北京清华长庚医院。从术前确认合适的病例，到与王教授在手术台上一起讨论处理电极的定位和术后的康复；从一起处理患者康复过程的心理问题，到筹划人工脊髓的未来。我对于王教授的临床研究、临床实践和医生的品性都有了更直接、感性的认识，让我从心底敬重他，我觉得他不仅是一位医者，更是一位仁者。

　　因为做截瘫康复的研究，我对脊髓肿瘤有了很浅显的认知，和截瘫患者的深入交流，也让我真切明白尽管其发病率并不高，却因其疾病的独特性和复杂性，常常带来严重的神经功能损伤，甚至导致生命质量的大幅下降。脊柱对一个人来讲，怎么强调其重要性都不为过，而脊髓作为中枢神经系统的重要部分，处处为功能区，在切除肿瘤过程中任何失误都可能导致严重的后果。而在治疗方面，也面临着许多未知的困难和挑战。

　　王教授从事脊髓脊柱外科专业临床工作近30年，一直在探究脊髓肿瘤的诊治奥秘，积累了丰富的临床经验。他在清华大学附属北京清华长庚医院8年多的时间里，手术治疗了1830余例脊髓肿瘤患者，取得了良好的效果。通过基础医学与临床医学相关院系的合作研究，对肿瘤的分子生物学特性、免疫学与微环境及其新材料药物开发等领域取得了诸多成果。不仅如此，王教授还在脊髓功能调控与神经功能重建，以及重建患者的站立、行走能力等方面，进行了探索性的研究，初步结果喜人，这让患者在面对脊髓肿瘤引发的神经功能障碍等问题时，有了选择更多治疗的可能性。

　　我十分荣幸地推荐该书给脊髓脊柱外科和神经肿瘤科医师和正在从事相关研究与工作的研究生、医学生，以及从事交叉研究的人员。该书无疑是一本宝贵的具有指导意义的参考书，它将为你提供关于脊髓肿瘤的详细、全面的信息，从而帮助你更好地理解和对抗这种疾病。

　　我同时也特别向患者及其家人推荐此书，该书也将是你了解脊髓肿瘤，战胜脊髓肿瘤的参考书。从疾病的病因、症状，到诊断和治疗，甚至到术后的功能重建，你可以在书中找到全方位的专业知识和科学指导，就像一个你可以信任的医生帮你分析、指导，让你做最好的选择。

　　对截瘫康复的研究工作，让我明白我们对脊髓认知的局限性，同样脊髓肿瘤的研究和探索，任重道远，我期待王贵怀教授团队在未来能有更多的研究成果，更好地服务于广大患者。

清华大学教授

神经调控国家工程研究中心主任

2023年6月

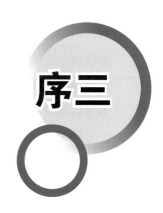

序三

　　脊髓肿瘤是神经外科疾病谱中的重要组成部分，脊髓肿瘤的命名多沿自颅内肿瘤，但相同名称的脊髓肿瘤往往显示不同的生物学特性。相比于同类的颅内肿瘤，科研工作也做得偏少。《脊髓肿瘤外科学》是基于王贵怀教授近30年5000余例的脊髓肿瘤外科治疗经验而成，该书图文并茂，涵盖了世界卫生组织（WHO）第五版中枢神经系统肿瘤分类中所有类型的脊髓肿瘤，填补了国内的这一项的空白，是一本脊髓肿瘤的百科全书。我和王贵怀教授相识20余年，特别是自2015年我回国工作后和他一起做了诸多复杂脊髓肿瘤的手术，目睹了他精湛的手术技艺、敢于探索未知的勇气、挑战高难度病例的热情和耐心。每当出现一种有潜力、能提高手术效率及安全性的手术辅助设备，他总是乐于在第一时间去大胆尝试，并及时不断总结经验以完成自我提升。

　　神经外科医生对脊髓肿瘤，特别是髓内肿瘤的认知在MRI时代突飞猛进，MRI使我们能在术前了解脊髓肿瘤的范围、性质成为可能。手术辅助设备的不断更新，如电生理监测、激光手术刀、超声吸引器（CUSA）、荧光显影等均有助于更好地识别肿瘤并使手术切除肿瘤更安全、止血更简便。尽管如此，仍有少数脊髓病变，如炎性病变、脱髓鞘病变等和脊髓肿瘤难以区分，即使病程、脑脊液检测、MRS、PET等有助于鉴别诊断，但未来仍需新的检测手段以明确区分肿瘤和非肿瘤病变。

　　"最大安全范围内切除肿瘤"的理念是处理脊髓肿瘤的基本原则，对累及重要神经、血管和边界不清的髓内肿瘤尤为重要。对于侵袭性生长的脊髓肿瘤，在现有的术中识别技术下仍无法实现肿瘤全切。在手术中主刀医生要综合判断，尽量在切除肿瘤和功能保护间做出一个最有利于患者的困难选择，正如美国神经外科之父哈维·库兴所指出的"这才是优秀神经外科医生的素质，它只能从长期的工作经验中获取"。脊髓脊柱外科医生对脊髓肿瘤术后的脊柱稳定性越来越重视，特别是对髓内长节段肿瘤的患者。该书中有一个章节特别讨论了如何避免术后脊柱畸形，一般应用椎板成形等手段，尽量避免多节段脊柱固定和融合的经验。

　　2021年出版的第五版世界卫生组织（WHO）中枢神经系统肿瘤分类中加入了肿瘤分子生物标记物的信息，它带动了免疫与靶向精准治疗；射波刀（Cyberknife）的出现部分解决了脊髓组织不耐受放疗的难题，对不适于手术治疗或术后残余脊髓肿瘤的患者提供了一个良好的治疗选择。相信这些非手术综合治疗手段会在未来的脊髓肿瘤治疗中起到越来越重要的作用。手术切除仅是脊髓肿瘤治疗中的一个重要部分，满意的手术效果和优质的护理与康复是分不开的，该书中也介绍了针对脊髓肿瘤患者的特殊护理及康复手段，相信诸如外骨骼、脑机接口、脊髓刺激器等新康复手段会把截瘫患者的康复推向一个更高的台阶。

　　我毫无保留地将该书推荐给神经外科、神经内科、骨科、神经放射治疗科及神经肿瘤科医师，它应该成为每一个神经专科医生必备的脊髓肿瘤参考书。相信此书对于你了解脊髓肿瘤的特性、治疗方式选择、预后的判断、手术并发症的处理均会大有裨益。

华盛顿大学、清华大学神经外科教授

2023年6月

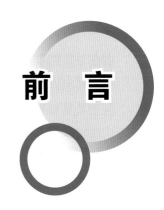

前　言

　　脊髓损伤导致瘫痪及二便失禁等功能障碍，几乎很难恢复。这是普通民众与专业医疗人员的普遍认知。1987年7月我在南通大学医学院附属医院实习时，跟随脊柱外科前辈医师学习脊柱脊髓损伤的主要外科技术就是椎板切除减压术。脊髓完全损伤的患者几乎是轮椅伴随余生，在神经外科医师临床实践中，前辈们也普遍认为脑损伤代偿能力要远强于脊髓，脊髓与脑干皆为功能区，属于手术禁区。

　　自1994年起，我有幸追随王忠诚院士研究"脑干与高颈髓肿瘤术后呼吸功能障碍的预防及处理"，在1997年获得博士学位后，便开启了在脊柱脊髓肿瘤外科领域至今长达26年的职业生涯。迄今通过手术治疗脊柱脊髓肿瘤患者5000余例，逐步揭开位于"人体中轴线"的脊柱脊髓的神秘面纱。脊髓位于人体中轴结构椎管内的中枢神经传导系统，上续于枕骨大孔水平的脑干延髓，下止于腰1~2水平的脊髓圆锥。约2亿个神经元分布在脊髓中央灰质区，由无数承载感觉、运动及自主神经功能的纤维纵横交错，组成脊髓白质区。脊髓承载了对躯体运动的执行与调控、感觉的整合与传递，及其内脏自主的神经调节等重要功能。尽管脊髓肿瘤的外科治疗已经历130余年，神经影像技术日臻成熟，显微器械精良与显微技术精湛，术中电生理监测与多模态导航精准辅助近乎完美，但是脊髓肿瘤手术，尤其是髓内肿瘤手术依然充满风险与挑战。

　　相对于脑瘤而言，脊髓肿瘤发病率占中枢神经系统10%~15%，挑战性最高的脊髓髓内肿瘤为3%~5%，约为7.4/100万，而脊髓星形细胞瘤约为0.47/100万，实乃罕见之病。幸运的是，绝大多数脊髓肿瘤为良性肿瘤，高级别恶性脊髓肿瘤占脊髓肿瘤的10%~15%。因此，手术切除在脊髓肿瘤的治疗中最为重要，精湛的显微技术与丰富的临床经验是手术成功的基础与保障。由于脊髓髓内肿瘤发病率极低，绝大多数神经外科培训基地的医师在临床训练中很难接触到足够的病例；神经外科学界对脊髓肿瘤的研究与关注度远低于脑肿瘤，中外神经外科学专著中脊髓肿瘤的相关论述甚少，许多指南均以参考脑肿瘤为准。有鉴于此，我们全面分析与总结北京清华长庚医院1830余例患者（2015—2023年）神经外科手术的诊断与治疗，并综述了近年来脊髓肿瘤领域的新观点与新技术，成书于此，分享于同道，希冀更好地服务于患者。

　　首先，脊髓肿瘤的诊断由早期的临床症状与体征，以及X线的影像粗略定位诊断经历百年发展，早已经进入3D影像（CT与MRI）的精准定位时代。先进的MRI/CT/PET等无创影像技术及其人工智能影像组学在术前能对绝大多数脊髓肿瘤做出定性诊断，但是依然存在某些肿瘤定性困难及其对邻近传导束等结构破坏的精确评估。随着肿瘤病理学研究在细胞、亚细胞及在DNA、RNA、蛋白质、多肽分子、氨基酸及脂类等纳米、微米水平技术上的不断进步，对脊髓肿瘤的发病机制、预后及其潜在治疗靶点的认识达到了前所未有的高度，给患者带来了美好的希望。

其次，手术切除是脊髓肿瘤治疗的首选手段。百余年来，随着解剖生理学、基础与临床医学、医工及其材料信息等学科的发展，在手术解剖器械、止血材料（明胶海绵）与工具（双极）、肿瘤切除特殊工具（CUSA、激光）、术中肿瘤识别技术（显微镜、荧光、超声、CT/MRI、导航及机器人等）、术中神经电生理监测技术、重建生物材料等各方面取得了惊人的进步，毋庸置疑，神经外科医师的手术技术超越了既往任何时代，绝大多数脊髓肿瘤患者取得了良好的治疗效果。但是，术后各种并发症依然不同比例地存在，瘫痪、二便困难、疼痛及感觉异常等严重影响患者生存质量，高级别恶性肿瘤依然难以长期生存。放疗、化疗、免疫治疗等各种手段在其他系统肿瘤治疗中显示出的良好结果，往往在脊髓恶性肿瘤的辅助治疗中很难大放异彩。

再次，脊柱是脊髓的防火墙，是中枢神经系统的承重墙，脊髓与脊柱浑然一体，无论是脊髓肿瘤还是脊柱肿瘤，均可能对脊髓功能产生严重影响。因此，各种在脊柱外科中使用的手术技术对脊髓肿瘤手术而言皆为基本操作，在切除肿瘤的过程中，减少对正常脊柱结构的损伤以及重建已受损的脊柱结构显得同样重要。国内外的脊柱外科医师均来自神经外科医师与骨科医师两大阵营，在医师成长过程中接受不同优势的技术训练，因此在处理复杂脊柱脊髓肿瘤时各有优势，若能精诚合作，取长补短，实乃患者福音。

最后，脊髓素有"手术禁区"之称，是基于脊髓皆为功能区考量的。任何脊髓损伤后功能均难以恢复与再生是不争的事实。应对脊髓肿瘤的外科治疗策略是"最大限度地安全切除肿瘤"，充分体现了保留脊髓功能的朴实内涵。在这个目标优先的指导下，外科医师在面对脊髓时充满敬畏之心，权衡利弊，肿瘤切除程度成了横在面前的一道坎。肿瘤全切除功能保留良好自然是完美结局；肿瘤部分切除功能保留良好也能广为接受；肿瘤未能切除功能丧失或肿瘤全切除功能丧失依然时常出现在现实中，对患者生活质量产生不可估量的影响，其中不解之问谁能解？因此，不断积累病例经验与教训，不断修炼显微外科硬功夫永不过时！同时，不断探索脊柱脊髓这个广阔领域未知奥妙，不断创新脊髓肿瘤诊疗技术永远在路上！

有鉴于此，我们精心地为神经外科医师、脊柱外科医师、肿瘤放化疗医师、康复医师，以及对脊柱脊髓临床与基础研究感兴趣的医学生们奉献一本基于临床病例的脊髓肿瘤诊疗专著，愿您在获得知识的同时能激发对脊柱脊髓的科学探究热情，更好地服务于广大患者！

时间仓促，水平有限，本书不足之处在所难免，恳请前辈、同行和广大读者不吝指教。

王贵怀

2023年6月

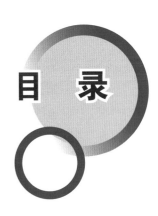

目　录

第1章
Chapter 1

脊髓肿瘤外科治疗史

脊髓始于脑干的延髓下部，下行在颈椎、胸椎和腰椎的椎管内，是中枢神经系统重要组成部分。脊柱脊髓外科是神经外科的一个重要分支，涉及脊髓与脊柱各种疾病。由于其独特的解剖结构与特殊的生理功能，手术往往是一项艰巨且富有挑战的任务。较颅脑外科而言，脊柱脊髓外科的发展则更为缓慢，直到近百年来才迎来快速的进展。

一、古埃及与夏商周时期（公元前3000—前500年）

神经外科是外科学系中成熟最晚的一门学科，而脊柱脊髓亚专科更为年轻，究其根源众说纷纭。但早在公元前1700年古埃及Edwin Smith纸草文稿（图1-0-1）记录的48个病例中，不仅描述了"脊髓"以及确定"脑脊液"的存在，还记录了涉及"脊髓损伤"的诊治病例，例如：哪些部位损伤可以导致四肢完全瘫痪，哪些部位损伤只会影响腿部。这是医学史上首次对脊髓损伤进行描述并提出治疗建议。在古埃及的创世神话中，埃及神Isis通过重新组装脊柱的方式复活了Osiris，这有可能是古埃及人民描述的一位古代国王从颈椎损伤而经历瘫痪逆转的过程[1]。但此时的人们对人体结构与功能了解甚少，认为医学实践多基于魔法和迷信，当时从事医疗的人和从事祭祀的神职人员经常是同一人，他们将疾病的转归视作神灵的恩赐，这时仍然处于"医巫同源"的阶段。

同时期的我国《黄帝内经》已经成书[2]，其中对于脊柱脊髓有着一套独特的理解。《黄帝内经》中记载了关于腰痛的推拿、正骨手法治疗脊柱错位和脊柱周围软组织损伤引起的脊柱相关疾病；且其中记载的督脉"起于会阴，并于脊里，上风府，入脑，上巅，循额。邪犯督脉，则角弓反张，项背强直"，督脉走行和受损症状与脊髓大体一致，显示出督脉与脊髓有密切的联系（图1-0-2）。只是当时并无"脊髓"一词，多以"髓"或"骨髓"相称，而且研究显示，现代督脉针灸对脊髓损伤患者有一定程度的改善作用，中医认为脊髓是督脉走行及功能的一部分，脊髓与督脉异名而同类[3]。

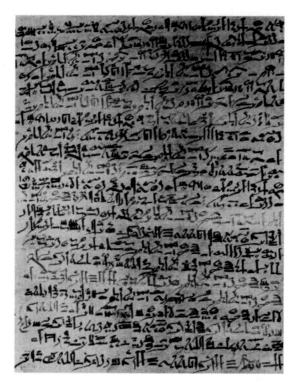

图1-0-1　Edwin Smith 纸草文稿的第29～31例病例

根据患者的症状将患者分为脊柱骨折、脊柱单纯脱位或脊柱脱位伴截瘫，并记录了各自的预后

（引自：The Edwin Smith Surgical Papyrus: An analysis of the first case reports of spinal cord injuries. Neurosurg Focus 2007 Vol. 23 Issue 1 Pages E6 Accession Number: 17961051）

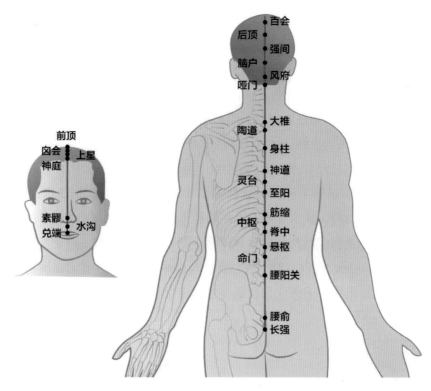

图1-0-2　督脉的走行示意图

二、古希腊罗马与秦汉时期（公元前500—公元500年）

不同于古埃及时期的"医巫同源"，在长期对疾病的观察、经验积累中，古希腊时期的医学逐渐脱离宗教行为而转向科学。

Hippocrates（公元前460—前370年）便是该时代伟大的先驱者，因其在医学和教育上的贡献被西方誉为"医学之父"（图1-0-3）。他在书中精确地描述了脊柱的节段、生理曲度以及相邻的解剖结构，并介绍了部分脊柱疾病，如结核性脊柱炎、脊髓震荡等。他开创性地设计了利用轴向牵引的方法来纠正脊柱侧弯的装置，这些开创性方法的理念依然被当今脊柱外科医生所传承[4]。1741年，在法国外科医生Nicholas André出版的刊物中，为描述脊柱畸形，采用两个古希腊词汇拼创出术语——orthopedic，其中orthos（straight or free of deformity）为直，paidios（children）为儿童，就此界定了一个崭新的医学领域的命名及其模糊边界——orthopedic surgery骨科（矫形外科学），以此脊柱外科划分为两条道路——骨科与神经外科[5,6]。

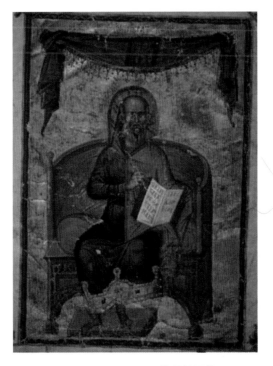

图1-0-3 Hippocrates较早的画作

（引自：Landmarks in the History of Neurosurgery）

在古希腊，人体解剖是被教会禁止的，所以当时的人们对于脊柱脊髓的解剖认识大都来自动物的尸体。相较于前辈，与Hippocrates同属亚历山大学派的Herophilus（公元前335—前280年）不仅解剖了动物还解剖了人的身体，同时他也是最早进行解剖学命名的人，他的贡献之一就是追踪脊髓的起源，把脊髓命名为"后脑末端延伸"[7,8]，并真正把脊髓受伤引起的下半身活动功能受损命名为截瘫。可以说，Herophilus和他的助手Erasistratus奠定了神经解剖学的基础，同时他们也意识到神经存在两种类型，分别负责"运动"和"感觉"。但可惜的是两位医生对周围神经的认识发生了偏差，将周围神经和肌腱混为一谈。Galen（公元129—199年）则是第一个真正区分周围神经和肌腱的医生，他最先认识到神经的真正起源。不仅如此，Galen还描述了脊髓的保护结构：椎骨、韧带、硬脊膜和软脊膜，并进行了脊髓横切实验，描述了脊髓横切水平以下功能丧失的现象。而且Galen认为有一种"pneuma"的物质从大脑传到脊髓来控制肌肉的运动，这类似于现代运动神经电位的概念，自此大脑和脊髓的功能联系也真正建立起来[9]。Galen也被誉为解剖学之王，在古代历史地位中仅次于Hippocrates，其去世宣告着西方医学以古希腊古罗马为中心的漫长时代的结束，随之面临西方文化、科学和医学的是一段漫漫长夜——黑暗的中世纪。

中国的神经外科和麻醉有着密切的联系，它们有着共同的起源，华佗（公元145—208年），是中国历史上第一位实施外科手术的专家，而且也是中国神经外科的鼻祖，他曾诊断曹操患有脑病，建议给曹操进行开颅手术治疗。华陀也是世界上第一位发明麻醉剂——"麻沸散"，并且首创用全身麻醉法施行外科手术的人，被我国尊为"外科鼻祖"，他的麻醉使用比美国1846年发明乙醚麻醉获得成功要早1600多年，可惜的是其所著医书已丢失。

三、千年中世纪时期（公元500—1500年）

中世纪时期，主要的医学中心转移到阿拉伯/伊斯兰和拜占庭文化地区，此阶段医学发展主要贡献在于对古希腊罗马医学翻译传承与传播，创新性成果不多，外科技术最初的概念也是在此时期形成的。伊斯兰学者和医生们视希腊和罗马前辈的著作为"圣经"，成为Hippocrates和Galen理念的守护者，但该时期的外科手术被视为卑微的工作，脊柱脊髓手术也大多被认为是无望的。

伊斯兰教学派Albucasis（公元936—1013年）对脊柱损伤有了进一步的认识，特别是椎骨脱位方面，他记录患者在发生脊椎全或半脱位时，表现出不自主活动障碍（排尿和排便困难）和四肢松弛、瘫痪的现象。在治疗方面他也提出了一些脊柱矫形的方式，例如稳定脊柱的装置，但都是利用轴向牵引的方式，对于严重的脊柱脊髓损伤则没有良好的处理方法，并没有明显改变脊柱脊髓损伤患者的不良预后，所以Albucasis认为，严重脊髓损伤会导致患者不可避免地走向死亡。

阿拉伯学派的Avicenna（公元980—1037年）被誉为"第二个医生"（第一个是Aristotle），其著作Canon Medicinae中记录了各种关于脊髓损伤的讨论，并提供了许多治疗脊柱损伤的创新技术，包括一些用于稳定受伤脊柱的装置，但都没有取得较大的疗效，这也使得Avicenna偏向脊髓损伤的非外科治疗（图1-0-4）[10]。同时由于西欧中世纪基督教的盛行，教会更"注重灵魂"而禁止人体解剖，这也导致脊柱脊髓的手术在此时期没有得到快速发展。

Mondino de Liuzzi（1270—1326年）等将解剖提升到更高的科学水平，尤其是Mondino所著的Anathomia是较早的解剖学教科书，可以说是解剖学史上的一个重要里程碑（尽管其中关于脊柱脊髓的研究进展甚少），但很多人认为它代表了黑暗时代的知识真空和文艺复兴时期解剖科学的爆炸性复苏现象之间的知识联系。

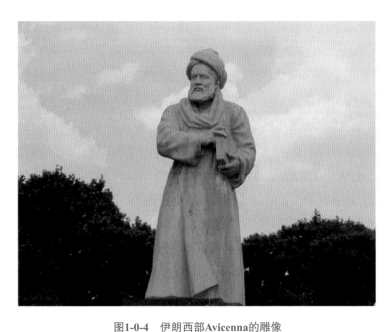

图1-0-4　伊朗西部Avicenna的雕像

（引自：Contributions of Avicenna to surgery and anesthesiology）

四、文艺复兴后时代（公元1500—1800年）

长期笼罩在基督教会阴霾下的医学终于迎来了一丝曙光——文艺复兴。此时期医学也开始了由经验医学向实验医学的转变，神经外科又迎来了一次快速发展。

美国神经外科医师之父Harvey Cushing曾说过："1543年，令人难忘的一年，有两本书问世，一本改变了人类在宏观世界方面的思维进程；另一本则在人类自己本身，现代医学研究自此开辟了新的道路。"这两本书分别为Nikolaj Kopernik（1473—1543年）的《天体运行论》（*De Revolutionibus Orbium Coelestium*）和Andreas Vesalius（1514—1564年）的《人体构造》（*De humani corporis fabrica*）[11]。因此，1543年可以被认为是古代和现代医学之间的象征性分水岭，也可以被视为现代医学的开端。

Andreas Vesalius于1543年出版了他的杰作*De humani corporis fabrica*，该书以大量、丰富的解剖实践资料，对人体的结构进行了精确的描述（图1-0-5），其中还对脊髓节段进行了详细命名，一些术语直到今天还在沿用（颈、胸、腰、骶）。这些极大地促进了人们对脊柱解剖学的认知[11]。他的工作超越了Galen解剖学的范畴，自此解剖学真正成为一个拥有完整体系的学科，奠基了神经外科手术的基础——没有精确的神经解剖学，怎么进行神经外科手术？

Gerard Blasius（1625—1692年）对脊髓解剖做了另外的重要补充，他首次证明了脊髓前、后神经根的起源，以及脊髓灰质和白质的区别，也是第一个清楚地描绘脊髓横截面中灰质的"H"形的人（图1-0-6）[9]。

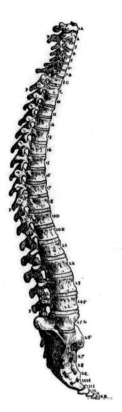

图1-0-5　Andreas Vesalius所著fabrica书中描绘的脊柱图形

（引自：Benini, Arnaldo, Bonar, et al. Spine21,1996 (11): 1388-1393）

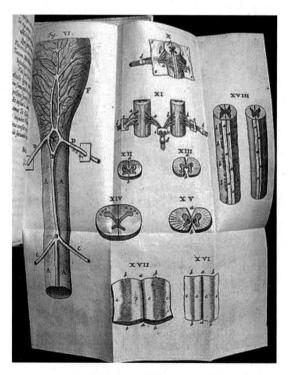

图1-0-6　Gerard Blasius展示的脊髓和髓质，显示了椎动脉和脊髓前动脉、神经根和"H"形灰质

（引自：The Development of Spinal Cord Anatomy Eur Neurol, 2008, 59: 286–291）

五、近现代（1800年至今）

虽然经历数千年的无数医学先驱们的努力与积累，人体解剖学不断发展，人们对颅脑、脊髓、脊柱与周围神经有了较好的认识，但是，进入19世纪后，因无法解决术中疼痛与术后感染问题，现代意义上的完整外科手术依然没有诞生，即使看起来可以进行外科操作，但外科医生谈论的常常是失败，而不是勇敢行动，即便有成功，常常也是当时的错觉。

1812年1月，在《新英格兰医学杂志》发表的一篇关于脊柱裂的文章中描述对一名婴儿脑脊髓脊膜膨出反复实施切开与引流和包扎，但这些操作徒劳无功，最终导致死亡[12]。面临着没有麻醉术、没有抗菌术、手术器械短缺、手术经验不足、术后并发症多等困难和窘境，即使拥有最好的外科医生，患者也常死于感染和发热，这使得外科医生害怕打开硬脊膜，在疼痛与感染问题解决之前，没有一位医生可以轻松地进行脊髓手术。

进步的火花出现在1846年11月16日。美国波士顿牙科医生William Thomas Green Morton（1819—1868年）首次把乙醚置入瓶中通过管道输送到患者口腔，控制患者呼吸，很快患者陷入昏迷，随后麻省总医院外科主任John Collins Warren迅速在8分钟内切除颈部两个肿瘤，这意味着人类历史上第一场真正的无痛手术问世，至此人类终于摆脱了手术的剧烈疼痛。这一天医生们不仅窥见了外科的未来一斑，现代医学震撼人心的百年大幕也就此拉开了一角。

1867年，英国医师Joseph Lister（1828—1912年）首次提出外科手术消毒的技术和理论[13]，掀起了外科手术的一场革命，自此外科手术的成效从"看天吃饭"的规律中走向"知天而作"，决定手术成功的不再是好运与厄运，而是有知与无知、能力与无能、勤奋和疏忽的较量。至此，外科的发展迎来了一个崭新的时代。脊髓肿瘤手术也伴随着现代科学和外科学的进步迎来了缓慢而稳步的发展。

在手术疼痛和感染相继解决后，脊髓神经外科先驱者们再一次开始了勇敢的尝试，并获取了一定的成就。1887年6月，英国医师Victor Horsley（1857—1916年）首次报道成功切除脊髓肿瘤，患者是一名患有脊膜瘤的陆军军官，术前几乎瘫痪，伴剧烈疼痛，幸运的是在术后一年几乎恢复了行走[14]。脊髓肿瘤手术迈出了最初的一步。

芝加哥外科医生Christian Fenger（1856—1936年）在1890年首次尝试切除脊髓髓内肿瘤，可惜的是术后患者预后不佳[15]。1907年，Anton von Eiselsberg（1860—1939年）（图1-0-7）首次成功地切除了脊髓髓内肿瘤，患者是一名进行性下肢瘫痪并伴有腰背部疼痛的27岁女性，术区首先确定在$T_7 \sim T_8$位置，在手术中又向两端至$T_6 \sim T_{10}$，最终显露出一个位于脊膜下4 cm×1 cm大小的蓝色肿块，钝性分离切除肿瘤后肠线缝合硬脊膜并留置4根引流管，组织病理报告为神经纤维肉瘤（neurofibrosarcoma）。术后患者也发生了脑脊液漏，但是患者在术后22个月就可以下床行走，而且在术后第6年的随访中依旧状态良好，能进行长时间的行走。这被认为是第一次成功的脊髓髓内肿瘤切除手术[16]。

脊髓肿瘤手术的开创性工作始于1910年Charles A. Elsberg（1871—1948年）（图1-0-8）和其助

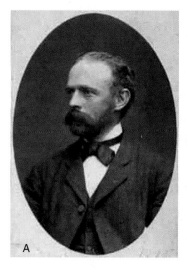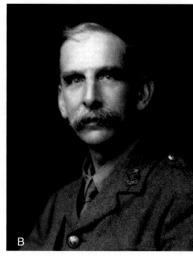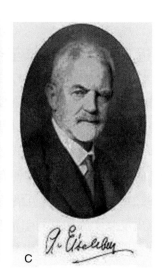

图1-0-7　肖像

A. Christian Fenger的肖像；B. Victor Horsley的肖像；C Anton v. Eiselsberg的肖像

（引自：Powell MP. Sir Victor Horsley at the birth of neurosurgery[J]. Brain,2015,139(2): 631-634.）

手一场机缘巧合的手术。由于不小心在脊髓上划出了两个切口，其下隐约看到异常的肿瘤组织，于是他们在伤口的基础上进行了脊髓切开术，从而确定了肿瘤的存在，但是因为术中患者的血流动力学不稳定而终止了手术。就在1周后再次手术的过程中，Elsberg惊奇地发现肿瘤从1周前意外切开脊髓的切口中开始"自我分娩"，大部分已经从脊髓中挤出，与最初相比更加容易与脊髓分离，只需很少的操作就可以较完整地切除肿瘤。这种先进行脊髓切开，等肿瘤被挤压出来之后再行手术的方法被命名为"两步法"术式（two-stage technique）（图1-0-9）。1916年发表的书中对此技术进行了详细的介绍，在当时有着广泛的影响力[17]。由于Elsberg在脊髓肿瘤外科领域的巨大贡献，他也被视为"脊髓外科之父"[18]。

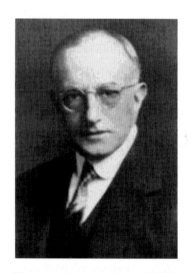

图1-0-8　Charles A. Elsberg的肖像

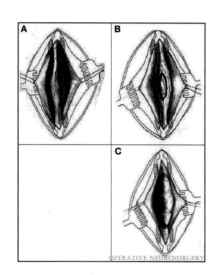

图1-0-9　Charles A. Elsberg关于"两步法"的插图

来源：Sciubba, Daniel M, Liang, et al. the evolution of intramedullary spinal cord tumor surgery［J］. Operative Neurosurgery, 2009, 65(6): 84-92.

疾病的治疗不仅仅只需手术，化验、影像技术同样有着至关重要的作用。19世纪初，H. Quincke在一场学术会议上首次进行了关于腰椎穿刺的交流，其首次腰椎穿刺是为了缓解脑积水患儿的剧烈头痛。不久之后，他意识到脑脊液诊断检查的可能性，并在这方面做了重要的工作，开始将腰椎穿刺用于脑脊液的诊断检查和脑脊液压力的测量[19]。19世纪末20世纪初，随着现代物理学的诞生和进步，伦琴X线的发现为物理、化学、生物学、医学、天文学等学科的发展提供了革命性的手段和广阔的前景。在医学上X线被用于对人体的检查，进行疾病诊断，借助X线明确定位病变位置。并由此来设计手术方法，以免侵犯关键的结构，术后患者的预后才会更好。可以说X线的出现是医学跨时代的一个里程碑，它建立了放射诊断学的新学科，奠定了医学影像学的基础。对当时的脊髓神经外科来说，单纯的X线大多用来诊断椎体骨折相关疾病，远远满足不了脊髓疾病的诊断。当时脑脊液（CSF）检查（第一个腰穿的报道）和脊柱X线片检查是临床神经检查的唯一补充。

1921年，Hans Christian Jacobaeus（1879—1937年）借助X线首先实施了脊髓造影术技术，最初是在蛛网膜下腔注入空气，后来是注入碘油。造影技术提供了脊髓轮廓、椎管结构的可视化，使脊髓肿瘤在影像学诊断上更进一步。之后的几十年里，为了提高诊断特异性、降低毒性，先驱们又相继引入了各种造影剂，该项技术一直持续到20世纪60年代末CT诞生前。脊髓造影技术对病变定位诊断提供了重要依据，推动了手术的进步，但对脊髓病变依然难以定性，尚不能精确诊断。

早期的神经外科手术还面临着另外一个棘手问题——出血。由于神经系统的独特结构与重要功能，手术视野深在而狭窄、神经组织娇嫩且血供丰富，手术操作精细复杂，大多外科医生在处理出血时缺乏经验，即使是最有能力的神经外科医生也几乎不可能使用结扎方式来充分止血。1926年，Harvey Cushing（1869—1939年）和哈佛大学物理学家William Bovie（1882—1958年）开发了一种高效的电烙器系统——早期的单极电凝，Cushing奉行在全程手术中通过精细止血来避免神经组织的损伤，以此来更好地控制出血并进行肿瘤的切除。1930年，James Greenwood率先在休斯敦卫理公会医院使用了一种"两点凝血钳"（two-point coagulation forceps）的技术（图1-0-10），后来经过Leonard Malis（1919—2005年）改进形成了现在的"双极电凝"，到现在已经成为一种必要的显微神经外科解剖和止血工具，尤其是脊髓神经外科的一种核心工具[20]。

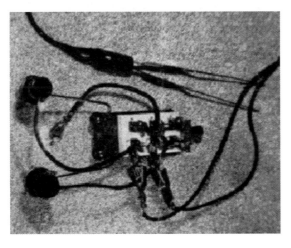

图1-0-10 James Greenwood最初使用凝血钳供电的装置

中国脊髓肿瘤的工作开始于1922年，第一例有记载的脊髓肿瘤切除手术（图1-0-11）完成于北京协和医院，彼时的北京协和医院刚建院两年，作为最早全面践行西方医学的中国医疗中心，北京协和医院的神经外科起始发展历程也代表着中国神经外科的初始建立。但神经外科手术大多由美国医生主持，直到1931年，师从美国著名神经外科专家Charles H. Frazier的关松韬教授学成回国，带领赵以成等在以后10年中开展了1270例神经外科手术，其中包含脊髓手术142例，为中国的神经外科事业发展积累了宝贵经验，也为我国近百年神经外科事业发展奠定了坚实的基础[21]。

1949年中华人民共和国成立，由于患者需求、政府重视等原因，当时的神经外科把重点发展放在威胁人民健康的脑部病变方面。1952年，天津市总医院组建神经外科，由赵以成教授担任主任，并于1953年举办中国"第一届脑系外科进修班"。20世纪50年代，天津与北京神经外科中心、上海华山医院神经外科、华西医院神经外科、中国人民解放军总医院神经外科相继成立，并由此带来中国神经外科的兴起[22]。1969年，段国升教授任中国人民解放军总医院神经外科主任，其带领该科率先在国内开展脊柱脊髓外科手术[23]，加速了中国神经外科的发展与壮大。

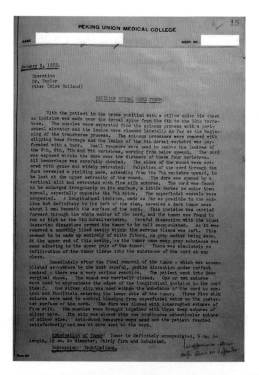

图1-0-11　1922年1月，北京协和医院第一例脊髓肿瘤手术的记录

神经外科的另外一种必不可少的工具是手术显微镜。手术显微镜首先应用在耳鼻喉外科手术中。1957年，Theodore Kurze（1922—2002年）首次使用耳鼻喉双目显微镜为一名5岁儿童成功地进行了听神经瘤切除手术，世界上第一台神经外科显微镜手术就此问世[24]。由于显微镜下视野清晰、照明良好，可以进行极其精细的手术操作，原来的手术禁区被彻底打破，脊髓髓内肿瘤切除所面临的诸多困难也在显微镜下迎刃而解，神经外科就此也由肉眼下做手术的传统神经外科时代跨进显微镜下做手术的现代显微神经外科时代。其重要标志点是1966年 M.Gazi Yasargil 对犬脑动脉的实验研究，许多人认为这意味着显微神经外科的诞生。Yasargil 构想了显微外科器械和浮动手术显微

镜，并且通过显微镜进行了脊髓血管畸形的切除，至今所有的神经外科手术，包括脊髓手术，都受其影响颇深[25]。此后手术显微镜又经历了许多发展阶段，直至现在已成为脊髓肿瘤外科医生不可或缺的工具之一。国内的第一台显微镜是由日本的爱国华侨杜子威教授于1972年向苏州医学院附属医院神经外科（现为苏州大学附属第一医院神经外科）捐赠，同时他还捐赠了双极电凝，中国显微神经外科由此起步[26]。20世纪90年代北京天坛医院王忠诚院士比较了使用手术显微镜和没有手术显微镜的手术死亡率，有明显下降，脑动脉瘤手术死亡率10.7%降低到3.2%、脑动静脉畸形手术死亡率6.2%降低到1.6%，垂体瘤可以由开颅术改为创伤更小的经口鼻蝶窦入路手术，显微镜技术取得了肉眼手术下无法做到的成就[26]。

伴随着显微镜技术的成长还有另一种技术走向成熟——吲哚菁绿荧光造影（indocyanine green video angiography, ICGVA）。荧光造影首次出现在神经外科的术中血管造影应用中，后来逐渐出现5-ALA及其荧光素钠显影技术用于确定肿瘤的边缘，描绘出肿瘤的形态，指导医生完成肿瘤组织的切除，在神经外科中被广泛应用[27]。

1970—1980年，X线计算机断层扫描（computed tomography，CT）和磁共振成像（MRI）的相继问世，极大地改变了脊髓的成像诊断方式。1971年，世界上第一台CT扫描应用于一位41岁的脑部肿瘤患者，这代表着临床CT应用的开端，这种多平面的断层图像也很快成为诊断脊柱脊髓疾病最有价值的工具之一，其发明者也因此获得了1979年的诺贝尔生理学或医学奖。同样获得诺贝尔生理学或医学奖的MRI则对脊髓神经外科有着更大的促进，肿瘤的鉴别和定位有着飞跃式的进步。自从1977年世界上第一台MRI出现、1984年第一篇关于脊柱脊髓的MRI研究发表，MRI很快便成为医学界最强大、最准确的诊断工具，如今MRI更是成为脊髓肿瘤影像学诊断的首要工具，并且极大地缩短了脊髓肿瘤的诊断和治疗时间[28]。

1980年，超声首次应用于颅脑和脊柱脊髓的术中[29]。Epstein等[30]的研究表明，术中超声的应用可以更好地对肿瘤进行定位，从而在引导下进行更完整的肿瘤切除。在脊髓肿瘤切除过程中，其不仅用来精确定位和导航，还可以界定肿瘤的边界等，作为脊髓手术的辅助手段，其出现完善或改变了某些手术方式。因此，术中超声是神经外科手术室中最后被补齐的一块技术短板。

伴随着手术技术的进一步发展，脊髓肿瘤手术数量与质量不断提高。McCormick等[31]发表了一系列大型临床手术的研究试验，研究显示了脊髓室管膜瘤术后可获得长期良好预后。肿瘤完全切除的概念被越来越多的人接受，也有部分人认为保证脊髓完整的神经功能才是最首要的，更着重强调脊髓肿瘤的相关辅助治疗手段[32]。McCormick为脊髓髓内肿瘤建立了一个临床病情分级系统（clinical functional classification scheme），又称McCormick分级，脊髓功能状态的评估有了确定的标准，并且沿用至今。

随着术中神经电生理监测的出现，最大限度切除脊髓肿瘤，最低限度损害神经功能的可能性大大增高。躯体感觉诱发电位首次应用的记载始于1947年，1978年才出现首次应用于脊髓脊柱手术的描述。1998年，Kothbauer等[33]证实接受术后神经电生理监测的患者术后神经功能保存得更好，神经电生理技术因此逐渐成为术中必备技术之一，现在其更是成为神经外科常规检测手段，用于监测术中操作和术后功能恢复。

　　笔者自1994年起，师从王忠诚院士开展脊髓脊柱疾病的外科治疗（图1-0-12），当时由王忠诚院士领导的北京天坛医院神经外科逐渐成为中国神经外科的标杆，并带领着我们向脊髓髓内肿瘤的外科治疗进发，运用现代神经外科先进技术，挑战了许多脊髓髓内疑难病例，改变了既往脊髓内肿瘤多以减压或活检为主等相对保守的治疗策略，确定了良性脊髓内肿瘤可获得全切除并实现功能保留的可能性，这是中国神经外科史上的开创性工作之一，期间更成功完整地切除一例22 cm长的髓内肿瘤，患者术后恢复良好[34]。截至2005年，王忠诚院士团队累计手术病例达696例，死亡率为0，是中国脊髓肿瘤开创性工作的始端（图1-0-13）。

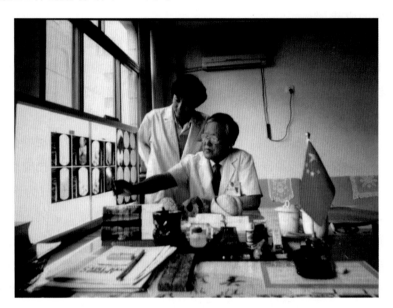

图1-0-12　笔者1994年9月，跟随王忠诚院士学习的场景

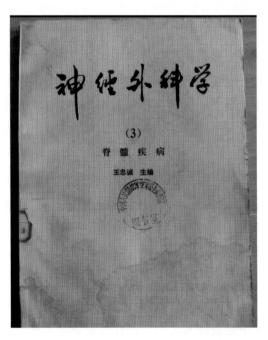

图1-0-13　王忠诚院士著书《神经外科学（3）脊髓疾病》

从脊髓手术的原始起步，到"两步法"手术，再到如今先进的诊断成像、显微外科、术中超声、术中电生理等技术的应用，脊髓肿瘤外科现代治疗方案——根据肿瘤的病理学分型和分级而选择根治性的肿瘤切除或者辅助治疗已经基本成熟。良性肿瘤如果根治性全切可以取得较好的预后，而恶性肿瘤浸润性生长，很少能取得完全切除，患者的生存预后较差。伴随着现代科学技术的进步，手术机器人技术、虚拟现实技术、纳米技术、脊髓再生技术、化疗药物、个体化治疗等将会为患者疾病的治疗提供更多的选择，获取更好的预后，并且成为未来的脊髓外科核心技术。

中国脊髓肿瘤外科建设已经颇有成效，第一台脊髓肿瘤手术至今正好101年，我国脊髓肿瘤技术从无到有、从弱到强，取得令人瞩目的成绩。笔者为其中的参与者之一，近30年来手术治疗脊髓肿瘤5000余例[35-41]，期间成功完整地切除一例35 cm长的髓内肿瘤，患者术后恢复良好。笔者见证了脊髓肿瘤外科治疗的发展历程与进步，不仅感到自豪，更意识到了自己对于神经外科事业的责任和使命，继往开来，吾辈仍需努力开拓，前方等待着我们的还有着更加辉煌的道路。

（高春天　王贵怀）

参考文献

［1］ Filler AG. A historical hypothesis of the first recorded neurosurgical operation: Isis, Osiris, Thoth, and the origin of the djed cross[J]. Neurosurg Focus, 2007, 23(1): E6.

［2］ 达美君, 张宁. 《黄帝内经》成书年代述考[J]. 上海中医药杂志, 1994(7): 34-37.

［3］ 胥林波. 督脉与脊髓的关系探析[J]. 现代中西医结合杂志, 2011, 20(30): 3844-3845.

［4］ Marketos SG, Skiadas P. Hippocrates: The Father of Spine Surgery[J]. Spine, 1999, 24(13): 1381.

［5］ Di Matteo B, Tarabella V, Filardo G, et al. The "GENESIS" of modern orthopaedics: portraits of three illustrious pioneers[J]. Int Orthop, 2013, 37(8): 1613-8.

［6］ Shaffrey CI, Buell TJ. Editorial. Training the next generation of spine surgeons: an orthopedic and neurosurgical collaboration with historical precedence[J]. J Neurosurg Spine, 2021: 1-3.

［7］ Tomey MI, Komotar RJ, Mocco J. Herophilus, Erasistratus, Aretaeus, and Galen: ancient roots of the Bell-Magendie Law[J]. Neurosurg Focus, 2007, 23(1): E12.

［8］ Goodrich JT. Chapter 1-Landmarks in the History of Neurosurgery[J] // Ellenbogen RG, Abdulrauf SI, Sekhar LN. Principles of Neurological Surgery (Third Edition), Philadelphia: W.B. Saunders, 2012: 3-36.

［9］ Naderi S, Ture U, Pait TG. History of the spinal cord localization[J]. Neurosurg Focus, 2004, 16(1): E15.

［10］ Goodrich JT. Landmarks in the History of Neurosurgery[J]. Principles of Neurological Surgery, 2018: 1-37.e3.

［11］ Benini A, Bonar SK. Andreas Vesalius 1514-1564[J]. Spine (Phila Pa 1976), 1996, 21(11): 1388-1393.

［12］ Spina Bifida. The New England Journal of Medicine[J]. Surgery and Collateral Branches of Science, 1812, 1(1): 98-102.

［13］ Lister J. Antiseptic principle in the practice of surgery[J]. Br Med J, 1967, 2(5543): 9-12.

［14］ Powell MP. Sir Victor Horsley at the birth of neurosurgery[J]. Brain, 2015, 139(2): 631-634.

［15］ Church A, Eisendrath DW. A Contribution to Spinal-cord Surgery[J]. The American Journal of the Medical Sciences, 103: 395-460.

［16］ Koos WT, Day JD. Neurological surgery at the University of Vienna[J]. Neurosurgery, 1996, 39(3): 583-587.

［17］ Sciubba DM, Liang D, Kothbauer KF, et al. The evolution of intramedullary spinal cord tumor surgery[J]. Neurosurgery, 2009, 65(6 Suppl): 84-91; discussion 91-92.

［18］ Alexander E. Charles Albert Elsberg, M.D. (1871-1948): father of spinal cord surgery[J]. Neurosurgery, 1987, 20(5): 811-814.

［19］Frederiks JA, Koehler PJ. The first lumbar puncture[J]. J Hist Neurosci, 1997, 6(2): 147-153.

［20］Bulsara KR, Sukhla S, Nimjee S M. History of bipolar coagulation[J]. Neurosurg Rev, 2006, 29(2): 93-6; discussion 96.

［21］Guo X, Guo Y, Xing B, et al. The Initial Stage of Neurosurgery in China: Contributions from Peking Union Medical College Hospital[J]. World Neurosurg, 2021, 149: 32-37.

［22］王翔. 世界神经外科发展史[J]. 中华医史杂志, 2017, 47(3): 160-164.

［23］赵雅度. 我国神经外科发展简史[J]. 中华外科杂志, 2015, 53(1): 33-41.

［24］Donaghy RM. The history of microsurgery in neurosurgery[J]. Clin Neurosurg, 1979, 26: 619-625.

［25］Yasargil MG. A legacy of microneurosurgery: memoirs, lessons, and axioms[J]. Neurosurgery, 1999, 45(5): 1025-1092.

［26］张玉琪. 手术显微镜在神经外科的应用历史和作用[J]. 中华神经外科杂志, 2007, 23(12): 881-883.

［27］钱明禹, 刘青林, 李刚. 吲哚菁绿荧光造影在神经外科术中应用的研究进展[J]. 中华神经外科杂志, 2015, 31(9): 970-972.

［28］Klekamp J, Samii M. Surgical results for spinal meningiomas[J]. Surg Neurol, 1999, 52(6): 552-562.

［29］Montalvo BM, Quencer RM. Intraoperative sonography in spinal surgery: current state of the art[J]. Neuroradiology, 1986, 28(5-6): 551-590.

［30］Epstein FJ, Farmer JP, Schneider SJ. Intraoperative ultrasonography: an important surgical adjunct for intramedullary tumors[J]. J Neurosurg, 1991, 74(5): 729-733.

［31］Mc Cormick PC, Torres R, Post KD, et al. Intramedullary ependymoma of the spinal cord[J]. J Neurosurg, 1990, 72(4): 523-532.

［32］Oh MC, Ivan ME, Sun MZ, et al. Adjuvant radiotherapy delays recurrence following subtotal resection of spinal cord ependymomas[J]. Neuro Oncol, 2013, 15(2): 208-215.

［33］Kothbauer KF, Deletis V, Epstein FJ. Motor-evoked potential monitoring for intramedullary spinal cord tumor surgery: correlation of clinical and neurophysiological data in a series of 100 consecutive procedures[J]. Neurosurg Focus, 1998, 4(5): e1.

［34］王忠诚, 张俊廷, 杨少华, 等. 脊髓髓内肿瘤的手术治疗[J]. 中华神经外科杂志, 1997(3): 7-13.

［35］Li TY, Chu JS, Xu YL, et al. Surgical strategies and outcomes of spinal ependymomas of different lengths: analysis of 210 patients: clinical article[J]. J Neurosurg Spine, 2014, 21(2): 249-59.

［36］Shi W, Wang S, Zhang H, et al. Risk factor analysis of progressive spinal deformity after resection of intramedullary spinal cord tumors in patients who underwent laminoplasty: a report of 105 consecutive cases[J]. J Neurosurg Spine, 2019: 1-9.

［37］Jing L, Wang G. Giant Recurrent Sacral Chordoma[J]. World Neurosurg, 2019, 122: 96-97.

［38］Hao S, Li D, Ma G, et al. Application of intraoperative indocyanine green videoangiography for resection of spinal cord hemangioblastoma: advantages and limitations[J]. J Clin Neurosci, 2013, 20(9): 1269-1275.

［39］李德志, 孔德生, 郝淑煜, 等. 2447例椎管内肿瘤的流行病学特点[J]. 中华神经外科杂志, 2014, 30(7): 653-657.

［40］Wang G, Ma G, Ma J, et al. Surgical treatment of spinal vascular malformations performed using intraoperative indocyanine green videoangiography[J]. J Clin Neurosci, 2013, 20(6): 831-836.

［41］Li TY, Xu YL, Yang J, et al. Primary spinal epidural cavernous hemangioma: clinical features and surgical outcome in 14 cases[J]. J Neurosurg Spine, 2015, 22(1): 39-46.

第2章
Chapter 2

脊柱脊髓的解剖

第1节 概 述

　　脊柱（spine）共有33个节段，按区域分为颈段（7个）、胸段（12个）、腰段（5个）、骶段（5个）、尾骨段（4个，后融合为1个）。脊柱各节相互重叠，椎体、附件、韧带及肌肉共同参与维持躯体稳定，根据经典脊柱动力学"三柱理论"，将脊柱在矢状位分为"前-中-后"三部分：

　　（1）前柱包括前纵韧带、椎体的前2/3和纤维环的前2/3。

　　（2）中柱包括后纵韧带、椎体的后1/3及纤维环的后1/3。

　　（3）后柱主要包括后关节囊、黄韧带、椎弓根、棘上韧带、棘间韧带和关节突。

　　脊柱具有正常的自然生理弯曲。①原发性弯曲：胸椎及骶椎的弯曲，该弯曲形成于胎儿时期，出生时弯曲已成形；②继发性弯曲：颈椎与腰椎的弯曲，该弯曲来自出生后脊柱为了支撑头部及配合行走的适应[1]。

　　脊柱中央的椎管（spinal canal）是椎体后方由椎弓根-椎板-棘突与椎体后缘围成的空间结构，内包含脊髓、脊膜与神经血管等组织。

　　脊髓是一个圆形柱状结构，位于椎管内，上端起始于颅骨大孔，是脑干延髓的直接延续，只有在胚胎发育早期，脊髓才横跨整个脊柱，随着发育和生长，脊髓最终于上腰椎水平（$L_1 \sim L_2$），续为脊髓圆锥（图2-1-1）。在脊髓圆锥的远端无脊髓结构，由脊髓中央管与软脊膜演变为丝状结构，称为终丝，其周围是自由漂浮的神经根，统称为马尾，与腰、骶、尾神经根相对应。脊髓前、后侧神经支在椎管内汇合于相应的椎弓根下方穿出椎间孔，成为脊神经（spinal nerve）。脊髓由一层均匀的管状硬脊膜包裹，硬脊膜是由覆盖在大脑表面的硬脑膜延伸而来，包裹脊髓与马尾神经并终止于第2骶椎，在该处硬脊膜与终丝融合成带状结构，被称为尾骨韧带，将脊髓固定在尾骨上。

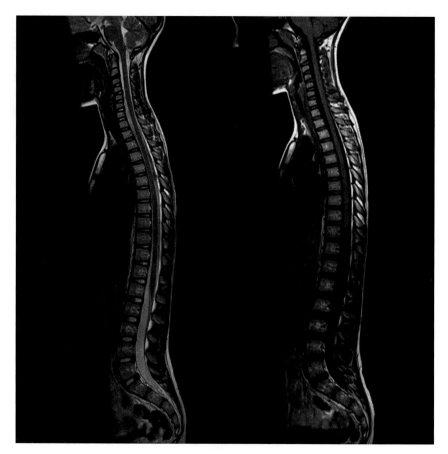

图2-1-1　全脊髓MRI矢状位

第 2 节　结构解剖

一、骨性解剖

（一）椎体解剖

（1）椎体是脊柱主要的支撑结构（图2-2-1），由致密骨皮质外层与疏松髓质构成，属软骨内成骨的生长模式。出生时，椎体软骨骨化不完全，而椎体软骨发育是坐位身高增长的本质，在未完全骨化前，血管与间充质细胞穿梭入椎体内部，走行在骨小梁之间。

（2）椎体的逐渐骨化将持续至青春期后逐渐完全，而椎体各部分骨化时间有差异，环状隆起（ring apophysis）的骨化晚于皮质。因此，环状隆起根部是椎体结构脆弱部位，椎间盘疝出及外伤可导致环状隆起断裂。

（3）髓椎体软骨（neurocentral cartilage，NCC）是椎体发育的重要结构，其位置位于椎体与椎弓根交界处，具有双向发育（包括椎体与椎弓根）的能力，是椎体横向及纵向发育的重要结构。早期脊柱操作（5岁之前）在此结构植入螺钉可能影响椎体发育，导致椎体畸形甚至脊柱侧弯畸形[2]。

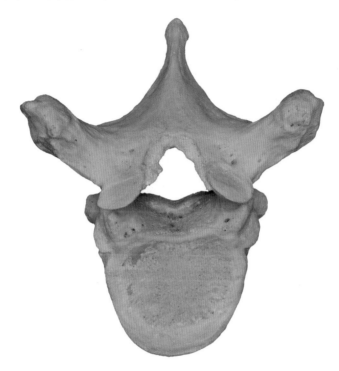

图2-2-1　椎体上面观

（二）椎弓附件解剖

（1）椎弓根是连接椎体与椎板、横突的结构，是维持脊椎环形结构的重要部分，在维持脊柱稳定、创造足够脊髓走行的椎管空间方面有重要作用。在出生后，椎弓根未完全骨化，由髓椎体软骨向后发育，使得椎弓根变长、增粗。椎弓根是外科操作中植入螺钉的关键部位，内侧偏移的螺钉有挤压椎管内结构造成神经压迫的风险，外侧偏移的螺钉则有固定不稳、椎体移位风险。

（2）横突结构在不同的脊柱节段有不同的形态与特点，发挥不同的作用。颈段横突有卵圆形横突孔（颈椎横突），内有椎动脉及伴行的静脉丛走行；胸段横突的腹侧有与肋骨相连接的横突肋关节面；腰段横突作为锚定点与骨盆以韧带连接固定（被覆肌肉），使脊柱保持正确位置。

（3）椎板是椎管骨性界限的后缘，由左右两侧椎板融合形成，在发育早期受到神经管调节由两侧向中线汇聚，神经管未闭，导致椎板融合异常，即脊柱裂。上下关节突是上下椎体相互层叠的接触部位，由关节囊包裹，左右两侧各一，与椎体形成三点稳定结构，达到上下椎体之间稳定牢固的空间位置关系。不同的椎体上下关节突的位置大致固定，位于横突与椎板汇合处。

不同节段的关节突空间朝向不一致。

（1）颈椎关节突的关节面大致位于水平位，以扩大颈椎在水平面的活动范围（图2-2-2）。

（2）胸椎关节突的关节面趋于垂直水平面向背，上胸段由于生理弯曲，关节突面向背上方（图2-2-3）。

（3）腰段关节突面向内侧旋转，呈聚拢趋势，近矢状面（图2-2-4）。

（4）椎板、关节突、棘突是椎体结构相关肌肉、韧带的附着点，维持运动中脊柱的稳定性。

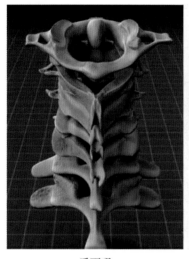 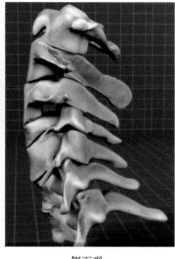 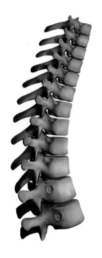 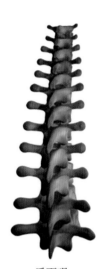

| 后面观 | 侧面观 | 侧面观 | 后面观 |

图2-2-2　颈椎　　　　　　　　　　　　　　　　　　图2-2-3　胸椎

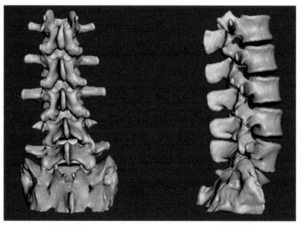

后面观　　　　　　　　侧面观

图2-2-4　腰椎

（三）关节结构

（1）椎间盘为椎体与椎体间的纤维软骨结构，而在高颈段寰枢椎没有发育明显的椎间盘结构。椎间盘在椎体间传递力，也配合韧带、关节面提高椎体稳定性。椎间盘主要结构包括椭球状内部髓核、包围髓核的周围纤维环。髓核在受力后可复性形变，达到椎体缓冲的效果，年龄增长，髓核水含量下降，形变能力与可复性均下降。纤维环是包含10～20层、斜行交错（与垂直方向60°）的纤维板层结构，纤维在椎体面插入终板，与椎体骨性结构固定。髓核受压形变以辐射状向纤维环压迫，纤维环在椎弓根两侧区域结构较薄弱，髓核疝出也常发生在这两个部位（尤其是后外侧、椎弓根内区域，达80%）。

（2）关节突关节是上下椎体相连接、稳定的接触面，与椎体、椎间盘互补形成三角形稳定结构，在后外侧提供骨性支持。关节突由关节囊包裹，正常劳损与衰老变化较少出现撕裂、滑脱病变，但可出现由于炎症继发粘连、骨赘等其他关节病变。

（3）肋椎关节及肋横关节，也是关节囊关节，仅在胸椎节段存在（图2-2-5）。是椎体、横突与肋骨形成的关节，关节周围由韧带被覆，具有支撑肋骨，协调胸廓运动的作用[3]。

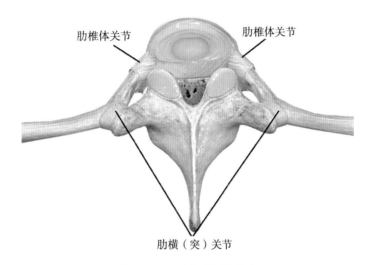

图2-2-5　胸椎与肋骨的关节

（四）颅颈区重点解剖

（1）颅底枕骨大孔区域与寰椎（C_1）上部在发育上是同源的（源于第1皮节），枢椎齿突与C_1下部共同发源于第2皮节，共同形成颅颈交界区的稳定结构（图2-2-6）。

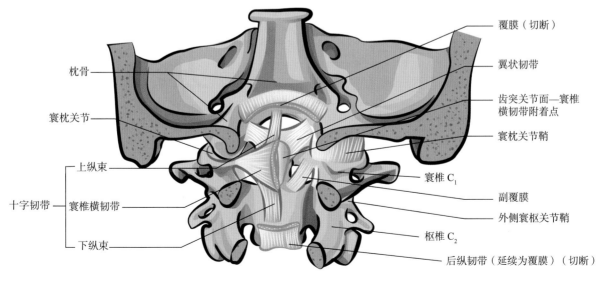

图2-2-6　颅颈交界图

（2）齿突各向与周围骨结构以韧带相连，包括：

①最后方覆膜（tectorial membrane）为脊柱后纵韧带延续，将脊髓与骨性结构分隔，覆膜还分出一部分向前沿外上附着于C_1内缘。

②覆膜前方为十字韧带，向上固定于枕骨大孔内缘、向下固定于枢椎、左右横向固定于C_1内缘，与双侧覆膜在C_1的止点接近，给齿突冠状面提供稳定支撑。

③齿突侧方有翼状韧带（alar ligament）向前、向外上止于枕骨大孔内侧缘；齿突顶部有一支较细的端韧带（apical ligament）与枕骨大孔内侧缘前方锚定；能提供矢状位稳定性，防止过伸。

④寰枕关节是滑囊关节，为颅骨提供了重要的轴向支撑，寰枕关节囊为颅骨冠状面稳定提供了重要作用；同时寰枕关节滑囊前方与寰枕前膜、后方与寰枕后膜延续形成环状包饶，将C_1与颅骨相对固定，防止过度滑动。

（3）椎动脉经颈椎各椎体横突孔向上通过寰椎后，呈近直角向后内转折，在C_1关节囊后方穿入寰枕后膜为中枢神经供血（部分C_1后支可在相近部位穿出寰枕后膜，支配靶器官）。[4-7]

二、血管解剖

一般认为，脊髓血供由腹侧中央及两边背外侧三根动脉主要供血；腹侧脊髓前动脉在上方由双侧椎动脉在延髓层面分出分支汇合，沿脊髓腹侧正中向下走行，沿途有节段的动脉支供应补充。背侧脊髓后动脉由椎动脉在入颅层面发出，走行在脊髓背外侧沟，沿途同样接受各节段的动脉支供应补充（图2-2-7）。三根血管在脊髓圆锥位置环绕圆锥吻合，圆锥以下马尾由腰动脉、骶内/外侧动脉分支供血[8,9]。

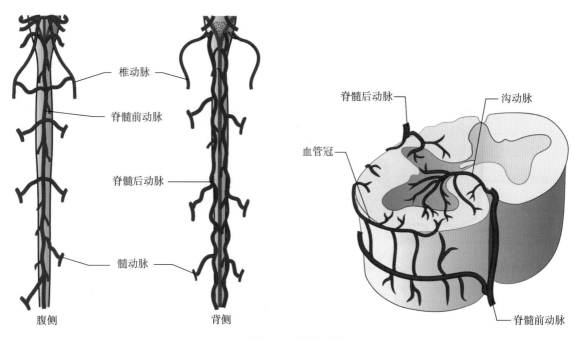

图2-2-7　血管解剖

（一）大血管分布

双侧椎动脉由锁骨下动脉发出后，在椎体两侧的横突孔内向上走行，通过C_1（寰椎）向后穿过枕骨大孔进入颅内（图2-2-8），双侧椎动脉向腹侧向下各分出一级分支动脉在腹正中沟汇合下行，即脊髓前动脉。脊髓前动脉在颈段，接受来自颈升动脉、颈深动脉的分支血管自椎间孔进入椎管补充；进入胸段后，每一个胸椎椎间孔有主动脉分出的肋间后动脉背侧支（其腹侧支沿体壁走行形成肋间动脉）分出一支血管供应相应节段的脊髓及部分椎体，该脊柱支经椎间孔沿神经根进入脊髓前动脉和脊髓后动脉；在腰段，腹主动脉分出腰动脉向后，骶外侧动脉、髂内动脉分出脊柱支（包括骶动脉、髂腰动脉）经椎间孔沿神经根进入椎管，由马尾向上与脊髓前动脉、后动脉吻合支汇合。

双侧椎动脉在出C_1横突孔后，各分出一支分支动脉至脊髓后外侧沟，构成脊髓后动脉。双侧脊髓后动脉虽不汇合，但有交通支相互沟通。在脊柱各节段，脊髓后动脉与脊髓前动脉类似，接受各阶段分支动脉补充，其来源与脊髓前动脉各节段来源类似。而与脊髓前动脉不同的是，脊髓各阶段小动脉由椎间孔进入后沿脊髓后根走行至背外侧[4,8]。

各节段补充脊髓前/后动脉的动脉分支在进入椎间孔后，亦分出一支供应椎体（并与其他椎体滋养血管形成动脉滋养吻合网），主干继续向背侧在椎体外、椎间孔水平穿入椎旁肌，滋养椎旁肌肉和皮下、皮肤组织。

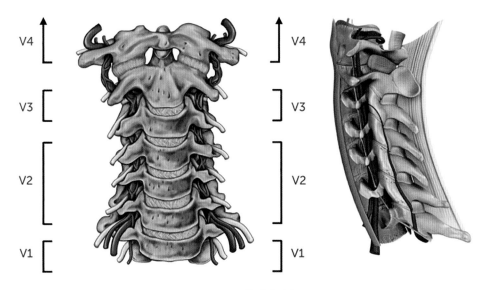

图2-2-8　椎动脉分段

（二）小血管分布

所有供应脊髓的各节段分支动脉，在走行过程中均分出滋养血管沿途滋养椎体、椎旁软组织、硬膜、软膜等结构。各节段脊髓动脉进入椎间孔前，可分出供应椎体前部的滋养血管，各节段之间吻合成网；进入椎间孔后，向内即分出椎体支及硬膜支供应后部椎体、椎体后软组织等（图2-2-9）。

沿神经根走行至脊髓表面的各节段脊髓动脉在腹侧正中与脊髓前动脉汇合，同时分出一支滋养血管沿外侧环绕脊髓并发出穿支滋养血管供应腹外侧脊髓；脊髓前动脉向背侧沿腹中间沟发出穿支深入中央导水管。脊髓段动脉沿背根的分支与脊髓后动脉汇合分别沿腹侧和背侧发出滋养穿支血管供应背外侧及背侧脊髓[8,10]。

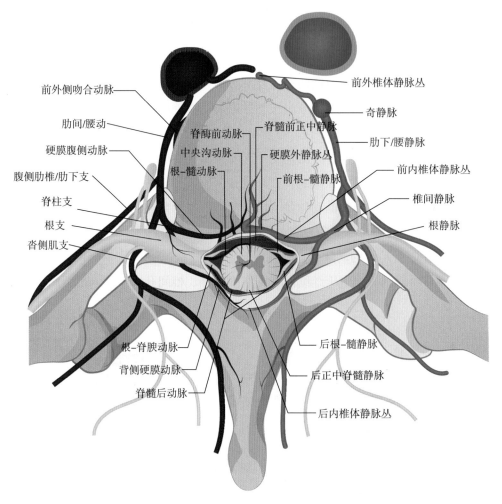

图2-2-9　滋养血管分布

（三）静脉分布

椎体及脊髓主要的静脉与同名动脉走行，这些静脉相互之间有穿支静脉交汇吻合形成静脉网，主要包括：脊柱外静脉丛，围绕椎体接受脊柱前方及后方的静脉血回流；脊柱内/硬膜外静脉丛（也称Batson静脉丛）主要接受后方椎体、椎管内硬膜外的静脉回流；前/后脊髓段静脉接受同名动脉供血区域静脉回流，沿神经根汇聚，在椎间孔处与脊柱内/硬膜外静脉主干汇合形成椎间静脉。各椎间静脉上下直接相互发出交通支形成吻合静脉网[8]。

脊柱内静脉丛几乎分布于椎管内所有骨性结构下，手术中椎板切除可能撕裂下方静脉丛，造成出血。相比于椎体窦状结构丰富，椎弓、椎板、棘突等附件结构骨血窦少（图2-2-10）[11]。

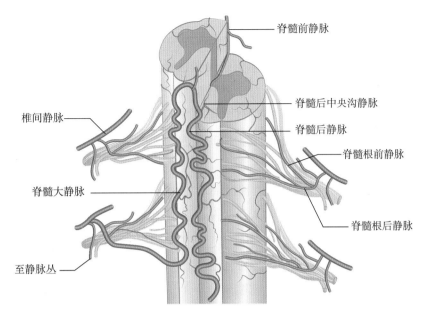

图2-2-10　静脉分布

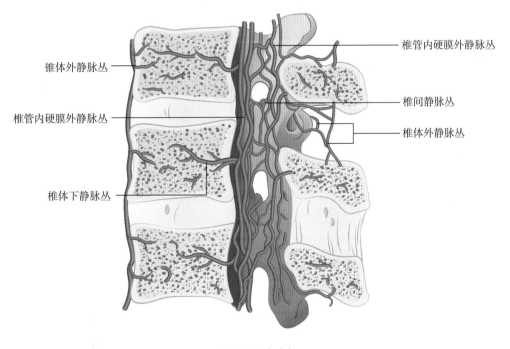

图2-2-10（续）

三、脊髓解剖

（一）脊髓发育

脊柱脊髓结构的发育最早在妊娠第2周开始，大致分为三个阶段：原肠胚形成、初级神经形成和次级神经形成。

（1）在原肠胚形成过程中，胚胎分化为三个不同的生殖细胞层：外胚层、中胚层及内胚层。胚背上的外胚层表层细胞迁移到中线形成原始条纹和原始沟槽。原始节位于原始沟的头侧，形成脊索突，这是中胚层细胞形成的管状结构，位于外胚层细胞的腹侧。覆盖其上的外胚层细胞形成神经板，在下一个发育阶段起重要作用。额外的外胚层细胞通过原始条纹迁移到胚胎下面，形成腹侧内胚层。脊索是一个短暂的胚胎结构，最终成为椎间盘内的髓核。原肠胚发育异常可导致前脑膜膨出和脊髓分裂畸形[12-14]。

（2）接下来的两个阶段为初级和次级神经胚形成，即神经板边缘折叠和连接形成神经管的过程。神经沟的融合过程大约在排卵后第17天，先从颈部开始，神经板边缘隆起形成神经皱襞渐渐融合，在此期间头尾两侧出现神经管开口（神经孔）。在受精后第25天和约第27天，神经板前后两端皱襞分别融合完成，形成神经管。这个阶段标志性特征为颈髓、胸髓、腰髓和前两个骶神经节段的形成，开放性神经缺损（脊柱裂、无脑、露脑畸形等）正是由于这一阶段的发育异常而发生的。次级神经形成开始于排卵后第25～27天，神经管尾端未分化的外胚层细胞形成尾芽，或称为尾部细胞团。尾芽最终形成脊髓中央管，它横跨神经管的整个长度。尾芽的尾部退化形成纤丝称为终丝。其余的骶神经节段也在这个阶段形成，此时脊髓尾端与外部骶椎几近平齐，发育到妊娠第40周时，脊髓圆锥一般位于腰椎L_1～L_2水平（偶见更低位）。一旦神经管闭合，可以识别出三个不同的层次结构：基质层、外套层和边缘层。基质层包围着中央管并产生成神经细胞并放射状迁移，神经母细胞也起源于神经管壁上的神经上皮细胞，这些神经母细胞形成外套细胞层，将成为脊髓灰质。腹侧外套层形成基底板，成为运动角，背侧外套层形成翼板，成为感觉角，基底板和翼板被外侧沟分开。边缘层发育成白质[12, 15-17]。

（二）脊髓起止与节段分布

（1）脊髓为延髓向尾侧延续（成年人脊髓自枕骨大孔至尾端与L_1椎体下缘大致平齐）形成的富含神经元轴突（白质）与下位神经元（灰质）的中枢神经系统结构，成年男性长约45 cm、女性43 cm。脊髓宽度不一，直径为0.64～1.27 cm，在颈、腰膨大处最宽、在胸段较窄。脊髓两侧共有20/21对齿状韧带将脊髓与侧方脊膜相固定[5]。

（2）脊髓灰质聚集神经元胞体，接受上游神经元（以及周围神经信号）并发出轴突支配外周组织器官；部分灰质内神经元细胞及背根神经节细胞接收外周感觉信号传入后，发出向脑干、大脑传递的感觉神经元纤维。输出的信号在脊髓腹侧形成腹侧神经根，输入的信号经背侧神经根传入背根神经节或灰质后角感觉神经元，两支神经脊髓外侧汇合，形成脊神经根，沿椎间孔出脊柱，支配靶器官[18]。

（3）脊髓灰质中间外侧柱的神经元在各节段分出自主神经纤维，交感神经纤维从脊髓中发出，沿节段自T_1至L_2（L_3）进出脊髓，其纤维也行走于脊神经内，在脊神经腹侧根分出，形成环形襻，内侧襻为灰支（传出纤维），外侧襻为白支（传入纤维），同进入外周交感/副交感神经节换元[19]。

（4）成年人L_1椎体以下的椎管内几乎无"脊髓"结构（除脊髓栓系外），仅脊髓发出的脊神经继续向下走行至相对应节段的椎间孔出椎管，这与脊柱脊髓早期发育相关（脊髓生长速度与脊柱生长速度不匹配）。这些神经根在脑脊液中悬浮，形成马尾结构；其中脊髓末端与硬膜腔最低点（$L_5 \sim S_1$位置）并不在同一水平，其尾端由纤维结缔组织终丝（filum terminate）将脊髓与硬膜固定。终丝在硬膜腔底穿透硬膜，继续向尾侧固定于尾椎。

（5）脊髓表面由深至浅覆盖着软脊膜、蛛网膜、硬脊膜，软脊膜与蛛网膜被认为是神经外胚层来源，而硬脊膜被认为来源于中胚层，其血供、神经支配有系统性差异[20]。

（三）脊髓内部结构

1）结构分布

各脊髓节段灰质、白质比例不一致，分布也不完全一致，一般胸髓灰质比例明显低于颈髓及腰髓膨大部分。

（1）灰质集中在中央管周围，形成蝴蝶样。

（2）白质包绕灰质，形成椭圆形结构，其中白质在腹侧正中形成前正中裂，深入脊髓近灰质联合；背侧形成背外侧沟及后正中沟。

2）灰质

灰质为神经元胞体聚集的区域，经典根据组织学特性分为10个板层（Rexed板层），不同节段脊髓灰质板层结构不完全一样。

（1）颈髓灰质（图2-2-11）

（2）胸髓灰质（图2-2-12）

（3）腰髓灰质（图2-2-13）

（4）骶髓灰质（图2-2-14）

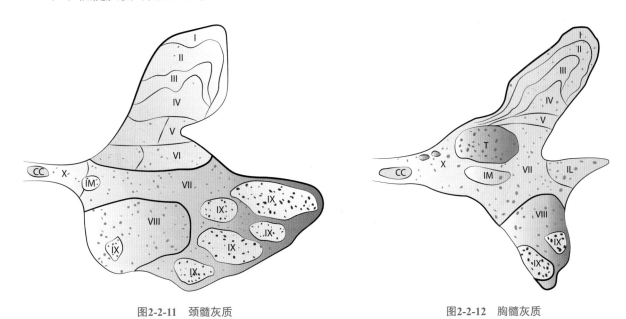

图2-2-11　颈髓灰质　　　　　　　　　　　　　　图2-2-12　胸髓灰质

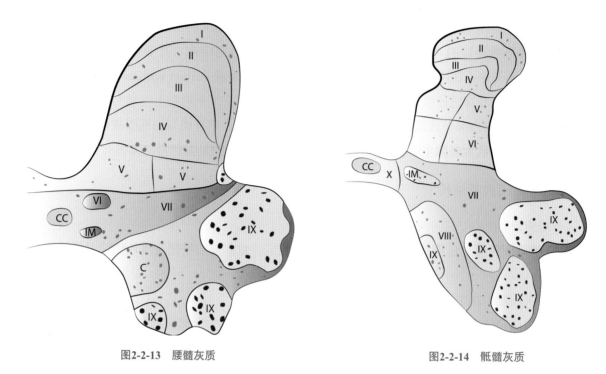

图2-2-13　腰髓灰质　　　　　　　　　　　　图2-2-14　骶髓灰质

3）白质

白质内主要是纵向走行（少部分横向交叉和联络的纤维）的纤维轴突，传递上游中枢和中继神经元与外周靶器官的信息，根据神经根分界可分为前柱（双侧腹侧神经根内）、侧柱（后根与前根之间的区域）、后柱（双侧后根神经根内区域）（图2-2-15）。

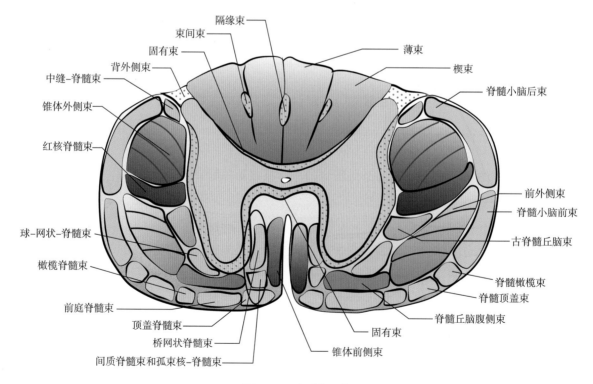

图2-2-15　白质传导束

（1）下行纤维。①皮质脊髓束：双侧皮层大锥体细胞对躯体肌肉的支配神经，在延髓下端约有90%左右交叉（形成外侧丘系）后走行在侧柱内形成皮质脊髓侧束，8%不交叉走行在前柱形成皮质脊髓前束，剩余2%不交叉汇入同侧皮质脊髓侧束。在延髓不交叉的皮质脊髓束纤维在脊髓内可在中央管前白质联合处交叉，调控对侧。②红核脊髓束：自脑干红核发出，走行在皮质脊髓侧束腹侧，主要调节上肢近端和躯干肌肉活动。③前庭脊髓束、网状脊髓束、顶盖脊髓束均为脑干核团下行调节颈、躯干肌肉，以配合头面部视听觉、位置、触觉反射行为的纤维。广义锥体外系（非皮质脊髓束）神经作为锥体束运动调节的补充，协调运动肌肉张力、肌肉协调、动作平衡与一些反射性动作。

（2）上行纤维的初级神经元胞体均在背根神经节内，总体来说，上行纤维在交叉至对侧之前换元（即二级神经元换元）。其中主要的上行纤维如下。①脊髓薄束（下肢）/楔束（上肢）：主要传导震动、位置、两点辨别觉及关节位置觉等深感觉，薄束走行靠近后正中沟而楔束靠外侧的后根神经，尾侧传入的纤维位于内侧而头侧纤维依次进入背柱外侧，楔束一般在T_5以上的脊髓内出现，此二者在脊髓内不交叉，在同侧传入延髓背侧薄束核/楔束核。②脊髓丘脑束：此束的胞体位于背根神经节内，其传入的轴突经背根进入脊髓后在Lissauer束中纵向上行1～2个节段后进入灰质后角，在灰质内经中央管腹侧白质前联合交叉至对侧后进入白质前外侧柱中上行至丘脑。其上行束分为两束，腹侧部分传递浅感觉，外侧束部分传递痛觉及温度觉，传入丘脑腹后外侧核及丘脑板内核。脊髓丘脑束的特点在于尾侧纤维在传导束中位列外侧，而头侧纤维依次附于内侧。③脊髓网状束：经腹外侧白质上行至同侧脑干网状结构换元，将慢性、深部的痛觉传递至丘脑及边缘叶系统，调节机体对疼痛的情绪反应、情绪记忆、意识觉醒。④脊髓小脑束：由T_1～L_2的Clarke柱细胞发出，传递肌梭和韧带Golgi小体内的无意识本体感觉至同侧小脑，以协调躯干、肢体运动的平滑有序（图2-2-16～图2-2-19）[21, 22]。

（四）脊神经

进出脊髓的神经纤维汇聚成为前/后根，前后根汇聚形成脊神经根经椎间孔出脊柱。脊神经根发出后，仍有软膜、蛛网膜、硬膜覆盖，前后支脊神经在汇聚之前分别被覆脊膜，汇聚后脊膜持续延伸至椎间孔水平逐渐移行为椎管外结缔组织。

1）颈段

（1）颈段神经根位于椎动脉后方，有横突间肌肉分割。神经根出椎间孔后，分出背侧支支配横突后方椎体附件及背侧肌肉、皮肤，且背侧支在颈段较腹侧支粗大。C_1脊神经变异多，其后支可孤立、可退化或汇入脊副神经参与项部肌肉及颈后血管调节、可与舌下神经形成吻合，认为与部分颈后、头部疼痛相关，但C_1后支不参与皮肤感觉支配。高颈段C_2～C_3继续向上支配枕后部分，并与面神经相吻合，共同支配下颌–耳郭后方、下方区域。C_1～C_4向上发出脊副神经，其腹支参与颈丛形成，主要支配颈部。C_5～C_8参与臂丛形成支配上肢，有时C_4（甚至C_3）及T_2脊神经也参与臂丛形成[23, 24]。

（2）C_4肩部、上臂"斗篷样"，孤立运动损伤少见，没有相应反射。

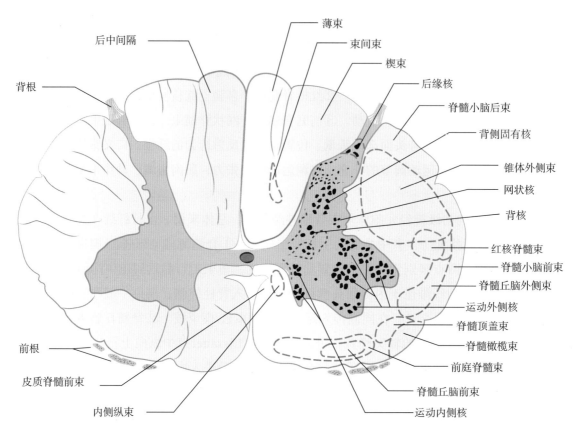

图2-2-16　颈髓传导束示意图

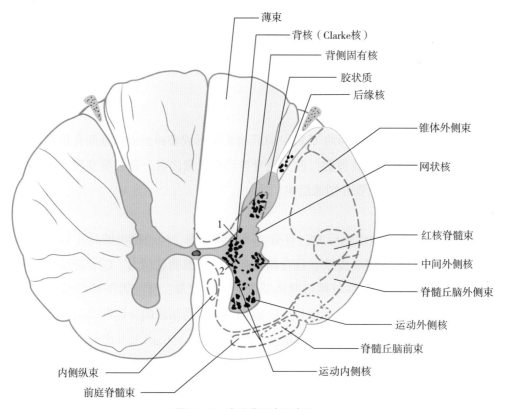

图2-2-17　胸髓传导束示意图

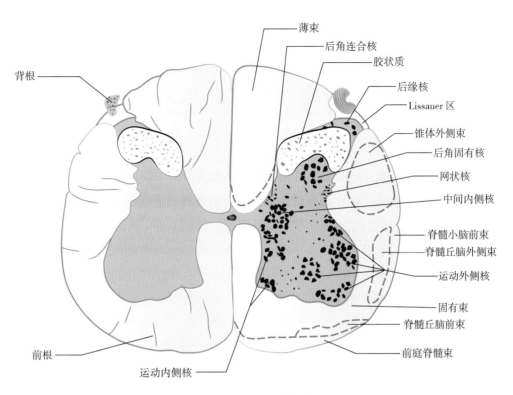

图2-2-18 腰髓传导束示意图

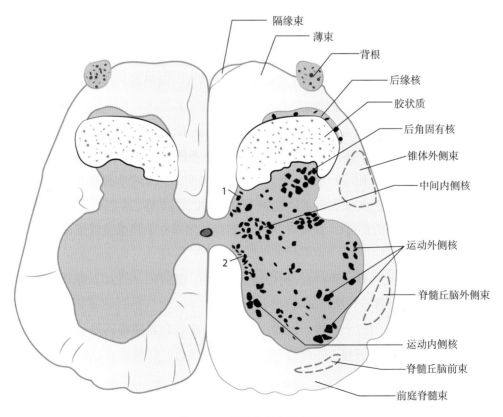

图2-2-19 骶髓传导束示意图

（3）C_5臂外侧面，运动损伤导致臂外展、前部屈曲障碍，涉及肱二头肌、肱桡肌反射。

（4）C_6前臂外侧面，手掌，第1、2指，运动损伤导致臂外展、前臂屈曲、旋前障碍，涉及肱桡反射。

（5）C_7前臂背外侧，手掌，第3指，运动损伤导致肘、腕伸展障碍，涉及肱三头肌反射。

（6）C_8前臂内侧，手掌，第4、5指，运动损伤导致手指外展、内收、屈曲障碍。

2）胸段

胸髓的脊神经相对有规律，经椎间孔出椎管后，腹侧支沿同节段肋间动脉走行在肋骨之间，在肋骨后1/3范围内，神经与血管走行在肋间隙中间位置，后逐渐向上贴附于肋缘下。背侧支如颈段支配后方组织，但胸段背侧支较腹侧支细小[25, 26]。

（1）T_4皮节大致与乳头水平平行。

（2）T_6皮节大致与剑突水平平行。

（3）T_8皮节大致与肋缘水平平行。

（4）T_{10}皮节大致与脐水平平行。

3）腰段

腰段脊髓有腰膨大结构，范围自L_1至约S_3，发出大量神经支配下肢。腰丛主要由$L_1 \sim L_3$及L_4的腹侧支构成，T_{12}脊神经腹侧支也分出部分汇于腰丛。背侧支细小，向后支配后方组织。腰骶部分神经根感觉分布变异大，神经根直接分出吻合支与皮肤末梢神经支吻合网多，精确的神经根分布图难以描绘。

4）骶尾段

骶尾段脊髓结构紧密，脊神经纤细，尤其是S_4与S_5的背支，此处骶神经相互之间发出较多的交通支，数量变异性大，可能与骶尾部异常畸形有相关性[26]。

5）调控范围

感觉神经支配范围分布与个体的皮节发育关系密切，不同个体在分布上有细微差异，利用不同的方式描绘的分布图也可能有不同（图2-2-20）。有研究表明：感觉皮节分布在躯干及四肢都存在不同皮节毗邻的情况（图中黑色实线表征），在躯干范围的C_4/T_2交界、$S_{3\sim4}/L_{1\sim2}$交界被证实有末梢感觉纤维重叠；而在肢体范围的$T_{1\sim2}/C_{5\sim6}$、$L_{3\sim4}/S_{1\sim2}$交界尚未发现有末梢感觉纤维重叠[27]。

6）脊神经的命名法

起源于脊髓的脊神经共31对，颈8对、胸12对、腰5对、骶5对、尾1对。每对脊神经从脊髓的侧方发出，在椎弓根下方横行移行，出椎间孔。

在颈部，8对脊神经，只有7个椎体，因此，颈部的脊神经命名独特，每对节段脊神经在相应数目的颈椎上方横行出椎间孔，例如：C_2神经在C_2椎体上方出行，C_3神经在C_2椎弓根下方出行，C_8神经C_7椎弓根下方出行椎间孔。

在胸腰部，脊神经节段命名与相应的椎体数目一致。每对脊神经在相应椎弓根下方出行。例如：T_{12}脊神经在T_{12}椎弓根下方出行，L_5脊神经在L_5椎弓根下方出行椎间孔[26]。

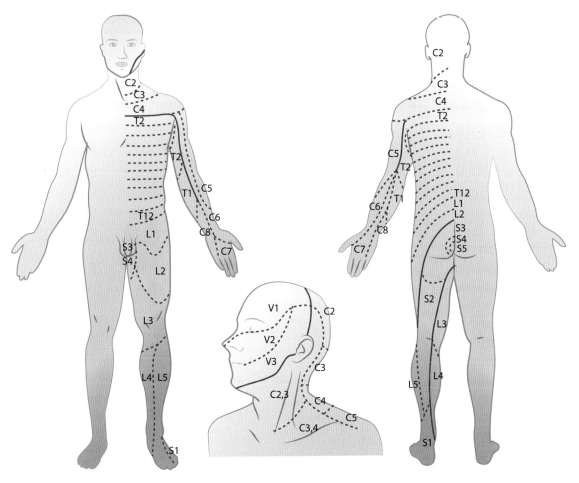

图2-2-20 皮节感觉分布图

（五）交感与副交感支配（图2-2-21、图2-2-22）

1）副交感神经

副交感神经中仅有支配盆腔内脏器的副交感神经中枢在脊髓内（位于$S_2 \sim S_4$节段），支配其余器官的副交感纤维主要来自迷走神经，自脑干起走行在脊柱外沿途分布至靶器官[28, 29]。

2）交感纤维可以细分为内脏交感成分及躯体交感成分

（1）内脏交感成分的作用主要为拮抗副交感作用：①腹腔内一级中枢位于脊髓$T_8 \sim L_2$的灰质中间外侧柱，经脊神经根腹侧支出脊髓后，直接越过神经节走行至靶器官；②胸腔及以上的内脏交感神经纤维在颈交感链及前4对椎旁神经节换元，支配靶器官。

（2）躯体交感支配腺体、皮肤血管，其一级中枢可以遍布脊髓全节段，但自$T_1 \sim L_2$沿腹侧支出脊髓，迅速在椎旁神经节换元，形成交感链$C_1 \sim S_5$，支配外周平滑肌、立毛肌、汗腺等靶器官。

（3）交感神经协调机体对疼痛、温度等外界刺激的躯干、内脏活动，以适应外界环境变化[30]。

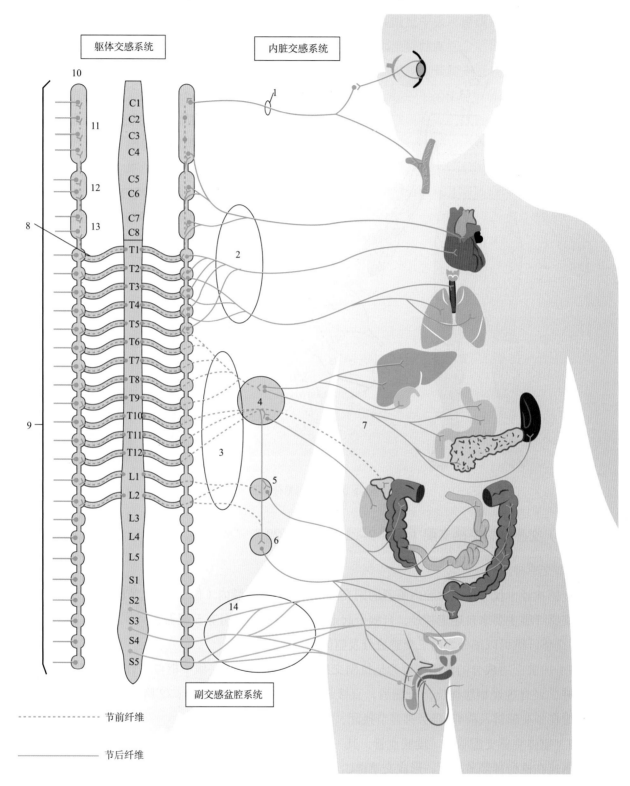

图2-2-21　交感与副交感神经支配示意图

1.上交感神经节；2.心肺交感神经丛；3.腹腔交感神经丛；4.腹腔神经节；5.肠系膜上神经节；6.肠系膜下神经节；7.交感神经节后纤维；8.灰交通支；9.交感干；10.颈部神经节；11.颈上神经节；12.颈中神经节；13.星状神经节；14.盆内脏神经

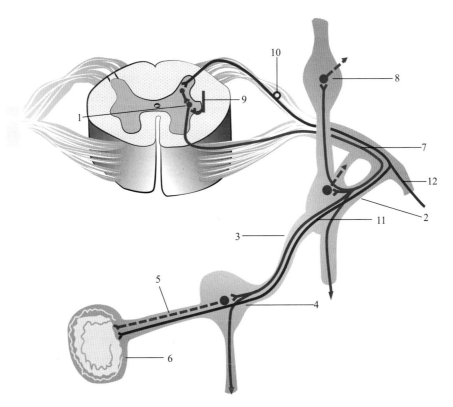

图2-2-22　椎旁交感神经节示意图

1.中间外侧核；2.椎旁神经节；3.神经丛；4.椎前神经节；5.内脏神经；6.靶器官；7.交感神经传出纤维；8.上神经节；9.联络纤维；10.背根神经节；11.内脏传入纤维；12.皮肤、血管传入纤维

（雷　聃　王贵怀）

参考文献

[1] Denis F. The three column spine and its significance in the classification of acute thoracolumbar spinal injuries[J]. Spine (Phila Pa 1976), 1983, 8(8): 817-831.

[2] ELVAN O, Aktekin M, Kayan G. Microsurgical anatomy of the spinal cord in human fetuses[J]. Surg Radiol Anat, 2020, 42(8): 951-960.

[3] Inoue N, Orias AAE, Segami K. Biomechanics of the Lumbar Facet Joint[J]. Spine Surg Relat Res, 2020, 4(1): 1-7.

[4] Gutierrez S, Huynh T, Iwanaga J, et al. A Review of the History, Anatomy, and Development of the C1 Spinal Nerve[J]. World Neurosurg, 2020, 135: 352-356.

[5] Turkoglu E, Kertmen H, Uluc K, et al. Microsurgical anatomy of the posterior median septum of the human spinal cord[J]. Clin Anat, 2015, 28(1): 45-51.

[6] Yasuda M, Takayasu M. Required knowledge for spinal surgeon(11)cranio-cervical junction[J]. No Shinkei Geka, 2014, 42(7): 673-688.

[7] Akobo S, Rizk E, Loukas M, et al. The odontoid process: a comprehensive review of its anatomy, embryology, and variations[J]. Childs Nerv Syst, 2015, 31(11): 2025-2034.

[8] Bosmia A N, Hogan E, Loukas M, et al. Blood supply to the human spinal cord: part I. Anatomy and hemodynamics[J]. Clin Anat, 2015, 28(1): 52-64.

[9] Gailloud P. Spinal Vascular Anatomy[J]. Neuroimaging Clin N Am, 2019, 29(4): 615-633.

［10］Martirosyan N L, Feuerstein J S, Theodore N, et al. Blood supply and vascular reactivity of the spinal cord under normal and pathological conditions[J]. J Neurosurg Spine, 2011, 15(3): 238-251.

［11］Griessenauer C J, Raborn J, Foreman P, et al. Venous drainage of the spine and spinal cord: a comprehensive review of its history, embryology, anatomy, physiology, and pathology[J]. Clin Anat, 2015, 28(1): 75-87.

［12］Kaplan K M, Spivak J M, Bendo J A. Embryology of the spine and associated congenital abnormalities[J]. Spine J, 2005, 5(5): 564-576.

［13］Sagner A, Briscoe J. Establishing neuronal diversity in the spinal cord: a time and a place[J]. Development, 2019, 146(22):

［14］O'rahilly R, Muller F. Neurulation in the normal human embryo[J]. Ciba Found Symp, 1994, 181: 70-82; discussion 82-79.

［15］Pearce JM. The development of spinal cord anatomy[J]. Eur Neurol, 2008, 59(6): 286-291.

［16］Afonso ND, Catala M. Neurosurgical embryology. Part 7: Development of the spinal cord, the spine and the posterior fossa[J]. Neurochirurgie, 2003, 49(5): 503-510.

［17］Greene ND, Copp AJ. Development of the vertebrate central nervous system: formation of the neural tube[J]. Prenat Diagn, 2009, 29(4): 303-311.

［18］Le Douarin NM, Smith J, Le Lievre CS. From the neural crest to the ganglia of the peripheral nervous system[J]. Annu Rev Physiol, 1981, 43:653-671.

［19］Kirazli O, Tatarli N, Guclu B, et al. Anatomy of the spinal dorsal root entry zone: its clinical significance[J]. Acta Neurochir (Wien), 2014, 156(12): 2351-2358.

［20］Willburger RE, Kramer J, Wiese M. Surgical anatomy of the lumbar spine[J]. Orthopade, 2005, 34(10): 970-975.

［21］Kiehn O. Decoding the organization of spinal circuits that control locomotion[J]. Nat Rev Neurosci, 2016, 17(4): 224-238.

［22］Martirosyan NL, Kalani MY, Lemole GM, Jr., et al. Microsurgical anatomy of the arterial basket of the conus medullaris[J]. J Neurosurg Spine, 2015, 22(6): 672-676.

［23］Joaquim AF, Makhni MC, Riew KD. Post-operative nerve injuries after cervical spine surgery[J]. Int Orthop, 2019, 43(4): 791-795.

［24］Shoja MM, Oyesiku NM, Shokouhi G, et al. A comprehensive review with potential significance during skull base and neck operations, Part II: glossopharyngeal, vagus, accessory, and hypoglossal nerves and cervical spinal nerves 1-4[J]. Clin Anat, 2014, 27(1): 131-144.

［25］Ricoy J, Rodriguez-Nunez N, Alvarez-Dobano JM, et al. Diaphragmatic dysfunction[J]. Pulmonology, 2019, 25(4): 223-235.

［26］Bogduk N. Functional anatomy of the spine[J]. Handb Clin Neurol, 2016, 136:675-688.

［27］Irimia A, Van Horn JD. Mapping the rest of the human connectome: Atlasing the spinal cord and peripheral nervous system[J]. Neuroimage, 2021, 225:117478.

［28］Gibbons CH. Basics of autonomic nervous system function[J]. Handb Clin Neurol, 2019, 160:407-418.

［29］Wehrwein EA, Orer HS, Barman SM. Overview of the Anatomy, Physiology, and Pharmacology of the Autonomic Nervous System[J]. Compr Physiol, 2016, 6(3): 1239-1278.

［30］Espinosa-Medina I, Saha O, Boismoreau F, et al. The "sacral parasympathetic": ontogeny and anatomy of a myth[J]. Clin Auton Res, 2018, 28(1): 13-21.

第3章
Chapter 3

脊髓的生理学进展

脊髓是中枢神经系统的重要组成部分，上始于枕骨大孔处的延髓，尾端止于圆锥，成年人的圆锥多位于腰椎$L_1 \sim L_2$节段。脊髓的三个主要作用分别是将指令从大脑下传躯体与内脏，将环境及躯干内脏信息上传回大脑，以及协调反射活动。脊髓损伤会破坏机体和大脑之间的上下行通路，并可能导致感觉、运动和自主调节的功能障碍，包括截瘫、感觉异常、尿便失禁、性功能障碍、体温调节异常、呼吸循环障碍等。

人们通常认为脊髓只是从躯体环境到大脑的信号通路，实际上这远非真相。即使高位颈髓被完全切断，仍旧可以看到许多复杂脊髓功能的存在。例如，脊髓中的神经环路可以部分独立于大脑的下行通路而完成：①下肢的行走运动；②躯体反射活动而远离疼痛刺激；③下肢通过反射活动支撑身体抵抗重力；④通过反射控制局部血管的收缩、胃肠道运动或大小便排泄。可以这样理解，脊髓上游的神经系统通常不是直接向躯体发送执行指令，而是通过向脊髓的控制中心发送信号，"命令"脊髓中心执行其对应功能。

如上所述，脊髓并非简单地向大脑上行传输从多样化的环境中接收到的信息，并将脊髓中枢中的处理结果传递回运动神经元和节前神经元。除了将身体其他部位的信息传递给大脑，接收来自大脑不同的下行信号外，脊髓还具有整合和修改神经信号的能力，这些来自环境的信息，以及来自节段传入和脊髓上中心的传出信号在脊髓中完成整合，继续上行或者下行。因此，脊髓是一个复杂的多层级神经元网络，其与中枢神经系统的其他部分一起协同，以准确地控制感觉、运动和自主神经功能。脊髓这一复杂神经网络的正常工作依赖于大脑，当脊髓与大脑完全或部分离断时，脊髓就无法正常工作。尽管脊髓中存在部分自主的神经环路，但对其潜力所知有限，目前还无法利用自主神经环路来完全恢复由脊髓损伤引起的功能障碍。

尽管人们对脊髓的生理学已经深入研究了至少一个世纪，但学者们仍能不断揭示出新的令人惊讶的现象。本章仅简要介绍其主要功能。

一、感觉处理

在脊椎动物的感觉系统中，所有感觉神经元的胞体都位于沿脊髓平行分布的背根神经节（dorsal

root ganglia，DRG；人类有31对）或脑干附近的三叉神经节（trigeminal ganglia），分别对应躯体和面部的感觉。每个感觉神经元只发出一条突起，分叉后一条为外周轴突，从皮肤或肌肉收集感觉信息；另一条中枢轴突将信号发送到脊髓和（或）脑干。在感觉神经元的外周末梢，由机械、热和化学刺激产生的受体电位被转化为动作电位，动作电位沿外周和中枢轴突将感觉信息上行传入中枢神经系统。感觉神经元通过动作电位的时空模式使大脑知道刺激的种类、位置和强度，又主要通过动作电位发放率来编码刺激强度，脑利用躯体拓扑映射来感受刺激的位置。

感觉系统是最复杂的系统之一，感觉神经元种类繁多，每个神经元都能编码特定的感觉信息，科学家们仍在不断发现新的感觉神经元种类。历史上根据感觉神经元的外周末梢种类（响应刺激种类）、轴突纤维粗细及髓鞘化程度（传导速度）等来进行分类。根据不同的感觉神经元，常将脊髓中处理的感觉功能分为：疼痛觉和温度觉（痒觉）、触觉、本体感觉（表3-0-1和图3-0-1）。

表3-0-1　感觉系统

感觉	刺激种类	轴突纤维[1]	外周末梢
痛温觉（痒觉[2]）	机械	Aδ，C（Aβ）	皮肤中的神经末梢
	热、冷、化学物质	Aδ，C（Aβ）	皮肤及内脏中的神经末梢
触觉	机械	Aβ，快速或慢适应	默克尔细胞、迈斯纳小体、鲁菲尼末梢、巴氏小体、毛囊
		Aβ，Aδ，C	毛囊
本体感觉	机械	Aα，Aβ	肌梭、肌腱、关节

注：1.轴突纤维的直径与动作电位传导速度相关。传导速度依次递减，Aα（70～120 m/s）、Aβ（30～70 m/s）、Aδ（5～30 m/s）、C（0.2～2 m/s），它们的髓鞘化程度依次降低。以上传导速度测自人体。

2.归类于一起是因为经常共用相同的感觉神经元。

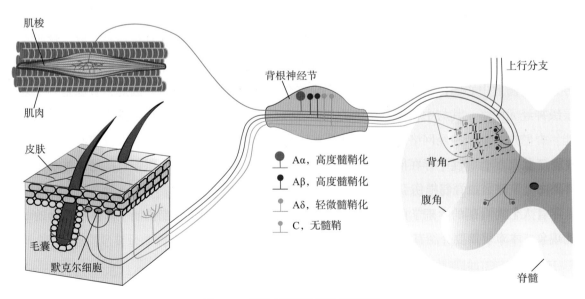

图3-0-1　脊髓中不同种类的感觉纤维

（一）感觉的中枢处理

一种说法认为背根神经节（dorsal root ganglia，DRG）中不同类型的感觉神经元终止于脊髓的特定位置，连接不同的突触后神经元。传统将脊髓灰质从背至腹分为10层。Ⅰ～Ⅴ层位于背角，专门负责处理感觉信息。Ⅰ、Ⅱ层主要接受痛温感觉神经元的投射，主要来源是无髓鞘的C纤维以及低髓鞘的Aδ纤维。本体感觉神经元会继续将轴突发放至脊髓中央及腹角，有的本体感觉神经元也会直接与运动神经突触相连，形成反射回路。

脊髓灰质每层中不同的感觉神经元和他们的目标神经元一定存在更多的特异连接，这些特异连接使感觉信息在脊髓背角中得以处理整合，然后通过特异的投射神经元送入大脑。虽然人们对这样的方式有大致的了解（图3-0-1），但对具体特异神经元传递的特异感觉在不同层级的交互中所起的作用仍知之甚少。

（二）疼痛觉和温度觉

作为人体最大的器官，皮肤中的感受器有多个种类对应不同的感觉，其主要可以分为两大类：游离神经末梢和有被膜的末端器官。有被膜的各种末端器官负责传递相对精细的机械刺激，如触摸、位置辨别、振动、压力等，而游离的神经末梢传递原始性感觉，如疼痛程度或温度差别。上述主要感觉信息通过传入神经上行至背根神经节神经元，这是第一级感觉神经元，这一段神经纤维也称作周围神经。如上所述，这些神经元轴突呈"T"形分支，一支伸向周围与感受器联结，另一支中枢性轴突进入脊髓内，与髓内二级神经元发生或者不发生突触直接继续向脑干延伸。一级神经元在感觉信息处理中的作用很大程度取决于它们的结构和层级。

有一部分机械感觉神经元是痛觉神经元，用于感知有害的机械刺激，其刺激阈值一般较高，并且其以神经末梢形式存在于皮肤中，不受包裹。除了机械神经元，许多感知化学、温度刺激的神经元也传递疼痛，它们被高温或者低温刺激产生疼痛以保护机体，也可以响应环境中的刺激物和体内受伤释放的炎性化学物质。这类神经元在外周的末梢也不受包裹。

刺激痛觉感受器产生痛觉，例如强烈的机械性刺激或者作用于游离神经末梢的化学性刺激，痛觉通过有髓鞘的快速神经纤维（Aδ纤维）或者无髓鞘的慢速神经纤维（C纤维）上行，Aδ纤维传递有明确定位的精细痛觉，C纤维负责传递弥散的灼烧感，近来也有研究表明Aβ纤维也在痛温觉的传递中有贡献。传递温度觉的纤维于痛觉纤维排列紧密，解剖上难以区分。疼痛和温度觉有关的一级神经元在脊髓后角中与二级神经元连接，这里会进行疼痛信号处理。还有一部分一级神经元会上行、下行1～2个节段再和二级神经元进行换元，这部分纤维束被称作Lissauershu束。二级神经元的轴突会在同节段水平交叉到对腹侧，并在对侧的脊髓丘脑侧束中上行，达到内侧丘脑，后至边缘系统（内侧通路），这里负责疼痛引起的情感变化，还有一部分脊髓丘脑束丘脑腹后核，后传至大脑皮质，负责疼痛的强度和位置辨别。二级神经元在脊髓的感觉信息处理中起着至关重要的作用，躯体感觉传入纤维会连接到胶状质中的神经元，同时内脏感觉和疼痛觉的传入神经也会与二级神经元建立连接。此外，来自大脑各个结构的信号也会影响、重塑感觉输入信号，从而改变输出的结果。正因为多种输入信号在脊髓中进行整合，感觉不仅仅取决于周围环境的刺激，而是综合的体验（图3-0-2）。

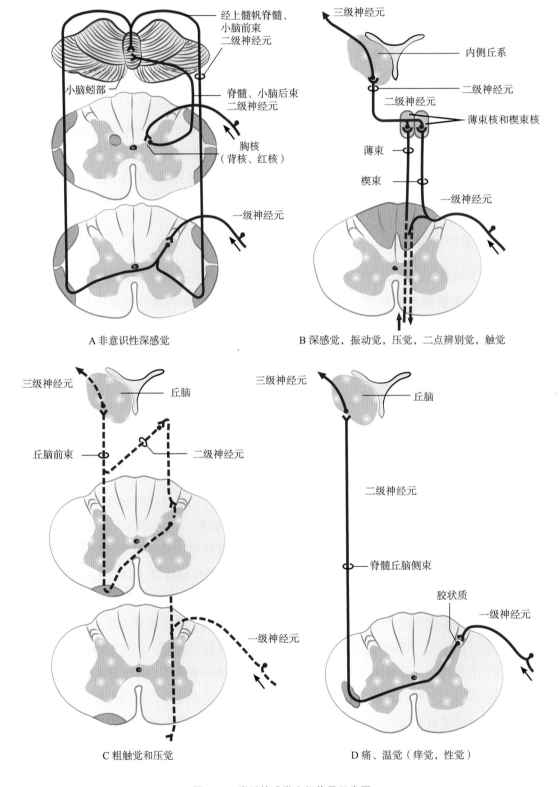

A 非意识性深感觉

B 深感觉，振动觉，压觉，二点辨别觉，触觉

C 粗触觉和压觉

D 痛、温觉（痒觉，性觉）

图3-0-2　脊髓的感觉上行传导示意图

（三）触压觉

触压觉产生于皮肤或结缔组织中的特殊感觉器官和真皮中的游离神经末梢。经过中等厚度髓鞘包绕的周围神经纤维，感觉器官连接背根神经节中的假单极脊神经节细胞，信息通过后根传入脊髓。假单极神经元中枢性轴突在脊髓后索内上升2～15节段，侧支下降1～2节段后在不同平面后角灰质内与二级神经元发生突触连接。二级神经元发出脊髓丘脑前束，于前联合交叉到对面的前外侧索内上行，与脊髓丘脑侧束及内侧丘系一起止于丘脑腹后外侧核。神经在丘脑内进行与三级神经元的换元后到达中央后回。

形成脊髓丘脑前束的一级神经元在同侧后索上行很长距离，中途发出侧支至交叉的二级神经元，由于许多冲动长距离走形而绕过损伤区域，所以胸部及以下脊髓丘脑前束受伤不会引起明显触觉丧失。如果脊髓丘脑前束损伤在颈部，只引起对侧下肢轻度感觉减退。

（四）深感觉

与触压觉有关的系统可以实现更复杂的感觉功能，例如两点辨别、身体部位运动的意识。这些功能也严重依赖于本体感觉，被称为意识性深感觉。还有一部分深感觉难以感知到，比如不同身体部位相对于彼此的位置，被称为非意识性深感觉。

意识性深感觉来自深部组织（肌肉、肌腱、关节）的传入性冲动通过脊髓小脑束传至小脑，分别脊髓小脑后束和前束。它们都起源于肌梭和肌腱的Ⅰa快速传入纤维，进入脊髓后束通过侧支分别与大α前角细胞或C_8～L_2的后角胸核（背核、红核）的核柱内进行二级神经元交换。随后在同侧脊髓侧索后部上行到达小脑蚓部皮质，来自颈部的纤维上行经过楔束到副楔束核，由此上行至小脑。脊髓小脑前束通过Ⅰa传入纤维与脊髓灰质中束细胞发生突触连接，穿过菱形窝底部至中脑，然后经过小脑上脚核上髓帆到达小脑蚓部。小脑接受所有的深感觉刺激，并通过多突触传出冲动，影响肌张力及协调拮抗肌和主动肌。这些调节过程不达中枢。

意识性深感觉始于肌肉、肌腱、筋膜、关节囊、结缔组织以及皮肤的感受器。假单极脊神经节细胞的中枢性轴突经过后根进入脊髓，分出降支和升支，升支于后索内上行，止于延髓尾端的后索核。其中传导下肢的后索位于内侧，传导上肢的位于后索外侧，这样可以将延髓尾端的后索核分为薄束核和楔束核。二级神经元都在两个核团中，其轴突到达丘脑，途中所有纤维交叉至对侧形成内侧丘系，途经延髓、脑桥、中脑，止于丘脑腹后外侧核，在此行三级神经元交换，经内囊最终止于中央后回，到达意识中枢。传导束的脊髓分布即可辨认来自不同的节段，在皮层的躯体投影呈倒立矮人状（homunculus）。

后索损伤会破坏深感觉、触压觉得上行传递，无法完成最基本的平稳行走功能，甚至在黑夜、闭眼时无法站立。这些功能障碍在后索损伤时特别明显，而在后索核、内侧丘系、丘脑及中央后回损伤时较轻。

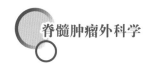

（五）痒觉

痒觉定义为能引起抓挠意愿或者抓挠反射的一种不快的感觉。它通常由致痒原（pruritogen）引起，包括体内释放的化学物质（如组胺）、环境中产生的化学物质（如热带豆刺类植物的小刺）以及药物（如治疗疟疾的氯喹）。长期以来，痒觉被认为是痛觉的一种，而负责组胺诱发的痒觉的组胺受体确实和痛觉的受体有重叠。但近些年对脊髓神经元的研究表明，痒觉的部分受体只被痒觉受体所激活，通过调控中间神经元的激活、抑制状态，也可以影响动物的自发抓挠行为。和痛觉一样，机械感觉神经元的激活可能会向痒觉通路发送抑制信号，这就能解释为什么抓挠可以止痒。

目前对于痒觉的传导通路还是未知的，大多数观点还是假说。痒觉和痛觉很相似，切断神经上行的脊髓丘脑束，患者会同时丧失痒觉和痛觉，因此至少可以确定痒觉和痛觉在传导的某一部分是共通的。但对于痒觉，可以通过抓挠来抑制，而对于疼痛的刺激，肢体会出现反射性的收缩，这些行为上的区别，也说明痛、痒上行传导通路的不同。

二、运动控制

（一）运动群与运动单位

运动由运动神经元协调激活产生，其导致骨骼肌的协调收缩。在脊椎动物中，运动神经元胞体位于脊髓及脑干中，它们的轴突离开中枢神经系统，分别支配身体和头部的特定肌肉。运动神经元自身受到复杂控制：它们接收的直接输入包括本体感觉神经元、局部中间神经元、专职运动发起与调制的脑干核团及运动皮质神经元。自主运动从脑到外周骨骼肌，具有多个运动层级，许多都收到来自本体感觉系统提供的反馈信号。我们在这里始于肌肉和运动神经元，主要描述脊髓中关于运动的控制内容。

每块肌肉由几百到超过100万个肌细胞［也叫肌纤维（muscle fibers）］组成。每条肌纤维由一个运动神经元支配。不过每个运动神经元支配多条肌肉纤维，数目从眼肌的几条到下肢中的几千条。由一个运动神经元支配的肌纤维在一块肌肉中分散分布，从而使该运动神经元激活时整块肌肉中会产生均匀的力。一个运动神经元及其支配的所有肌纤维被称作运动单位（motor unit）。神经肌肉接头是高效运转的，几乎总能将突触前动作电位转化成神经递质的释放和肌肉的收缩，所以同一运动单位的肌纤维几乎总是同时激活。因此，运动单位是运动系统激活的力的基本单位。

支配同一肌肉的运动神经元在空间上聚集在一起，形成运动群（motor pool），一个运动群的运动神经元数目从几十个到几千个。同一运动群中，不同运动神经元的运动单位（一个运动神经元所支配的肌纤维数目）大小有相当的差异。统一运动群中的运动单位集体服从大小原则：运动单位更小的神经元（轴突直径和胞体通常也更小）大发放早于运动单位更大的神经元。这一大小原则使得单块肌肉在其运动群受到兴奋或者抑制性输入时，能够对收缩幅度逐级控制。当肌肉收缩幅度小，增加或者减少一个小运动单位会有显著效果，这就是运动精细控制的来源。同时，大小原则在节约能量的角度也有重要意义，多数运动幅度都不大，只使用低能耗的小运动单位，而大能耗的运动使用频率有限。

（二）反射

目前，对脊髓生理的理解主要基于Sherrington及其同事的一系列研究[1]，即脊髓能够对外部刺激产生模式化反应，这些反应被称为反射。其中，最简单的是单突触本体感觉反射，由两个神经元构成，即一个传入神经以及一个传出神经元，反射弧的起点站和终点站在同一肌组织内，因此称为肌本体觉反射。近来人们发现，即使是对这种简单反射的研究也能揭示脊髓环路的高度复杂性[1]。面对相同刺激，肌肉收缩的强度并不一致，受脊髓此前的活动影响。因此，为了解释反射活动的波动性，有必要将兴奋性输入的时间和空间总和，以及其他来源的抑制性影响纳入模型中。

通过观察脊髓对各种刺激的反应，可以进一步了解脊髓的结构及功能。研究表明，脊髓神经元的兴奋依赖于输入脉冲的时间/空间总和，即兴奋性突触后电位（EPSP）的叠加超过了脊髓神经元的兴奋阈值。也就是说，即使两个分别输入的幅值无法超过阈值，或稍有延迟地刺激神经元，它们也可以通过时空叠加，而达到触发动作电位的阈值水平，引起神经元去极化。这些规则适用于最简单的反射活动，例如牵张反射。在其他的多突触反射中，多个兴奋和抑制信号进行时空交互决定最终的输出。

三、肌肉的协调运动

如果考虑输入的来源，运动神经元是神经系统中较为复杂的神经元。每个运动神经元有复杂的树突，覆盖腹侧脊髓的很大一块区域，能从多种来源接收直接输入。包括"局部"的兴奋和抑制性神经元，胞体位于脊髓中，称作脊髓前运动神经元。其分布广泛复杂，运用逆行跨突触追踪技术，可以知道其可位于运动群的同侧或对侧，并且分布于多个脊髓节段。

除了脊髓前运动神经元的输入，运动神经元还有小部分本体感觉的直接输入。这些本体感觉神经元上传来自肌梭的信号，形成简单的反射弧。本体感觉神经元位于背根神经节，中枢轴突经由背根进入脊髓，在脊髓中直接和运动神经元相联系。运动神经元还接受来自脑干和运动皮质的直接下行输入，这些下行轴突来自髓鞘化的脊髓白质中。这些前运动神经元本身也接受来自感觉神经的输入，以及来自脑干和运动皮质神经元的下行输入。脊髓前运动神经元的高度复杂性，以及上、下行的感觉反馈，提供了运动神经发放和肌肉收缩精细协调控制的能力（图3-0-3）。

（一）脊髓中的模式化运动环路

除了单突触的牵张反射，脊髓中的固有环路可以产生多个关节的模式化运动。最好的例子是类似屈肌反射，这往往出现在对多种刺激的反射活动中，特别是疼痛刺激。屈肌反射是一种复杂的反射活动，涉及对特定运动神经元高度组织化的激活和抑制，它会在同侧肢体受刺激缩回时，使对侧肢体产生强直，从而确保机体不会摔倒。脊髓可以组织的另一种模式反应是步行运动，在急性脊髓化的动物中（完全型脊髓横切模型）它可以触发出节律步行。这个非常有趣现象并不完全依赖于感觉输入，而是由脊髓中的神经网络产生。负责组织步行运动的这组神经元被称为中央模式发生器（central pattern generator，CPG）[2]。

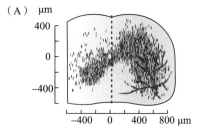

大多数关于哺乳动物脊髓CPG的数据都是在大鼠或猫等实验动物身上获得的，而灵长类动物和人类的脊髓在与大脑断开连接时是否能够产生相同的反应鲜为人知。脊髓以上运动功能的定位已经得到很好的证实，通过电刺激这些区域可以诱发行走功能，甚至可以让去皮层的猫悬吊在跑步机上奔跑[3]。通过相同的方式，刺激灵长类动物的中脑步行中枢，也引发步行和小跑。就像猫一样，中脑运动中心能够激活灵长类动物脊髓的运动功能，但若切断脊髓与中脑的连接，诱导脊髓化猫步行的结果无异于灵长类动物复现。

有数据表明，在脊髓损伤患者中，腹侧索的保留与步态的恢复相关性最强[4]。触觉和位置觉保存良好但脊髓腹侧严重损伤的患者很少有机会恢复行走能力[5]。在经过训练恢复行走的脊髓损伤猴子中，其运动功能的恢复依赖于至少一侧腹外侧索的保留，逆行标记表明腹外侧束中的轴突起源于前庭核、网状核和中缝核。这些结构似乎对于脊髓CPG的正常工作至关重要。

现有信息表明，灵长类动物或人类离断的脊髓很难引出像猫那样原始的踏步运动（图3-0-4）[5]。然而，人类在脊髓完全损伤后，一些脊髓反射得以保留，在进行硬膜外电刺激干预时，可以激发CPG环路，诱发下肢类似行走的节律活动[6]，并且这些活动不是一成不变的，通过康复训练多次重复后会引发运动能力的变化。同时，越来越多的证据表明虽然脊髓损伤的患者看起来丧失了损伤平面上下的神经交流能力，但即使是完

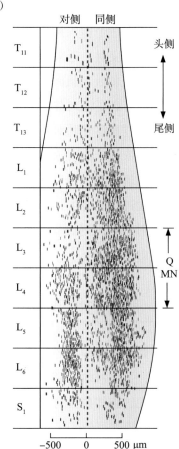

图3-0-3 小鼠右后肢四头肌的脊髓前运动神经元分布图

全脊髓损伤的患者，其大多数损伤部位仍有残存的神经元连接[7]。通过脊髓电刺激招募特定的本体感觉环路[8]，选择性地激活运动神经元，最大限度发挥残存神经元的作用，从而重新实现皮质–脊髓、感觉–运动交通的能力[9]，再通过持续的康复训练挖掘其可塑性，巩固这些通路[10]，这种可贵的重塑能力也为脊髓损伤患者的康复带来希望。

（二）自主神经功能

哺乳动物脊髓中有一些重要的结构可以调节身体的各种自主功能，与脑干核团的共同参与下调节重要生命功能，维持内环境稳定，例如呼吸、循环、代谢、体温、消化、分泌、生殖等。由于这些功能不受意识调控，所以称为自主神经系统。自主神经系统分为交感神经和副交感神经，其一级

神经元（节前神经元），交感神经系统位于脊髓的胸腰段（外侧灰质，Th$_{1~12}$，L$_1$，L$_2$），而脊髓中控制副交感神经节起源于脊髓骶段（颅内是起源于神经核团Ⅲ、Ⅶ、Ⅸ、Ⅹ），它们作用相互拮抗又彼此相互补充。当脊髓与大脑断开连接时，自主神经系统会受到严重影响。二级神经元构成椎前和椎旁神经节链（交感干），左右各一，对称地纵列于椎前外侧，上起第二颈椎，下至尾骨，而副交感神经的二级神经元主要位于受神经支配的器官壁内（壁内神经节）。

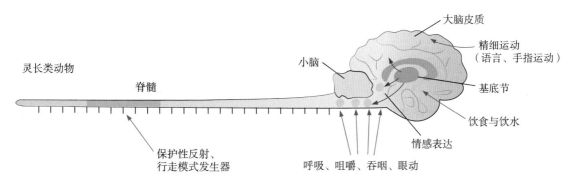

图3-0-4 行走功能中央模式发生器示意图

交感神经支配血管、内脏、膀胱、直肠、毛囊和瞳孔的平滑肌，还支配心肌以及汗腺、泪腺、唾液腺和消化腺。它们对内脏包括膀胱和直肠的平滑肌，以及消化腺有抑制作用，而对其他效应器官则有兴奋作用。动脉管径只受交感神经支配，交感神经兴奋性提高，则血管收缩；兴奋性降低，则血管扩张。

而副交感系统与交感系统相反，不引起系统性反应，而只是影响其局部区域，因为节后神经元距离靶器官近，而且神经末梢上的乙酰胆碱很快被胆碱酯酶降解，所以其作用时间短暂。与交感神经节前纤维相反，副交感神经节前纤维特别长，起源于骶髓（S$_2$~S$_4$）。

副交感神经系统的骶部通过盆腔内脏神经、腹下神经丛，将冲动传导至位于结肠（自远端1/3横结肠以下结肠）、直肠、膀胱和生殖器等壁内神经节。副交感系统与盆腔内的脏器排空相关，还可以使阴茎勃起，交感神经则使输精管和精囊收缩产生射精。

膀胱的肌肉主要由副交感神经支配，起源于骶髓（S$_2$~S$_4$）的盆腔内脏神经，终止于膀胱壁内的神经节核内括约肌。副交感神经兴奋引起逼尿肌（膀胱壁平滑肌）收缩和内括约肌扩张，排空膀胱。支配膀胱的交感神经纤维起源于腰髓的侧角细胞（T$_{12}$，L$_1$~L$_2$中间外侧核），穿过交感干下段，经下内脏神经到达肠系膜上神经节，然后经过腹下上丛将交感神经冲动传导到膀胱壁（肌层）以及内括约肌。膀胱外括约肌由横纹肌构成，受随意运动支配，其躯体运动神经起源于骶髓（S$_2$~S$_4$）的前角运动神经元，伴随阴部神经至外括约肌，可以自主控制收缩。膀胱的传入神经冲动来自膀胱内壁感受张力刺激的痛觉及本体觉感受器。随着膀胱充盈，经骶髓（S$_2$~S$_4$）和盆腔内脏神经反射，膀胱肌和内括约肌张力不断增强，部分冲动经过后索向中枢蓝斑附近的脑桥网状结构内的逼尿肌中枢传递，进一步传导至中央旁小叶和其他脑区，产生排尿意识。

膀胱通过内、外括约肌的兴奋和盆底肌的作用来协同控制排尿（憋尿）。起源于T$_{11}$~T$_{12}$的交感传出纤维激活内括约肌激活内括约肌，抑制膀胱逼尿肌，作用方式目前未明。膀胱外括约肌受阴部神经支配（$S_2 \sim S_4$），自主可控的躯体运动。膀胱充盈后膀胱壁压力增高，使得逼尿肌反射性收缩，同时腰髓交感神经发出冲动使得内扩约肌收缩和逼尿肌松弛。膀胱排空中最重要的刺激是对膀胱壁的牵张刺激，经内脏感觉传入神经反射性引起尿意，高级神经中枢活动引起膀胱逼尿肌收缩。整个排尿的过程受高级中枢控制，骶髓副交感神经支配，躯体运动调节腹压及外括约肌协助膀胱排尿。脊髓以上水平的排尿中枢在脑桥被盖背外侧部，传出神经和内侧、外侧网状脊髓束伴行，排尿中枢发出的冲动可以使内括约肌和外括约肌协调松弛、逼尿肌收缩。神经递质可能是谷氨酸能，脑桥排尿中枢没有明确的解剖特征，其受到来自额叶皮质、扣带回、旁中央小叶以及基底节的纤维传入。

直肠的排空功能类似膀胱排空，充盈导致直肠内壁张力感受器兴奋，冲动经腹下神经丛传导至腰髓（$L_1 \sim L_2$）、再达高级调节中枢，其可能在脑桥网状结构以及大脑皮质内。骶髓内的副交感神经（$S_2 \sim S_4$）兴奋导致直肠蠕动和内括约肌松弛，交感兴奋抑制蠕动。外括约肌为横纹肌受意识支配。肠道排空主要借助于有意识地增高腹压。

生殖器官的交感神经来源于L_1交感神经，传出神经经过腹下神经丛到达精囊、前列腺和输精管，刺激可引起射精。$S_2 \sim S_4$发出的副交感神经兴奋，经过盆腔内脏神经（勃起神经）引起生殖海绵体的血管扩张。阴部神经支配尿道括约肌、坐骨海绵体肌和球海绵体肌，刺激副交感神经引起阴茎或阴蒂勃起。生殖功能的中枢部分受经网状脊髓纤维控制，部分受下丘脑等体液控制影响。

（陆　洋　王贵怀）

参考文献

[1] Sherrington CS. Flexion-reflex of the limb, crossed extension-reflex, and reflex stepping and standing[J]. J Physiol, 1910, 40(1-2): 28-121.

[2] Grillner S. Locomotion in vertebrates: central mechanisms and reflex interaction[J]. Physiol Rev, 1975, 55(2): 247-304.

[3] Shik ML, Orlovsky GN. Neurophysiology of locomotor automatism[J]. Physiol Rev, 1976, 56(3): 465-501.

[4] Nathan P W, Smith MC. Effects of two unilateral cordotomies on the motility of the lower limbs[J]. Brain, 1973, 96(3): 471-494.

[5] Eidelberg E. Consequences of spinal cord lesions upon motor function, with special reference to locomotor activity[J]. Prog Neurobiol, 1981, 17(3): 185-202.

[6] Dimitrijevic MR, Gerasimenko Y, Pinter MM. Evidence for a spinal central pattern generator in humans[J]. Ann N Y Acad Sci, 1998, 860:360-376.

[7] Dimitrijevic MR, Dimitrijevic MM, Faganel J, et al. Suprasegmentally induced motor unit activity in paralyzed muscles of patients with established spinal cord injury[J]. Ann Neurol, 1984, 16(2): 216-221.

[8] Formento E, Minassian K, Wagner F, et al. Electrical spinal cord stimulation must preserve proprioception to enable locomotion in humans with spinal cord injury[J]. Nat Neurosci, 2018, 21(12): 1728-1741.

[9] Wagner FB, Mignardot JB, LE Goff-Mignardot CG, et al. Targeted neurotechnology restores walking in humans with spinal cord injury[J]. Nature, 2018, 563(7729): 65-71.

[10] Rowald A, Komi S, Demesmaeker R, et al. Activity-dependent spinal cord neuromodulation rapidly restores trunk and leg motor functions after complete paralysis[J]. Nature Med, 2022, 28(2): 260-271.

第4章
Chapter 4

脊髓肿瘤总论

第1节 概 述

原发性脊柱肿瘤是指起源于脊髓和脊椎的肿瘤统称。而通过血液或邻近周围结构直接侵犯脊柱的肿瘤称为继发性脊柱肿瘤。原发性脊柱肿瘤包括起源于整个脊柱内的软骨、骨、脊髓、神经、脊膜等各种结构的肿瘤。依据肿瘤位置大致分为两类：脊髓肿瘤（spinal cord tumors）和脊柱肿瘤（vertebral column tumors）。脊柱肿瘤（spinal tumors）起源于骨与软骨，可以是原发或继发的，包括硬膜内、外肿瘤；脊髓肿瘤主要起源于脊髓的细胞成分，被称为硬膜内髓内肿瘤，而起源于神经与膜性结构的，则被称为硬膜内髓外肿瘤。

虽然这些脊柱脊髓相关肿瘤在起源和位置上彼此不同，但在传统文献上均被泛称为脊柱肿瘤或脊柱脊髓肿瘤等，目前该类疾病国内外病种名称不统一，且各自侧重点略有不同，给临床工作和研究带来一定困扰，为了消除这种混淆，澄清这些术语的内涵很有必要。脊柱肿瘤和脊髓肿瘤在使用时常有重叠与通用，笔者认为即使不是起源于脊髓的肿瘤，只要影响波及脊髓的功能，无论是原发还是转移的脊柱肿瘤，都可能被泛称为脊髓肿瘤。在本书各章节中，"脊髓肿瘤"则涵盖整个椎管内硬膜内、外肿瘤和波及脊髓功能的部分椎骨肿瘤。

一、流行病学

原发性脊髓肿瘤的发病率约为3/10万，根据肿瘤与脊柱脊髓相对空间位置，脊柱脊髓肿瘤大致分为三类：硬膜外肿瘤、硬膜内髓外肿瘤和硬膜内髓内肿瘤[1-3]。由于脊髓肿瘤名称不统一，流行病学统计有较大差异。

硬膜外肿瘤以转移性脊柱肿瘤最为常见，高发年龄为40~60岁，男性多于女性，乳腺癌和肺癌是脊柱转移瘤的最常见转移源。原发性硬膜外肿瘤如脊索瘤，软骨肉瘤等较为罕见，约占脊柱脊髓肿瘤的10%[4-6]。

最常见的硬膜内髓外肿瘤是神经鞘瘤，广义神经鞘瘤可分为施万（Schwann）细胞瘤和神经纤维瘤两大类，占脊柱脊髓肿瘤的30%～40%，男性发病率略高于女性，以50～70岁年龄段多见。脊膜瘤亦是硬膜内髓外较为常见的良性肿瘤，约占脊髓肿瘤的20%，男女发病率约为1∶3，以40～60岁年龄组人群多见。约50%的脊膜瘤位于脊髓两侧，多数脊膜瘤位于硬膜内生长，有10%的病例位于硬膜外或呈硬脊膜内外浸润生长[7,8]。

硬脊膜内髓内肿瘤占中枢神经系统肿瘤的6%～8%，脊髓胶质瘤年发病率约为0.22/10万，占脊髓肿瘤的30%、脊髓髓内肿瘤的80%左右。室管膜瘤和星形细胞瘤是最常见的两种病理类型，男女发病率无明显差异。髓内肿瘤可见于各年龄段，但不同性质的肿瘤，其高发年龄段有明显差异。21岁以下的人群中，星形细胞瘤为最常见的髓内肿瘤，约占髓内肿瘤的40%。在成年人群中，室管膜瘤最为常见，约占髓内肿瘤的50%。髓内肿瘤多为良性病变，多形性胶质母细胞瘤等恶性肿瘤不超过髓内肿瘤的10%[9-11]。

二、病因

绝大多数脊髓肿瘤的发病机制不清楚，但有几个脊髓肿瘤已经明确与遗传因素及基因突变有关，如NF1、NF2和Von Hippel-Lindau（VHL）综合征，这些肿瘤与NF1，NF2，VHL抑癌基因突变有关[12-15]。脊髓低级别胶质瘤主要包括毛细胞型星形细胞瘤和低级别弥漫胶质瘤，这些肿瘤与位于染色体7q34上的BRAF基因突变密切相关。近年来，也有一些研究报道脊髓胶质瘤与某些基因突变相关，如脊髓弥漫中线胶质瘤与H3K27M突变密切相关。在2021年第五版WHO中枢神经系统肿瘤分类（WHO CNS5）中新增脊髓室管膜瘤，MYCN扩增型（spinal ependymoma, MYCN amplified）的独立亚型，该亚型病理分级为WHO 3级，呈侵袭性生物学行为，早期可发生脑脊液种植播散，预后差[12]。综上所述，基因突变相关研究有助于临床诊断及评估预后。目前脊髓肿瘤具体发生发展机制尚未完全阐明，随着分子水平研究的深入开展，相信未来会有全新的认识。

三、临床表现

脊髓肿瘤早期症状多无特异性，病程多为缓慢进展，组织学级别较高的病例如转移瘤、胶质母细胞瘤等通常病程较短，呈急性进行性加重表现。脊髓肿瘤临床表现主要包括感觉运动障碍、二便障碍及自主神经功能障碍等。

疼痛是硬膜内髓外病变最为常见的症状，疼痛可为局部疼痛，神经鞘瘤患者可表现为夜间根性疼痛。其他感觉障碍包括麻木、共济失调步态、本体感觉障碍等。运动障碍的出现预示着脊髓皮层脊髓束受压迫，最初表现为力弱，随后会出现痉挛、僵硬和肌张力增高等上运动神经元损伤症状。神经查体常可发现脊髓半切综合征及长束征，如病理征阳性、阵挛、反射亢进等。

髓内肿瘤患者的临床症状及体征多与病变所在脊髓节段相关。高颈髓节段病变可表现为四肢的力弱，呼吸困难，低颈髓及胸腰髓节段的病变可能只影响下肢功能，位于脊髓—侧病变还可能会出现Brown-Sequard综合征的症状，脊髓背侧占位，若压迫脊髓后柱还可能会出现本体感觉障碍的体征。圆锥病变多表现为鞍区感觉异常，二便功能障碍。

清华长庚医院神经外科团队回顾分析了2015—2023年收治的1830例脊髓肿瘤患者（图4-1-1），其中脊神经和椎管神经肿瘤、脊膜瘤和脊髓胶质瘤占比较高，约占脊髓肿瘤的44%。对脊髓髓内肿瘤临床症状统计分析发现（图4-1-2），疼痛、麻木等感觉异常是其最主要的临床表现，肢体力弱也较常见，二便障碍占比较髓外肿瘤明显增高。

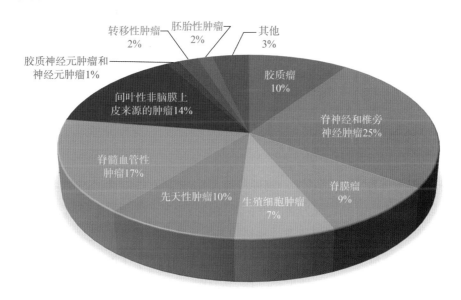

图4-1-1　清华长庚医院神经外科团队（2015—2023年）收治的脊髓肿瘤患者不同病种占比

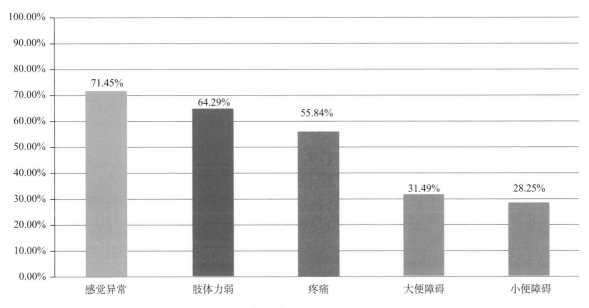

图4-1-2　脊髓髓内肿瘤患者临床症状

脊髓功能复杂多样，损伤严重程度也差别甚大，临床工作中为了能够客观描述患者脊髓功能受累，为手术治疗提供标准化的描述规则，国际同行总结归纳了多个脊髓神经功能评估分级标准，如MC分级、JOA分级、EMS分级。目前我国较为广泛接受使用的脊髓肿瘤相关功能性评估是McCormick分级（表4-1-1）[13]。

表4-1-1　McCormick脊髓神经功能分级标准

分级	内容
I	神经系统查体正常；轻度神经功能障碍，但不影响肢体功能，步态正常
II	感觉运动功能障碍影响患肢功能；轻中度行走困难；严重疼痛感影响患者生活质量；但能自理和独立行走
III	较重神经功能障碍；需要拐杖支撑行走或有明显双上肢功能损害；尚能自理
IV	严重神经功能障碍；需要轮椅或者拐杖助行，双上肢功能受损；生活不能自理

注：McCormick分级主要应用于脊髓髓瘤，相较于其他如Frankel分级、ASIA分级的损伤性评估有其局限性，临床应用中可根据实际需要，采用合适量表进行恰当的脊髓功能评估。

四、诊断与鉴别诊断

脊髓肿瘤临床表现及体征多无特异性，辅助检查是临床定位与定性诊断的主要方法，尤其是MRI检查为主要手段。神经鞘瘤可表现为囊实性，增强检查呈不均匀强化，可呈哑铃型生长。脊膜瘤常呈均匀强化，脊膜有强化反应，即所谓"硬膜尾征"。T_1加权像平扫或增强常可以显示脊髓胶质瘤实体，T_2加权像可更好地显示空洞或囊变。星形细胞瘤轴位观，T_1加权像常显示偏心性生长，不均匀性强化。而室管膜瘤则为等中心性生长，均匀强化为主要表现。如果肿瘤生长过程中出现卒中，肿瘤通常显示信号不均匀，海绵状血管瘤在T_2加权像上显示特征性含铁血黄素沉着改变。对于脊髓血管母细胞瘤等血管性肿瘤可行CTA检查或脊髓血管造影检查，辨识供血动脉，为手术方案的制订提供有力支撑。

脊髓肿瘤与非肿瘤性占位病变的鉴别诊断尤为重要，如多发性硬化、脊髓炎谱系、炎性肉芽肿等疾病。除通过临床病史进行鉴别诊断外，多学科联合会诊有助于降低误诊率，同时借助DWI、DTI和MRS等影像学检查手段，有助于肿瘤与非肿瘤病变的鉴别诊断。在此简述常见的脊髓肿瘤及相关疾病鉴别，诊断要点如下。

1.脊髓胶质瘤

室管膜瘤和星形细胞肿瘤是最常见的脊髓髓内肿瘤，室管膜瘤多见于成年人，星形细胞肿瘤多见于儿童和青少年，脊髓胶质瘤无明确性别差异，临床症状进展缓慢，WHO级别高的肿瘤进展较快。室管膜留好发于颈髓，MRI可见肿瘤位于脊髓中心，T2WI高信号，增强扫描通常完全强化，少数肿瘤局部强化或不强化，肿瘤两端常见脊髓空洞和出血后的含铁血黄素沉积的"帽征"；星形细胞肿瘤好发于胸髓，MRI可见肿瘤偏心性生长，增强扫描可不强化、局灶强化或完全强化伴坏死。

2.血管母细胞瘤

血管母细胞瘤是脊髓髓内肿瘤中仅次于室管膜瘤、星形细胞瘤的第三大常见肿瘤，可散发或遗传发病，20%~45%与希佩尔–林道（Von Hippel-Lindau，VHL）病有关，MRI可见单发或多发肿瘤，位于脊髓背侧或背外侧，偶见脊髓腹侧脊髓前动脉两侧，常伴瘤周巨大脊髓空洞。DSA可明确病灶供血和引流静脉，分型包括髓内型、髓内外沟通型、髓外硬膜内型、硬膜外型。

3. 海绵状血管畸形/海绵状血管瘤

中枢神经系统的发病率为0.4%~0.6%，95%在颅内，5%在脊髓。病变年出血率一般为1.4%~6.8%，二次出血的风险可高达66%。MRI上可呈"桑葚样"或"牛眼征"，脊髓血管造影不显影，CT上病变不显影，血肿呈高信号。

4. 多发性硬化

多发性硬化是以炎性脱髓鞘病变为主，病变具有时间多发和空间多发的特点，可累及大脑、小脑、脑干、脊髓和视神经等多个部位的免疫介导性疾病，目前病因尚不明确。该病多发于青壮年，男女患病比例约为1:2，临床表现主要为视力下降、复视、肢体感觉运动障碍、二便障碍和共济失调等。其主要临床分型为复发缓解型MS、继发进展型MS和原发进展型MS等。MS的诊断需要充分结合各种辅助检查特别是MRI与脑脊液检查结果。MRI是MS诊断最重要的辅助检查手段，应根据临床需要对患者进行全中枢系统MRI检查，视神经MRI也有助于MS的诊断，尤其对于出现视神经受累的患者。在影像学表现上病变具有空间和时间上多发特点，颈髓最易受累，病灶局限，边界清楚，位于脊髓后索和侧索的白质，范围一般小于<50%脊髓直径，长度多<2个椎体，病变可强化呈开放的环形强化，环的缺口部分为脊髓的灰质侧，脊髓肿胀少见。皮质激素治疗可使病灶显著减小。一些新的MRI技术也逐渐开始被应用到MS的诊断中，如T2或磁敏感加权成像序列上MS病变的"中央静脉征"可能是MS诊断的影像学标志物，扩散张量成像序列更容易检测和定量细微的组织异常，磁共振波谱成像可以定量检测脑组织的不同代谢产物，显示MS的神经轴突损伤和胶质细胞活性等。脑脊液寡克隆区带（oligoclonal band，OCB）是另一项被纳入MS诊断标准的辅助检查，在拟诊为MS的非典型患者中进行脑脊液检查，有助于MS的诊断与鉴别诊断，具体可参考2017年McDonald诊断标准。

5. 视神经脊髓炎谱系疾病

视神经脊髓炎谱系疾病是一种中枢神经系统脱髓鞘疾病，主要表现为单眼或双眼视神经炎、长节段横断性脊髓炎和极后区综合征等。NMOSD发病机制研究尚处于初步阶段，目前认为该疾病发生发展可能和水通道蛋白4抗体（AQP4-IgG）阳性相关。临床症状特点是复发-缓解反复发作，90%发生于女性。该病有三大主征：AQP4-IgG、视神经炎和横贯性脊髓炎（transverse myelitis，TM）。MRI上表现为急性期广泛纵向的TM、肿胀和斑片状中心强化。

6. 急性播散性脑脊髓炎

急性播散性脑脊髓炎（acute disseminated encephalomyelitis, ADEM）以急性或亚急性起病为特点，广泛累及大脑白质的急性炎症脱髓鞘性疾病，该疾病是由免疫反应介导的，具有单相病程、多发病灶、病程发展快速等特点。好发于儿童和青年人，ADEM发病最主要年龄阶段为5~9岁，成年人亦可发病。目前研究认为感染、疫苗接种等可能为诱因。ADEM临床症状表现不一，病情发展和病变累及部位有关，其早期临床症状包括头痛、恶心呕吐、高热等，随着病情进展，可出现锥体征、共济失调、偏瘫、视神经炎、脊髓炎综合征及言语障碍等中枢神经系统症状。目前尚无标志性

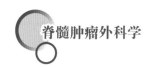

的实验室指标用于该疾病的诊断,临床症状、体征和影像学检查为该疾病诊断的主要参考依据,脑脊液检查表现为单核细胞为主的轻度增加,可发现寡克隆带。头颅核磁共振以长T1长T2异常信号影为主要特征,病变呈多发病灶、不呈对称性,分布于皮层下白质、脑室周围、脑干、小脑、丘脑等部位较多见。相关文献报道脊髓受累率为11%~28%,以累及颈胸髓为主。

7. 狼疮性脊髓炎

狼疮性脊髓炎是系统性红斑狼疮罕见但严重的并发症。最常见的MRI特点是横贯性脊髓炎,活动期通常强化不明显或呈小斑片状强化。

8. 脊髓梗死

脊髓前动脉梗死是最常见的亚型,占急性脊髓病的5%~8%,主要的临床特征是突发起病。MRI特点是较长节段的双侧前角灰质、皮质脊髓束和脊髓丘脑束损伤,通常累及下段脊髓和脊髓圆锥,但不累及后索。

9. 脊髓血管畸形

MRI显示迂曲扩张的髓周血管和纵向发展的脊髓水肿,动静脉瘘常累及脊髓圆锥,血管畸形有髓内畸形血管团。

10. 亚急性联合变性

亚急性联合变性是维生素B_{12}等缺乏导致的脊髓后索和侧索的脱髓鞘和空泡化。脊髓后索受累也可能是梅毒脊髓炎。

11. 神经系统结节病

5%~10%的结节病可能影响中枢神经系统,脊髓受累少见,常位于颈髓。MRI特点是病变沿脊髓纵向扩展,有时类似于髓内肿瘤,常见脊髓增粗、脊髓和软脑膜强化;脑部MRI可显示神经结节病的其他征象。

12. 病毒性脊髓炎

病毒、细菌、结核菌等各种微生物都可引起脊髓炎。病毒性脊髓炎的MRI显示脊髓肿胀或局灶性病变,伴脊髓表面神经根的强化,甚至髓周的斑片状强化。

13. 放射性脊髓炎

放射性脊髓炎指继发于脊柱脊髓肿瘤放射治疗的脊髓损伤。MRI显示与辐射部位相对应的广泛脊髓肿胀,可有斑片状强化。

14. 脊髓转移瘤

脊髓髓内转移肿瘤较为罕见,常发生于颈、胸髓的后外侧区域,该病临床表现缺乏特异性,病情发展迅速。在MRI上常表现为T1WI呈等信号,T2WI呈高信号且不均匀,在增强MRI上,病变多表现为环形、斑片状、结节状及斑点状强化,"边缘征"和"火焰征"在脊髓转移瘤诊断中具有较高的特异性,有助于鉴别诊断。

15. 脊髓压迫症

脊髓压迫症是指脊柱脊髓病变压迫脊髓引起功能障碍性疾病,随着病情进展,最后可能导致不同程度的脊髓横贯性损害。脊髓受压的病因通常有脊柱退行性病变、脊柱创伤、脊柱和椎管内肉芽肿或肿瘤等所致。影像学检查方面，脊柱X线平片可发现脊柱骨质破坏及椎管狭窄等；CT及MRI可显示脊髓受压，MRI能清晰显示椎管内病变性质、部位和边界等。

五、治疗

脊髓肿瘤以良性占位病变为主，因此显微手术是目前脊髓肿瘤最为直接和有效的治疗方法，绝大多数脊髓肿瘤在显微操作下可以获得理想的全切除，预后良好。脊髓星形细胞瘤等恶性程度较高的肿瘤手术切除后，根据分子病理或基因检测结果，需考虑行辅助放疗、化疗、靶向和免疫治疗等。脊髓肿瘤术后的康复治疗尤为重要，能够显著提高患者生活质量。

脊髓肿瘤术中新辅助技术有助于提高手术精准操作，减少脊柱脊髓损伤，降低围术期并发症。术中神经电生理监测技术已成为脊髓肿瘤手术中不可或缺的辅助技术，为安全切除病变保驾护航。应用术中超声骨刀能够快速、高效地铣除椎板，减少骨质损失，减少出血量，降低硬脊膜和脊髓损伤风险。术中5-氨基乙酰丙酸（5-ALA）和荧光素钠成像技术能够较好地显示实体肿瘤尤其是星形细胞瘤的主体范围，实现精准切除病变，降低脊髓损伤风险，减少肿瘤残余及播散。术中超声吸引刀技术利用超声波振荡将肿瘤乳化，能够减少创面出血量，减少对脊髓的牵拉及按压，提高手术效率，缩短手术时间。术中导航及超声引导技术能够精准定位微小病变的位置，进而减少不必要的脊髓损伤。脊髓脂肪瘤等病变往往质地韧，血供较丰富，术中激光技术能够在安全分块切除病变的前提下，减少对邻近脊髓的牵拉和物理损伤。

转移性脊髓肿瘤治疗目标主要是缓解症状，挽救及保留神经功能，恢复脊柱稳定性；该类患者往往伴随较为严重的脊髓功能障碍，如截瘫、二便失禁等，围术期需注意并发症的预防，术后积极康复训练，根据病理及基因检测结果尽早开展辅助治疗，通过筛选敏感靶向及免疫药物，可显著提高该类患者生存期。

绝大多数的神经鞘瘤、脊膜瘤等硬膜下髓外肿瘤，手术可以实现全切除，达到根治目的。但一些影响因素如肿瘤的部位、波及脊髓的程度、多次手术等因素，依然会影响肿瘤的切除及预后。对于此类病例，应以保留神经功能、提高患者生活质量为主要目标，可考虑部分或大部分切除肿瘤。对于脊髓腹侧的脊膜瘤，或涉及多个节段的椎管内外肿瘤，如小关节或椎体破坏严重，应考虑术中内固定植入，以维持脊柱的生物力学稳定性。

脊髓髓内肿瘤组织学类型和术前神经功能状况是决定预后的关键。室管膜瘤常有良好的边界，力求完整切除，尽可能减少分块切除，减少医源性播散通常可获得较为理想的手术切除，北京清华长庚医院脊髓肿瘤中心数据表明室管膜瘤全切除率可高达95%，该组病例预后良好。脊髓海绵状血管瘤多有含铁血黄素沉积带，可实现全切除。脊髓血管母细胞瘤可通过术中吲哚菁绿造影（indocyanine green for injection）辨识供血动脉及引流静脉，实现术中精准阻断主要供血动脉，降低瘤体出血，减少脊髓损伤。脊髓低级别弥漫性胶质瘤边界不清，辅助治疗疗效不佳，手术最大安全切除病变有助于提高患者生存期。对于高级别的弥漫性胶质瘤，可手术部分或大部分切除病变，充分减压后，根据分子病理结果，术后积极行辅助放化疗和免疫靶向治疗。

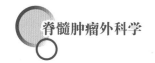

六、预后

神经鞘瘤、脊膜瘤、室管膜瘤、血管母细胞瘤、海绵状血管瘤等良性脊髓肿瘤全切除率较高，整体预后较好，即使有肿瘤残余，肿瘤复发相对较缓慢，需定期随访观察，再决定是否手术或治疗。脊髓局限性低级别胶质瘤如毛细胞星形细胞瘤，手术全切除或次全切除率较高，预后良好。高级别脊髓胶质瘤的临床进展快，预后差，既往研究中纳入患者数量较少且肿瘤分类诊断标准不一，预后相关因素的差异也较大。笔者分析在清华长庚医院接受首次治疗的脊髓高级别胶质瘤患者的中位生存时间为（12.0±9.8）个月；认为脊髓高级别胶质瘤术后，可考虑行替莫唑胺辅助化疗+局部放疗，脊髓水肿明显患者可加用贝伐珠单抗靶向治疗，帕博利珠单抗等PD-1抑制剂相关的免疫治疗，但是预后及中位生存期是否更好，目前仍缺乏循证医学依据。

第2节 术前准备

一、术前评估

术前评估是脊髓肿瘤患者围术期尤为重要的环节，患者的年龄、基础状态等因素决定手术方案的选择。拟手术患者术前需认真排除手术禁忌，管控血压、血糖、血脂等指标，对于高龄患者，应术前评估心肺功能，筛查下肢静脉血栓，尽可能降低围术期风险。对于患者的治疗，要以充分掌握患者详细的发病史及体征为前提，充分了解主诉以外的伴随症状，有无家族病史、感觉障碍、疼痛、脊髓长束损害等体征。还需仔细研究分析影像学特点，如病灶处有无钙化、出血，病变位置需仔细分辨（髓内外，腹背侧，向心偏心性等），病变大小及有无伴随囊肿、空洞等，对于多发占位，应仔细标记每个病灶的位置。

综合病史、查体和影像学检查，不仅可以鉴别诊断，也有助于制订治疗方案。除常规的MRI检查外，若鉴别诊断需要，也可行头颅和脊柱MRI、MRA、CT、CTA和脊髓血管造影等检查。对于怀疑脊髓脱髓鞘、炎症、感染等可能性的脊髓病变，可请神经内科等多学科诊疗。对于血供丰富的肿瘤或者术前评估术中出血较多的病变，需术前备血，必要时行术前介入治疗，栓塞肿瘤主要供血动脉，以减少术中出血。对于术前肿瘤性质难以确定，或怀疑恶性病变的患者，应术前联系病理科，术中送冰冻。对于复杂脊柱手术，尤其是高颈髓肿瘤手术，或者基础状态较差的高龄患者，应考虑术后回神经重症监护病房管理。对于合并邻近节段脊柱退变的患者，术前应充分评估临床症状与脊柱退变的关系，明确责任病灶，并结合患者实际情况，在切除肿瘤病灶的同时，可微创治疗邻近退变，提高患者生活质量。

术前患者自身特殊因素可影响手术方式的选择。这些特殊因素包括患者全身及其神经系统功能状况、肿瘤性质、大小及部位等。这些因素有时决定着是否行全切，是否扩大缝合硬脊膜，是否去椎板减压，是否影响脊柱的稳定性而需行内固定治疗等。脊髓肿瘤手术常规使用神经电生理监测技术，尽可能开通动脉通路监测血压变化。对于影像学出现潜在脊柱不稳定表现的患者，尤其是椎体或椎间关节破坏侵袭明显者，应考虑同期行前路或后路内固定植入。尽管可能存在影响肿瘤切除及预后的很多因素，但手术的理想目标仍是尽可能切除病变，提高患者生活质量，延长生存期。

二、手术体位与手术入路

（一）颈段脊髓肿瘤

颈段脊髓肿瘤大致可分为颈后正中入路及颈前入路。颈后正中入路解剖层次较单一，无重要神经血管等组织，该入路以切除椎管内肿瘤为主。颈前入路解剖结构较为复杂，邻近多有重要的器官组织，如气管、食管、颈内动脉、迷走神经、喉返神经等，容易出现神经血管损伤，该入路主要为切除椎前或经椎间孔向椎前生长的神经源性肿瘤。

颈段脊髓肿瘤多采取后正中入路，Mayfield头架固定，俯卧位、侧卧位或侧俯卧位。俯卧位时病灶侧位于上方，拉伸上方肩部，充分舒展枕颈部，后正中入路逐层切开，充分暴露病变两端。对于仅涉及单个节段，病变较小的神经鞘瘤，可采用微创通道辅助后正中入路半椎板切除肿瘤。

颈前入路包括经口入路、经颈前颌下咽后入路、经颈前胸锁乳突肌前缘入路和经颈前胸锁乳突肌后缘入路等多种入路。颈前入路患者一般呈仰卧位，保持颈椎中立位，颈部后仰固定。为充分暴露病变节段，根据病变位置及皮纹设计手术切口（横行或斜行手术切切口），利用解剖间隙，借助颈前辅助器械暴露病变。术者应熟练掌握颈部解剖结构，充分借助术前影像学检查，根据肿瘤位置及涉及的节段设计手术方案。如病变位于齿状突及寰椎前方，可考虑经口入路；对于$C_3 \sim C_4$节段的椎旁肿瘤，可采用经颈前颌下咽后入路，利用颌下三角进入术区，进而切除病变；对于$C_4 \sim C_7$节段的肿瘤，可采用颈前胸锁乳突肌前缘或后缘入路切除病变。部分肿瘤沿臂丛向胸腔生长，可考虑采取颈前-胸前联合入路，多学科协作切除病变。对于完全位于脊髓腹侧的颈段脊髓病变，后路手术风险高，且难以切除病变的情况下可考虑颈前入路，切除病变节段对应椎体，前路切除病变，植入人工椎体维持生物力学稳定。

（二）胸段脊髓肿瘤

胸段脊髓肿瘤术前往往需节段预定位，患者麻醉后取俯卧位或侧卧位，O-arm或C-arm透视定位确定手术节段，后正中入路是最为常规的手术入路方式，可有效切除椎管内髓内外病变，根据肿瘤影像学检查评估行病变侧半椎板切除或全椎板切除，尽可能保留小关节，病变切除后椎板复位，尽可能维持脊柱的稳定性。

对于突入胸腔的哑铃型肿瘤或胸椎旁肿瘤，根据术前规划，可考虑行侧方经肋间隙入路或后路经肋横突入路切除病变。患者取俯卧位，定位手术节段后，利用解剖间隙及微创通道辅助，暴露病变，尽可能减少神经跟牵拉，保留胸膜壁层，减少胸腔积液及脑脊液漏的发生。

对于巨大的胸椎旁或椎管内外沟通肿瘤，可考虑前路或后路分期手术；若患者基础状态良好，也可考虑开胸或胸腔镜联合后路手术切除病变，术后需加强肺部管理，尽可能减少并发症。

（三）腰骶段脊髓肿瘤

腰骶部脊髓肿瘤多采取俯卧位或侧卧位，后正中入路，对于椎旁病变可考虑行旁正中入路，分离病变侧椎旁肌肉，借助术中导航或超声引导，明确病变位置，利用肌间隙实现精准微创切除病变。对于微小的髓外良性占位病变，尤其是单节段的神经鞘瘤，可考虑行脊柱内镜辅助或微创通道辅助，亦可实现肿瘤的微创切除。

突入腹腔或盆腔的巨大脊柱脊髓肿瘤，如脊索瘤，巨大神经纤维瘤等病变，肿瘤全切除难度较大，往往需要普外科等多学科协助，分期手术或前后联合入路手术，必要时术前介入栓塞病变主要供血动脉，减少术中出血量，以期实现病变全切除（图4-2-1）。

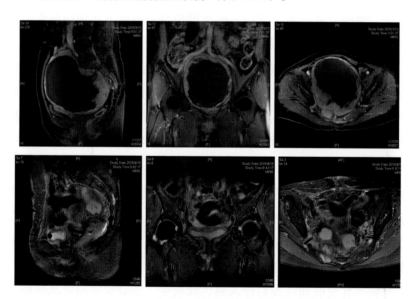

图4-2-1　腰骶椎管内外巨大神经鞘瘤

术前多学科会诊，术中神经外科血管外科，普外科、泌尿外科等多学科联合手术，实现病变的最大安全切除

（四）内固定植入的体位和入路

对于肿瘤明显侵袭破坏椎体或附属结构，或者手术需破坏多个椎间小关节，影响到脊柱生物力学稳定性的脊髓肿瘤手术患者需考虑行内固定植入术，以减少脊柱后凸畸形及脊柱侧弯的发生。

脊髓肿瘤内固定植入的患者常规采取俯卧位，后正中入路先行肿瘤切除，后行内固定术，或者先行内固定植入，再行肿瘤病变切除。颈椎手术需头架固定，伴有颅底凹陷等颅颈交界区发育畸形的患者应考虑适当牵引复位后再行固定手术，手术过程中需注意维持脊柱的正常生理曲度。术中

O-arm或C-arm透视可瞬时矫正钉道位置，尤其是O-arm联合术中导航技术，能够实现精准内固定植入，显著降低相关不良事件。

三、术前定位

对于高颈段及腰骶部脊髓肿瘤，利用脊柱解剖结构特点定位即可准确地标识手术节段。对于胸腰段，尤其是中胸段病变，解剖定位往往存在一定误差，误开节段发生率较高，术前全面详细的影像学分析及术前定位准备尤为重要。根据术前CT和MRI检查，明确病变手术节段，满足术中充分暴露肿瘤实体部分两端的需求，评估相应椎体和附件完整情况，并评估有无腰椎骶化或者肋骨缺失等先天发育异常。患者麻醉满意后取俯卧位，O-arm或C-arm定位确定手术节段，并与术前影像学检查相结合验证，必要时术中暴露椎板后再次透视确认。O-arm的术中CT扫描与三维重建功能，可实现脊柱节段精准定位，显著减少开错节段事件发生。

第3节 脊髓肿瘤术中辅助应用技术

一、概述

随着科学技术的飞速发展，越来越多的新理念、新设备和新辅助技术应用并推广于临床，同时给脊髓肿瘤的外科治疗带来质的飞跃，使脊髓肿瘤的手术安全切除率不断提高的同时，脊髓损伤、致死率及致残率显著下降。超声骨刀与椎板成型技术、术中荧光造影成像技术、术中导航与超声引导技术等术中新技术显著提高了脊柱脊髓神经外科医生手术精准度和安全度，但是新的技术对硬件设备要求更高，对临床医生的临床实践与技能培训要求也更高。

二、超声骨刀技术

超声骨刀（ultrasonic bone scalpel）是利用高强度聚焦超声原理，如空化效应、热效应和机械效应等对骨组织进行操作，在口腔科骨科和神经外科应用广泛。超声骨刀与骨组织接触面较均匀，操作稳定度较高，可减少对神经的机械压迫；局部热量产生少，对脊髓及神经根热损伤小；超声骨刀操作高效，可缩短手术时间，减少出血量，提高术野清晰度；同时超声骨刀对骨组织的选择度较高，可减少硬膜外静脉丛损伤，降低硬膜囊和神经根损伤发生率。骨刀切割后的骨缘较整齐，骨刀厚度较薄，造成骨质损失少，有利于椎板复位融合，同时对椎间小关节的保护较好，可减少术后脊柱不稳的发生（图4-3-1）。

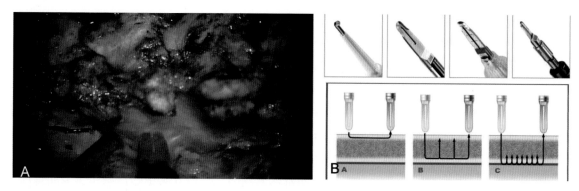

图4-3-1　超声骨刀技术

A.术中使用超声骨刀铣出椎板，高效安全，切割面整齐；B.超声骨刀不同类型刀头和切割步骤展示

三、术中荧光成像技术

荧光素钠是一种荧光材料，其激发波长峰位于460～490 nm，发射波长峰位于510～530 nm，静脉注射荧光素钠后，通过脊髓肿瘤破坏的血-脑脊液屏障，渗透进入脊髓和肿瘤组织，进而在特殊滤光下（黄色滤光，波长560 nm）呈黄色荧光着色，进而实现术中荧光素钠"黄荧光"成像。该项技术可提高肿瘤的可视性，分辨肿瘤边界，提高肿瘤安全全切除率。术中荧光素钠成像技术可用于脊髓室管膜瘤，星形细胞瘤等髓内外病变的辅助切除，显微镜白光模式结合荧光模式有助于分辨肿瘤及发现残留肿瘤组织，提高切除率，对于术中荧光不显影的脊髓肿瘤还需要结合正常白光下分辨，结合术者的经验行病变切除。

5-ALA是血色素生物合成途径的代谢产物，可被脊髓恶性肿瘤细胞摄取转化为原卟啉，而原卟啉的光敏效应可呈粉红色显影。术中在显微镜荧光模式下，摄入5-ALA的肿瘤实体可呈粉红色显影，而肿瘤边界可呈淡粉色显影，正常脊髓神经组织不显影。5-ALA术中荧光显影技术能够帮助术者区分肿瘤边界，提高高级别胶质瘤切除率，减少脊髓损伤。由于国内5-ALA获取较困难，且价格昂贵，目前国内术中5-ALA荧光显影技术应用尚不普及。

吲哚菁绿（indocyanine green，ICG）又称靛青绿，是一种三碳菁型染料，峰值吸收约780 nm，最大发射波长约为800 nm，ICG与血浆蛋白紧密结合，并局限于血管系统，是目前在我国心血管系统疾病临床诊断中常用的一种造影剂。ICG在1955年由美国柯达实验室研发，1956年 Fox等首先将其应用于肝脏疾病，1970年以后广泛应用于眼科血管造影。Raabe等于2003年首次将ICG术中荧光造影技术应用于神经外科手术，这项技术逐步被应用于椎管内实性肿瘤和脊髓动静脉瘘等疾病的手术中。脊髓肿瘤尤其是脊髓血管母细胞瘤术中应用ICG血管造影技术，可帮助术者判断病变主要供血动脉，区分引流静脉，为术中早期切断肿瘤主要供血动脉、减少术中出血创造有利条件。ICG术中血管造影技术相对于DSA，虽暴露范围较小，但手术设备要求低，具有操作简便、安全、花费低和可重复性等优点，在脊髓血管性肿瘤中具有较高应用价值（图4-3-2）。

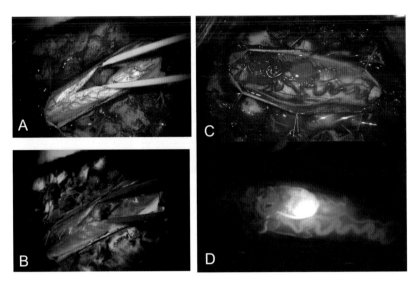

图4-3-2 术中荧光成像技术

A.对于髓内胶质瘤而言，术中荧光辅助技术能够显著提高病变的最大安全切除；B.术中介入荧光素钠模式，可较好地显示肿瘤边界；C.对于血管母细胞瘤等血管性肿瘤，术中吲哚菁绿造影；D.可显示病变的主要供血动脉和引流静脉，提高手术的安全性

四、术中影像辅助导航技术

脊髓肿瘤患者常面临手术后脊柱稳定性破坏所带来的不良后果，对于脊髓肿瘤合并脊柱失稳者，需考虑行脊柱内固定植入。影响术后脊柱稳定性的因素较多，包括患者的年龄、放疗、术前脊柱畸形、后方张力带的破坏、肿瘤的侵蚀、长节段的椎板切除、枢椎椎板的切除和小关节的破坏等。对于因骨质破坏所致的脊柱不稳，肿瘤切除同时行脊柱内固定是首选的治疗措施。手术导航技术在神经外科中的应用，尤其是在脊柱脊髓神经外科领域，大大提高了脊柱螺钉植入的精准性。目前导航技术包括术前CT导航、等中心C型臂（isocentric C-arm）三维导航、术中O-arm实时导航等，而术中O-arm实时导航最先进，比传统螺钉植入的准确率和安全性更高。

笔者团队回顾性分析了2015年10月至2017年12月于清华大学附属北京清华长庚医院神经外科治疗的29例脊髓脊柱肿瘤患者的临床资料，21例采用O-arm导航辅助置钉（A组），8例采用徒手置钉（B组）。29例患者均在置钉后行O-arm系统3D扫描，根据Gertzbein-Robbins的方法评估置钉的准确性。所得数据提示两组置钉准确率的差异有统计学意义（A、B组分别为95.5%和84.4%，x^2=4.604，P=0.032）。两组无一例出现置钉相关的神经血管并发症。所有患者随访（7.3±5.4）个月，随访期间均未见脊柱畸形及钉棒相关的并发症。数据表明对于脊髓脊柱肿瘤患者，与徒手置钉相比，术中应用O-arm导航辅助置钉具有更高的准确性和安全性，可显著缩短青年医生内固定技术学习周期（图4-3-3）。

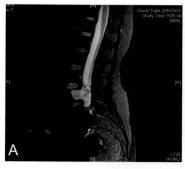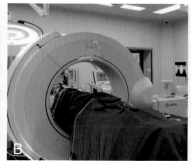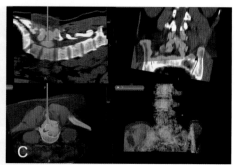

图4-3-3　术中影像辅助的导航技术

A. L₄~L₅椎管内外占位病变；B. 术中使用O-arm辅助；C. 联合导航多模态技术，实现肿瘤的精准切除及内固定治疗

五、术中超声辅助技术

术中超声（intraoperative ultrasound assistance，IOUS）具有操作便捷，实时动态显示，安全无创等优点，已被广泛应用于临床中。在脊髓肿瘤方面，术中超声能够清晰地动态显示髓内病变的大小、深度，以及与邻近脊髓组织的边界情况，指导术中脊髓入路的选择，实现精准切除病变，减少医源性脊髓损伤。术中超声吸引刀能够乳化质地较韧的病变组织，减少神经损伤，实现病变的最大安全切除（图4-3-4）。

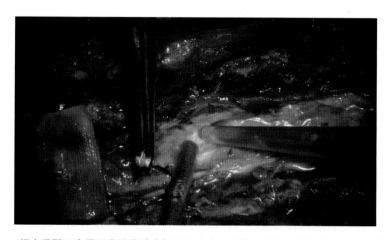

图4-3-4　超声吸引刀应用于脊髓脂肪瘤切除手术中，能够充分乳化脂肪组织，减少脊髓损伤

六、术中激光刀技术

接触式激光刀是利用激光原理将能量集中于刀头，显著提高手术操作的精准度，减少邻近脊髓的副损伤。笔者在国内率先应用接触式激光刀切除脊髓脂肪瘤和毛细胞星形细胞瘤等质地较韧的脊髓病变。脊髓脂肪瘤纤维结缔组织较丰富，与脊髓粘连紧密，术中激光刀可精准快速气化脂肪组织，提高效率的同时避免损伤神经纤维（图4-3-5）。

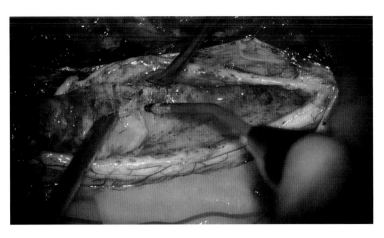

图4-3-5 术中激光切除脊髓髓内肿瘤

七、3D打印辅助技术

3D打印技术最早是由CharlesW. Hull提出的。该技术能够将数字化的3D图形转化成为实物，实现个体化模型制作。随着3D打印技术的成熟发展，目前已被广泛应用于临床中，术者术前可利用软件分析病变节段CT扫描数据，进行三维重建勾画，制订精准度和适配度更高的个体化植入物。在需要内固定植入的脊髓肿瘤患者中，术前应用3D打印技术，制作肿瘤区域脊柱实体模型及个性化椎弓根导板，术前规划手术方式，模拟手术入路及钉棒植入，有助于术中快速切除肿瘤病变和精准内固定植入。而利用3D打印技术制作的个体化人工椎体与邻近节段契合度更高，匹配更精准，稳定性更强，可显著减少脊柱融合固定失败事件（图4-3-6）。

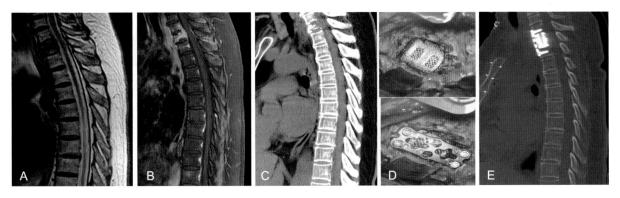

图4-3-6 3D打印人工椎体应用于脊柱转移瘤

该患者为乳腺癌脊柱转移，胸椎MRI和CT提示T$_2$椎体侵袭破坏（A～C），笔者团队借助3D打印技术，术中植入3D打印人工椎体（D），术后复查CT植入物融合满意，患者恢复良好（E）

（刘东康 王贵怀）

第4节 多学科团队对脊髓肿瘤患者管理的作用与模式探索

多学科团队（multidisciplinary team, MDT）的诊疗模式，最早由梅奥诊所（Mayo Clinic）进行复杂疾病诊治所构建，后经Calman-Heine正式研究、报告，引入癌症患者的治疗中，并由M.D安德森癌症中心引进发展。MDT在多系统疾病、全身性疾病，尤其是恶性肿瘤综合治疗中显得尤为重要。MDT常见于肿瘤患者的管理，包括肿瘤内科、外科、影像科、病理科、放疗科等诊疗科室，以及营养科、康复科、心理科等辅助管理科室。多角度、全方面的评估–治疗–护理–监测对患者的管理更加合理，更加符合循证医学理论。它打破了传统专科治疗专病，医生–患者线性联系的医疗模式，转变以患者为中心，节省了患者在复杂疾病诊疗的额外消耗，减少了单个医生对于知识更新不熟悉等因素造成的患者损失，也促进了不同学科医生的合作、相互学习，弱化了专科壁垒，将未来医学推向以"人"为核心的个体精准诊疗（图4-4-1）。

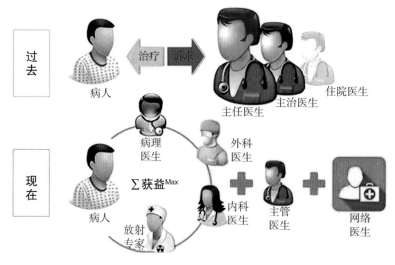

图4-4-1 MDT的作用与模式探索

在互联网快速发展的当今时代，网络会诊、线上会议无疑减少了多学科研讨的阻碍，为MDT的普及和常规化提供了重要保证，为患者的诊治带来巨大的获益。同时，由于大量的MDT运用、经验积累和交流，MDT的运用范围更加广泛，逐渐适用于各类复杂疾病、多系统累及疾病、罕见病的诊治，提高了诊疗效率。在循证证据日益更新的时代，MDT让专科医生能联合起来分享循证证据，将循证证据与行业经验有机结合，以弥补循证证据缺乏的诊疗领域，切实服务更多、更大范围的患者。对于某些难治性、预后较差的恶性肿瘤诊治（如小细胞肺癌），MDT已经成为国际指南（如NCCN指南）中的一线推荐，国内许多医院也已经在疑难病诊疗里常规设置MDT环节，体现了其在复杂、疑难、危重疾病诊疗中的重要地位。

一、MDT在神经系统中的重要性

神经系统是人体较复杂的系统，但区别于其他复杂器官、系统，如心脏、肝脏等，神经系统的临床研究具有极大的局限性，不仅因为对于神经系统的基础研究成果乏善可陈，对许多神经系统疾病，包括炎症、肿瘤、退行性病等，也缺少病理生理的认知，导致临床在相关疾病的治疗、功能损失的挽救方面鲜有建树。

随着学科交叉研究进步，我们发现了机体正常活动时更多神经调控的踪迹，对于神经系统与其他系统的紧密链接、神经损伤模式、神经功能保持重要性方面有了更深的认识，对于脊柱脊髓外科治疗后神经功能保存有了更高的要求。

神经系统疾病，尤其是肿瘤的治疗，外科手术绝不是治疗的全部。以手术合并放化疗的原发病治疗存在极大的局限性，需要合理评估治疗获益与医源性损伤的风险，尤其是涉及脊髓的肿瘤，延长生存期和改善生活质量往往是不可兼得的，这需要神经外科医生在循证医学和精准个体治疗之间寻找平衡。

MDT的一个突出的特点即是以患者个体为核心，可能涉及诊疗的各个专科医生围绕患者进行风险-获益评估，在医学方面提供最新、最全面、最完整的证据梳理。各科医生的即时讨论也更有效地预测了治疗过程中可能出现的并发症、副作用等，早期预见、合理计划、及时干预能减少患者的治疗伤害，提高疾病治疗效果，同时极大提高患者治疗的依从性。相关文献指出，MDT的运用还能明显延长恶性肿瘤患者生存期、改善治疗过程中的生活质量、提高治疗满意度。

除了对患者的明显获益，MDT的诊疗模式也为每一位参与MDT的医生提供了学习各学科交叉信息、整体医疗、整合医疗的机会。这样的综合实践也能为探索神经系统与其他器官系统相互作用提供机会，促进多学科交叉融合，实现个体一体化诊疗。

二、脊髓肿瘤MDT的必要性

脊髓肿瘤相对于脑肿瘤少见，肿瘤类型与比例不尽相同，相同类型肿瘤生物学特性、演变过程、放射药物治疗反应等也有差异。脊髓肿瘤的临床研究经验少，指南更新缓慢，也无法照搬脑肿瘤或其他系统肿瘤的研究经验，要求临床医生必须"集众家之所长"，基于有限的研究结果尽可能提高诊疗准确性与可靠性。脊髓在神经系统中有其特殊的地位，虽然不如大脑结构与功能复杂，也不如脑干对生命支持有绝对作用，但其作为高级智能中枢与效应器官的枢纽，不仅有极其致密、精细的联络纤维负责整合与传递信息，也通过与外周结构构建简单反射环路维持外周器官功能协调。近年来，脊髓神经科学发现许多无意识（意识下）的外周器官调节极大程度依赖脊髓-脑干的皮层下反射（如尿便调节、性活动调节、眼-躯干协调、内脏活动等）；同时脊髓作为巨大的信号整合器，将中枢的运动、运动协调、联合运动信号整合处理成简单的运动信号传达到肌肉效应器，同时将外周的感觉、疼痛、刺激信号收集、过滤、简化形成有意义的趋避信号传达到皮层。

而与脊髓的重要性逐渐提高不匹配的是在降低脊髓损伤的发生率和修复脊髓损伤后的功能障碍

方面，神经科学目前并无显著的进步。尽管有学者做出了一些有前景的突破，如脊髓内神经轴突再生、脑机接口实现脊髓替代等，相关研究应用在临床推广还需要巨大努力和长久的时间。

由于对可切除肿瘤的治疗，手术完整切除在大部分情况下都是一线选择，神经外科医生同样会追求尽可能完整切除肿瘤以降低复发率、延长生存时间。即便对于不可切除的肿瘤（如多发、浸润性的肿瘤），手术减瘤也是肿瘤治疗中重要的环节。在结构极其紧密的脊髓上操作，微小的手术预期损伤或手术意外损伤均可能造成持久而显著的临床改变，甚至死亡（累及脑干生命中枢的操作）。肿瘤切除能否挽救术前缺失的神经功能也让神经外科医生难以回答。因此，对于脊髓肿瘤的诊治，尽可能的手术切除与术后脊髓功能瘫痪的矛盾是至今，甚至未来很长一段时间无法回避的话题。生存期与生存质量的权衡考量，是医学进入新阶段的象征，也是对个体生命尊重的体现。在脊髓损伤后患者的研究中，运动、感觉障碍并不是最困扰他们的脊髓并发症，而尿便障碍、性功能障碍等才是令他们感到羞愧、趋于社交回避、影响心理健康更主要的因素；血压失调、感染、肾功能损伤是脊髓损伤后常见的远期并发症，也是影响生存期的因素。

MDT也让不同文化背景、经历与认知的患者有机会充分表达对于脊髓肿瘤的诊疗偏好，在多学科专科医生的协同下，充分尊重患者个人意愿，尊重医学科学，达到最充分理想的诊疗效果。

三、脊髓肿瘤MDT模式初涉

笔者集中梳理了在过去8年中治疗的1830例脊柱脊髓肿瘤患者。除外在早期1~2年，笔者尝试为每一位复杂的脊柱脊髓肿瘤患者行术前MDT讨论，以制订系统全面的诊疗方案和手术、术后辅助治疗计划（图4-4-2）。

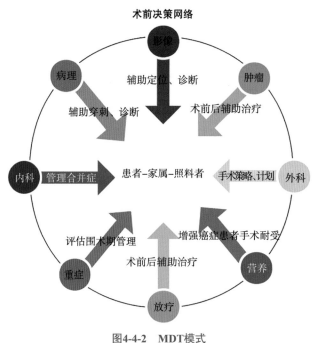

图4-4-2　MDT模式

基于脑胶质瘤MDT的经验，结合早期在脊柱脊髓治疗中遇到的困难与常见问题，我们按照"诊断-辅助治疗-围术期管理-手术策略-术中监测-术后复苏-短期康复训练-远期并发症防治"链条，结合患者实际情况，邀请MDT参与学科（图4-4-3），设置MDT讨论内容。

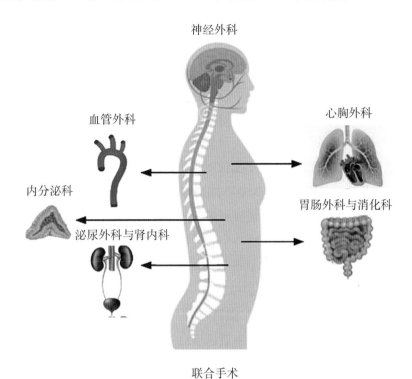

图4-4-3 MDT参与学科

1. 诊断

神经外科、影像科、病理科、神经内科、肿瘤科。

2. 辅助治疗

神经外科、肿瘤科、神经内科、放疗科、营养科（针对其他系统转移瘤，需有原发灶专科医生参与）。

3. 围术期管理

神经外科、神经内科、心内科、呼吸（治疗）科、消化科、麻醉科、重症医学科。患者特殊合并症亦需要相关专科医生参与。

4. 手术策略

神经外科、神经内科、神经电生理。根据肿瘤部位考虑毗邻结构邀请相关科室协同，如主动脉弓旁等。

5. 术中监测

神经外科、神经电生理、麻醉科、重症医学科。

6. 术后复苏

神经外科、麻醉科、重症医学科、心内科、呼吸治疗科、营养科。

7. 短期康复训练

康复科、运动医学科，必要时心内科、呼吸科参与心肺功能康复。

8. 远期并发症防治

神经外科、神经内科、泌尿外科、消化科、肾内科、内分泌科、心内科、感染科、心理医学科。需结合患者合并症，评估远期并发症。

我们也尝试让患者及家属参与到MDT的讨论中，包括详细与患者及家属沟通、告知其诊断、治疗方案，可能出现的并发症，近期、远期需要关注与监测的继发问题——这同样也是知情告知的一部分。患者对于手术切除程度与功能保全的偏好、对辅助治疗的选择以及对于功能损失的焦虑（"能否站起来""会不会失禁""麻胀痛"是患者表达的三个高频问题），会明显影响医生方面在诊疗流程中的选择。在后续随诊中，由于术前对患者术后情况及预后有充分告知，患者展现出良好的诊疗依从性。从医生角度观察，参与MDT讨论的患者，其疾病焦虑、生活焦虑、与照料者的关系也比未参与MDT讨论的患者缓和，这也需要更多的案例与经验证实（图4-4-4）。

MDT的实践步骤各中心多有不同，但核心步骤可能大同小异。

（1）入院完善病灶评估、合并症评估、一般情况评估（必要时干预）。

（2）术者对肿瘤完成初评，包括原始诊疗计划、手术方案、并发症–合并症预估、预后。

（3）结合入院检查按前述"诊疗链"邀请各科行MDT，制订"MDT需关注点与需解决矛盾"；与患者及家属沟通MDT内容；反馈患者意愿于MDT讨论。理想的MDT是线下进行，医生与患者的面对面及时交流。

（4）详细整理与记录MDT各模块结论与建议，记录患者意愿，后续将相关内容反馈给患者。

（5）主诊医生主导，负责患者诊疗全流程，会诊可继续邀请MDT参与医生（建议）；住院医师整理相关资料，专科定期归纳、梳理成常规诊疗流程——必要时将患者后续结果反馈MDT团队医生，共同学习、成长。

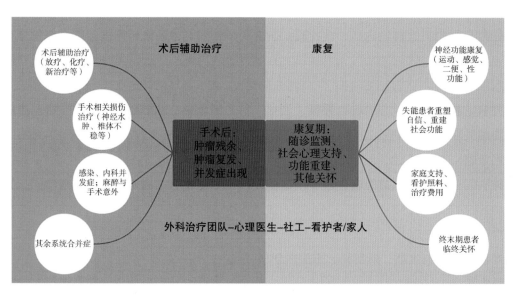

图4-4-4　MDT指导术后治疗和康复

上述流程有可能会遇到障碍的环节：

（1）入院常规评估不全面，潜在疾病发现不及时，术前干预不到位——甚至影响手术决策，可能造成时间浪费与患者不必要花费，这需要主诊医师与住院医师具有全科的综合理念和一定的其他系统疾病知识储备。

（2）MDT前各专科医生对患者了解不足，导致讨论过程中参与程度低，降低MDT成效。笔者建议MDT前将患者评估与"MDT需关注点与需解决矛盾"发送至各专科医生，有备而来。

（3）术后患者诊疗信息丢失——无论是符合预期或超预期，无论是患者因素或医生因素，都导致MDT缺乏回馈，从而降低了MDT在提升诊疗效率、提高医生水平的效果，也让患者无法得到有效和即时的医学反馈。

四、反思与未来发展展望

在过去的脊髓肿瘤患者MDT诊疗过程中，我们也发现与传统诊疗有差别的地方：患者意愿有时候超出医生预料，尤其是在大众对于生存质量、医学的认识提高后，患者愿意更加主动地替代医生为自己做决策；外科手术的目的从"治愈"更多地偏向于更好的生存质量；充分的知情告知与诊疗参与，让患者能够更加深刻理解外科手术的局限性和综合治疗的必要性，增加患者的依从性和满意度，某种程度上也释放了医生的压力。

反之，在多次的MDT实践中，外科医生也能主动或被动地学习，包括在临床讨论中，讨论尚无一致性结论的问题或发现新的问题，也促进了多学科交叉的进步。在每一次总结与积累的过程中，我们将脊髓肿瘤的经验积累起来，提炼、总结，继而可以将之分享以帮助更多的脊髓肿瘤患者得到更好的诊疗。

通过多学科的交流学习，我们在诊疗过程中的许多"超适应证"的决策，能够更多地得到其他专科的支持；多种治疗选择让外科手术进退有度，告别了刻板的固有诊治模式，深化了精准医疗。在讨论与治疗过程中，我们也能发现一些神经系统与其他系统表现的相互联系、药物不一样的治疗反应、疾病发展的其他面，都为下一步的科研探索，提供了切入点和可能性。

对于可预期的短期、长期并发症，MDT也尝试评估与解决相关问题，如尿便失禁、顽固性便秘，不仅给相关领域的科学研究提供临床土壤，也能给患者提供相关方面的建议供其权衡，在手术-辅助治疗-保全功能多维度下选择尽可能好的平衡点。在与患者的沟通反馈时，患者的心理因素也是左右决策的关键点，包括术后对于"失能"的沮丧，造成的个人生活、心理负担也是不可忽视的弊端，适时的心理医学科介入干预，可能及时帮助患者和家属正视、面对疾病诊疗的后续问题：治疗花费、术后康复时间、社会适应能力、家庭负担、社交孤立等——开诚布公地讨论，积极而专业地指导帮助比压抑与回避更能帮助患者。疾病治疗远不是医学的全部内容，"人"才是医学的核心。

在总结经验与规范诊疗的同时，我们也希望MDT能够给我们带来更多的帮助：

（1）多学科协作能够在多方面切入挽救、重建损伤的神经功能，尤其是严重影响生活质量和生存期的尿便障碍、自主神经紊乱；甚至在后续的MDT中可以邀请相关基础研究人员共同参与，就功能康复与重建增强临床–基础结合，推动科研突破。

（2）建立相应的早期筛查与监测模式或模型，尤其是针对高危患者，早期识别和干预能明显减少并发症危害，如反流性肾损伤、感染等。

（3）早期、准确、精准地使用辅助治疗，同时能够灵活调整，或及时引入新的辅助治疗手段（如更加精细的放射治疗），作为手术的补充，或将化疗药物以新的方式给予（原位化疗药注射）等，都可能给脊髓肿瘤的综合治疗带来突破。

（4）丰富的经验落地成为规范的诊疗，将有经验的中心的经验推广到更多经验缺乏的中心去，将经验推广到更多的脊髓肿瘤的诊治中，推广脊髓肿瘤的一体化治疗，反过来也更加丰富诊疗经验，不断修正，切实让更多的患者获益。

（雷　聆　王贵怀）

参考文献

［1］王贵怀. 脊髓肿瘤的诊疗现状[J]. 中国微侵袭神经外科杂志, 2010, 15(3): 97-98.

［2］李德志, 孔德生, 郝淑煜, 等. 2447例椎管内肿瘤的流行病学特点[J]. 中华神经外科杂志, 2014, 30(7): 653-657.

［3］Mechtler LL, Nandigam K. Spinal cord tumors: new views and future directions[J]. Neurol Clin, 2013, 31(1): 241-268.

［4］Spratt DE, Beeler WH, DE Moraes FY, et al. An integrated multidisciplinary algorithm for the management of spinal metastases: an International Spine Oncology Consortium report[J]. The Lancet Oncology, 2017, 18(12): e720-e730.

［5］Arvind V, Nevzati E, Ghaly M, et al. Primary extradural tumors of the spinal column: A comprehensive treatment guide for the spine surgeon based on the 5(th) Edition of the World Health Organization bone and soft-tissue tumor classification[J]. Journal of craniovertebral junction & spine, 2021, 12(4): 336-360.

［6］Chen Y, He Y, Zhao C, et al. Treatment of spine metastases in cancer: a review[J]. The Journal of international medical research, 2020, 48(4): 300060519888107.

［7］Cao Y, Jiang Y, Liu C, et al. Epidemiology and survival of patients with spinal meningiomas: A SEER analysis[J]. European journal of surgical oncology: the journal of the European Society of Surgical Oncology and the British Association of Surgical Oncology, 2021, 47(9): 2340-2345.

［8］Ottenhausen M, Ntoulias G, Bodhinayake I, et al. Intradural spinal tumors in adults-update on management and outcome[J]. Neurosurg Rev, 2019, 42(2): 371-388.

［9］Samartzis D, Gillis CC, Shih P, et al. Intramedullary Spinal Cord Tumors: Part I-Epidemiology, Pathophysiology, and Diagnosis[J]. Global spine journal, 2015, 5(5): 425-435.

［10］Li TY, Chu JS, Xu YL, et al. Surgical strategies and outcomes of spinal ependymomas of different lengths: analysis of 210 patients: clinical article[J]. J Neurosurg Spine, 2014, 21(2): 249-259.

［11］Westphal M, Mende KC, Eicker SO. Refining the treatment of spinal cord lesions: experience from 500 cases[J]. Neurosurg Focus, 2021, 50(5): E22.

［12］Louis D N, Perry A, Wesseling P, et al. The 2021 WHO Classification of Tumors of the Central Nervous System: a summary[J]. Neuro-oncology, 2021, 23(8): 1231-1251.

［13］McCormick P, Torres R, Post K, et al. Intramedullary ependymoma of the spinal cord[J]. Journal of neurosurgery, 1990, 72(4): 523-532.

［14］李斌, 肖平, 卢景琛. 多学科协作诊治策略指导下的肿瘤学临床教学模式构建[J]. 卫生职业教育, 2014, 32(13): 47-48.

［15］Pillay B, Wootten A C, Crowe H, et al. The impact of multidisciplinary team meetings on patient assessment, management and outcomes in oncology settings: A systematic review of the literature[J]. Cancer Treat Rev, 2016, 42: 56-72.

［16］Staudt MD. The Multidisciplinary Team in Pain Management[J]. Neurosurg Clin N Am, 2022, 33(3): 241-249.

［17］Song P, Wu Q, Huang Y. Multidisciplinary team and team oncology medicine research and development in China[J]. Bioscience trends, 2010, 4(4): 151-160.

［18］Munro AJ, Swartzman S. What is a virtual multidisciplinary team (vMDT)?[J]. British journal of cancer, 2013, 108(12): 2433-2441.

［19］Abdulrahman GO, Jr. The effect of multidisciplinary team care on cancer management[J]. The Pan African medical journal, 2011, 9: 20.

［20］Kim YZ, Kim CY, Lim DH. The Overview of Practical Guidelines for Gliomas by KSNO, NCCN, and EANO[J]. Brain tumor research and treatment, 2022, 10(2): 83-93.

［21］Nabors LB, Portnow J, Ahluwalia M, et al. Central Nervous System Cancers, Version 3.2020, NCCN Clinical Practice Guidelines in Oncology[J]. J Natl Compr Canc Netw, 2020, 18(11): 1537-1570.

［22］Acharya S, Lavrador J P, Sekhon P P, et al. Low-Grade Glioma Case Series: Lessons Learned from an Evolving 10-Year Single-Institution Multidisciplinary Team Practice[J]. World Neurosurg, 2021, 151:e47-e57.

［23］Stupp R, Hegi ME, Van Den Bent MJ, et al. Changing paradigms--an update on the multidisciplinary management of malignant glioma[J]. The oncologist, 2006, 11(2): 165-180.

［24］Taplin SH, Weaver S, Salas E, et al. Reviewing cancer care team effectiveness[J]. Journal of oncology practice, 2015, 11(3): 239-246.

［25］龚伟伟, 赵太宏, 肖雨龙, 等. 多学科协作诊疗模式在青年医师培养中的运用[J]. 中国医院管理, 2016, 36(11): 90-91.

第5章
Chapter 5

脊髓肿瘤影像学

脊髓属于中枢神经系统，起到连接大脑和脊神经的作用。累及中枢神经系统的多种疾病，都可以累及脊髓。常见脊髓疾病种类包括外伤、炎症、脱髓鞘疾病、变性病、先天性疾病、血管病和肿瘤等。这些疾病均可引起脊髓形态学的异常改变，从而在影像上有异常表现。影像学检查是治疗脊髓疾病的关键，影像检查可以用来检测和诊断疾病，建立鉴别诊断，指导治疗，并监测病情随时间的变化。本章主要介绍脊髓内肿瘤患者的影像检查，并讨论常用的影像学方法、技术，也介绍椎管内脊髓外的一些常见疾病的影像表现，以资鉴别诊断。

自1895年，德国物理学家伦琴发现X线以来，X线成像在影像检查中发挥着重要作用。但随着CT和MRI等先进影像技术的出现，X线在疾病诊断特别是神经系统中的作用明显减弱，现在主要应用于脊柱损伤的筛查性评估、脊柱动力学成像评估脊柱稳定性及全脊柱成像进行椎体定位。目前CT和MRI是脊柱脊髓疾病最常用的影像学检查技术，除了可以精准地显示临床需求的解剖结构，一些先进的成像技术如磁共振波谱成像（MRS）、磁共振灌注成像和功能磁共振成像（fMRI）还可以提供相应的生理学代谢信息。正电子发射计算机断层扫描（positron emission tomography，PET）有着同样突出的作用，可以同时获得大脑的结构和功能图像，现在大多数PET检查与CT同时进行，即PET-CT。

一、CT

CT技术与X线成像有相同的物理原理，但CT具有更高的对比分辨率，优于传统的X线成像，并且不同平面的解剖结构不会重叠。CT利用X线对人体检查部位一定厚度的层面进行扫描，由探测器接收透过该层面的X线进行成像。由于各种组织对X线有不同的吸收系数，从而在图像上产生密度差异，测量单位用HU（Hounsfield units）表示。CT扫描技术分为螺旋扫描和传统的轴向扫描，螺旋扫描最常见。螺旋CT扫描更快、空间分辨率更高，并且能更好地进行多平面重建。

CT在急性神经创伤的诊治中至关重要，因其能对脊柱外伤的患者进行快速扫描成像，对脊柱骨折的敏感性要高于X线成像，特别是颈椎部位骨折。但CT检查对于脊髓肿瘤性疾病相对不敏感，尤其是当肿瘤体积较小时。因此，需要评估脊髓肿瘤性病变时，往往需要MRI检查。

二、MRI

人体组织MRI信号来源是氢质子，但并非所有的氢质子都能产生MRI信号，常规MRI信号主要来源于水分子中的氢质子，部分组织信号也可以来源于脂肪中的氢质子。其余物质中的氢质子如结合水和蛋白质不能直接产生信号，但其可以影响水的弛豫，最终也会影响信号的强度。

（一）MR基本参数与基本序列

T1（纵向弛豫时间）、T2（横向弛豫时间）和质子密度是磁共振的基本参数，用来确定组织之间的对比，这是常规MRI能够显示正常解剖结构及病变的基础。但这些基本参数可以同时对磁共振信号强度产生不同程度的影响，通过观察图像无法辨组织的信号强度到底反映的是组织的哪项参数。因此在磁共振序列中，可以通过成像脉冲序列的选择和成像参数的调整，使MRI主要反映组织某项主要参数，这样形成的图像就是加权成像。强调组织T1参数差异的称为T1加权（T1-weight，T1W），强调组织T2参数差异的称为T2加权（T2-weight，T2W）。自旋回波和梯度回波是磁共振成像的2个基础序列。其他序列都是在这两种序列其中之一的基础上变化而来，以此来显示特定的组织。任何组织信号的异常均是由横向弛豫时间（T2）或纵向弛豫时间（T1）的变化（延长或缩短）所致。

（二）T1加权成像（T1 weight imaging，T1WI）

在T1加权序列中，大多数的脊髓病变在T1WI成低信号，这是由于T1弛豫时间病理性延长所致。少部分物质可以缩短T1弛豫时间，呈现高信号，T1WI高信号可以成为一个发现特殊诊断的重要线索。T1WI高信号最常见钆对比剂、脂肪和蛋白类物质，其他少见的如顺磁性状态的血内容物（亚急性出血期的高铁血红蛋白）、黑色素、矿物质（铜、铁、锰和部分钙）[1]。

（三）T2加权成像（T2 weight imaging，T2WI）

在T2加权序列中，大多数的脊髓病变在T2WI成高信号，这是由于很多疾病病理过程都会水肿，导致水分增多，水的T2弛豫时间很长，所以大多数病变在T2WI上呈高信号。当某种病变在T2WI上显示为低信号时，可能成为一个特殊病变的诊断线索。T2WI低信号最常见于含水量少的组织，如钙化、纤维性病变及细胞密集的肿瘤（如淋巴瘤、血液系统肿瘤等），其他少见的如顺磁性状态的血内容物（超急性期的含氧血红蛋白、亚急性晚期细胞外高铁血红蛋白）、高浓度的蛋白液等[2]。

（四）质子密度加权成像（proton density weighted imaging，PDWI）

PDWI并不常用于神经系统的MRI常规检查，但确是信噪比最高的序列，因此可用来评估多发性硬化的脱髓鞘斑块[3]。

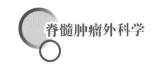

（五）液体抑制反转恢复序列（fluid attenuated inversion recovery，FLAIR）

在脊髓T2WI上，当病变相对较小且靠近脑脊液时，呈现稍高或高信号的病变常被更高信号的脑脊液掩盖而不能清楚显示。因此需要把脑脊液信号抑制下来，病灶才能得到充分显露。FLAIR序列可以很好地抑制脑脊液信号，是脑影像中的主要序列，是去除了脑脊液信号的T2WI。

（六）弥散加权成像（diffusion weighted imaging，DWI）

DWI与常规的MRI技术不同，它主要反映组织内水分子的布朗运动（弥散）而不是组织的T1、T2或质子密度，但其本质上是T2序列。水分子无规律的布朗运动会导致信号的丢失，从而导致MR信号减低，布朗运动越强，信号减低得越明显。因此游离水（如脑脊液）的信号丢失最明显，在DWI上呈现低信号。但许多病变（如缺血、高级别弥漫性胶质瘤）会引起布朗运动的减弱，信号丢失较少，从而在DWI上呈高信号。

DWI为常规的MR序列提供了许多额外的信息，特别是革新了脑脊髓梗死的诊断。在症状发生后的数分钟之内，其敏感性和特异性高达95%[4]。DWI已成为脑卒中影像的基础序列，弥散受限的组织即为脑梗死，并能推测梗死病因[5]。

由于DWI本质上是T2序列，需要注意的一个假象是T2穿透效应。T2穿透效应是指原本在T2WI上明显高信号的组织即使没有弥散受限，在DWI也可能表现出高信号[6]。因此必须结合MR弥散技术的另一个序列图ADC（表观弥散系数），才能做出弥散是否受限的结论。ADC图仅显示单纯的弥散信息，去除了组织的T2信号，ADC图上的低信号区，代表弥散受限。

（七）弥散张量成像（diffusion tensor imaging，DTI）

DTI本质上也属于弥散成像，它比标准的DWI有更完整的弥散信息，主要反映了水分子在弥散方向上的各向异性。这些信息可以用来推测神经轴突纤维的走形方向，得到三维彩色编码的脑白质纤维束图（diffusion tensor tractography，DTT）。脊髓肿瘤对纤维束主要表现为破坏中断或推挤移位，有别于脊髓非肿瘤性病变（如脱髓鞘类疾病）[7,8]。

（八）磁敏感加权成像（susceptibility weighted imaging，SWI）

同DWI一样，SWI所形成的图像对比有别于常规的T1、T2或质子密度加权成像，它反映的是组织的敏感性差异。敏感性不同，会改变局部磁场，导致信号去相位，信号减低。

SWI图像上信号减低的物质常见于血红蛋白及其降解产物、铁、钙，常见疾病包括血管畸形、脊髓外伤导致的微出血等[9]。

（九）磁共振波谱（magnetic resonance spectroscopy，MRS）

磁共振波谱可以无创性观察组织代谢物的变化。三种基本代谢物包括胆碱（Cho）、肌酸（Cr）和N-乙酰天冬氨酸（NAA）。肿瘤基本的病理代谢改变包括胆碱的增多，N-乙酰天冬氨酸和肌酸的减少[10, 11]。

（十）MR血管成像

有多种MR技术可以实现动脉或静脉血管成像，时间飞跃（time of flight，TOF）是最常用的成像技术，不需要静脉注射钆对比剂。但由于脊柱脊髓的小的解剖结构，需要注射对比剂和高的磁共振场强来提高脊髓血管的图像质量，来显示脊髓的血管畸形病变[12]。

（十一）MR灌注加权成像（perfusion weighted imaging，PWI）

PWI可以描述血液通过组织血管的情况，测量出一些血流动力学参数，来评价组织的血液灌注状态。PWI最常用的技术为动脉磁敏感对比灌注成像（dynamic susceptibility contrast MR perfusion，DSC），DSC需要较高的时间分辨率来监测图案注对比剂的首过过程，可以得到相对CBV、相对CBF、MTT、TTP信息，可用于脑脊髓肿瘤的评价[13]。不同于需要注射对比剂的DSC技术，动脉自旋标记（arterial spin labeling，ASL）是利用人体内水作为内源性对比剂来定量测量CBF的MR灌注方法，主要反映病变组织的血流量。

（十二）功能磁共振成像

fMRI通过监测血液对刺激或运动的反应所产生的微妙变化而成像，最常用的技术为血氧合水平依赖（blood oxygenation level dependent effect，BOLD）效应的脑功能磁共振成像技术。临床中主要用于脑功能区的术前定位和研究新的神经网络。

三、PET

PET利用放射性示踪剂观察不同组织的代谢情况。最常用的PET示踪剂为^{18}F-FDG，它能够反映脑肿瘤与正常脑组织之间的能量代谢差异性。PET在脑肿瘤的临床实践中有多种用途：①肿瘤分级和预后评估；②检测肿瘤复发并区分放射性坏死；③定位最佳活检部位；④评估对治疗的反应；⑤定义放射治疗的目标体积。与PET在脑肿瘤诊疗中的广泛应用相比，关于PET在脊髓中应用的研究却很少[14]。这与脊髓疾病发病率较低，且脊髓解剖结构较小有关。但PET在脊髓疾病的诊断中仍不失一个有效的诊断工具，其应用价值尚待发掘。

四、总结

影像学检查可以确定脊髓病变的位置和范围，并对脊髓病变进行定性。神经外科医生、神经放射医生通过将患者的病史和实验室检查结果与关键的影像学特征相结合，往往可以缩小疾病的诊断范围。对于脑成像，有大量关于肿瘤和非肿瘤病变评估的研究，这些研究范围从常规的平扫T1、T2和对比增强T1序列到各种高级成像技术、机器学习或深度学习，以及人工智能和放射组学。相比之下，对脊髓进行的高级成像研究的数量仍然有限。在临床常规检查中，对脊髓病变的评估主要集中在常规的平扫T1、T2和增强T1序列上。高级的MR序列很少用于脊髓有几个原因。首先，关于脊髓恶性肿瘤发病率低，脊髓疾病成像的研究较少。其次，一些用于脑成像的先进成像技术并不适用于脊髓成像。这是因为脊髓的体积很小，而且受搏动、呼吸伪影和吞咽运动伪影的影响。但随着 MRI 技术的发展，脊髓肿瘤的高级MR成像方法必将不断推陈出新，获得更好的发展。

（赵本琦　郑卓肇）

参考文献

［1］Ginat DT, Meyers SP. Intracranial Lesions with High Signal Intensity on T1-weighted MR Images: Differential Diagnosis[J]. Radiographics, 2012, 32(2):499-516.

［2］Kato H, Kawaguchi M, Ando T, et al. Hypointense head and neck lesions on T2-weighted images: correlation with histopathologic findings[J]. Neuroradiology, 2020, 62(1).

［3］Wattjes MP, Ciccarelli O, Reich DS, et al. 2021 MAGNIMS-CMSC-NAIMS consensus recommendations on the use of MRI in patients with multiple sclerosis[J]. Lancet Neurol, 2021, 20(8):653-670.

［4］Keith, W, Muir, et al. Imaging of acute stroke[J]. Lancet Neurol, 2006.

［5］Wessels T, Wessels C, Ellsiepen A, et al. Contribution of Diffusion-Weighted Imaging in Determination of Stroke Etiology[J]. American Journal of Neuroradiology, 2006, 27(1):35.

［6］Burdette JH, Elster AD, Ricci PE. Acute cerebral infarction: quantification of spin-density and T2 shine-through phenomena on diffusion-weighted MR images[J]. Radiology, 1999, 212(2):333-9.

［7］Egger K, Hohenhaus M, Van Velthoven V, et al. Spinal diffusion tensor tractography for differentiation of intramedullary tumor-suspected lesions[J]. Eur J Radiol, 2016, 85(12):2275-2280.

［8］Hohenhaus M, Merz Y, Klingler JH, et al. Diffusion tensor imaging in unclear intramedullary tumor-suspected lesions allows separating tumors from inflammation[J]. Spinal Cord, 2022, 60(7):655-663.

［9］Wang M, Dai Y, Han Y, et al. Susceptibility weighted imaging in detecting hemorrhage in acute cervical spinal cord injury[J]. Magnetic Resonance Imaging, 2011, 29(3):365-373.

［10］Marliani AF, Clementi V, Albini Riccioli L, et al. Quantitative cervical spinal cord 3T proton MR spectroscopy in multiple sclerosis[J]. Am J Neuroradiol, 2010, 31(1):180-184.

［11］Marliani AF, Clementi V, Albini-Riccioli L, et al. Quantitative proton magnetic resonance spectroscopy of the human cervical spinal cord at 3 tesla[J]. Magnetic Resonance in Medicine, 2007, 57(1).

［12］Saindane AM, Boddu SR, Tong FC, et al. Contrast-enhanced time-resolved MRA for pre-angiographic evaluation of suspected spinal dural arterial venous fistulas[J]. Journal of Neurointerventional Surgery, 2015, 7(2):135.

［13］Liu X, Tian W, Kolar B, et al. Advanced MR diffusion tensor imaging and perfusion weighted imaging of intramedullary tumors and tumor like lesions in the cervicomedullary junction region and the cervical spinal cord[J]. Journal of Neuro-Oncology, 2014, 116(3):559-566.

［14］Intriago B, Danús M, Añaños M, et al. 18F-FDG PET detection of spinal leptomeningeal metastases from cerebral glioblastoma multiforme[J]. European Journal of Nuclear Medicine & Molecular Imaging, 2011, 38(7):1392.

第6章
Chapter 6

脊髓肿瘤病理学

在中枢神经系统中，脊髓肿瘤相对少见[1]，加之手术难度大，神经病理学对于脊髓肿瘤的研究相对于颅内病变较欠缺。除了部位特异性的病变，比如脊髓黏液乳头型室管膜瘤，其他与大脑半球相应病变形态特征一致的脊髓肿瘤，例如脊膜瘤、星形细胞瘤及少突胶质细胞瘤等，一直以来均采用相同的组织学分类方法及分级标准。

一、脊髓肿瘤分类

与颅内肿瘤分类方法不同，脊髓病变的历史分类是根据病变的解剖部位，分为髓内、硬膜内髓外和硬膜外[1]肿瘤三大类。这种分类方法，有助于诊断工作中快速预判肿瘤的来源和可能的病理类型，为后续镜下分型提供依据。

（一）髓内肿瘤

髓内脊髓肿瘤（intramedullary spinal cord tumors，ISCT）是指肿瘤位于脊髓实质内，这部分肿瘤占成人椎管内肿瘤的5%～30%，儿童椎管内肿瘤的30%～35%。髓内肿瘤常源自神经上皮组织，室管膜瘤是最常见的脊髓原发性髓内肿瘤（占60%～70%），好发于颈髓，其次是星形细胞瘤（占30%～40%），可见于全脊髓任何位置，以胸髓常见。血管母细胞瘤位列第三，占所有髓内肿瘤的2%～6%；15%～25%的血管母细胞瘤患者有Von Hippel-Lindau病。约有2%的脊髓髓内肿瘤为转移性肿瘤[2-4]。其他相对少见的肿瘤包括节细胞胶质瘤、淋巴瘤、生殖细胞瘤、黑色素瘤等，罕见的肿瘤包括畸胎瘤、神经细胞瘤、皮样囊肿、表皮样囊肿、脂肪瘤和错构瘤等[3]。

脊髓髓内肿瘤以成年人为主，年龄29.7～47.63岁[4-8]，男性常见[5-7]。儿童患者以星形细胞瘤多见，约占60%，室管膜瘤约占30%，发育性肿瘤（包括皮样囊肿、表皮样囊肿及畸胎瘤）约占4%，之后是其他不太常见的肿瘤[9]。

（二）硬膜内髓外肿瘤

发生在硬脑膜内但实际位于脊髓外的肿瘤被称为脊髓硬膜内髓外肿瘤（IESCT）。硬膜内-髓外是脊髓肿瘤最常见的发病部位，占原发性脊髓肿瘤的70%~80%，且常为良性[10]，最常见的肿瘤包括脊膜瘤（50%）和神经鞘瘤（50%）[3]，较少见的实体瘤包括副神经节瘤、转移瘤、脂肪瘤、脊髓神经鞘黏液瘤、肉瘤和血管肿瘤[3]。

（三）硬膜外肿瘤

硬膜外肿瘤常为恶性，儿童硬膜外肿瘤可源于骨成分、脑膜或软组织[9]。大多数成人脊髓硬膜外肿瘤来源于转移，最常见于肺、乳腺、前列腺或淋巴瘤，并导致硬膜外脊髓受压。脊柱原发性肿瘤可分为良性和恶性两种类型。良性肿瘤包括骨样骨瘤、成骨细胞瘤、骨软骨瘤、血管瘤、动脉瘤性骨囊肿、巨细胞瘤和嗜酸性肉芽肿。恶性肿瘤包括脊索瘤、多发性骨髓瘤、骨肉瘤、软骨肉瘤、尤文肉瘤、淋巴瘤、软组织肉瘤和浆细胞瘤[3]。

二、常用的免疫组织化学标志物

除了借助肿瘤发生部位分类肿瘤，免疫组织化学染色也是病理分类分型中最常用的辅助手段。近年来随着WHO指南更新，许多新的免疫组织化学抗体被应用于神经病理诊断工作中，提高病理分型的准确性，指导临床治疗及预后。

（一）胶质细胞标志物

胶质纤维酸性蛋白（glial fibrillary acidic protein，GFAP）是一种中间丝蛋白，相对特异地表达于胶质细胞系，例如弥漫表达于星形细胞瘤、少突胶质细胞瘤、室管膜瘤、垂体细胞瘤等。在脉络丛肿瘤、髓母细胞瘤、其他中枢神经系统胚胎性肿瘤、不典型畸胎/横纹肌样瘤、神经节细胞瘤和畸胎瘤中也可见到GFAP局灶性表达。此外，GFAP免疫反应可见于少数非胶质肿瘤，如神经鞘瘤、肌上皮和软骨肿瘤。另外，一些星形细胞瘤胞质稀少，中间丝合成少，则GFAP的表达很少甚至没有。

除了GFAP，其他相对特异的胶质细胞分化的标志物有Oligo-2及SOX10，它们是胶质细胞发育过程中正常表达的转录因子，两者在大多数星形胶质细胞和少突胶质细胞肿瘤的核内均呈阳性。Oligo-2还可表达于幕上的胚胎性肿瘤。而室管膜瘤仅表达GFAP，很少表达Oligo-2，因此Oligo-2的表达有助于鉴别室管膜瘤。SOX10除了表达于胶质细胞，也是神经鞘瘤及黑色素瘤最常用的标志物。

另外，S-100蛋白也是一个敏感的"神经胶质标志物"，但特异性较低。常见于神经外胚层细胞，包括黑素细胞、胶质细胞、Schwann细胞、软骨细胞以及副神经节瘤、嗜铬细胞瘤和嗅神经母细胞瘤的支持细胞。有时，S-100还表达于神经元肿瘤和纤维性脑膜瘤。

（二）神经元标志物

突触素（synaptophysin，SYN）是突触前囊泡膜的一个组成部分，它是神经元及神经内分泌分化的一个相对敏感的标志物，即使在最原始的神经元肿瘤，如髓母细胞瘤和大多数其他中枢神经系统胚胎性肿瘤中也能发现。但特异性不高，可表达于各种各样的胶质瘤和其他肿瘤类型。

嗜铬粒蛋白（chromogranin，CGA）同样可用于突出肿瘤性神经节细胞，以及神经内分泌肿瘤，如转移性小细胞癌、垂体腺瘤、类癌和副神经节瘤。CGA比SYN更特异，但敏感性相对较低。

NeuN通常被认为是成熟神经元分化的标志物（如皮层神经节细胞和神经细胞），清楚着染肿瘤细胞核（有时是细胞质），而非神经粘。然而，大多数神经节细胞瘤内的肿瘤细胞NeuN阴性表达。因此，它有助于区分免疫阴性的肿瘤神经节细胞和被包裹的皮层神经元。浦肯野细胞不表达NeuN。总之，NeuN是一种相对可靠的神经元分化标志，尽管它被认为是成熟细胞的标志，但在原始神经元肿瘤（包括髓母细胞瘤和中枢神经系统胚胎肿瘤）中也有发现。

神经丝（neurofilaments，NF）也是一种中间丝，特异性地表达于神经元及神经内分泌细胞，特别是神经元的轴突。由神经元和神经内分泌细胞中相对特异的三个亚基组成的中间纤维主要在轴突中表达。神经丝蛋白（neurofilament protein，NFP）有多种亚型和不同的磷酸化状态，所形成的抗体表达谱不同。一般来说，在正常脑中NFP表达于轴突，而神经细胞胞体则呈阴性。在神经节细胞瘤中，NFP可不同程度地标记神经元细胞，而原始的神经元肿瘤如髓母细胞瘤，NFP则从斑片状的胞质表达到完全阴性。

（三）分子改变相关标志物

最近几年，越来越多的分子改变相关的免疫组织化学染色试剂被应用于临床工作中。这些抗体能够检测特定的分子改变，为肿瘤的分子分型提供依据。

最常用的是IDH1R132H，异柠檬酸脱氢酶（isocitrate dehydrogenase，IDH）是在三羧酸循环中起重要作用的酶家族成员之一，存在3种同工酶，IDH1、IDH2和IDH3。IDH突变主要见于WHOⅡ-Ⅲ级的侵袭性胶质瘤和继发性胶质母细胞瘤，少见于胶质母细胞和其他中枢神经系统肿瘤，如室管膜瘤、毛细胞型星形细胞瘤、节细胞胶质瘤和多形性黄色瘤型星形细胞瘤[11]，其中IDH1是主要突变类型，占95%~97%，IDH2突变仅占3%~5%；R132H是IDH1最常见的突变类型（占93%）[12]，用免疫组织化学检测IDH1 R132H突变，只有肿瘤细胞核表达呈强阳性时才表示存在IDH1 R132H突变，其他情况视为阴性[11]。

另一个常用的抗体是ATRX（alpha thalassemia/mental retardation syndrome X-linked）。ATRX基因的错义突变或截断突变导致ATRX蛋白表达缺失[13]，ATRX可以检测大部分突变引起的蛋白表达缺失，但仍有部分不能检测[14]。

IDH1 R132H阳性、ATRX表达缺失、P53在＞30%肿瘤细胞核中强阳性表达，可以得出弥漫性星形细胞瘤的诊断。但是脊髓星形细胞瘤中少有IDH突变，且突变类型也不以IDH R132H为主[15,16]，因此，关于脊髓弥漫性星形细胞瘤的分子改变是否应该参照颅内诊断标准有待深入研究。

另外一个对于脊髓胶质瘤非常重要，用于诊断弥漫中线胶质瘤，提示H3突变的抗体是H3K27M，组蛋白H3是4种核心组蛋白种的一种，组蛋白H3存在3中变异型，H3.1、H3.2、H3.3，分别由HISTIH3B、HIST2H3C和H3F3A基因编码，形成H3.1-K27M、H3.2-K27M、H3.3-K27M、H3.3-K27I、H3.3-G34R及H3.3-G34V等突变形式，继而改变氨基酸组成。免疫组织化学H3K27M可以检测三种突变类型，H3.1/H3.2/H3.3-K27M。如果存在突变，免疫组织化学H3K27M显示肿瘤细胞核呈阳性，残留的正常细胞为阴性[17]。在肿瘤出现H3K27M突变后，H3K27M通过多种途径影响多梳抑制复合物2（polycomb-repressive complex 2，PRC2）的甲基化转移酶活性，阻碍组蛋白H3K27尾发生三甲基化，致使H3K27me3表达降低，导致肿瘤发生[18]。因此，在弥漫中线胶质瘤诊断中，H3K27M表达于肿瘤细胞核，同时，肿瘤细胞核H3K27me3表达缺失，两项免疫组化作为套组，相互印证，杜绝了假阳性或假阴性等误诊可能[17]。

其他可以有效替代分子改变，用于诊断的抗体还有H3G34V/R、EZHIP、L1CAM、LIN28A、SSTR2、STAT6等，这些抗体完全或部分替代分子检测，缩短诊疗时间，节省医疗成本。

三、中枢神经系统肿瘤分子检测手段

2016年中枢神经系统肿瘤WHO第四版修订版提出"弥漫中线胶质瘤，伴H3K27M突变"这一病变[19]，之后5~6年，中枢神经系统肿瘤分类分子信息及实践方法联盟（The Consortium to Inform Molecular and Practical Approaches to CNS Tumor Taxonomy，cIMPACT）持续更新中枢神经系统肿瘤的分子改变及相关命名[20-26]，人们逐渐认识到，发生在中枢神经系统不同部位的相同肿瘤可能存在不同的分子改变，提示其不同的组织起源。

依照新版WHO推荐，病理诊断最好能结合形态学特征及分子改变，得出整合诊断结果。对于组织学类型为星形细胞瘤的成人患者，检测几项常见基因，例如IDH、ARTX、P53、CDKN2A、1p/19q、EGFR、MGMT等，则基本可以满足整合诊断及后期治疗的需求。而对于组织学类型为星形细胞瘤的儿童患者，其分子改变更加复杂，常涉及FGFR改变、MAPK通路、MYB改变等分子改变[27]。因此，需要选择更加全面的分子检测项目。

有鉴于此，不管是科研需求还是临床工作需求，病理及神经外科医师均应当具备一定的分子病理学知识，一来帮助患者选择合适的分子检测项目，为患者解释诊断结果，选择合适的治疗方案及靶向药物；二来有效利用分子手段，解决临床工作中发现的科学问题。以下将介绍近年来神经病理诊断中常用的分子检测方法及其优缺点和局限性，以助神经外科医师选择合适的检测方式。

（一）一代测序

一代测序，即Sanger测序，测序原理是先将目标基因组分解成多个小片段，每个片段从相同的位置开始，以一个特定的碱基结束，产生不同大小的DNA片段，每个结束碱基用相对应的四种荧光染料之一标记，通过毛细管电泳将所有片段按其长度的顺序分布，根据最后一个碱基的信息分析原始序列[28, 29]。虽然科学家利用Sanger测序完成人类基因组测序，但目前Sanger测序主要用于评估重复性的单核苷酸突变、致癌基因或者抑癌基因的短片段插入或者缺失[30]，例如IDH突变、H3突变及BRAF V600E突变等。

由于所有的分子检测都存在一定的局限性和误判可能，因此需要了解应用Sanger测序时可能存在的问题。首先，Sanger测序需要一定量的组织来获取足够量的基因组DNA，对于甲醛固定的石蜡包埋组织，通常需要几张未染色的切片才能提取到足够量的DNA。活检组织则有可能不满足送检提取始量标准。其次，送检组织中需要具备一定的肿瘤细胞数量，因为Sanger测序要求异常基因的等位基因突变频率达到15%~20%才能确定为基因突变。由于人类细胞是二倍体，当检测体细胞致癌基因的杂合性突变（即只存在于两个等位基因中的一个）时，即使是完全性克隆（即存在于所有的肿瘤细胞中），送检组织需要包含至少30%的肿瘤细胞核才能达到检测标准。如果送检组织中肿瘤细胞和非肿瘤细胞混杂生长，并伴有炎症细胞浸润，Sanger测序有可能得到假阴性的结果。再次，在甲醛中固定了一段时间（超过几天）的组织会引起广泛的DNA交联，不利于提取完整的基因组DNA，因此也不利于Sanger分子检测[31]。

（二）二代测序

二代测序（next-generation sequencing，NGS）是指高通量测序方法，通过自动化、快速、反复测序同一区域的DNA片段，短时间内完成对上百亿碱基的高灵敏和准确度的检测。NGS的基本原理是DNA进行PCR扩增时，借助一些化学标志物在碱基插入DNA时发出信号来读取序列信息。NGS是多种检测技术的概括，它包括不同的测序平台及不同的检测技术，例如Roche/454（焦磷酸测序），Illumina/solexa、Life/SOLiD、Ion Torrent、Nanoball测序等平台[32]。每个平台的测序化学性质的差异导致了在总序列容量、序列读取长度、序列运行时间以及数据的最终质量和准确性方面的差异[33]。

根据测序所获数据的生物信息学处理，NGS测序可以分析单核苷酸变异、插入/缺失、基因融合和其他结构变异，以及对全基因组染色体拷贝数变化的评估[31]。

NGS分为三个主要层次的分析：疾病靶向基因测序、全外显子测序、全基因组测序[34]。

1. 疾病靶向基因测序

疾病靶向基因测序是利用"靶向捕获"技术，选择性捕获肿瘤相关的基因，而后对其行深度测序。靶向基因检测的基因数目有限，因而可以加大测序深度，检测到低水平异质性的线粒体或肿瘤分子改变[34]。这种检测方法的通量更高和生信分析速度更快。相较于全外显子测序，靶向基因检测可检测调控区域，例如TERT启动子以及内含子区域BRAF、RELA融合，FGFR改变等[31]。

2. 全外显子测序（whole exome sequencing，WES）

外显子（编码蛋白质的序列）在基因组只占1%~2%，却包含85%已知的致病突变[33]。利用序列捕获技术将全基因组中所有外显子区域DNA序列捕获，富集后进行高通量测序的方法，称为全外显子测序（WES）。WES可以检测单核苷酸变异（single nucleotide variations，SNV），插入或缺失（insertions and deletions，Indels），扩增及缺失。在WES测序中，仅有10%的突变被遗漏[35]。首先，由于融合及重排常常包含内含子区域，所以WES不能检测大多数的基因融合及结构改变。其次，WES检测区域没能覆盖启动子和增强子区域，因此，TERT这类位于启动子区的突变不能通过WES检测[31]。

3. 全基因组测序（whole genome sequencing，WGS）

WGS检测区域包括编码区和非编码区。WGS的一个优点是预测序样品的制备很简单，不需要针对目标区域行PCR或杂交富集。除了检测编码区和非编码区，WGS还可以检测拷贝数改变（copy number variations，CNVs）[36]及基因组结构变异（structural variations，SVs）[33,37]。从价钱、测序分析时间以及准确性、敏感性等方面来说，未来WGS都是WES的优选替代品[38]。

检测WES及WGS时，除了提供肿瘤组织，还需提供正常组织，用于分析肿瘤中的哪些分子改变是体细胞突变（患者的正常细胞不含有这些肿瘤特异性改变）、哪些是胚系突变（肿瘤细胞和正常细胞都含义的突变）。检测胚系突变可利用血液、口腔拭子和肿瘤周围正常组织来检测。明确患者胚系改变对患者的治疗很重要[31]，例如对于遗传学TP53突变相关性肿瘤综合征以及Li-Fraumen综合征患者进行放疗，可能会诱发继发性恶性肿瘤[39]。

对于临床医生及病理科医生来说，了解检测平台的能力和局限性非常重要，评估一个NGS技术平台有几个关键因素：①测序长度；②通量；③序列准确性（使用Phred Score测量）；④测序深度（在独立事件中每个碱基被测序的次数）；⑤每个碱基的成本[32]。选择NGS检测方法时，需要考虑检测目标基因中是否存在单碱基突变（SNVs/Indels）、CNVs、及SVs；检测的目标基因染色体的位置及功能；检测范围是否覆盖到所要检测的目标基因；NGS仅检测肿瘤还是需要同时检测正常组织，以更准确区分体细胞改变还是胚系改变。拿到检测报告时，需注意此次检测的测序深度及覆盖度，DNA质量（即降解程度或DNA的完整性）等指标[31]。为了保证DNA质量，最好用10%中性缓冲甲醛固定组织24 h左右的组织来制作石蜡标本[40]，石蜡标本最好选取保存1年以内的蜡块或6周以内的石蜡切片。若是科研需求，即使蜡块DNA降解程度随着年份的增加而逐年加剧，但应用不同的处理方法，5年内的石蜡标本也可以得到良好的测序结果[41]。

（三）三代测序

在21世纪初，由太平洋生物科学（Pacifific Biosciences，PacBio）和牛津纳米孔测序（Oxford Nanopore Sequencing，ONS）这两个平台提出了第三代测序（third-generation sequencing，TGS）[42]。TGS也叫单分子测序（single-molecule sequencing，SMS）技术，与二代测序主要依赖于PCR技术扩增原理不同，TGS不需要扩增即可检测DNA单分子，从而避免了PCR扩增引入的偏好性相关的问题[43]。TGS摒弃了二代测序所需的文库构建时间及从头基因组组装的流程，大大简化了基因组测序的过程[42]。更重要的是，这种新一代的测序技术更充分地利用DNA聚合酶的高催化速率，从根本上增加读长[43]。相较于NGS的短读长（最高600 nt），TGS测得的长读长（平均长度超过10 kb），极大地提高了基因组组装和基因组结构的分析能力，促进了转录谱的破译，也为表观转录组学领域的发展提供了新的见解[42]。TGS测序技术的优势：①更高的通量；②更快的速度（在几分钟内以高覆盖率对多细胞动物基因组进行测序）；③更长的读长，从头开始直接检测单倍型甚至整个染色体；④更高的准确性，能检测出罕见变异；⑤低起始样本量要求（理论上只需要一个分子用于测序）；⑥更低的成本[44]。但目前TGS检测仍主要用于科学研究。

（四）FISH

FISH（fluorescent in situ hybridization）检测是利用基因组DNA序列的高度互补性，用荧光探针替代细胞的基因组，以探测目的DNA的存在、数量及分布。FISH可以检测纯合性缺失（双拷贝缺失表现为没有荧光探针杂交，参考探针信号被保留），半合子丢失（例如，单倍体视为每个细胞核只有一个信号，而不是通常的两个信号，或者检测数量是参考数量的一半），获得突变（例如，三倍体或多倍体可视为每个细胞核有三个或更多的信号，而不是通常的两个信号），或高水平放大（例如，每个细胞核有大量的额外信号，而不是通常的两个信号）[31]。

FISH可以用来检测脑肿瘤重复性拷贝数改变，例如1p/19q共缺失、EGFR扩增、PDGFRA扩增、MYCN扩增等。FISH技术依然存在一定的局限性和误判可能。首先，FISH是针对单个基因或染色体位点的检测，不能分析整条染色体的改变（少突胶质细胞瘤通常为整条染色体缺失），因此FISH检测不能区分整条染色体丢失还是小片段缺失。其次，大多数临床实验室对每个染色体臂只使用一个探针（例如，1p/1q和19p/19q配对）来评估染色体的增加/损失。对于非整倍体肿瘤，FISH有时可能提供一个假阳性结果。由于1p/19q共缺失也可见于IDH-野生型胶质母细胞瘤[45]，通过FISH检测到1p/19q共缺失时，需要结合IDH突变，才能判断是否为少突胶质细胞瘤。

FISH还可以用来检测基因融合：FISH检测基因融合有两种方式：分离探针和融合探针。分离探针是将两个探针结合在目的基因的5′及3′端，正常情况下，两个探针位置重叠，出现特定基因融合时，两个探针分离。分离探针可以检测特定基因的融合，但是无法确定融合对象。融合探针是将两个探针分别结合于两个目的基因的5′端和3′端，正常情况下，两个探针位于细胞核的不同部位，当出现两个目的基因融合时，两个探针重叠分布。融合探针可以检测两个特定基因之间的融合，但不能检测未知的融合伙伴。因此，选择探针时，需要根据不同的检测目的，是否需要明确融合伙伴，来选择不同的检测方式[31]。例如，检测BRAF KIAA1549融合时，融合伙伴对预后没有影响[46]。因此，分离探针更简便易行。当检测尤文肉瘤相关基因EWSR1及其融合对象时，由于不同的融合伙伴对应不同的肿瘤类型及预后[47]，故而需要选择融合探针，以明确两个目的基因是否发生了融合。

（五）MGMT启动子甲基化

MGMT基因编码O-6-甲基鸟嘌呤-DNA甲基转移酶（O-6-methylguanine-DNA methyltransferase，MGMT），该酶是负责去除烷基化核苷酸的主要酶。MGMT的表达水平在很大程度上取决于基因启动子的甲基化状态，启动子中CpG位点的甲基化导致"表观遗传沉默"和低水平的MGMT转录，而启动子甲基化的缺失与较高的MGMT水平有关。由于肿瘤细胞可以修复烷基化核苷酸，而替莫唑胺可以穿透血-脑屏障，通过烷基化DNA导致DNA交联，阻断复制并致使细胞在缺乏有效的DNA修复情况下凋亡。因而MGMT的表达水平，即MGMT启动子甲基化状态可以预测胶质母细胞瘤对替莫唑胺的敏感性，也可有效预测接受放疗和替莫唑胺治疗的胶质母细胞瘤患者的生存率[48]。由于免疫组化检测MGMT蛋白水平与替莫唑胺疗效无显著相关性，因此有必要检测MGMT启动子甲基化预测替莫唑胺的疗效[49]。

目前用于MGMT甲基化检测的方法有几种：重亚硫酸测序[50]，甲基化特异性PCR[51]，甲基化敏感的单链构象分析（MS-SSCA），焦磷酸测序[52]。每种方法都存在局限性。每种方法的可信度都依赖于送检组织中肿瘤DNA的占比，如果送检组织中肿瘤细胞占比低，则MGMT启动子甲基化状态检测结果可能不准确。除此以外，MGMT基因启动子区域约有100个CpG位点，至今尚不清楚哪个位点对于MGMT表达起到决定性作用。不同实验室对于MGMT报告方式也不一致，有的报告是否检测到甲基化，有的则报告CpG位点甲基化指数，尚不明确哪种结果对临床治疗更有指导意义。胶质母细胞是否存在MGMT启动子甲基化异质性[53]、复发后其MGMT甲基化状态是否改变还有待研究[54]。

综上所述，分子检测技术发展日新月异，曾经显微镜下的病理切片是揭示肿瘤真实面目最准确的手段，如今分子检测则让我们直视染色体、DNA的改变，使我们对疾病的认识和理解发生巨变，同时疑惑分子检测是否可以替代形态在诊断中的价值，但过于细微的观察往往缺乏大局观，形态学更应该于分子的引领下，精细划分某一疾病的分类和界线，同时，形态学也可以用来归类疾病的分子改变。两者相辅相成，共同促进人类对疾病的理解。

（姚晶晶　尹洪芳）

参考文献

[1] Mechtler LL, Nandigam K. Spinal cord tumors: new views and future directions[J]. Neurol Clin, 2013, 31(1): 241-268.

[2] Livingston S ZB. Neuropathology of Spinal Cord Tumors[J]. Spinal Cord Tumors, Cham, 2019: 71-89.

[3] Grimm S, Chamberlain MC. Adult primary spinal cord tumors[J]. Expert Rev Neurother, 2009, 9(10):1487-1495.

[4] Choudhary A SRK, Bhaskar S BM, Bano S GN. A prospective study of outcome predictors of intramedullary spinal cord tumors[J]. J Radiat Cancer Res.

[5] Haq N AM, Hussain R KHM. Spectrum of intramedullary spinal cord tumours: Case series of 30 patients[J]. J Postgrad Med Inst, 2015, 29: 252-255.

[6] Persson O, Fletcher-Sandersjöö A, Burström G, et al. Surgical Treatment of Intra- and Juxtamedullary Spinal Cord Tumors: A Population Based Observational Cohort Study[J]. Front Neurol, 2019, 10: 814.

[7] Khalid S, Kelly R, Carlton A, et al. Adult intradural intramedullary astrocytomas: a multicenter analysis[J]. J Spine Surg, 2019, 5(1): 19-30.

[8] Zhang M, Iyer RR, Azad TD, et al. Genomic Landscape of Intramedullary Spinal Cord Gliomas[J]. Sci Rep, 2019, 9(1): 18722.

[9] Wilson PE, Oleszek JL, Clayton GH. Pediatric spinal cord tumors and masses[J]. J Spinal Cord Med, 2007, 30 Suppl 1: S15-20.

[10] Yohannan D G ARB, Oommen A M. Neuro-Anatomy for Oncologist. Evidence based practice in Neuro-oncology[J]. Singapore, 2021, 9-35.

[11] Appin CL, Brat DJ. Biomarker-driven diagnosis of diffuse gliomas[J]. Mol Aspects Med, 2015, 45:87-96.

[12] Hartmann C, Meyer J, Balss J, et al. Type and frequency of IDH1 and IDH2 mutations are related to astrocytic and oligodendroglial differentiation and age: a study of 1, 010 diffuse gliomas[J]. Acta Neuropathol, 2009, 118(4):469-74.

[13] Ebrahimi A, Skardelly M, Bonzheim I, et al. ATRX immunostaining predicts IDH and H3F3A status in gliomas[J]. Acta Neuropathol Commun, 2016, 4(1):60.

[14] Camelo-Piragua S, Kesari S. Further understanding of the pathology of glioma: implications for the clinic[J]. Expert Rev Neurother, 2016, 16(9):1055-1065.

[15] Takai K, Tanaka S, Sota T, et al. Spinal Cord Astrocytoma with Isocitrate Dehydrogenase 1 Gene Mutation[J]. World Neurosurg, 2017, 108:991.e13-991, e16.

[16] Konovalov NA, Asyutin DS, Shayhaev EG, et al. Rare Cases of IDH1 Mutations in Spinal Cord Astrocytomas[J]. Acta Naturae, 2020, 12(2):70-73.

[17] 姚晶晶, 马东林, 尹洪芳. 胶质瘤诊治相关分子标志物研究进展[J]. 中华病理学杂志, 2017, 46(7):509-511.

［18］姚晶晶，孟轶婷，李莉，等. 组蛋白H3K27M诱发弥漫中线胶质瘤的发病机制[J]. 临床与实验病理学杂志，2022，38(2):200-203.

［19］Louis DN, Perry A, Reifenberger G, et al. The 2016 World Health Organization Classification of Tumors of the Central Nervous System: a summary[J]. Acta Neuropathol, 2016, 131(6): 803-820.

［20］Louis DN, Wesseling P, Paulus W, et al. cIMPACT-NOW update 1: Not Otherwise Specified (NOS) and Not Elsewhere Classified (NEC)[J]. Acta Neuropathol, 2018, 135(3): 481-484.

［21］Louis DN, Giannini C, Capper D, et al. cIMPACT-NOW update 2: diagnostic clarifications for diffuse midline glioma, H3 K27M-mutant and diffuse astrocytoma/anaplastic astrocytoma, IDH-mutant[J]. Acta Neuropathol, 2018, 135(4): 639-642.

［22］Brat DJ, Aldape K, Colman H, et al. cIMPACT-NOW update 3: recommended diagnostic criteria for "Diffuse astrocytic glioma, IDH-wildtype, with molecular features of glioblastoma, WHO grade IV"[J]. Acta Neuropathol, 2018, 136(5): 805-810.

［23］Ellison DW, Hawkins C, Jones D, et al. cIMPACT-NOW update 4: diffuse gliomas characterized by MYB, MYBL1, or FGFR1 alterations or BRAFV600E mutation[J]. Acta Neuropathol, 2019, 137(4): 683-687.

［24］Brat DJ, Aldape K, Colman H, et al. cIMPACT-NOW update 5: recommended grading criteria and terminologies for IDH-mutant astrocytomas[J]. Acta Neuropathol, 2020, 139(3): 603-608.

［25］Louis DN, Wesseling P, Aldape K, et al. cIMPACT-NOW update 6: new entity and diagnostic principle recommendations of the cIMPACT-Utrecht meeting on future CNS tumor classification and grading[J]. Brain Pathol, 2020, 30(4): 844-856.

［26］Ellison DW, Aldape KD, Capper D, et al. cIMPACT-NOW update 7: advancing the molecular classification of ependymal tumors[J]. Brain Pathol, 2020, 30(5): 863-866.

［27］Ryall S, Tabori U, Hawkins C. Pediatric low-grade glioma in the era of molecular diagnostics[J]. Acta Neuropathol Commun, 2020, 8(1): 30.

［28］Schloss JA. How to get genomes at one ten-thousandth the cost[J]. Nat Biotechnol, 2008, 26(10): 1113-1115.

［29］Venter J C AMD, Myers E W ea. The sequence of the human genome[J]. Science, 2001, 291(5507): 1304-1351.

［30］Sanger F, Nicklen S, Coulson AR. DNA sequencing with chain-terminating inhibitors[J]. Proc Natl Acad Sci U S A, 1977, 74(12): 5463-5467.

［31］Brat D J PA. Molecular Diagnostics and Surrogate Molecular Immunostains[M]. Practical Surgical Neuropathology: A Diagnostic Approach, 2018, 253-254.

［32］Morey M, Fernández-Marmiesse A, Castiñeiras D, et al. A glimpse into past, present, and future DNA sequencing[J]. Mol Genet Metab, 2013, 110(1-2): 3-24.

［33］Majewski J, Schwartzentruber J, Lalonde E, et al. What can exome sequencing do for you[J]. J Med Genet, 2011, 48(9): 580-9.

［34］Rehm HL, Bale SJ, Bayrak-Toydemir P, et al. ACMG clinical laboratory standards for next-generation sequencing[J]. Genet Med, 2013, 15(9): 733-747.

［35］Saudi Mendeliome Group. Comprehensive gene panels provide advantages over clinical exome sequencing for Mendelian diseases[J]. Genome Biol, 2015, 16: 134.

［36］Girirajan S, Brkanac Z, Coe BP, et al. Relative burden of large CNVs on a range of neurodevelopmental phenotypes[J]. PLoS Genet, 2011, 7(11): e1002334.

［37］Escaramís G, Docampo E, Rabionet R. A decade of structural variants: description, history and methods to detect structural variation[J]. Brief Funct Genomics, 2015, 14(5): 305-314.

［38］Meienberg J, Bruggmann R, Oexle K, et al. Clinical sequencing: is WGS the better WES[J]. Hum Genet, 2016, 135(3): 359-362.

［39］Thariat J, Chevalier F, Orbach D, et al. Avoidance or adaptation of radiotherapy in patients with cancer with Li-Fraumeni and heritable TP53-related cancer syndromes[J]. Lancet Oncol, 2021, 22(12): e562-e574.

［40］Einaga N, Yoshida A, Noda H, et al. Assessment of the quality of DNA from various formalin-fixed paraffin-embedded (FFPE) tissues and the use of this DNA for next-generation sequencing (NGS) with no artifactual mutation[J]. PLoS One, 2017, 12(5):e0176280.

［41］Di Giacomo D, Di Domenico M, Defourny S, et al. Validation of AmpliSeq NGS Panel for BRCA1 and BRCA2 Variant Detection in Canine Formalin-Fixed Paraffin-Embedded Mammary Tumors[J]. Life (Basel), 2022, 12(6): 851.

［42］Athanasopoulou K, Boti MA, Adamopoulos PG, et al. Third-Generation Sequencing: The Spearhead towards the Radical Transformation of Modern Genomics[J]. Life (Basel), 2021, 12(1):30.

［43］Schadt EE, Turner S, Kasarskis A. A window into third-generation sequencing[J]. Hum Mol Genet, 2010, 19(R2): R227-40.

［44］Pareek CS, Smoczynski R, Tretyn A. Sequencing technologies and genome sequencing[J]. J Appl Genet, 2011, 52(4): 413-435.

［45］Zhou C, Zhao H, Yang F, et al. Clinical and Genetic Features of Brainstem Glioma in Adults: A Report of 50 Cases in a Single Center[J]. J Clin Neurol, 2021, 17(2): 220-228.

［46］Ross JS, Wang K, Chmielecki J, et al. The distribution of BRAF gene fusions in solid tumors and response to targeted therapy[J]. Int J Cancer, 2016, 138(4): 881-890.

［47］Rossi S, Szuhai K, Ijszenga M, et al. EWSR1-CREB1 and EWSR1-ATF1 fusion genes in angiomatoid fibrous histiocytoma[J]. Clin Cancer Res, 2007, 13(24): 7322-7328.

［48］Hegi ME, Diserens AC, Gorlia T, et al. MGMT gene silencing and benefit from temozolomide in glioblastoma[J]. N Engl J Med, 2005, 352(10): 997-1003.

［49］Rodriguez FJ, Thibodeau SN, Jenkins RB, et al. MGMT immunohistochemical expression and promoter methylation in human glioblastoma[J]. Appl Immunohistochem Mol Morphol, 2008, 16(1): 59-65.

［50］Tierling S, Jürgens-Wemheuer WM, Leismann A, et al. Bisulfite profiling of the MGMT promoter and comparison with routine testing in glioblastoma diagnostics[J]. Clin Epigenetics, 2022, 14(1): 26.

［51］Herman JG, Graff JR, Myöhänen S, et al. Methylation-specific PCR: a novel PCR assay for methylation status of CpG islands[J]. Proc Natl Acad Sci U S A, 1996, 93(18): 9821-9826.

［52］Ronaghi M, Uhlén M, Nyrén P. A sequencing method based on real-time pyrophosphate[J]. Science, 1998, 281(5375): 363-365.

［53］Hamilton MG, Roldán G, Magliocco A, et al. Determination of the methylation status of MGMT in different regions within glioblastoma multiforme[J]. J Neurooncol, 2011, 102(2): 255-260.

［54］Brandes AA, Franceschi E, Paccapelo A, et al. Role of MGMT Methylation Status at Time of Diagnosis and Recurrence for Patients with Glioblastoma: Clinical Implications[J]. Oncologist, 2017, 22(4): 432-437.

脊髓肿瘤手术的麻醉管理

一、概述

椎管内肿瘤发病率逐年增加，其中10%生长于髓内，好发年龄为20~50岁，男性高于女性[1]。因肿瘤的部位不同，其产生的侵袭和压迫效应，可造成患者肢体麻木、运动障碍、自主神经功能障碍、疼痛甚至呼吸困难等症状，极大影响患者的生命安全及生活质量。对于大部分脊髓肿瘤来说，手术是首选的治疗手段。麻醉医师术前除需评估重要器官功能外，还应重点关注肿瘤生长情况、困难气道风险、特殊体位对机体的影响、术中配合神经电生理监测、预估失血情况以及高位脊髓肿瘤手术操作对呼吸循环的影响等问题，并制订周密的麻醉管理方案，保障患者围术期安全，促进患者术后快速康复。

二、术前评估

麻醉医师对于每位患者都应该进行全面和充分的术前评估，包括病史采集、系统评估、影像学及实验室检查等。

在病史采集方面，重点需要了解患者的症状，包括头晕、肢体麻木、肌力减退、运动障碍等，同时需要注意有无呼吸系统、循环系统、自主神经系统等受累，这些对于术中气道管理、药物选择、神经监测均存在指导意义。疼痛是脊髓肿瘤患者最常见的症状之一，程度因人、因病而异。对于术前长期使用止痛药物，尤其是阿片类药物的患者，应详细了解使用剂量，从而制订相应的镇痛治疗用药方案。

在系统评估方面，心血管系统评估应基于美国心脏病学会/美国心脏协会的指南进行风险分层。注意由于患者可能活动受限，对心功能的评估可能会有误差。对于合并高血压、冠心病、心律失常及心功能不全及高龄患者建议行心电图、超声心动图、24 h动态心电图等检查。位于胸段脊髓的肿瘤可能会造成疼痛或呼吸肌力减退，影响呼吸功能，部分患者合并限制性通气功能障碍，术前需行肺功能检查及血气分析。神经系统方面首先应对中枢及外周神经进行全面的检查及评估，以排除其他神经系统疾病造成的神经功能障碍；其次应着重于患者发生运动功能障碍、感觉障碍及自主神经障碍的情况，以便于术中电生理监测结果的判读和及时发现术后神经功能的变化。

在影像学方面，目前最常用的诊断方法是CT（平扫+脊髓造影）及MRI，这两种影像学检查方法不仅可以清楚地观察到肿瘤的大小、生长及侵袭范围、脊髓压迫情况、肿瘤与椎体及邻近血管之间的关系，并在病理类型上具有很高的诊断准确率[1]。

在实验室检查方面，包括血常规、肝肾功能、凝血功能、血型等，其中血红蛋白水平、凝血功能对于预计出血量较大的手术来说至关重要，术前应纠正贫血及凝血功能障碍，停用抗凝药物至足够的时间，并落实相关血制品的准备工作。对于长期卧床及D-二聚体升高的患者，建议行下肢静脉超声以排除血栓。

三、术中管理

（一）麻醉方式选择

绝大多数脊髓肿瘤手术需要在全麻下完成。由于吸入麻醉药对躯体感觉诱发电位（somatosensory evoked potential，SSEP）影响较大，因此在SSEP监测的患者中优先选择全凭静脉或静吸复合麻醉。如果选择静吸复合麻醉，要维持吸入麻醉药浓度<0.5 MAC[2]（详见神经电生理监测部分）。

（二）术中麻醉监测

1. 静脉通路与常规监测

患者入室后，一般先建立一路18G的静脉通路。预估出血风险较大（出血量>1000 ml或全身血量20%以上）的患者，需考虑增开一路大口径（16G）外周静脉通路，以便快速补液及输血。全麻手术常规监测的内容有心电图（ECG）、脉氧饱和度（SpO_2）、无创动脉压（NIBP）呼气末二氧化碳分压（$PetCO_2$）、脑电双频谱指数（BIS）、体温、尿量等。

2. 有创血流动力学监测

（1）有创动脉压（arterial blood pressure，ABP）：建议常规行桡动脉穿刺置管以监测有创动脉压，不仅可以实时了解患者动脉血压水平，还可以术中行血气分析，及时发现并纠正酸碱平衡及电解质紊乱。

（2）中心静脉穿刺置管及血流动力学监测：对于ASA Ⅲ级及以上、手术复杂、预计循环波动大、肿瘤范围广泛或位于高位节段的患者，需行中心静脉（颈内静脉、锁骨下静脉或股静脉）穿刺置管，监测中心静脉压（central venous pressure，CVP）指导术中容量治疗，同时可用于术中补液、输血以及给予血管活性药。在罕见的空气栓塞案例中，中心静脉导管也可用来抽取来自右心中的空气。

对于合并严重循环系统疾病，需要严密监测血流动力学指标的患者，行有创动脉压力监测的同时，可连接基于脉搏轮廓分析技术的设备，如Flotrac（Vigileo）等，实时监测心排血量（CO）、每搏量（SV）、心指数（CI）、全身血管阻力（SVR）以及每搏心输出量变异（SVV）等功能性血流动力学指标，从而指导容量管理与血管活性药的个体化应用。

（3）其他：对于合并严重心肺疾病患者，术中可采用经食管超声心动图（TEE）或置入肺漂浮导管（PAC）监测心脏容量、心内结构及心肌收缩力等指标。严重出血或凝血功能障碍患者可监测血栓弹力图（TEG）。

3. 肌松监测

在脊髓肿瘤手术中，为降低神经损伤风险，常需应用神经电生理监测技术，为及时有效观察手术操作时运动诱发电位（motor evoked potential，MEP），对肌松阻滞水平有严格的要求。有条件时，建议术中应同时进行肌松监测，以指导肌松药物的合理应用，实现有效避免体动且不影响监测信号的精准调控效果（详见神经电生理监测部分）。另外，肌松监测还可以反映患者术后的肌力恢复情况，指导术后拔管。

（三）俯卧位及其影响

脊髓肿瘤患者大多于俯卧位下手术。在翻身变换体位过程中，麻醉医师需加强头颈部、颜面部以及所有管路、线路的保护，并联合其他人员轴向翻动患者。全程避免颈椎及皮肤损伤，防止管路意外脱出。对于未使用头架的俯卧位手术患者，翻身后需仔细检查颜面部，尤其注意避免眼眶部、眼球、颧骨、鼻部等受压处，具体处理方法包括垫高并架空重要部位，或使用带镜面/不带镜面的凝胶/海绵俯卧位专用头架。其他如下颌、肩峰、乳腺、髂前上棘、膝关节等部位压伤亦需防范。俯卧位摆放不当时还可导致神经损伤，如颈椎过度伸展或扭曲导致颈段脊髓或椎动脉损伤，双上肢向前伸直的"超人位"导致的臂丛神经损伤，以及股外侧皮神经损伤等。

长时间俯卧位对循环系统的影响，主要表现为因胸腹腔压力均增高引起回心血流量减少、体循环淤血和肺血管阻力增高，术毕患者从俯卧位恢复至仰卧位时需要注意血流动力学波动；对呼吸系统的影响表现为膈肌上抬、胸内压增高、气道峰压升高、气道水肿等，避免腹部受压可能有助于改善以上情况[3]。

术后视力丧失（postoperative vision loss，POVL）是一种罕见的灾难性俯卧位手术并发症。发病率为3.1/10 000～9.4/10 000，主要病因是缺血性视神经病变。危险因素有男性、肥胖、使用Wilson体位架、麻醉时间过长、失血量大及胶体输注比例小[4]。麻醉医师应在术前识别高危者并告知其风险，术中头部尽可能平齐或高于心脏水平，避免眼球直接受压，及时纠正低血压和严重贫血等，术后尽早使患者苏醒并检查其视力，如有问题及时邀请眼科协助诊治[4]。

（四）神经电生理监测

1. 原理及其应用现状

机械性和缺血性损伤是脊髓肿瘤手术中脊髓神经损伤的主要原因。神经电生理监测能够及时发现和判断其损伤程度，指导补救措施，从而避免持续严重不可逆的脊髓神经损伤，具体监测内容包括躯体感觉诱发电位、运动诱发电位、肌电图（electromyography，EMG）等。一项多中心调查显示，SSEP的敏感度和特异度为94%和97%，而MEP的敏感度和特异度为95%和99%[5]。多项指标联合监测进一步提升了敏感度和特异度，成为此类手术中推荐的常规监测模式。

SSEP的原理为重复电刺激外周神经，用标准脑电图头皮电极测量大脑皮质和皮质下区域的反应，从而反映脊髓后索到大脑皮质感觉通路的完整性。MEP的原理为通过对大脑皮质运动区进行刺激，在周围神经或肌肉产生相应的运动诱发电位，从而反映脊髓前索和侧索的运动功能状态。无论SSEP还是MEP，若出现潜伏期（电刺激开始到记录到诱发电位反应的时间）延长、电位幅度降低或信号消失，且排除其他原因后时，应考虑可能出现缺血性或外科机械性损伤[5]。

2. 不同因素对神经电生理监测信号的影响

多种麻醉药物会对神经电生理监测信号产生影响。对于SSEP来说，吸入麻醉药（包括七氟醚、异氟醚、安氟醚以及一氧化二氮等）的影响远大于静脉麻醉药（镇静类、阿片类及肌松药物），并存在剂量依赖。当吸入麻醉药浓度＞1MAC时，SSEP可表现为潜伏期延长和电位幅度降低或消失[5]，MEP信号同样受其影响。此外，MEP受肌松药物的影响更为显著，原理为当发出电刺激后，冲动虽已传到相应区域的肌纤维，但由于神经肌肉阻滞程度过深而无法产生动作电位。MEP信号异常的判断标准一般来说有三种[6]：第一种为用"有"或"无"；第二种为波幅与手术开始时的基线相比降低50%以上；第三种为同等信号波幅下，刺激强度较基准强度高出100 V以上。在不同的医学中心，MEP信号异常的判断标准不同，主要根据各中心电生理监测人员的经验以及术中情况进行综合判断。但一项关于神经电生理监测信号判读的专家共识提出，对于脊髓肿瘤术中推荐将"有"或"无"作为MEP信号异常的判断标准[6]。

很多非药物因素也可以对神经电生理监测信号产生影响，包括贫血、缺氧、低体温、低血压等，所以麻醉医师在术中应该严密监测以上指标，及时发现异常并给予纠正。

3. 针对神经电生理监测的麻醉策略

神经电生理监测下行脊髓肿瘤切除手术的麻醉管理策略中，核心原则是避免各种因素对监测信号准确性的影响。发生信号假性异常可能使术者产生错误的判断或决策，甚至出现为了获得信号，不断提高刺激电流强度，造成患者发生剧烈体动、心律失常、头皮灼伤、术中知晓、舌咬伤或咬管等严重后果。Charalampidis等[5]对行神经电生理监测的术中麻醉策略提出了几点建议：①建议此类手术中使用全凭静脉麻醉（TIVA）方法，或静吸复合麻醉（吸入麻醉药浓度＜0.5 MAC），避免使用单纯吸入麻醉。②诱导插管时使用不多于2倍ED_{95}剂量的肌松药，术中瘤体切除完成前，尽量避免使用肌松药物。实际临床中，术中不使用肌松药的做法虽然可以提高MEP信号检出的成功率，但由于肌松程度过浅，增加发生体动、呛咳、自主呼吸的概率，还可能因肌肉张力增加造成牵拉困难，影响手术视野暴露，延长手术操作时间，甚至会造成出血量增加。③通过增加镇静和阿片类药物剂量以维持麻醉深度的管理方式，容易引起血流动力学波动及苏醒延迟。综上所述，肌松药物在此类手术中的应用策略仍然存有争议。近期关于MEP信号和肌松剂使用的研究表明，术中应用肌松监测并维持部分神经肌肉阻滞（partial neuromuscular blockade，pNMB）的麻醉方案，可以保证MEP信号的准确性，同时尽可能保证手术期间患者的安全。Kim的研究发现，肌松水平达到TOF=1（即T_1出现）时，即可感知MEP信号；而TOF=2（即T_2出现）时，MEP监测成功率超过95%，而且与TOF＞2相比波幅和潜伏期均无显著差异[7]。而Liu的研究表明，TOFr≤15%与TOFr＞15%相比，MEP的波幅有显著性差异，而当TOFr＞25%时，术中剧烈体动的发生率较TOFr≤25%相比亦明显提高，提示将TOFr维持在15%～25%是比较理想的范围[8]。关于pNMB具体应该维持在何种水平，以及术中肌松剂的选择、剂量及用法尚无定论。目前普遍支持将肌松水平维持在T_1基础值的10%～50%，通过持续泵注中效肌松药［如顺式阿曲库铵0.04～0.08 mg/（kg·h）］可以实现。

pNMB的应用也有一定限制，当患者存在严重肌力障碍，或合并神经肌肉疾病，或MEP基线波幅很低等情况，即使低程度的pNMB也可造成MEP信号缺失，此时应用pNMB技术需要格外谨慎。应用pNMB的患者应严格监测肌松水平。

（五）血液保护

随着脊髓肿瘤手术技术日趋成熟以及超声骨刀等先进设备的应用，多数情况下术中出血，尤其是椎板打开过程中的失血均可得到良好控制，但当存在瘤体较大、侵袭范围广、血供丰富、与邻近血管关系紧密、粘连严重、多次手术史、侵犯多个节段椎体需行截骨、植骨和融合和固定操作等情况时[9]，仍需予以高度警惕，麻醉医师应充分预估术中失血情况并制定完善的处理预案。

研究表明，抗纤维蛋白溶解药（如氨甲环酸、氨基己酸）可显著减少心脏、产科、创伤以及肝移植等大型手术患者的失血量，但其在脊髓肿瘤切除手术中应用的安全性及具体剂量尚无定论。Damade等[10]发现，术中输注氨甲环酸的脊髓肿瘤的患者出血量与对照组相比没有显著差异，但可减少术中异体血液输入且未发生严重不良事件。控制性降压技术被广泛应用于五官外科、整形外科及骨科手术，通过使用血管扩张药、加深麻醉等措施降低平均动脉压从而整体减少创面渗血量，但在脊髓肿瘤手术中，控制性降压可能会影响脊髓血供，同时影响SSEP和MEP信号，加之其而减小出血的效果有限，鲜有应用。

（六）颈段及高位胸段肿瘤的麻醉管理

很多脊髓肿瘤位于颈髓以及高段胸髓（T_4以上），肿瘤本身及手术操作可能对脊髓造成损伤，从而对患者的呼吸系统、循环系统等造成极大风险。

气道方面，对于颈段脊髓肿瘤的患者，由于其疼痛的症状、椎体受累或既往有颈椎手术或内固定手术史，颈部活动相对或绝对受限，可能会造成困难气道。对于此类患者，应在麻醉诱导和插管过程中，使用颈托后片保护颈椎，尽量减少后仰运动，尤其是对于颅颈交界处的肿瘤，过度后仰颈部会造成肿瘤进一步压迫脑干，可能导致呼吸心搏骤停，最好事先有充分的应急预案。在所有插管方法中，纤维支气管镜是对颈椎活动幅度要求最小的技术，被认为是在颈部活动受限的情况中最理想的插管方法，可以最大限度避免颈段脊髓的损伤。当然，纤维支气管镜引导插管，尤其清醒下插管需要麻醉医师具备一定的经验和操作技术。有个案报道位于颈段的脊索瘤向前生长至口腔内，造成口咽腔狭窄[11]，正常诱导后可能会出现未预料的困难气道。因此，要求麻醉医师必须结合病史及影像学做出综合判断。一部分累及胸椎的脊髓肿瘤患者术中可能需要肺隔离技术，需要插入双腔气管插管。

循环方面，位于颅颈交界处尤其是累及脑干部位的肿瘤，术中牵拉等操作可能会造成恶性心律失常甚至心搏骤停，如果患者本身合并高龄、心律失常、心动过缓或传导阻滞等疾病，建议术前心内科会诊并提前干预，如提前植入临时起搏器或手术开始前贴好体表除颤电极等。术中应建立中心静脉并备好各种抢救药物及设备。

四、术后管理

（一）术后拔管

对于术中情况稳定、无严重合并症的患者来说，麻醉医师可酌情考虑术毕即刻拔除气管插管。早期拔管除有利于降低术后呼吸系统并发症（包括肺部感染、肺不张、肺栓塞、套囊压迫导致气管黏膜损伤），也便于早期判断是否存在神经压迫或损伤及时挽救脊髓功能，还有助于早期识别和处理不当压迫引发的视力受损[12]。拔管前需全面评估，避免疼痛、低体温、内环境紊乱和麻醉药物残留的发生，积极处理拔管后可能出现的不良事件。

对于长时间行俯卧位手术、术中输入大量晶体、已发生头面部水肿的患者，喉头水肿发生风险升高，术毕拔管可能会造成急性气道梗阻，需格外谨慎。颈段及高位胸段脊髓手术、术中呼吸循环不稳定以及术前已存在困难气道患者，术毕宜保留气管插管转运至ICU继续监护治疗，使患者喉头水肿消退，麻醉药物代谢完全，循环、内环境、体温等情况趋于稳定后，再行拔管更为安全[12]。

（二）术后镇痛

脊髓肿瘤切除术后患者疼痛评分较高。缺乏有效镇痛措施可对患者机体及心理等各方面造成不利影响，因此疼痛管理极为重要。部分患者由于肿瘤的压迫效应，术前即已出现不同程度的疼痛症状，或已使用多种镇痛方法及药物，需要麻醉医师提供更精准到位的术后疼痛管理方案。目前临床上多主张采用多模式镇痛方式，其核心理念是通过多方法、多技术和多药物共同实现个体化镇痛，增加镇痛效果的同时减少单一用药的剂量和不良反应。

患者自控静脉镇痛（patient-controlled intravenous analgesia，PCIA）仍是脊髓肿瘤术后最常用的镇痛方式。最常用且有效的镇痛药物是阿片类药物（舒芬太尼、吗啡、氢吗啡酮等）。为了减少恶心呕吐、尿潴留、便秘、皮肤瘙痒、嗜睡及呼吸抑制等不良反应，可在泵中联合非阿片类镇痛药物，比如非甾体抗炎药（nonsteroidal anti-inflammatory drugs，NSAIDs）、神经调节药物（加巴喷丁和普瑞巴林等）、α_2受体激动药（右美托咪定）等。

切口局部浸润镇痛（local infiltration anesthesia，LIA）已被广泛应用于各种手术术后镇痛。某项研究显示，在脊柱手术中，手术切口关闭前在双侧椎旁肌肉、筋膜及皮下注射"鸡尾酒药物"（包括1%罗哌卡因200 mg、帕瑞昔布40 mg、倍他米松7 mg，共50 ml），可达到缓解术后疼痛的目的[13]。单次注射药物持续时间较短，而在切口内留置导管，持续用药可延长术后镇痛时间。目前，切口LIA尚无固定的药物配伍方案，其简单有效、价格低廉，可以减少全身用药产生的不良反应。

竖脊肌平面阻滞（erectors spinae plane block，ESPB）是指在竖脊肌深面与椎体横突之间注射局部麻醉药，使药物沿着间隙上下扩散，从而浸润、阻滞脊神经背侧支和腹侧支，获得脊神经支配区域内的镇痛效果。ESPB操作简单、镇痛效果好、并发症少，已被逐渐应用于胸部手术、腹部手术、盆腔手术和骨科手术术后镇痛。Singh等研究表明，在腰椎后路手术中行超声引导下双侧竖脊肌阻滞可以有效缓解术后疼痛，同时减少术后24 h内的阿片类药物用量，促进术后早期活动并缩短住院时间[14]。由此可见，ESPB在脊髓肿瘤手术术后镇痛中同样具有广阔的应用前景。

五、总结

综上所述，脊髓肿瘤手术的麻醉管理较为复杂，不仅需要麻醉医师进行充分的术前评估，制订精细的术中管理与完善的术后镇痛方案，更需要与外科医生、神经电生理监测人员等整个手术团队进行密切的沟通与配合，保证患者安全、平稳、舒适地度过围术期，获得最佳的预后与转归。

（何志斌　张　欢）

参考文献

[1] Ottenhausen M, Ntoulias G, Bodhinayake I, et al. Intradural spinal tumors in adults-update on management and outcome[J]. Neurosurg Rev, 2019, 42(2): 371-388.

[2] Gunter A, Ruskin KJ. Intraoperative neurophysiologic monitoring: utility and anesthetic implications[J]. Curr Opin Anaesthesiol, 2016, 29(5): 539-543.

[3] Edgcombe H, Carter K, Yarrow S. Anaesthesia in the prone position[J]. Br J Anaesth, 2008, 100(2): 165-183.

[4] Epstein NE. How to avoid perioperative visual loss following prone spinal surgery[J]. Surg Neurol Int, 2016, 7(Suppl 13): S328-330.

[5] Charalampidis A, Jiang F, Wilson JRF, et al. The Use of Intraoperative Neurophysiological Monitoring in Spine Surgery[J]. Global Spine J, 2020, 10(1 Suppl): 104S-114S.

[6] Macdonald DB. Overview on Criteria for MEP Monitoring[J]. J Clin Neurophysiol, 2017, 34(1): 4-11.

[7] Rodney G, Raju PK, Ball DR. Not just monitoring; a strategy for managing neuromuscular blockade[J]. Anaesthesia, 2015, 70(10): 1105-1109.

[8] Liu HY, Xia TJ, Zhu ZZ, et al. Effect of neuromuscular blockade on transcranial electric motor evoked potentials during surgical correction for idiopathic scoliosis under total intravenous anesthesia[J]. J Clin Monit Comput, 2019, 33(3): 471-479.

[9] Mohme M, Mende K C, Pantel T, et al. Intraoperative blood loss in oncological spine surgery[J]. Neurosurg Focus, 2021, 50(5): E14.

[10] Damade C, Tesson G, Gilard V, et al. Blood loss and perioperative transfusions related to surgery for spinal tumors. Relevance of tranexamic acid[J]. Neurochirurgie, 2019, 65(6): 377-381.

[11] Han YZ, Jing F Y, Xu M, et al. Anesthesia management of cervical chordoma resection: A case report[J]. Beijing Da Xue Xue Bao Yi Xue Ban, 2019, 51(5): 981-983.

[12] Anastasian ZH, Gaudet J G, Levitt L C, et al. Factors that correlate with the decision to delay extubation after multilevel prone spine surgery[J]. J Neurosurg Anesthesiol, 2014, 26(2): 167-171.

[13] Ren Z, Li Z, Li S, et al. Local infiltration with cocktail analgesics during 2 level lumbar spinal fusion surgery: Study protocol of a randomized controlled trial[J]. Medicine (Baltimore), 2019, 98(19): e15526.

[14] Singh S, Choudhary N K, Lalin D, et al. Bilateral Ultrasound-guided Erector Spinae Plane Block for Postoperative Analgesia in Lumbar Spine Surgery: A Randomized Control Trial[J]. J Neurosurg Anesthesiol, 2020, 32(4): 330-334.

第8章
Chapter 8

脊髓肿瘤术中神经电生理监测技术

一、概述

术中神经电生理监测（intraoperative neuromonitoring，IONM）是指应用各种神经电生理技术，监测手术中处于危险状态的神经系统功能完整性。IONM已成为实时监测神经功能状况，减少神经损伤，提高手术质量的一个不可或缺的手段[1]。

IONM已经有几十年历史，其目的是在对患者的损伤最小化的前提下确保手术成功。它的目标是评估相关神经通路的电活动变化和监测潜在的危险操作对神经系统的影响。有多种监测方式，例如体感诱发电位、运动诱发电位和肌电图等，可以连续或间歇监测。根据手术对神经系统的影响制订监测方案，选择整合多种监测手段，可以提高敏感性和特异性。

IONM医生需要熟知手术流程和理解具体操作步骤的目的、要点，并且了解麻醉中的处置和患者状况对电生理监测的影响，这是IONM有别于常规电生理检查的技术基础和主要挑战。要求IONM医生与手术医生、麻醉医生密切配合，尽最大可能保护手术患者神经功能完整性。这需要规范、严密、个体化的操作来保证监测完满完成。IONM研究虽然活跃，但缺少突破性的创新。

脊髓脊柱手术常常充满挑战，这不仅因为脊髓的解剖结构复杂，神经结构脆弱，轻微的解剖破坏就足以造成明显的神经功能损害，而且这类手术中骨质内植入内固定物常是操作过程中重要的组成部分[2]，与无植入手术相比无疑增加了潜在风险。术中电生理监测在脊髓脊柱手术中常规应用已经成为共识。

沟通不充分，如信息的缺失、错误的解释、团队中的冲突会引起医疗事故和不良事件，对手术安全构成威胁并影响医疗质量。使用经过仔细修订的标准操作，按手术目标（颈背、腰骶尾和外周神经）完成监测，有助于手术室团队（手术护士、麻醉师、神经外科医生）之间的交流，降低不规范操作的风险。交流分为三个阶段：①手术前，记录人员采集患者信息与护士、麻醉师和手术团队沟通关于不同的医疗风险和患者的安全处理和可能的调整。②在IOMN记录期间，告知可能的变化的信号和可能的补救措施。③在IOMN的末尾，告知可能发生的不良事件，保存数据和记录。

二、常用的基本IONM技术

（一）肌电图

肌电图是对肌肉电活动的记录。肌电记录的变化是支配该肌肉的神经的间接功能指标。术中重点在于定位和确定包括颅神经在内的周围神经的完整性。自发肌电图实时记录肌肉电活动，可以做到实时评估。

在IONM中使用这一技术可以监测手术对周围神经和颅神经的影响。触发式肌电的采集中是通过直接对外周运动神经或脊髓神经根进行电刺激，在肌肉记录诱发复合肌肉动作电位。该技术可以辅助探测难以与肿瘤、瘢痕等组织区别的周围神经或颅神经，避免手术操作对神经的损伤。

触发肌电图也可以通过比较这种结构与正常的（或术前的）电传导用于检查受损的或存在受损风险的神经、神经根或神经干。钝性的神经根刺激会激活运动神经纤维，沿着神经向下传导，经过神经肌肉接头，然后能够在肌肉中记录到诱发电位。但需要注意的是，缓慢地牵拉神经可能会造成神经的严重损失，而不引起明显的动作电位，会让术者误认为操作并没有对神经造成影响。

通常使用多个针电极插入肌肉检查记录肌电。几乎任何肌肉都可以监测，如面部、四肢和括约肌。肌电图使用低噪声放大器持续记录。记录结果直观地显示出来。也有术者喜欢利用扬声器提供的听觉反馈来判断手术的操作。

（二）体感诱发电位

SEP评价后柱–内侧丘系系统的完整性。SEP是通过直接电刺激周围神经（如胫后神经、正中神经或尺神经），在神经传导通路的不同水平进行记录（例如颈丛、腰丛、顶叶躯体感觉皮层）到的刺激诱发电位。在可能造成神经损害的手术中，通过监测后柱–内侧丘系的电活动，SEP可以在检测神经系统完整性或损伤定位方面发挥着重要作用。在脊柱矫形、硬膜外、硬膜下和髓内病变的切除中都可监测SEP。

有两种常规的方法解读术中SEP改变：

（1）使用预设的上限（通常为幅值减少50%或潜伏期增加10%）。

（2）波幅、潜伏期和形态超出了基线的正常变异。

报警前需考虑影响SEP的因素，包括吸入麻醉、体温、血压以及体位摆放等。

（三）运动诱发电位

MEP是通过电或磁刺激运动皮层或脊髓，在远端脊髓或外周神经记录到或作为肌电在相应神经支配肌肉记录到的刺激诱发电位。MEP在脊髓脊柱手术监测中应用越来越广泛。监测时在脊柱进行记录（包括D波），也可以在外周神经（神经电位）或肌肉（复合肌肉电位）进行记录。一般选择在手或足部小肌肉记录。

因为记录需要侵入性操作，患者需要全麻。肌肉电位记录需要在头皮给予较高电压的簇刺激，以产生复合肌肉动作电位。MEP波幅与刺激强度呈非线性相关，阈上刺激才能诱发，波形和波幅具有较大的变异性，容易受到血压、体温、麻醉等因素的影响。吸入麻醉会抑制脊髓前角细胞，应用后使MEP的监测很困难，因此在应用MEP监测时推荐使用静脉麻醉（丙泊酚和阿片类药物），并减少肌松剂的使用。

D波是指在脊髓直接采集到的刺激诱发电位，刺激区域可以在头皮运动皮层，也可以在近端脊髓。因为D波不依赖于肌电，因此可以在麻醉中使用肌松剂。D波的特点为波幅与刺激强度呈线性相关，其波形稳定，不易受麻醉药物的影响；但缺点在于T10以下无法记录，不能区分左右侧别，以及约有20%的髓内肿瘤患者无法记录。脊柱侧弯手术行脊柱矫形后电极位置移动会导致波幅变化，不适合采用D波监测。

MEP监测的适应证包括任何有运动系统受损风险的手术。最常见的脊髓脊柱手术适应证有：颅颈交界区和脊柱手术、脊髓手术和栓系或马尾手术、脊柱畸形、椎体肿瘤切除，颈椎前路椎间盘切除术等。

术中MEP通常按照以下原则进行解读：

（1）肌肉记录的MEP波幅消失通常作为主要的指标。

（2）对于髓内肿瘤切除手术，肌肉电位记录的MEP波幅明显下降，D波波幅降低大于50%。急骤的阈值增高或者波形简化可以作为次要指标。

（3）对于脊柱手术，肌肉电位记录的MEP波幅明显降低或阈值升高可作为一般的指标。

有经验的医生在采取适当的预防措施后应用术中MEP监测是安全的，但也要警惕MEP可能对患者造成伤害。安全问题包括大脑或头皮的电或热损伤、癫痫发作、侵入性电极相关并发症、运动损伤、心律失常等。相关疾病禁忌证包括癫痫、皮质病变、颅骨缺损、颅内血管瘤夹、分流管或电极植入术后，还有心脏起搏器或其他植入医疗设备[3]。

吸入麻醉药浓度、围术期低体温、围术期低血压可能是影响术中神经电生理监测的主要因素[4]，对SEP/MEP具有显著影响（图8-0-1）。

（四）球海绵体反射

球海绵体反射传入神经为阴部神经感觉支，中枢在$S_2 \sim S_4$节段脊髓灰质Onuf核；传出神经为分布于盆底、球海绵体以及肛门外括约肌上的运动神经。球海绵体反射包括R1（寡突触通路）和R2（多突触通路）两个部分，术中通常分析的是R1成分，其潜伏期为30～35 ms。圆锥马尾相关手术可行球海绵体反射监测，可有助于降低术后大小便、性功能障碍的风险；但目前术中球海绵体反射的变化与患者术后长期肌门括约肌、逼尿肌功能和性功能的关系仍需进一步研究。

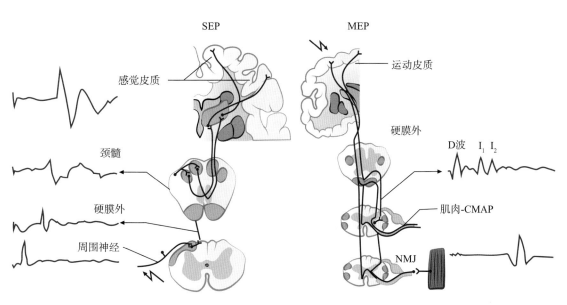

图8-0-1 SEP及MEP在不同部位的示意图

三、脊髓脊柱手术中电生理监测的设计

（一）硬膜下及硬膜外脊髓肿瘤切除

常规采用多模态IONM，包括MEP、SEP和自由肌电监测[5-7]。MEP被诱发肌肉选择胸锁乳突肌、斜方肌、三角肌，上肢的肱二头肌、肱三头肌、小指展肌、拇短展肌。此外还有下肢的股四头肌、腘绳肌、胫前肌、腓肠肌、拇短屈肌、拇外展肌。至少1块近端肌肉和1块远端肌肉。经颅刺激一般小于20 Hz，采用5~10次的串刺激，刺激强度为100~200 mA，刺激间隔为2 ms，50~1000 Hz滤波器，并记录100 ms的时间。螺旋状电极对称放置于Cz点前2 cm处，距Cz点5~7 cm处（国际10-20系统）。

SEP是通过刺激双侧腕部的正中或尺神经获得或通过刺激双侧踝部的腓神经或胫后神经获得（持续时间0.2 ms；重复频率5 Hz）。在C3（右正中或尺神经）、C4（左正中神经或尺神经）和Cz（左右腓神经或胫神经）记录。参考电极置于国际10-20脑电图系统FPz点。

SEP波幅稳定下降≥50%则提示手术部位可能损伤后索，可考虑暂停手术，重新进行后索定位，确定脊髓后正中沟。若SEP未恢复，MEP波幅稳定，则继续手术。若MEPs波幅消失（波幅<50 μV），D波>50%基线，提示术后可能发生短暂一过性运动功能废损，可考虑暂停手术，并给予局部加温灌洗液（37℃）或罂粟碱灌洗，以改善脊髓供血，并纠正低血压。若MEP波幅消失，D波<50%基线，提示发生术后永久性运动功能废损的风险高，可考虑暂停手术；给予纠正措施后，如果D波未恢复则考虑中止手术。术中球海绵体反射波形消失为报警标准。

对于IONM警报医生应进行及时干预，以促进波形恢复，如暂停手术，给予局部加温灌洗液（37℃）或罂粟碱灌洗，控制系统性低血压，和（或）静脉注射激素。如果幅度没有显示出来足够的恢复，手术医生要决定是否考虑到患者的整体情况和病情，以及是否继续进行肿瘤切除手术。

在硬膜下及硬膜外脊髓肿瘤切除过程中应采用MEP监测和适当的干预技术手术可以预测和预防术中运动功能损害的发生[8-10]。文献报道，采用MEP监测的硬膜下及硬膜外脊髓肿瘤切除手术的术后运动功能损害发生率分别为25%和6%，挽救比例分别为29%和55%[11]。而术中SEP是预测术后4周以上持续性运动功能损害的预后因素[12]。

（二）脊髓血管畸形

脊髓血管畸形是一种先天性脊髓血管发育异常，可通过动脉盗血、破裂出血、占位、静脉高压和血栓形成等导致脊髓损害，其分为脊髓动静脉畸形、硬脑膜动静脉瘘、髓周动静脉瘘和海绵状血管畸形4种类型。

1. 监测及麻醉方案

同髓内肿瘤。

2. 报警标准及干预措施

若SEP波幅稳定降低≥50%则提示机械损伤或脊髓后动脉供血损伤，可考虑暂停手术。若SEP波幅未恢复，MEP波幅稳定，则可继续手术。若MEP波幅消失（波幅＜50 μV），D波＞50%基线，可考虑暂停手术，术中行造影观察是否有脊髓供血障碍，可给予局部加温灌洗液（37℃）或罂粟碱灌洗，以改善脊髓供血，并纠正低血压。若MEP波幅消失，D波＜50%基线，提示术后有发生永久性运动功能废损的风险，可考虑暂停手术；实施纠正措施后，如果D波未恢复，则考虑中止手术。需要注意的是，由于脊髓灰质较白质对缺血更加敏感，在脊髓血管疾病的术中监测中，MEP比D波更加重要。术中球海绵体反射波形消失为报警标准。

（三）选择性脊神经后根切断术

选择性脊神经后根切断术是针对脑瘫患儿的手术方法，术中切断$L_2 \sim S_1$部分马尾神经后根和肌梭传入神经纤维（Iα纤维），阻断脊髓γ反射环路，降低肌张力，解除肌痉挛。IONM的目的是定位需切断的神经后根，同时保持脊神经的感觉和运动功能，避免损伤支配括约肌逼尿肌的阴部神经[13]。

1. 监测方案

术中显露$L_2 \sim S_1$神经根后，采用0.1 ms恒流方波刺激，频率为0.5～1.0 Hz，逐渐增加电量，记录到单一CMAP时刺激电量为刺激阈值，然后采用阈刺激分别刺激双侧$L_2 \sim S_1$，鉴别其运动根和感觉根（运动根阈值低于感觉根）。将感觉后根分为3～10束，采用0.1 ms恒流方波刺激，频率为0.5～1.0 Hz，采用0.5～10.0 mA刺激至1个肌群出现CMAP，以明确各感觉根的刺激阈值，然后采用50 Hz刺激确定阈值水平。采用50 Hz、阈值刺激强度、刺激时间为1 s的刺激参数，观察目标肌群的CMAP。将目标肌群的CMAP结果分为0～4级5个级别：0级为非持续性或单一刺激CMAP反应；1级为刺激相应节段获得CMAP反应；2级为刺激相应及相邻一个节段肌群获得CMAP反应；3级为获得CMAP反应超过相邻一个节段；4级为获得CMAP反应超过多个节段和（或）对侧肌群获得CMAP。术者可选择性切断3～4级的神经束。

2. 麻醉方案

为了术中触发EMG的稳定性，术中除诱导麻醉插管外不建议使用肌松药物，可监测肌松的程度。

（四）椎弓根螺钉植入

使用腰椎椎弓根螺钉作为后路固定装置应用非常广泛。目前提倡应用各种技术确保螺钉的正确放置。肌电图监测的基础是放置不当的螺钉会突破椎弓根或椎体的骨皮质导致螺钉与椎弓根下方的出口神经根阻抗下降。正确放置的螺钉完全保持在骨胳内高阻抗。术中监护要求以切皮后、脊柱暴露时的诱发电位作为监护基准，在对脊柱进行手术操作过程中，特别是高危操作过程中，实施连续监护，关键操作过程完结后，肌肉和伤口缝合期间，应该继续监测诱发电位。

如果螺钉受到大于10 mA的持续电刺激没有肌电活动，螺钉不太可能已穿透椎体皮层。但是，<7 mA的刺激引起反应提示骨质缺损。骨质缺损通常显示椎弓根螺钉与神经根间的阻抗降低。

（五）圆锥马尾手术

肛门或尿道括约肌功能障碍是马尾手术的严重并发症。圆锥马尾手术可以增加球海绵体反射记录，术中BCR波形消失为报警标准。

监测括约肌功能可以降低这种风险[14]。可以监测肛门和尿道外括约肌和逼尿肌。肛门括约肌监测是最简单，最常用的。在患者麻醉后单极皮下针电极经皮插入肛门括约肌。这些电极可以记录自由肌电活动，包括神经紧张性放电和触发肌电图。

尿道外括约肌包绕尿道近端，经皮不易触及。因此针电极不能插入此括约肌。监测尿道外括约肌使用一种连接到Foley导管的特制的环形电极。电极距水囊1～2 cm。该环形电极可用作双极表面电极记录刺激诱发的和自由肌电。逼尿肌也可以监测。使用膀胱压力的变化作为肌肉完整性的替代标志。手术之前要做膀胱造影确定膀胱的容量。手术时插入Foley导管，连接到一个三通流适配器，再连接到压力计上。膀胱最大限度充满液体。逼尿肌收缩会导致膀胱压力增加，这由压力计测量。此外，手术期间需要手术区域的持续高频率刺激诱发逼尿肌收缩。这种收缩会延迟几秒发生，导致给外科医生提供反馈延迟。

（六）颈椎间盘切除术

颈椎间盘切除术中也可对患者行多模态IONM（经颅电运动诱发电位、体感诱发电位和连续肌电图）监测，但有关研究较少。在韩国一项有关脊髓型颈椎病的研究中，检测IONM警报的灵敏度和特异性神经系统并发症分别为84.2%和93.7%。作者认为多模态IONM可能是颈前路减压融合术中检测神经损伤的有效工具[15]。

如果信号变化超出阈值，应仔细检查患者体位状态。监护波形参数应该以麻醉平稳后、手术操作前作为基准。在脊柱暴露后的手术操作过程中，应该连续进行电生理信号监护。所监测诱发电位应该对左、右两侧分别刺激。

（董　生　王国琴　陆　洋　王贵怀）

参考文献

［1］中国医师协会神经外科分会神经电生理监测专家委员会. 中国神经外科术中电生理监测规范(2017版)[J]. 中华医学杂志, 2018, 98(17):11.

［2］Fonseca P, Goethel M, Vilas-Boas JP, et al. A Bibliometric analysis of intraoperative neuromonitoring in spine surgery[J]. World Neurosurgery, 2021(1 suppl).

［3］熊巍, 王增春, 张军卫, 等. 全麻下脊柱脊髓手术中神经电生理监测异常的原因分析[J]. 中国康复理论与实践, 2017, 23(4):6.

［4］Charalampidis A, Jiang F, Wilson J, et al. The Use of Intraoperative neurophysiological monitoring in spine surgery[J]. Global Spine Journal, 2020, 10(1): 104S-114S.

［5］Rajappa D, Khan MM, Masapu D, et al. Multimodal intraoperative neurophysiological monitoring in spine surgeries: The experience at a spine centre through years[J]. Asian Spine, 2021, 15(6): 728-738.

［6］Chang VW, Hsueh-Han Y, Michael B, et al. Analysis of the effects of intraoperative neurophysiological monitoring on elective lumbar surgery: A Michigan Spine Surgery Improvement Collaborative (MSSIC) Study[J]. Neurosurgery, 2020(1): 1.

［7］Maarek A, Shamhoot EA, Amer M, et al. The role of surgical resection of intradural spine cord tumors guided with intra operative neurophysiological monitoring[J]. Tanta Medical, 2022.

［8］Wal E, Klimek M, Rijs K, et al. Intraoperative neuromonitoring in patients with intradural extramedullary spinal cord tumor: a single center case series[J]. World Neurosurgery, 2021, 147: 516-523.

［9］Wi SM, Lee HJ, Kang T, et al. Clinical significance of improved intraoperative neurophysiological monitoring signal during spine surgery: A Retrospective Study of a Single-Institution Prospective Cohort[J]. Korean Society of Spine Surgery, 2020, 14(1): 79-87.

［10］Ushirozako H, Yoshida G, Imagama S, et al. Efficacy of transcranial motor evoked potential monitoring during intra- and extramedullary spinal cord tumor surgery: A Prospective Multicenter Study of the Monitoring Committee of the Japanese Society for Spine Surgery and Related Research[J]. Global Spine J. 2023; 13(4): 961-969. .

［11］Correlation between preoperative somatosensory evoked potentials and intraoperative neurophysiological monitoring in spinal cord tumors[J]. Journal of Clinical Monitoring and Computing, 2020: 1-13.

［12］Jiang W, Zhan Q, Wang J, et al. Intraoperative neurophysiological monitoring in selective dorsal rhizotomy (SDR)[J]. Neuroscience Bullet in, 2020, (1): 12.

［13］Lee S, Cho DC, Rhim SC, et al. Intraoperative monitoring for cauda equina tumors: surgical outcomes and neurophysiological data accrued over 10 years[J]. Neurospine, 2021, 18(2):281-289.

［14］Jek A, Jsk B, Sy B, et al. Neurophysiological monitoring during anterior cervical discectomy and fusion for ossification of the posterior longitudinal ligament[J]. Clinical Neurophysiology Practice, 2021, 6:56-62.

第9章
Chapter 9

脊髓肿瘤手术并发症

脊髓肿瘤手术涉及人体精密、紧凑的结构——脊髓，也涉及人体运动的轴心结构——脊柱，具有较高的手术风险。除了与其他器官部位手术类似的风险，如感染、脑脊液漏、出血等之外，手术还可能造成脊柱力学改变、脊髓与血管损伤等特异的并发症，笔者将并发症总结为3类：脊柱失稳畸形、脊髓传导调控障碍（运动、感觉及自主神经功能障碍）和其他一般并发症（定位错误、脑脊液漏、感染、血肿等）[1]。临床上，对外伤导致相关的脊柱与脊髓功能障碍的研究较多，而作为脊髓肿瘤手术并发症的相关研究并不充分[2,3]，兹对笔者所在中心1600余例脊髓肿瘤（2015—2022年）的临床资料进行分析总结，简述如下。

第1节　术后脊柱失稳畸形

脊柱（包括椎体、附件、韧带、关节等力学结构）作为躯干姿势维持的轴心及上下肢运动的纽带，在静力状态下与动力状态下稳定方面有较高的精度与强度要求。脊柱脊髓损伤在临床上更为常见，而脊柱脊髓肿瘤手术过程中对脊柱的操作性破坏主要体现在手术切开椎板、椎板切除减压、关节面部分切除等。椎板切开复位、椎板切除或椎板切除加融合固定，是临床常用的手术范式。尽管原发肿瘤切除满意，神经功能恢复良好，但是，随访过程中依然有一定脊柱畸形发生率，年龄、椎板切开节段、肿瘤部位、关节突是否切开、既往是否有手术与放疗史是术后脊柱畸形发生的主要相关因素[4,5]。

据文献报道，不足10%的成年患者接受椎管内肿瘤切除后可能并发脊柱畸形，而在儿童中，比例为20%～100%，可能与儿童骨化中心尚未发育完全有关。常见脊柱畸形类型包括丢失正常曲度、侧弯畸形、后凸畸形等[6]。

我们在回顾性研究105例脊髓髓内肿瘤切除术患者的术前资料中发现，年龄和已经存在的术前脊柱畸形是术后出现脊柱畸形的明确高危因素，而其他研究的变量（包括性别、临床表现、肿瘤部位、大小、手术节段、既往手术史等）均未表现出明确预测价值[7]。

对于椎板切开后是否需要放回，即是否行椎板成型术，有假说认为放回可以减少后期畸形的概率，然而一项2003年的荟萃分析指出两者后期畸形发生率是没有明显差异的。另一篇2008年的回顾性研究分析238名椎管内肿瘤的手术患者，在中位时间为15个月的随访中，观察到类似的结论，即椎板还置与否在继发脊柱畸形方面没有统计学差异，但该研究同时发现，年龄小于18岁是术后脊柱畸形的独立危险因素[6]。

脊髓肿瘤手术必须开放椎管，椎板切开或切除为常规操作，一般采取后入路椎板切开，沿途将切开、切除、游离韧带、肌肉、椎板骨性结构，破坏生理的静态受力。结合经典的"三柱理论"模型，即使手术中不造成关节突的结构破坏，原垂直方向的力仍可沿关节突传导，这些力的水平分量将造成椎弓根在水平方向形变。尤其是在椎板切开手术后，原来提供帮助的环形骨结构、后柱附着韧带的缺失，导致椎弓根形变加重，这可能是导致术后脊柱畸形的原发力学改变基础。而在儿童中，由于椎体髓内骨化中心（椎板与椎弓根内）尚未完全骨化，力学改变可能继发骨化过程异常。相较于完全骨化的成人而言，处于"塑形期"的未成熟椎体——椎弓根结构更容易受到压力变化影响，从而发生对压力的适应，或形成畸形，也与临床观察到幼龄患者术后畸形率明显高于成年人相符。

脊髓肿瘤手术中是否做椎板切除、椎板切开复位及其椎板切除加脊柱内固定等手术范式临床上尚无共识，笔者经验如下。

（1）术前脊柱稳定性良好，且不伤及关节突关节，不推荐常规做内固定。

（2）对于术前已经存在的稳定性破坏，建议在肿瘤切除后行内固定恢复脊柱稳定性。此外，术后早期脊柱外模具支持、康复训练对于防止术后脊柱畸形发生也有益，特别是儿童[8]。

第 2 节　脊髓传导调控障碍

脊髓肿瘤手术，特别是髓内肿瘤，术中操作邻近或直接接触脊髓传导束，甚至造成传导束离断损伤，导致支配调控的相应靶器官功能丧失。即使没有明确的手术创伤，术后机体反应性炎症性水肿、出血等均有可能影响脊髓内神经束结构与信号传导，造成可复性或永久性的神经损伤。

早期对于神经损伤的认识局限于显性易观察，如躯体运动、躯体痛温觉节段性障碍——多为损伤节段及以下躯体功能，包括排尿与排便"运动"，延颈髓及高颈髓肿瘤术后有可能损伤呼吸及循环功能。随着观察积累与认识加深，包括位置觉、触觉的深感觉障碍被发现与认识；尿便功能中躯干肌与内脏肌不协调；性唤醒与射精反射调节紊乱，更多深层（意识下）的神经调节功能损伤被证实与关注。随着生存时间延长与监测技术的进步，更多研究者发现脊髓损伤与自主神经调节紊乱包括血压、心率反射异常，胃肠消化、蠕动排泄障碍密切相关，包括其继发的远期心血管、泌尿系、消化道并发症。

由于脊柱脊髓肿瘤所在部位、大小、肿瘤性质、占位效应、侵袭性等方面均有差别，并且不同术者对于干预、切除、辅助治疗方面的个人偏好，在缺乏大样本脊柱脊髓肿瘤样本研究的困境下，很难得到客观有指示性意义的脊柱脊髓手术并发症发生率、预测因子、预后等信息。一项针对脊髓Schwann细胞瘤的队列研究观察到，244名接受手术的肿瘤患者中，13%的患者出现术后短期的运动功能损伤，而20%的患者出现感觉传导的累及，但大多数患者的术后功能损伤在术后的对症支持治疗与康复训练中都缓慢恢复。

手术相关神经功能损伤可能来源于三个方面：

（1）手术操作直接牵拉、压迫、撕脱、离断神经传导结构，导致结构性损伤。

（2）操作引起炎症继发水肿、离子紊乱、突触调节因子抑制，导致神经膜功能紊乱。

（3）操作造成脊髓、神经根–血管反射的一过性缺血、灌注不足继发脊髓功能休克反应。

实际临床中，三种情况可能并存于同一患者中，甚至三者本身即是相互交错、相互影响、相互叠加的。事实上，也很难通过单纯干预某个方面达到有效减少、预防术后神经功能损伤的发生。

一、脊髓结构性损伤病理机制

结构性损伤与脊髓神经解剖、脊髓神经生理环路分布明确相关（详见本书"脊柱脊髓的解剖"及"脊髓的生理学进展"），肿瘤组织对于正常神经结构的影响，通过占位压迫或侵袭破坏实现，前者可能见于良性包裹性肿瘤组织挤压正常神经轴突、核团，形成牵拉而使信号传导异常；后者可能见于侵袭性肿瘤细胞破坏神经轴突微环境，使得膜结构、表面受体、离子水平异常。手术并发症继发脊髓神经功能改变与肿瘤类似，即手术相关操作（包括牵拉、离断、切除到正常的具有功能性的神经组织）破坏了原有的神经传导及调节通路。

脊髓的空间体积较小，最粗的颈髓大致仅与成年人大拇指粗细相同；神经纤维排列紧密，紧凑地分布了数十束不同功能的上下传导束及中介–效应核团，白质与灰质无缝连接，肿瘤会导致这些结构或被挤压或被浸润破坏。手术操作，即使依赖精密的光学显微镜，也很难清楚地分辨脊髓内传导束的范围、边界；尤其是弥漫性生长的髓内胶质瘤在质地、边界上难以与正常脊髓组织分辨，均是造成手术损伤正常神经纤维结构的原因。甚至，对于某些良性肿瘤的切除手术，术者可能更加倾向于完整切除肿瘤以达到"治愈"目的，无疑提高了对正常神经组织损伤的风险[9]。

二、脊髓结构性损伤的预防

有研究发现，通过磁共振的DTI序列及fMRI证实累及皮质脊髓束的肿瘤（无论是压迫还是侵袭），手术切除后都有更高的术后运动障碍发生率；而相应的具有术前感觉障碍的肿瘤，切除术后也更容易引发感觉障碍加重。因此，术前良好的神经纤维走行识别、合适的手术切除范围设计、术中小心谨慎的手术操作是在结构方面保全神经功能分层重要的手段，是减少术后功能损伤、增强手

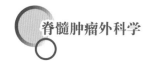

术疗效的必要条件之一。

（一）影像学评估

影像学评估是首选的无创评估方式，包括肿瘤在脊髓的相对空间位置，造成的推挤效果、侵犯范围，基于解剖学做出相应的评估及预测。最广泛应用的是MRI的T1WI及T2WI序列，T1WI可能在脊髓结构方面提供更多的信息（尤其是高场强磁共振能够提供更加精细的脊髓内部结构）；T2WI可能为评价肿瘤范围、鉴别肿瘤与水肿、设计合理的手术方案（保存神经功能、减少术中损伤，尽可能切除肿瘤）提供参考。对比剂增强能补充部分肿瘤边界、脊髓反应性变化的信息，帮助肿瘤手术切除的预后评估。一些临床不常规使用，但被发现可能有帮助的磁共振序列，如前述DTI序列能够帮助术前评估神经纤维走形，能提供手术入路、肿瘤-神经纤维关系、术后功能影响的信息，但在脊髓中的相关应用研究尚少，可能与脊髓纤细、传导束密集有关，需要进一步扩大样本量以证实新序列的临床适应性[10]。

（二）电生理评估

电生理评估是佐证影像学对神经功能评价的另一种手段，包括纵向运动、感觉传导束功能判断的MEP、SSEP，以及横向神经根、脊髓环路的电生理评价，能在神经纤维电生理方面提供定位依据和损伤判断，尤其是术中电生理监测，在警示重要纤维结构、减少继发功能损伤方面具有重要意义[11]。

（三）术中荧光显像

术中通过特殊荧光显影剂及荧光显微镜，有助于判断肿瘤组织的边界，在手术过程中为肉眼鉴别困难的肿瘤边界提供参考，减少盲目的过度切除带来预期以外的功能损伤[12]。

（四）其他决策

针对部分良性肿瘤，手术减压/部分肿瘤切除可能解除肿瘤压迫效应，松解牵拉的神经轴突，改善血供，能够缓解或解除受损的神经功能异常，但完整切除可能造成边界区域正常神经组织的损伤，尤其是在肿瘤高度挤压脊髓时，挤压的脊髓内结构较正常脊髓更加致密，易受到手术操作的影响，需要术者根据肿瘤类型、压迫情况及自身经验综合判断。

三、神经膜功能紊乱

神经信号传导依赖于膜电位变化与化学递质相互转化与传递，不仅受轴突内部能量供应、分子稳定性、内环境稳态、膜分子稳定性影响，也受突触周围环境内的功能性分子、离子水平，即神经系统微环境影响。肿瘤本身，无论是良性还是恶性肿瘤，均对正常的神经微环境造成影响，以恶性肿瘤影响为著，包括恶性肿瘤组织分泌的促炎、抗炎分子、蛋白酶、生长因子等，其中血管生成因子还能改变其周围血供分布，使血液倾向于供给肿瘤。

手术切除打破了肿瘤组织缓慢形成的微环境，一方面解除了原发灶的持续影响，但另一方面造成了短时间内微环境的重大变化。对于肿瘤组织，手术操作可以促进其内部分子释放，刺激肿瘤相关炎症反应产生。这种炎症反应与手术相关创伤、出血、坏死组织炎症反应可以相互叠加，加重局部组织的炎症反应进程，包括微血管扩张、通透性升高；细胞代谢紊乱、能量障碍；组织水肿加重压迫；钠钾离子水平变化、膜电位改变；其他肿瘤分子诱导反应，轴突与突触在复杂而快速的环境变化下不能及时适应，造成功能障碍，是一部分术后急性神经功能异常的原因。正常的生理炎症反应在"应激"的24 h内出现、72 h达到峰值，随后1周内逐渐减弱，组织进入修复期。而肿瘤释放的炎症分子可能加快炎症反应过程的出现，增强炎症反应的范围、程度和损伤，延长炎症反应持续的时间，增加了神经系统功能损伤的可能[13,14]。

在临床实践中，术后常规给予静脉糖皮质激素可能减轻上述炎症反应过程，包括减缓炎症反应进程、降低炎症强度、维持细胞膜稳定性、加快炎症消退等，有利于加快术后神经功能恢复，但目前尚无研究证实术后糖皮质激素使用降低了术后神经功能损伤的发生，并且大剂量糖皮质激素使用［一般给予1 mg/（kg·d）泼尼松，即60～80 mg/d，不超过100 mg/d］也增加了感染的概率，可能需要更加严格的无菌手术操作及术后管理，甚至预防性使用抗生素覆盖可能的手术相关细菌感染[15,16]。

术中糖皮质激素使用研究较少，一项美国的前瞻性研究发现颈椎手术术中局部注射糖皮质激素能够改善术后出现的吞咽困难现象（术后随访1个月），但研究对象并非脊髓肿瘤患者；而另一项回顾性分析脊髓肿瘤术前糖皮质激素使用的研究显示，术前给予糖皮质激素在住院日、再手术率、再入院率方面并无明显获益；针对脊髓转移癌患者，术前使用糖皮质激素反而提高了术后30 d死亡率。故术前及术中是否应该预防性使用糖皮质激素仍不明确，需要进一步研究观察[15]。

目前有报道一些临床前研究使用新型的炎症因子抑制剂，包括靶向白介素家族分子的单抗，如托珠单抗（雅美罗）以阻断炎症反应通路，降低炎症反应过程，减轻神经功能损伤。但相关研究尚未进入临床实际应用，且造价昂贵，其有效性–花费比需要进一步评估。

四、脊髓一过性缺血

脊髓一过性缺血是相对比较新的理论概念。横向解剖，脊髓实质内的精细血供（详细参阅本书第2章）由腹侧脊髓前动脉分支经腹侧沟进入后扇形辐射至实质内，同时脊髓后外侧动脉分出小动脉沿脊髓环形走形滋养脊髓实质外侧部分，两者末梢动脉在实质内相吻合。纵向解剖，脊髓同样接受根动脉等其他来源动脉供血，节段性的动脉分布特点形成大量的动脉吻合，致使脊髓间断分布着富血供区与乏血供区。

生理情况下，脊髓血管网提供的血液（氧气与能量）足够支持脊髓行使正常功能，但肿瘤微环境诱导可能改变毛细血管网供血特点与分布，使得更多的氧气与能量流向肿瘤组织；手术过程中，恰当及不恰当的操作均可能影响血流动力学，容易在血管吻合缘区域血供不足，包括牵拉、灼烧、挤压。脊髓，或推广至神经系统，均是能量高敏感、高需求的组织，易受缺血、缺氧影响，缺血后继发水肿也能进一步造成血供减少，造成术后急性功能障碍。故缩短手术时间、轻柔操作、注意血管保护、术后抗炎等，可能会减少一过性缺血及其造成的脊髓功能障碍，但其保护效力仍需要更多客观临床研究数据支持。

对脊髓及其血管的解剖和生理研究发现，脊髓血管本身也是受到神经调控的，主要受到血管收缩调节。脊柱脊髓手术，在术区节段造成的神经刺激，会反映在该节段供给血管的口径变化，造成血流变化。

五、结构损伤的空间定位

术后出现的神经功能损伤具体表现，与受损结构的横向与纵向空间位置明确相关，即脊髓内神经传导束/核团的受累位置决定了功能缺损的类型、严重程度。脊髓内不同的结构、细胞类型也对外界刺激敏感性不同，前角运动细胞相对于感觉神经元更容易受到外界刺激影响而造成功能损伤；无髓鞘神经纤维较有髓鞘神经纤维易受到损伤。

运动功能障碍主要由于下行纤维受累和（或）前角运动神经元功能障碍，前者主要包括皮质脊髓束及其他核团脊髓束（脊髓内分布位置详见"解剖"部分），负责运动的生成、运动协调以及躯体运动反射。脊髓髓内肿瘤手术后，临床更容易发生运动生成功能障碍而瘫痪，即肌力下降或肌张力增高，因为相对于直接破坏神经传导束，前角运动神经元一过性功能障碍更容易出现，同时，在前角运动神经元功能障碍时，仅凭临床查体也很难分辨更加精细的运动协调、高级反射功能的损伤与否。

感觉功能异常包括感觉缺失、感觉过敏、感觉倒错等，均与感觉神经元/神经纤维损伤或异常刺激（如炎症、血肿等）有关。髓内肿瘤手术常沿脊髓后正中沟切开，切开区域两侧即是外周感觉神经传入、脊髓灰质后角、深感觉传导束的分布区域，易于受到牵拉、压迫、机械损伤。经后外侧沟入路的肿瘤切除，两侧分布深浅感觉的上行传导纤维，也易于造成感觉异常，但其特点为同侧深感觉+对侧浅感觉（后正中入路造成的手术相关感觉异常多为对称性）。

在笔者临床工作中观察到脊髓空洞症患者（无论是继发于肿瘤梗阻、粘连梗阻或原发脊髓空洞患者），在空洞引流术后早期（术后1周）多有无法解释的运动、尿便功能障碍。运动障碍表现为轻度—中度的阶段下肌力下降，但肌张力、病理征检查为阴性；尿便障碍表现为术后首次排气、排便时间延长，便秘加重，腹胀，尿管拔出后自行排尿困难。即使手术中无明确脊髓腹侧、腹外侧损伤，亦可出现前述症状。目前暂无相关损伤的结构性、功能性病理生理机制的研究，笔者认为可能与脊髓空洞症形成过程中脊髓长纤维牵拉—术后长纤维回缩导致信号传递功能"改变"。该推测支持点包括：

（1）该部分患者术后复查核磁，脊髓无明显异常信号。

（2）该部分患者术后运动、感觉、尿便功能损伤程度轻，恢复速度快（多在1~2周）内逐渐恢复。

（3）远期随诊见脊髓空洞减小/消失后，神经功能大致不受影响。

（4）该现象也见于脊髓栓系综合症终丝离断术后，考虑相关病理机制类似。

六、自主神经系统调节紊乱

自主神经系统调节紊乱包括泌尿、消化、排便、性功能、心血管、呼吸功能的损伤研究相对尚浅。虽然在解剖与生理领域，对于各功能的调节通路研究已有较完备的理论模型，但目前尚无明确的预防或规避相关功能障碍的方法。

尿便功能在神经调节生理过程中有极大的相似性，均依赖于膀胱内/肠内平滑肌与末端括约肌的协同运动。整个调节环路包括"外周感受器—传入神经——级中枢（骶髓）—上行传导束—二级中枢（脑桥）—下行传导束——级中枢（骶髓）—传出神经—外周效应器"，其空间结构跨度广，联络纤维走行距离长，容易受到损伤。目前针对脊髓损伤导致尿便功能障碍定位和损伤程度的研究还有一定的局限性，通过对损伤病例总结，研究发现尿便调节与运动单元调节有类似的"上下神经元"模式（详细的生理机制请参阅本书"脊髓生理学"部分）。

1. 无张力型

无张力型（低位中枢损伤）表现为逼尿肌/肠壁平滑肌与末端括约肌均无力，主要为骶髓一级中枢的损伤，导致传出效应缺失，肌肉无法有效收缩，导致尿便潴留；潴留到一定程度后储存腔内压力升高挤压括约肌，而括约肌无法形成有效的拮抗效应，潴留内容物不受控制流出，即失禁。

2. 高张力型

高张力型（上位中枢失抑制调节）表现为逼尿肌/肠壁平滑肌与末端括约肌张力升高，痉挛状态，主要为下行抑制纤维失去对一级中枢的抑制性调控，导致容纳功能受限。少量的膀胱/肠内容物产生较高压力，与括约肌拮抗，一方面造成排尿、排便困难，另一方面将压力逆向传递至上游（如肾脏–输尿管、结肠–小肠）造成上游器官继发性损伤，反流性肾损伤已经成为脊髓损伤后主要慢性并发症及死亡原因。当储存腔内压力继续升高超过括约肌张力，内容物会强行通过括约肌，造成失禁及括约肌损伤。

3. 不协调型

即表现为促排平滑肌与括约肌无法协同行使功能，造成排尿、排便无力（括约肌舒张时，逼尿肌、肠壁肌肉不收缩）或排尿、排便困难（逼尿肌、肠壁肌肉收缩促排与收缩的括约肌拮抗）。前者造成尿便潴留，延长了排尿、排便时间；后者造成如前述高张力型尿便障碍，容易继发其他脏器损伤。此种损伤多见于交感调节（潴留调节）与副交感调节（排泄调节）拮抗，常见于腰段脊髓损伤病例。此外，由于膀胱、直肠反复感受不恰当张力变化（迅速升高或降低），其压力感受器传入纤维异常活动，相关反射会反应在循环系统，造成心血管功能适应性改变，即不恰当的血压、心率的波动，在老年人中容易继发心脑血管事件[17]。

呼吸功能的完整性主要由延髓呼吸中枢自主调节节律，肋间肌、膈肌等肌肉主要维持，大部分为皮层下的基本生命支持活动。而延髓呼吸中枢紧邻高颈段脊髓（以枕骨大孔为界），同时颈髓发出颈神经分出膈神经分支支配膈肌；胸髓发出节段神经支配肋间肌产生主要的呼吸动作（受到皮层运动中枢的随意调节）。延髓呼吸中枢的损伤根据程度不同会造成呼吸节律紊乱或呼吸运动停滞，是极其严重的致死性并发症。延髓分出联络纤维"指导"脊髓内前角细胞，前角细胞发出运动神经支配呼吸肌协调运动（颈髓内传导束分布请参见本书第2章），这两个通路是脊髓内肿瘤切除术中损伤容易累及的，尤其是高颈段手术[18]。

高颈段手术造成节段脊髓受累，损伤前角细胞，在$C_3 \sim C_5$节段层面可造成膈神经麻痹，继而引发同侧膈肌无力、瘫痪，造成通气障碍；其此层面以上的手术，由于接近延髓，过度的牵拉、挤压等可能影响呼吸中枢节律控制，也影响中枢感受血二氧化碳、酸性物质以调节呼吸频率与深度的能力；而在$C_3 \sim C_5$水平层面下，直接手术损伤或牵拉挤压，损伤可累及颈胸段脊髓支配的辅助呼吸肌（斜方肌、肩胛提肌等），造成轻重程度不等的憋气表现。

脊髓肿瘤手术造成的脊髓损伤同样对心血管系统有影响。动物实验证实，T_{10}节段的脊髓损伤后，小鼠血管通透性改变，包括内脏血管与躯干血管，表现出较为顽固的慢心率、低血压症状（类失交感调节表现），考虑与脊髓发出交感神经调节血压有关。脑干-脊髓-肾上腺髓质轴调节通路也经交感神经调节，脊髓损伤（尤其是$T_8 \sim T_{10}$节段）后的血压、心率波动可能还与儿茶酚胺激素调节障碍有关。在后期脊髓功能恢复过程中，部分患者（损伤节段高于T_6多见）出现交感反射紊乱，表现为血压、心率不规律反射性升高，出现高血压急症、次急症等，造成靶器官损害，推测与上述交感-肾上腺髓质失调节有关[19,20]。

性功能障碍可包括男性勃起功能障碍、痛性勃起、射精延迟、早泄以及女性性交痛等，不同类型的表现与不同传导束损伤有关（详细内容参考本书第3章），即对性行为的皮层-脊髓-性器官的联络受损，低位中枢（骶髓）的调控缺乏高级皮层协调而表现出相关功能障碍（如勃起困难）。但性功能障碍相关神经纤维的协同与调节的研究相对缺乏，还需要更多的观察与研究分析[21]。

虽然临床有限的研究提示，绝大部分脊髓肿瘤术后新出现的功能损伤，运动、感觉、尿便功能等可能在术后的短期或经过康复训练后得以恢复，但仍有部分患者出现不可逆的功能损伤，或是恢复缓慢甚至不能完全恢复到术前基线的神经功能状态。其中可能的原因包括：手术中受到不可逆损伤，神经元、轴突坏死；手术长时间刺激阻碍自主功能修复，可逆性损伤积累至不可逆改变。因此，为严密监测术中脊髓功能损伤，绝大部分涉及脊髓的手术均应设置术中电生理监测环节，监测患者上下行纤维信号传递的连续稳定性。手术过程中出现电生理监测波幅变化提示操作空间邻近所关注的传导束区，外科医生宜谨慎权衡利弊，小心操作，减少预期之外的神经元和轴突损伤。术后防治出血、缺血变化，及时抗炎，减轻炎症反应及水肿，可能有助于神经功能的恢复与挽救[22]。

第3节　其他一般并发症

一、定位错误

对于脊柱脊髓手术，一些学者根据系统性回顾研究发现，后入路脊柱脊髓手术中，意外椎体节段定位错误导致非必要椎板切开、减压、融合的手术意外发生率为0.09%～4.5%，意外切开多余节段椎体的发生率为1.3%～15%。虽然切除多余椎板相对于打开错误节段对患者危害小，也可能在术中被纠正，但多余椎体的切开和暴露，带来更多的组织损伤、更长的手术时间和可能更多的并发症[23]。

定位错误可能来源于各个方面。

（1）术前讨论、制订手术计划过程，缺乏多人/多次核验：大部分情况下，仅由主刀医生针对患者病情制订手术计划，而团队中其他医生参与性不高，一旦主刀出现"失误"未能正确判断手术部位，或讨论结论不明确，其他医生可能由于"未关注"或因为年资低而不能即时识别和指出异常。甚至，该错误的结论可能被"正确地"记录在病历里。

（2）术前核对不足：一般要求术前需要术者、麻醉师、护士三方核对，核对内容包括患者姓名、性别、年龄、病历号、手术信息（包括手术名称、体位、手术部位）、备血、备抗生素及其他特殊补充。在脊柱脊髓手术中，由于专业性高，具体到椎体水平的手术部位核对可能对麻醉师和护士要求过高，即术前核对过程在这方面可能并没有达到"核对"的目的。并且，医生核对手术信息有时可能依赖于病历记录，而这也可能将病历中记录"错误"变成实际的手术意外。

（3）术中X线标识、定位错误，缺少辅助手段复核：麻醉后，术者应该再次查看患者，确定手术方式、手术部位，在体表画出切口标识。术中X线定位判断错误时有发生，术者可能由于内在或外在的原因，未能正确判断术区骨性或体表标志，或指定了低年资医生代劳而没有履行监督复核的职责，造成术中发现节段错误。

（4）既往手术/解剖异常致术中判断错误：绝大多数病例的术者术前定位、手术标识是基于体表标志，如隆突、髂嵴等，但患者与患者间却有个体差异存在。肥胖患者、既往椎体融合/椎板切除、脊柱关节病、脊柱畸形等患者的体表定位，可能与其他正常患者有明显不同。对于特殊类型的患者，单一体表定位不足以确定正确的解剖结构和手术区域[24]。

针对错误可能来源于各个不同方面，神经外科医生在计划和实施每例手术时均应保持谨慎与细致的态度，耐心完成流程中各个细节要求。

（1）术前讨论中，组内/科内讨论需要求公开、平等，病例介绍与手术计划的讨论需细致，务必明确病灶范围、手术计划、手术目的，主持人应明确了解、同意手术方案，并准确记录。同时，参与术前讨论的每位医生应拥有平等发言、提出疑问的权利，切忌因年资、职位干扰正常医疗活动。术者在讨论后应及时复核记录医生所记录病历，确保手术核对正确。

（2）手术标识应由术者或高年资医生完成，并由助手或术者再确认，重复检验，确保标识区域准确、必要。若有修改，务必将修改信息明确展示，以免术中辨认错误。

（3）要求手术核对精细、完整，根据世界卫生组织手术流程要求，由护士发起针对患者身份、手术类型、手术区域（包括节段及侧别）、体位、术者信息、备血、备抗生素、知情同意书签署情况，三方确认无误后，可进行手术。

（4）对于特殊类型患者，应积极采用辅助手段定位，包括定位透视、体表超声等手段，降低人为因素干扰[24, 25]。

手术定位错误不仅给患者带来不必要的伤害，也可能延长住院时间、增加感染率、并发症风险，增加治疗费用，降低医患信任及配合度，甚至引出不必要的医疗纠纷。术者应在每次手术前严格按照规范流程完成每个步骤，反复核对，确保手术的准确无误。若实际临床工作中仍出现定位错误造成手术节段错误、手术节段过长，不建议单纯判定为术者"失职"而简单追责了事，应认真分析多个环节中所存在的漏洞与不足，可采取Swiss-Cheese模型分析错误来源及改进手段与方式，避免未来再次出现类似错误，造成患者损伤。对于已经造成的患者损伤，不建议隐瞒、掩饰、推卸责任，良好的医患沟通能够促进医患关系进步，不仅仅减少医患纠纷，也能提高患者依从性、配合度，使得诊疗能够有效进行。

二、感染

在围术期感染方面，脊柱脊髓手术与一般神经外科手术没有特别明显差别。几乎所有的择期、限期手术，均为Ⅰ类清洁切口，但脊髓肿瘤特点在于手术时间长、椎板取出后返回、多次手术等可能增加手术感染的危险因素。其他造成手术感染的危险因素如下。

（1）糖尿病：尤其是血糖控制不佳，是围术期感染的高危因素，慢性糖尿病降低了机体对于细菌的屏障作用，也降低免疫系统活性，高血糖也为细菌繁衍提供了环境。

（2）放置异物（包括植入固定装置）：增加了引入致病菌的概率，常见的附着于植入物的细菌（如表皮葡萄球菌）多形成生物膜，造成细菌进入体内难以被免疫系统和抗生素清除。

（3）既往手术、放疗史：增加切口暴露、组织损伤，易于致病菌入侵、繁衍。

（4）脑脊液漏：提示硬膜内外有持续通道形成，造成细菌易于进入硬膜下，形成感染、并发脓肿。

（5）术后引流、监测时间过长：与管道感染类似，长时间管道留置，细菌（表皮葡萄球菌等）可能通过蔓延作用，经管道逆行进入体内，造成感染。

（6）失血过多：可能造成组织营养、氧气供给不足，使得术后修复、免疫清理能力下降，失血继发能量不足导致组织坏死为细菌感染提供了环境。

（7）手术复杂程度：分期手术、多节段融合、前后入路联合、骶尾部手术区域等[26-29]。

感染包括深部组织感染、骨感染、浅表软组织感染、切口感染、其他器官感染，甚至菌血症、脓毒血症，是外科手术并非罕见的手术并发症。根据手术部位、手术类型及手术内容，可能有不同的感染菌谱和相对特异性临床表现，其中神经外科常见的手术相关感染通常的致病菌为金黄色葡萄球菌或凝固酶阴性的葡萄球菌（如表皮葡萄球菌），其他相关的致病性微生物还包括革兰阴性菌（如大肠埃希菌）。

金黄色葡萄球菌是广泛存在于医疗环境中的革兰阳性球菌，常定植于医务人员及患者鼻腔内，通过接触传播。它还能分泌蛋白酶，分解组织蛋白，形成感染灶扩散、形成脓肿等。金黄色葡萄球菌本身可以作为超抗原引发过度免疫激活形成剧烈炎症反应，造成系统性破坏。

表皮葡萄球菌可以广泛存在于皮肤表面、生物材料、导管等环境中，并且表皮葡萄球菌易形成生物膜，表现出顽固的定植特征，且生物膜形成后能够有效阻挡抗生素渗透，降低抗生素效力，造成持久的感染破坏。

以大肠埃希菌为主的其他革兰阴性菌感染主要来自环境广泛定植。医疗环境中，还可能存在多重耐药的大肠埃希菌、肺炎克雷伯菌等，是外科手术及术后切口感染的常见致病菌属，可能来源于术中污染，也可能由术后切口、引流的无菌管理不足所致。革兰阴性菌感染容易出现脓毒血症，造成系统性炎症反应，甚至引发休克。

与手术不直接相关的感染还包括围术期常见的三种感染：肺部感染，尤其是院内获得性肺炎；泌尿系感染；压疮等皮肤软组织感染。

（1）肺炎/下呼吸道感染：在神经外科围术期患者中并不罕见，可能原因包括术中插管时间长、呼吸机使用时间长、排痰困难、呼吸无力、下床活动晚、吞咽困难等。插管与呼吸机的使用，导致呼吸机内细菌播散及刺激气道内分泌物产生；机械导管破坏气道自发纤毛活动；镇静抑制咳嗽排痰；均造成致病菌长时间滞留于呼吸道内，难以清除。而术后患者常卧床休息，或下床活动不便导致肺不张；长时间卧床（或合并球麻痹）易造成口腔内容物侵袭呼吸道，导致吸入性肺炎。院内获得性肺炎的主要致病菌包括肺炎链球菌、肺炎克雷伯菌、口腔定植厌氧菌及铜绿假单胞菌、鲍曼不动杆菌（使用呼吸机的患者）[30]。

（2）泌尿系感染：尤其在高龄、女性、留置尿管、糖尿病的患者中容易出现。尿管的留置，阻碍了尿道闭合以防止细菌逆行蔓延，同时，尿液流动停滞或反流，增加了细菌反向侵入膀胱、输尿管、肾盂的风险。在有上述高危因素的患者中，尿管相关泌尿系感染可累及肾盂，造成肾盂肾炎或播散至全身造成脓毒血症甚至感染性休克。常见的泌尿系感染致病菌包括大肠埃希菌、肠球菌、铜绿假单胞菌、表皮葡萄球菌（留置尿管的患者）。

（3）皮肤感染：脊髓肿瘤手术时间长，术中一般采样俯卧位，术后恢复时间长，可能还伴有功能障碍致使行动不便，均是术后压疮的高危因素。压疮出现部位均为身体受力部位，与床面接触，失去皮肤屏障极易导致环境定植菌感染，如葡萄球菌、大肠埃希菌。对于脊髓手术患者，由于常采用后入路，切口位于背侧，可能接近常见压疮部位（肩肘关节、臀部、隆突、足跟），出现压疮累及切口的感染[31,32]。

有学者研究发现，单纯椎板切除术中，每100例中感染病例有0.7～2.3例；预防性的抗生素使用是明显降低神经外科手术感染率的预防手段（9.7%～5.8%）。脊髓肿瘤手术涉及"骨科脊柱手术"

与"神经外科硬膜内手术"，相关感染风险更高。由于一般患者感染菌种主要以阳性球菌为主，一般采用单次头孢唑林作为首选抗生素预防性抗感染，也可使用头孢呋辛。对β内酰胺类药物过敏患者，可采用克林霉素、万古霉素作为二线选择，具体的抗生素选择也需要考虑患者个体实际，包括实验室检查、器官功能、近期感染病史（如患者有其他可能感染革兰阴性菌的潜在感染、其他疾病等），也应结合实际微生物流行病学结果[33-35]。

除外预防性抗生素使用，一些其他的预防性措施也应常规使用：

（1）术前控制内科合并症，控制感染，降低感染风险。

（2）坚持围术期无菌操作，伤口敷料及时更换，规律检查切口情况。

（3）保持引流通畅，避免引流液回流，监测引流液量及性质，及时拔除引流管。

（4）及时评估拔管指征，包括气道、尿道、中心静脉通道。

（5）减少呼吸机使用，鼓励活动，呼吸锻炼。

（6）吞咽功能障碍、球麻痹等误吸高风险患者，评估鼻饲管使用。

（7）制动患者/活动不便患者，规律反射，防治压疮。

手术相关感染一般出现在术后48 h以后（由细菌侵入、增殖、分泌毒素过程决定），常见感染表现包括：

（1）系统性发热：一般高于38℃，为新出现的发热或热峰的突然升高。

（2）局部红、肿、热、痛。

（3）引流液性质变化：包括引流液混浊、絮状物形成、黏稠、引流管堵塞等。

（4）脑脊膜炎：意识障碍、脑脊膜刺激征及可能的其他神经功能障碍，若未形成脓肿，可能并未明确的局灶神经体征；手术感染早期的脓肿形成和系统性脓毒血症并不常见，但具有免疫系统功能不足的患者（如高龄、恶性肿瘤病史、免疫抑制剂使用等）可能在早期无明显感染症状时即出现脓肿和系统性脓毒血症，甚至多器官功能衰竭表现。

由于脊柱脊髓手术感染可能继发严重后果（脊柱骨脓肿、脑脊膜炎），发现术后感染应在留取病原学后及时使用抗生素抗感染治疗（若无法及时行穿刺获取病原学，不应该因留取病原学耽误抗生素使用）。抗感染治疗方案应根据常见菌和实验室检查细菌抗菌谱选择，常用的治疗方案为万古霉素+头孢曲松经验性覆盖革兰阳性菌和革兰阴性菌，后续细菌鉴定结果回报后，根据临床治疗效果再调整抗生素使用；其余治疗包括脱水、降颅压。感染患者糖皮质激素使用仍存有争议，由于尚无明确研究证明抗感染治疗同时使用糖皮质激素能改善神经功能或整体预后，且糖皮质激素有抑制免疫力、扩大感染风险，不常规推荐相关患者常规合并使用糖皮质激素治疗感染[33]。

三、脑脊液漏

脑脊液漏指术后脑脊液经硬膜破口或缝合口溢出至硬膜外，且漏口无法自行闭合导致长期脑脊液丢失继发脑脊液循环不足、脑脊液淤积、颅内压力降低的手术并发症。脑脊液由脑室产生，经脑室-导水管循环至脊髓，走行在蛛网膜下腔，其浅层有蛛网膜、硬脊膜包被。蛛网膜为质软结缔组织易穿透破损，而硬膜质地韧，相对坚硬，不易损伤，两者的完整性结构保证脑脊液能够局限在神经系统周围有效循环，发挥缓冲、清理代谢废物、促进物质循环的作用[36,37]。

脊柱脊髓手术中，骨动力系统、铣刀、咬骨钳、骨碎渣可能划破计划手术区域外的硬脊膜；根据手术需要暴露脊髓、神经根等硬膜下结构也需要切开硬脊膜。手术暴露蛛网膜后，脑脊液自蛛网膜下腔进入硬膜下隙从漏口流出。脑脊液漏亦可经手术计划切口漏出，脊髓术后硬脊膜缝合不紧密或补片与原硬脊膜切合不佳，致使术后脑脊液漏。有回顾性研究指出，脊柱脊髓手术后脑脊液漏的发生率为2%~20%，其发生与如下诸多术前、术中因素有关。

（1）脊柱畸形：可能导致硬脊膜牵拉，增加硬膜缝合的张力，畸形的脊柱也导致硬脊膜受力不均；部分先天发育的骨骼畸形可能合并脊膜发育畸形。

（2）既往脊柱脊髓手术：术后脑脊液漏发生率升高2倍，可能与既往手术继发的脊柱骨–软组织结构粘连、硬脊膜瘢痕、结构形态改变有关，二次手术、恶性肿瘤也会破坏原有脊膜完整性，易于脑脊液漏的形成。

（3）术中硬脊膜损伤：无论是计划性还是非计划性的硬膜损伤，均升高术后脑脊液漏的概率；术中硬膜撕裂的可能性也与年龄升高、手术范围大、手术脊柱节段多、后入路、强直性脊柱炎、肥胖（BMI>30 kg/m^2）、皮质醇激素使用有关。硬膜撕裂相较于手术剪开，其边缘更加不规则、层次错乱，使硬膜关闭时缝合困难。

（4）其他：术者经验不足、不放置引流、不恰当的修补方式等。

术后脑脊液漏，可能造成轻重不等、表现不完全一致的短期表现（图9-3-1）。常见的症状如下。

（1）头痛：可能与脑脊液漏后低颅压相关，脑脊液减少增加了脑组织与周围组织接触、挤压的可能，而压力可能是造成非特异性头痛的原因。

（2）神经功能障碍：具体原因研究不明，可能也与脑脊液漏后压力降低，对脊髓、神经根的缓冲保护作用不足造成压迫、挤压从而继发功能性损伤。

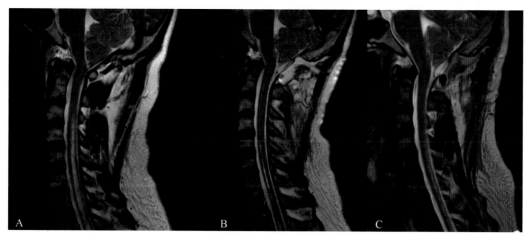

图9-3-1　术区脑脊液漏

A.术前磁共振成像；B.术后复查，见切口下T$_2$高信号；C.硬膜修补术后

（3）脊膜膨出/瘘道形成：由于漏口存在持续的、具有一定压力的液体渗出（渗出到漏口周围相对低压力的周围间隙），造成膜（壁）结构薄弱，愈合后形成结构薄弱点。漏出的脑脊液被包裹形成脊膜膨出，而不能完全愈合的脊膜导致脑脊液不能被包裹，持续漏出形成瘘道。

（4）切口裂开：脑脊液渗漏造成局部皮肤及软组织压力升高，同时脑脊液改变组织炎症、修复反应过程，造成伤口肉芽组织形成障碍不利于切口愈合。

（5）脑膜/脊膜炎/蛛网膜炎/脓肿形成：脑脊液漏形成持续的硬膜内外（蛛网膜内-硬膜外）通道，增加了细菌逆行入硬膜下、蛛网膜下的概率，继而出现脊膜系统感染。而延迟手术探查导致感染灶在皮下积聚无法引流时，形成脓肿。

（6）其他：延长住院时间、增加治疗费用（需要硬膜修补的脑脊液漏可能增加50%的住院花费）、二次手术可能扩大手术损伤[38]。

手术后脑脊液漏是一个重要的、需要严肃对待的临床问题，尤其是术前评估具有较多术后漏风险的患者，以及手术中存在较高术后漏风险/较严重术后漏可能的患者，应对采取一定的预防性手段以及严密的术后监测，减少漏的发生，及时发现脑脊液漏并积极做出处理及应对。

在术中，除提高手术技巧、谨慎分离、小心操作以外，部分研究发现一些可能帮助减少术后脑脊液漏发生率的手段方式。

（1）减少硬膜过度分离：在暴露硬膜术野过程中，选择合适的区域大小分离硬膜，尽量不过度超出手术范围暴露与分离硬膜与周围组织，以减少硬膜在分离过程中的损伤。

（2）恰当张力硬膜缝合+补片：在关闭硬膜时，一般推荐采用5-0聚丙烯（polypropylene）线连续缝合，以减少对硬膜的撕扯和脊髓的损伤（相较于"鱼骨线""倒刺线"），但可能会遇到局部组织水肿、硬膜缺失等，直接缝合硬膜张力过高，或缝合角度、切口形状不合适，直接缝合可能造成局部硬膜张力过高、吻合口漏。选择恰当的人工硬膜补片，通过形状设计，减少因为缝合带来的硬膜牵张，降低术后漏的风险。同时，补片的使用增加了髓外空间，降低硬膜对脊髓的急性、慢性压迫，也降低了缝合的难度，以减少技术难度。

（3）覆盖生物胶：聚乙烯二醇生物胶，在硬膜与补片缝合的区域涂抹，被证实有助于减少术后硬膜漏造成脑脊液外渗[39]。

（4）非穿透性血管夹代替缝线：近期研究发现，使用钛制血管夹替代缝线将补片与硬膜/直接夹闭硬膜也能取得良好的效果，可以作为缝合的替代方案。

（5）术中脂肪填补：在硬膜切口、破口缝合/补片缝合的区域（涂抹生物胶后）周围填充自体脂肪移植物，以填充关闭切口后在硬膜周围、皮下形成的空腔。这些空腔可能形成负压空间，更容易造成脑脊液。试验性研究发现预防性使用自体脂肪移植填充后的患者，术后未发现脑脊液漏。

（6）留置引流：留置引流能够缓解局部压力，减少脑脊液漏造成的局部影响，也能及时识别脑脊液漏，为早期干预提供机会。有研究表面，使用脑脊液补片后留置引流相较于单纯放置引流能够减少脑脊液漏的发生[36,40]。

研究表明，对脑脊液漏的保守治疗可能造成较为严重的后果与不利影响，且延迟探查造成更高的感染率、更长的住院时间、再次住院风险，发现脑脊液漏后及时干预可能是更合理的决策。但脑脊液漏的手术探查及修补指征尚不明确，笔者的经验是术后脑脊液漏经引流后仍不能得到良好控制，MRI检查显示脑脊液渗漏在硬膜外、肌肉间隙，甚至皮下等部位，建议尽早修补。

四、术后血肿形成

术后血肿是外科手术最常见的并发症，血肿来源于被封闭包裹的组织内出血，随着血肿的增大及出血量增多，其压力逐渐升高、压迫周围组织（包括出血血管）可引起相关占位性临床表现，但血肿压力升高反过来会压迫出血血管，减少了进一步的出血（若出血不被局限在某个空间内，如疏松的臀区、腹膜后隙，可能造成出血无法控制，进而出现失血性休克）（图9-3-2）[41, 42]。

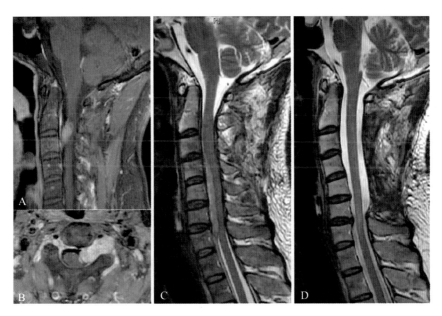

图9-3-2　神经鞘瘤切除术后的硬膜外血肿

血肿的形成与术中止血、术后出血明确有关，即使术中止血与术者经验相关，术后出血还受到包括手术复杂程度、创面等多个因素影响，部分术后出现可能来源于血压波动、机械受力改变，也是术中止血无法完全预估的。回顾性分析脊柱脊髓术后复查脊柱磁共振，提示无症状血肿的发生率为33%~58%（亦有其他研究发现磁共振检出术后出血发生率接近100%），其出现时间多为术后24 h内，从出现到症状到达顶峰大约12 h，很少有术后72 h以上出血的。而其中大部分的血肿不造成症状，也无须特殊处理，可以选择保守治疗、监测临床表现处理，血肿可自行吸收消失。根据相关研究统计，仅0.3%~3%的血肿形成明确的临床症状，需要手术探查、清除血肿，也是外科干预处理的急症[43]。

虽然尚无明确的研究表明术后血肿形成的根本原因，但大量的回顾性/观察性研究发现术后血肿出现与如下多个临床因素/观测指标相关，可能具有一定的提示意义。

（1）高血压：尤其是长期、控制较差的高血压，不仅给大小血管造成持续性压力使得血管透明样变、内皮增生致使血管脆弱，也使得血管表面张力调节受体疲劳，给围术期血压调控带来困难。

术后各方原因造成血压波动，会对创面的凝血系统造成巨大冲击，造成血凝块脱落、脆弱小血管壁破裂等，引发术后出血。

（2）未放置引流：研究表明可能几乎所有的脊柱脊髓手术后都会有出血，但大部分出血量不大，不形成明显的临床症状，引流管的留置释放了引流区的压力，能减少渗出和出血聚集导致的局部血肿及压迫，同时，引流能反映切口下的出血、渗出情况，提示外科急症。

（3）非甾体抗炎药：虽然在我国，NSAID并不是普遍常（滥）用的非处方药，但随着人群年龄增多，通过NSAID药物止痛的人群增加，包括骨关节炎、类风湿关节炎等，以及心脑血管病二级预防药物使用，围术期需要服用这类药物的患者增加。此类药物，包括阿司匹林，有抑制血小板聚集的作用，使得初级凝血系统功能受抑制，血小板斑块不易形成或形成后稳定性下降，增加术中和术后的出血风险。

（4）既往手术、多节段手术：两者均使手术更为复杂，增加了手术创伤、延长了手术时间，且既往手术还因为改变了原有解剖结构可能造成更大的术中损伤。由于手术创面大、过程复杂，有更高的风险造成止血不彻底或没有发现潜在的（肉眼未能明确辨别的）出血、渗血点，造成术后血肿形成。

（5）术前凝血功能障碍，INR＞2.0：凝血功能包括初级和次级凝血途径，在术中、术后的止血方面发挥巨大作用，稳定血小板斑块结构，形成更加紧密、稳定的纤维斑块网格封堵出血点。常见影响凝血功能的临床因素有肝功能、营养情况、肿瘤病史、血液系统疾病、抗凝药物使用等。

（6）其他：明胶海绵覆盖硬膜、酗酒、后入路手术、高龄等，其与血肿形成的因果联系还需要更多的研究分析以明确，但可能在评估术中出血、术后出血时有一定的提示意义[43-45]。

脊髓肿瘤术后血肿形成与手术操作对脊髓结构性损伤所造成的临床表现有时难以区别，因此，术后麻醉清醒时应即刻评价神经功能状态，出现难以解释的临床表现时，需要紧急申请影像学（MRI或CT）检查，尽早确定是否有血肿可能。神经功能障碍突发加重，情况紧急时，甚至需要紧急手术探查。

一般而言，少量血肿产生小的局部的占位效应可能与局部疼痛有关，但往往均被切口疼痛所掩盖。较大的血肿可出现明显的临床表现，但具体的临床表现与血肿的大小、压迫部位、出血程度有关，大致可分为以下两类。

1. 失血

一般小于400 ml的出血不会有明显的临床表现，可能患者表现出心率增高、脉压增大，可能诉轻微口渴等；超过800 ml的出血可有明显的心慌、乏力、口干、烦躁、脉搏细数等循环不足表现，但由于背部脊柱周围结构相对致密，出血超过800 ml较为少见，而在颈区、臀区、骨盆后等结构，由于周围组织压迫较小，血肿可扩散至周围组织内而造成持续出血；出血进一步增加，可造成循环不稳、灌注不足的少尿、血压下降、意识减退等休克表现。

2. 压迫性神经功能损伤

根据压迫的部位不同可能出现神经根性、脊髓性神经功能缺损；神经根性症状多为沿神经根分布的感觉异常（如疼痛、烧灼、过电感），可由于血肿压迫脊膜或血肿的理化刺激造成神经功能异常；脊髓性功能障碍多为节段下的功能障碍，与压迫的强度、血肿形成速度、压迫的方向有关：

（1）腹侧压迫多表现为运动障碍为主，伴或不伴尿便调节功能障碍，且由于血肿的偏侧特性可能出现运动障碍的不对称。

（2）背侧压迫多表现为感觉障碍为主，可有不对称、深浅感觉分离的特点。

（3）其余提示血肿的表现还包括新出现的尿便功能障碍（尿便失禁、潴留）、无法解释的背部疼痛等。

术后出现症状性血肿，无论是循环障碍还是神经功能障碍，均是外科紧急处理的指征。在完善急诊影像学明确血肿位置、大小等信息的同时，应积极明确相关可处理的危险因素，维持循环稳定：建立静脉通路，维持循环稳定，控制血压；除外凝血系统障碍，必要时补充止血材料、使用拮抗剂；对症处理神经功能损伤，脱水、抗炎、留置尿管。

当影像学明确血肿形成造成临床功能缺损，应积极手术探查止血、清除血肿，并重新留置引流，监测再次出血风险。

对于偶然发现的无症状的血肿，大部分在术后恢复过程中自行吸收或机化，无需特殊处理。体积较大的血肿可能造成切口愈合不良、血肿感染形成脓肿，但对于相关风险的手术干预的指征并不明确，还需要更多研究以证实手术清除血肿的获益。

术后抗凝一般脊柱手术24 h以后，尤其是肿瘤切除的患者由于创伤大、手术时间长、恶性肿瘤等高危因素，酌情考虑开启低分子量肝素（4000～5000 IU/d）预防性抗凝可能是更合理的。但研究分析脊髓肿瘤术后预防性抗凝的获益和出血风险并未得出良好的、一致性结论，具体是否启动抗凝、启动时间需要临床医师根据患者实际的深静脉血栓风险（Carprini危险性评分）和术后血肿高危因素权衡，并严密监测引流、血红蛋白水平和神经功能表现的变化而定[46,47]。

（雷 聘 王贵怀）

参考文献

［1］Luksanapruksa P, Buchowski JM, Zebala LP, et al. Perioperative Complications of Spinal Metastases Surgery[J]. Clin Spine Surg, 2017, 30(1): 4-13.

［2］Karsy M, Hawryluk G. Modern Medical Management of Spinal Cord Injury[J]. Curr Neurol Neurosci Rep, 2019, 19(9): 65.

［3］Tarawneh AM, Pasku D, Quraishi NA. Surgical complications and re-operation rates in spinal metastases surgery: a systematic review[J]. Eur Spine J, 2021, 30(10): 2791-2799.

［4］Leone A, Cianfoni A, Zecchi V, et al. Instability and impending instability in patients with vertebral metastatic disease[J]. Skeletal Radiol, 2019, 48(2): 195-207.

［5］Noh SH, Takahashi T, Inoue T, et al. Postoperative spinal deformity and instability after cervical spinal cord tumor resection in adults: A systematic review and meta-analysis[J]. J Clin Neurosci, 2022, 100: 148-154.

［6］Raab P, Juergen K, Gloger H, et al. Spinal deformity after multilevel osteoplastic laminotomy[J]. Int Orthop, 2008, 32(3): 355-359.

［7］Shi W, Wang S, Zhang H, et al. Risk factor analysis of progressive spinal deformity after resection of intramedullary spinal cord tumors in patients who underwent laminoplasty: a report of 105 consecutive cases[J]. J Neurosurg Spine, 2019: 1-9.

［8］Shen J, Wang Q, Wang Y, et al. Comparison Between Fusion and Non-Fusion Surgery for Lumbar Spinal Stenosis: A Meta-

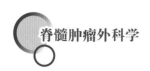
analysis[J]. Adv Ther, 2021, 38(3): 1404-1414.

[9] Moulin P, Gohritz A, Meunzel J. Spinal cord injury: still an interdisciplinary challenge(corrected)[J]. Orthopade, 2014, 43(7): 625-635.

[10] Von Aspern K, Borger MA, Etz CD. Magnetic resonance imaging in patients with postoperative spinal cord injury: 'one step at a time towards safer aortic repair'[J]. Eur J Cardiothorac Surg, 2021, 60(1): 174-176.

[11] Stankovic P, Wittlinger J, Georgiew R, et al. Continuous intraoperative neuromonitoring (cIONM) in head and neck surgery-a review[J]. HNO, 2020, 68(Suppl 2): 86-92.

[12] Lauwerends LJ, Van Driel PBAA, Baatenburg De Jong RJ, et al. Real-time fluorescence imaging in intraoperative decision making for cancer surgery[J]. The Lancet Oncology, 2021, 22(5): e186-e195.

[13] Hinshaw DC, Shevde LA. The Tumor Microenvironment Innately Modulates Cancer Progression[J]. Cancer Res, 2019, 79(18): 4557-4566.

[14] Arneth B. Tumor Microenvironment[J]. Medicina (Kaunas), 2019, 56(1): 15.

[15] Hobbs JG, Patel AS, Chaker AN, et al. Steroid Use Associated With Increased Odds of 30-Day Mortality in Surgical Patients With Metastatic Spinal Tumors in the Setting of Disseminated Disease[J]. Neurosurgery, 2019, 85(3): 394-401.

[16] Bhimani AD, Sadeh M, Esfahani DR, et al. Preoperative steroids do not improve outcomes for intramedullary spinal tumors: a NSQIP analysis of 30-day reoperation and readmission rates[J]. J Spine Surg, 2018, 4(1): 9-16.

[17] Hagen EM, Faerestrand S, Hoff JM, et al. Cardiovascular and urological dysfunction in spinal cord injury[J]. Acta Neurol Scand Suppl, 2011, 191: 71-78.

[18] Andrade MJ, Quintas FL, Silva AM, et al. Is autonomic dysreflexia a cause of respiratory dysfunction after spinal cord injury?[J]. Spinal Cord Ser Cases, 2021, 7(1): 4.

[19] Wecht JM, Harel NY, Guest J, et al. Cardiovascular Autonomic Dysfunction in Spinal Cord Injury: Epidemiology, Diagnosis, and Management[J]. Semin Neurol, 2020, 40(5): 550-559.

[20] Cowan H, Lakra C, Desai M. Autonomic dysreflexia in spinal cord injury[J]. BMJ, 2020, 371: 3596.

[21] Ohl DA, Carlsson M, Stecher VJ, et al. Efficacy and Safety of Sildenafil in Men With Sexual Dysfunction and Spinal Cord Injury[J]. Sex Med Rev, 2017, 5(4): 521-528.

[22] Clarke MJ, Vrionis FD. Spinal tumor surgery: management and the avoidance of complications[J]. Cancer Control, 2014, 21(2): 124-132.

[23] Patel A, Runner RP, Bellamy JT, et al. A reproducible and reliable localization technique for lumbar spine surgery that minimizes unintended-level exposure and wrong-level surgery[J]. Spine J, 2019, 19(5): 773-780.

[24] Chin KR, Seale J, Cumming V. Avoidance of Wrong-level Thoracic Spine Surgery Using Sterile Spinal Needles: A Technical Report[J]. Clin Spine Surg, 2017, 30(1): E54-E58.

[25] Dharnipragada R, Ladd B, Jones K, et al. Novel 2D long film imaging utility to avoid wrong level spinal surgery[J]. Radiol Case Rep, 2022, 17(7): 2400-2403.

[26] Farah K, Lubiato A, Meyer M, et al. Surgical site infection following surgery for spinal deformity: About 102 patients[J]. Neurochirurgie, 2021, 67(2): 152-156.

[27] Deng H, Chan AK, Ammanuel S, et al. Risk factors for deep surgical site infection following thoracolumbar spinal surgery[J]. J Neurosurg Spine, 2019, 32(2): 292-301.

[28] Algamdi SS, Alawi M, Bokhari R, et al. Risk factors for surgical site infection following spinal surgery in Saudi Arabia: A retrospective case-control study[J]. Medicine (Baltimore), 2021, 100(17): e25567.

[29] Tsantes AG, Papadopoulos DV, Lytras T, et al. Association of malnutrition with surgical site infection following spinal surgery: systematic review and meta-analysis[J]. J Hosp Infect, 2020, 104(1): 111-119.

[30] Bassetti M, Mularoni A, Giacobbe DR, et al. New Antibiotics for Hospital-Acquired Pneumonia and Ventilator-Associated Pneumonia[J]. Semin Respir Crit Care Med, 2022, 43(2): 280-294.

[31] Giraldi G, Montesano M, Sandorfi F, et al. Excess length of hospital stay due to healthcare acquired infections: methodologies evaluation[J]. Ann Ig, 2019, 31(5): 507-516.

[32] Mouajou V, Adams K, Delisle G, et al. Hand hygiene compliance in the prevention of hospital-acquired infections: a

systematic review[J]. J Hosp Infect, 2022, 119: 33-48.

[33] Suthar R, Sankhyan N. Bacterial Infections of the Central Nervous System[J]. Indian J Pediatr, 2019, 86(1): 60-69.

[34] Wall EC, Chan JM, Gil E, et al. Acute bacterial meningitis[J]. Curr Opin Neurol, 2021, 34(3): 386-395.

[35] Brouwer MC, Tunkel AR, Mckhann GM, et al. Brain abscess[J]. N Engl J Med, 2014, 371(5): 447-456.

[36] Woodroffe RW, Nourski KV, Helland LC, et al. Management of iatrogenic spinal cerebrospinal fluid leaks: A cohort of 124 patients[J]. Clin Neurol Neurosurg, 2018, 170: 61-66.

[37] Menon SK, Onyia CU. A short review on a complication of lumbar spine surgery: CSF leak[J]. Clin Neurol Neurosurg, 2015, 139: 248-251.

[38] Balasubramaniam C, Rao SM, Subramaniam K. Management of CSF leak following spinal surgery[J]. Childs Nerv Syst, 2014, 30(9): 1543-1547.

[39] Kobayashi K, Ando K, Ito K, et al. Efficacy of intraoperative lumbar subarachnoid drainage for prevention of cerebrospinal fluid leak after spinal cord tumor resection[J]. J Orthop Sci, 2018, 23(2): 266-272.

[40] Arnautovic KI, Kovacevic M. CSF-Related Complications After Intradural Spinal Tumor Surgery: Utility of an Autologous Fat Graft[J]. Med Arch, 2016, 70(6): 460-465.

[41] Reidy J, Mobbs R. Spinal Subdural Hematoma: Rare Complication of Spinal Decompression Surgery[J]. World Neurosurg, 2022, 158: 114-117.

[42] Ahn DK, Lee JS, Shin WS, et al. Postoperative spinal epidural hematoma in a biportal endoscopic spine surgery[J]. Medicine (Baltimore), 2021, 100(6): e24685.

[43] Hohenberger C, Zeman F, Hohne J, et al. Symptomatic Postoperative Spinal Epidural Hematoma after Spinal Decompression Surgery: Prevalence, Risk Factors, and Functional Outcome[J]. J Neurol Surg A Cent Eur Neurosurg, 2020, 81(4): 290-296.

[44] Gao X, Li L, Cao J, et al. Symptomatic postoperative spinal epidural hematoma after spine tumor surgery: Incidence, clinical features, and risk factors[J]. Spinal Cord, 2019, 57(8): 708-713.

[45] Djurasovic M, Campion C, Dimar JR, et al. Postoperative Epidural Hematoma[J]. Orthop Clin North Am, 2022, 53(1): 113-121.

[46] Barnes B, Alexander JT, Branch CL, Jr. Postoperative Level 1 anticoagulation therapy and spinal surgery: practical guidelines for management[J]. Neurosurg Focus, 2004, 17(4): E5.

[47] Ellenbogen Y, Power RG, Martyniuk A, et al. Pharmacoprophylaxis for Venous Thromboembolism in Spinal Surgery: A Systematic Review and Meta-analysis[J]. World Neurosurg, 2021, 150: e144-e154.

第10章
Chapter 10

脊髓肿瘤的神经重症治疗

第 1 节　脊髓肿瘤患者的围术期评估

一、高风险脊髓手术的评估

随着外科技术、麻醉管理和术后监护水平的提高，外科医师能够实施更加复杂的脊髓肿瘤手术，但外科医师挑战复杂手术的同时还必须充分评估患者对手术的耐受性。当患者存在以下情况时，可列为高风险脊髓手术患者（表10-1-1），需要进行更加充分的围术期评估[1]。

表10-1-1　高风险脊髓手术患者标准

外科方面	内科方面
预期手术时间＞6 h	冠状动脉疾病（既往心肌梗死病史、支架置入、搭桥）
预期手术范围＞6 h	充血性心力衰竭
计划分期进行的手术	肝硬化
外科医师认为是高风险手术	痴呆 肺气肿 肾功能不全（肌酐＞176.8 μmol/L，透析） 肺动脉高压 脑血管疾病 年龄＞80 岁

二、围术期脏器功能评估

（一）心血管系统评估

脊髓肿瘤手术可从以下几个方面对心血管系统产生影响：①术中大量失血可能导致患者低血压及心动过速；②麻醉引起心动过缓及血管扩张；③颈段及胸段脊髓的损伤可影响交感神经对心脏的作用，使副交感神经作用失去拮抗，可引起心动过缓、心肌收缩无力及房室传导阻滞及冠脉收缩[2]；④交感神经损伤导致外周血管麻痹。

术中术后各种原因导致的低血压及副交感神经失去拮抗导致的冠脉收缩可使心肌灌注减少，大量失血至贫血可导致心肌氧供减少，术后的发热、疼痛引起的心动过速可导致心肌氧耗增加，综合这些因素可能导致术后心肌缺血发作，因此围术期要充分评估和监测患者心脏情况。根据美国心脏病学会及美国心脏协会指南[3]，当患者存在不稳定的冠脉综合征、失代偿的心力衰竭、显著的心律失常和严重的瓣膜病变时均为心血管系统高危状况，应采用代谢当量（metabolic equivalent of task，MET）进行心脏储备功能评估，当MET<4时，应进一步行药物应激试验评估心脏储备功能。术后应着重关注该类患者是否存在心前区不适，动态监测血压、心电图及心肌酶变化。术后高凝状态及卧床可能导致深静脉血栓及肺动脉栓塞，应注意是否存在下肢肿胀，定期评估D-二聚体、下肢深静脉超声、血气分析等检查，必要时行CTPA检查。

（二）呼吸系统评估

脊髓肿瘤手术患者可能从以下几个方面对呼吸系统产生影响：①颈段及上胸段脊髓损伤可影响交感作用，可导致支气管收缩，呼吸道分泌物增加；②膈神经和躯体神经损伤可能对膈肌、肋间肌、呼吸辅助肌肉及腹肌的功能造成影响，导致呼吸及咳痰能力减弱；③胸段脊髓肿瘤手术还可能损伤胸壁，造成血胸及气胸；④术后长期卧床可能导致痰液坠积、引流不畅。

基于上述影响，脊髓肿瘤手术后可出现肺炎、胸腔积液、支气管痉挛、肺不张、呼吸衰竭及需要长期机械通气等情况。针对上述肺部并发症，术前应充分了解患者肺部疾病病史及吸烟史，对高危患者需进行血气分析、肺功能检查及肺部影像学检查。术后需要对患者进行肺部查体、监测相关实验室及影像学检查。还应对患者呼吸功能进行评估，无论术前还是术后，当患者存在以下情况时需保留气管插管（表10-1-2）。脊髓肿瘤术后呼吸系统并发症与受累的脊髓节段高度相关，节段越高，并发症发生率越高，症状越严重。

（三）消化系统评估

脊髓肿瘤术后对支配消化系统的交感及副交感神经均可造成损伤，可对胃肠道蠕动、括约肌张力、消化液分泌产生影响，加之麻醉药物作用、术后镇痛、卧床，患者可出现恶心、呕吐、腹胀、腹痛、腹泻、便秘、排便失禁、喂养不耐受等情况。自主神经还对胃肠道血管产生调控作用，副交感神经损伤可能导致血管收缩，肠道血运减少，如同时存在低血压，则存在肠缺血坏死风险。脊髓肿瘤术后需注意观察患者腹部症状及体征，高风险患者需监测胃潴留、腹压及肌酶。

表10-1-2　脊髓受累患者保留气管插管指征

最大吸气压	> –20 cm H$_2$O
最大呼气压	< +20 cm H$_2$O
肺活量	< 15 ml/kg 或 1L
动脉血氧分压 / 吸入氧浓度（氧合指数）	< 250
胸片提示严重肺不张	

（四）泌尿系统评估

脊髓肿瘤术后自主神经损伤可对输尿管蠕动、逼尿肌收缩及括约肌松弛产生影响，可导致神经源性膀胱、尿潴留及尿失禁。尿潴留易导致泌尿系感染、泌尿系结石以及肾盂积水，进一步可造成肾功能损伤。脊髓肿瘤术后需注意观察患者是否存在尿潴留，并注意监测尿常规及尿培养。对尿潴留及泌尿系感染控制不佳的患者还应注意肾功能变化。

（朱　研）

第2节　脊髓肿瘤及脊髓损伤患者生命监测与器官功能评价

一、脊髓肿瘤相关的血流动力学改变与管理

脊髓肿瘤及脊髓肿瘤术后，患者经常出现低血压。导致低血压的一方面原因是围术期补液不足及术中失血较多导致的容量不足，即低血容量休克。另一方面原因与脊髓损伤及手术应激相关，特别是颈髓或高位胸髓肿瘤手术，因交感神经功能受损，副交感神经失去抑制，可导致心动过缓和外周血管扩张，导致神经源性休克。低血容量休克和神经源性休克的区别见表10-2-1。一部分患者同时存低血容量休克和神经源性休克，对于这部分患者需要小心鉴别。

对于低血容量性休克，充分的液体复苏是主要治疗手段。但神经源性休克对于液体复苏的效果往往不佳，而对血管活性药物的应用反应良好。对于神经源性休克，大量的液体复苏不但对维持血压无益，反而可能增加组织水肿，因此应及时使用血管活性药物，建议选择可同时兴奋α受体和β受体的血管活性药以同时纠正低血压和心动过缓。各种血管活性药物的特性见表10-2-2。

表10-2-1　神经源性休克和低血容量休克的鉴别

	神经源性休克	低血容量休克
血压	低	低
心率	慢	快
反射	无反射	反射正常
治疗反应	对血管活性药反应好	对液体复苏反应好
尿量	通常正常	减少
肢端温度	温暖	冰冷

表10-2-2　各种血管活性药物特性

药物	α 作用	β 作用	注意事项
去甲肾上腺素	+++	++	可作为首选药物
多巴胺			低剂量时可能产生意外利尿
低剂量 [3 ~ 10 μg/ (kg · min)]	+	++	
高剂量 [10 ~ 20 μg/ (kg · min)]	++	+++	
苯肾上腺素	++	无	可能加重心动过缓
肾上腺素	+++	++	心脏并发症多，较少使用
多巴酚丁胺	无	+++	容量不足时可导致低血压

注：+：弱效；++：中效；+++：强效。

　　脊髓对低血压耐受性差，术后维持平均动脉压＞85 mmHg持续5 d以上有助于保护脊髓功能[4]。但过高的血压会增加髓内出血和水肿的风险，因此需要根据患者基础血压情况控制患者血压范围。

　　自主神经反射异常（autonomic dysreflexia）常出现在T_6以上脊髓损伤的患者中，这是一种以血压骤然升高，伴有心动过缓、颜面潮红、视物模糊、脊髓损伤节段以上皮肤出汗及损伤节段以下皮肤苍白、冰冷为表现的一组综合征，如不及时治疗可继发脑出血、癫痫、心力衰竭，甚至死亡[5]。任何脊髓损伤节段以下的恶性自主神经刺激均可导致自主神经反射异常，最常见的诱因是尿潴留和便秘，其他因素如紧身衣物、压疮、胆囊炎、肾结石等亦可诱发。诊断标准为患者的收缩压上升大于原来正常值的20%，并且至少伴有下列5项中的1项：出汗，寒战，头痛，面部充血，以及发冷[6]。发生自主神经反射异常时首先需要采用的治疗措施是使患者直立坐位，并去除可能的诱因，适当镇痛。如果2 ~ 5 min后患者血压未能控制，应给予药物控制血压，降压药物首先α受体结抗药和钙离子通道阻断药。

二、脊髓损伤相关的呼吸功能障碍与处理

　　呼吸系统并发症在颈髓肿瘤围术期常见，尤其是C_4以上颈髓损伤会有呼吸功能障碍，常发生肺不张、肺部感染、呼吸衰竭等呼吸系统并发症，严重者需要机械通气。急性期呼吸系统并发症的发生率约为36%，是术后一年内死亡的主要原因之一。

呼吸系统并发症发生的严重程度取决于脊髓损伤平面、损伤程度、损伤持续时间等。其表现主要分为以下几个方面。

（1）呼吸肌肉力量下降：膈肌功能占所有呼吸肌功能的60%以上，膈肌神经支配来自$C_3 \sim C_5$水平，因此C_4以上损伤常导致膈肌功能障碍；膈肌麻痹时，吸气时膈顶上升到呼气位置，胸腹不同步，肺容量减少，将动员胸锁乳突肌、斜方肌与肋间外肌等辅助呼吸肌参与吸气，当呼吸需求增加时，即出现胸部与腹部扩张不协调，出现反常呼吸或胸腹矛盾呼吸（胸部扩张而腹部塌陷），呼吸肌疲劳，呼吸衰竭而需要机械通气。

（2）有效咳嗽力量下降，分泌物积聚不能有效排出：吸气是主动运动，呼气主要是依靠胸廓回弹，当咳嗽时需要声门闭合的同时膈肌、肋间内肌（$T_1 \sim T_2$）、腹壁肌肉（$T_7 \sim T_{12}$）共同作用，产生有力的呼气和咳嗽。由于腹壁肌肉麻痹将导致咳嗽无力，呼吸道分泌物无法清除，易继发肺部感染、呼吸衰竭；因此下颈椎或胸部肿瘤切除术后可能需要临时正压通气支持，加强气道廓清治疗，痰液引流充分后，最终有可能脱离呼吸机过渡至自主呼吸状态。

（3）自主神经功能障碍：分泌物增加，支气管哮喘，肺水肿。

脊髓损伤累及呼吸功能的患者，严重者可出现烦躁、憋闷、心动过速（>100 次/分）、呼吸急促（>20次/分）、胸锁乳突肌或斜角肌收缩、言语断续，有时出现反常呼吸。血气分析提示二氧化碳潴留，急性呼吸性酸中毒，即存在气管插管的指征。需要警惕的是，合并口咽肌肉无力患者存在唾液的吞咽困难，口腔大量唾液积存上气道，还存在窒息风险。

床旁呼吸功能检查不仅用于诊断，也是后续能否脱机、撤除人工气道的评价指标之一。最大吸气压（PI_{max}）是指在残气位气道阻断时用最大努力吸气能产生的最大吸气口腔压力（正常=-100 cmH_2O）；最大呼气压（PE_{max}）是指在肺总量位气道阻断后用最大努力呼气所能产生的最大呼气口腔压力（正常=80 cmH_2O）。$PI_{max} < -30$ cmH_2O，$PE_{max} < 40$ cmH_2O可作为需有创机械通气的指征；$PI_{max} < -20$ cmH_2O，$PE_{max} < 20$ cmH_2O，即有气管插管的指征。最大呼气压的测量也是对有效咳嗽能力的一个重要评估。

近年随着超声技术的发展，超声越来越多地应用于床旁评估。超声通过测定膈肌在呼吸运动过程中头尾方向摆动的距离（膈肌位移）、膈肌厚度等评价膈肌功能，且根据自主呼吸中膈肌运动方向、有无反常呼吸等判定膈肌无力或膈肌麻痹。

脊髓肿瘤围术期预防与治疗呼吸系统并发症，须进行积极的每日胸部物理治疗，包括体位引流、床旁胸部叩击、深吸呼吸和呼吸复张操作，有利于促进气道顺应性和清除气道分泌物。具体措施包括：

（1）体位引流：每2小时侧立翻身，变换体位，痰液引流不畅者如外科情况允许可考虑俯卧位引流。

（2）振动排痰：用一定的手法或祛痰振肺装置振动、叩击患者胸背部，通过振动和叩击将分泌物从小的支气管内移动到大的支气管内，然后被咳出体外。

（3）手法辅助咳嗽：操作时手掌放在患者剑突下，嘱患者深吸气使足够多的气体充分膨胀肺组织，在其咳嗽的同时用一个向内、向上的动作对患者腹部加压，使得短时间胸腔压力增加，辅助咳痰。

（4）机械性吸-呼技术（mechanical inspiration expiration，MIE）：模拟人的生理咳嗽过程来帮助患者咳嗽。通过提高咳嗽峰流速，放大患者的咳嗽效应。即吸气时通过正压加压使得肺组织充分扩张，呼气时快速切换成负压形成强吸引力，对整个呼吸系统产生抽吸效应，以获得较高的呼气峰流速，使得深部分泌物向大气道移动，充分排出。

（5）呼吸锻炼：先从缓慢、放松的腹式呼吸开始，逐渐过渡到对膈肌进行抗阻训练；同时训练残存的胸锁乳突肌、斜方肌补偿胸式呼吸；通过深呼吸锻炼、助咳、被动的手法牵引和关节运动法、间歇正压通气等，可以维持或改善胸壁的运动幅度。

（6）弹性腹带应用：对于可辅助坐起/站立患者，坐起/站立时使用弹性腹带利于膈肌停留在正常位置可增加患者的肺容积。

（7）膈肌电位刺激：通过呼吸神经肌肉刺激仪刺激膈神经使膈肌收缩，使胸腔内压下降，从而刺激呼吸肌呼吸，停止刺激后膈肌松弛。

（8）植入式膈肌起搏器：有研究表明高位颈髓损伤患者应用植入式膈肌起搏器，适应性训练后可逐步脱机，血气分析结果正常；术后6周康复锻炼，可乘坐轮椅外出活动。因此，依赖呼吸机的高位颈髓损伤患者（C_3水平或以上），且膈神经保持传导性，可选择体内植入式膈神经刺激器，帮助患者脱离呼吸机。

三、脊髓损伤相关的胃肠功能障碍与处理

胃肠道的功能取决于肠固有肠神经系统、副交感神经和交感神经控制，除此以外，胃肠道也是机体的一个内分泌器官，分泌肠肽通过受体对胃肠道运动、分泌及吸收发挥影响，并维持肠道微生态稳态。损伤后的功能状态决于脊髓损伤的程度。脊髓损伤后胃肠功能紊乱和排便功能障碍是高级中枢与骶髓的副交感神经排便中枢（$S_2 \sim S_4$）受损所致。

（一）胃肠道功能障碍

大多是脊髓损伤患者合并有胃肠道反射及相关的功能障碍，曾有胃十二指肠溃疡、胆囊炎胆囊结石、胰腺炎、胃肠炎，以及难以纠正的排便功能障碍等报道。颈及上胸段脊髓损伤后胃肠动力障碍更为突出，多发生于脊髓损伤急性期，由于副交感神经反射导致胃排空延迟与肠蠕动降低，交感神经反射受损导致血管收缩舒张调节异常，内脏血管扩张，消化液分泌减少，肠屏障损伤，肠道微生态改变。此外，合并心率减缓（高位颈髓）、血压下降是较严重的脊髓损伤并发症（多见胸腰椎节段$T_5 \sim L_3$损伤），重者威胁生命。

神经源性肠上运动神经元：源于圆锥上脊髓损伤，导致整个肠道运转时间、结肠肛门壁和肛门外括约肌张力障碍，直肠张力增高可导致顺应性降低并且容易反射性排便尿失禁。由此整个肠道运送缓慢而出现排便紊乱与便秘。

神经源性肠下运动神经元：圆锥、马尾或骨盆神经损伤导致下运动神经元型肠功能障碍，伴副交感神经降低以及肛门内外部的躯体张力括约肌。血管平滑肌张力、降结肠及直肠乙状结肠也降

低，因此丧失反射性蠕动及其对粪便的推进。与上运动神经元肠功能障碍不同，下运动神经元肠可能导致溢流性尿失禁、松弛性瘫痪相关运动神经元损伤较低，被动尿失禁和渗漏。

1. 胃肠道功能障碍

随着脊柱休克阶段稳定后，脊髓损伤平面与严重程度决定对胃肠道功能影响。胃肠道反射障碍相关的消化道功能性紊乱，临床可表现为多种症状：胃排空延迟，早期饱腹、腹胀等；肠内容物推进力减弱；吞咽反射、食道反应与括约肌张力降低，导致胃内容物反流与误吸。引起胃食管反流的原因是胃内容物回流，包括酸和胃蛋白酶进入食道。脊髓损伤相关胃肠道并发症见于胃十二指肠溃疡、胆囊炎胆囊结石、胰腺炎、胃肠炎。颈髓损伤后的吞咽功能与胃肠动力障碍，长时期经口摄食受到影响，进一步导致营养摄入不足与营养不良。此外，吞咽功能障碍导致反复发生吸入性肺炎。

2. 结直肠功能障碍

脊髓损伤的患者通常会失去管理直肠充盈与自主排便能力肛门外括约肌的控制。肛门外括约肌不能自动放松盆底肌肉痉挛。然而脊髓、结肠和肌间神经丛可以保存并通过反射活动排出粪便。在里面脊髓圆锥下方的病变，有肠下运动神经元。肌间神经丛调节大便的运动，但倾向于非常慢。大多数脊髓损伤导致便秘有时还有粪便嵌塞。

任何程度的脊髓损伤都会影响远端肠功能，出现以排便紊乱为主的结肠功能障碍，由于结肠运送动力降低，肛门直肠感觉减退，出现排便困难或便秘，可伴有排尿失禁。由此影响生活质量。

（二）消化道功能障碍及处理

1. 胃十二指溃疡、出血防治

脊髓损伤相关的消化道炎症、溃疡及出血主要与糖皮质激素冲击治疗相关。甲泼尼龙是常选择的药物，通过多种机制降低继发性脊髓损伤的发生与程度，常用于脊髓损伤的急性期。但由于使用剂量远远超过临床常规计量，可介导如高血糖及消化性溃疡出血等副作用。

治疗：监测胃液pH，维持pH＞5则有助于降低性溃疡及出血的发生。早期使用抑酸剂抑制高酸分泌，常用的药物有H_2R拮抗剂、质子泵抑制剂，以及前列腺素类似物。此外，可同时使用胃黏膜保护剂。早期经胃肠内营养也有助于中和胃酸，对胃黏膜起到保护作用。同时加强血糖的监测，并使用胰岛素控制高血糖浓度（＜10 mmol/L）。

2. 胃肠道促动、导泻治疗

促进胃动力药物常用有甲氧氯普胺、红霉素。莫沙必利、西沙比利等药物对胃肠动力均有一定的促进作用。针灸治疗与中药治疗常有助于促进慢性动力功能障碍的恢复。

3. 便秘处理

导泻，软化、疏通大便药物，大便软化剂通过水进入软化粪便，并促进其运动而发挥通便作用。

常用于导泻的药物具有促动与导泻相结合作用，包括高渗剂、结肠刺激剂、渗透性泻药及中药导泻药物，如番泻叶或比沙可碇类药物能直接刺激小肠和结肠黏膜内感觉神经末梢，使肠蠕动增加，产生缓泻作用。此外结肠刺激剂对辅助排便的作用也是肯定的，甘油和比沙可碇栓剂有直肠兴奋作用，甘油和甘油复合制剂通常用于促进结肠的分泌，以促进排便。灌肠不应该是常规治疗肠道疾病的程序，但可用于初期清洁肠道。泻药长期使用会产生依赖性，这是由于反复使用直肠刺激剂或栓剂会导致直肠结肠反射降低而影响排便作用。导泻药物可有痉挛、腹泻和脱水等副作用；亦可导致结肠黏膜染色（如芦荟），主要是巨噬细胞对色素的吞噬作用。

许多排便障碍的患者需要手动辅助清除粪便，此外辅助增加腹内压，如Valsalva动作、使用刺激肠蠕动物理治疗仪等，均有助于增加和改善排便、缓解排便障碍的痛苦。便秘的治疗应根据神经系统损伤、患者需求、条件选择，制订针对患者特点的特性化排便障碍治疗方案。

脊髓病变与损伤（spinal cord injury，SCI）可因多种生理功能改变而引起不同的神经功能障碍，甚至是致死的严重并发症，最常见的是呼吸系统，其次是心血管并发症。神经损伤平面较高、损伤较重，及患者年龄均对功能恢复与生存质量产生重要的影响。神经功能障碍相关的慢性并发症是影响远期生存率及生存质量的重要因素，应充分认识、尽早处理。

（朱　研　周　华　许　媛）

第 3 节　脊髓手术并发症及其防治

一、出凝血异常

脊柱术后出凝血异常包括硬膜外血肿、钝性脑血管损伤和静脉血栓栓塞等。硬膜外血肿见第9章脊髓肿瘤手术并发症。本节重点讨论钝性脑血管损伤和静脉血栓栓塞。

（一）钝性脑血管损伤（blunt cerebrovascular injury，BCVI）

BCVI严格意义上讲不属于手术并发症的范畴，但若未经处置常导致灾难性后果，故从创伤患者术后监护的角度亦需保持警惕。

1. 定义

钝性创伤导致的颈动脉、椎动脉的钝性损伤。

2. 病理生理学

头颈部用力过伸、过屈或过度旋转对血管壁造成牵拉或撞击，导致内膜撕裂，内膜下层暴露于血流中，从而血栓形成、壁内血肿甚至管腔闭塞。

3. 分级

根据Denver分级系统[7]，BCVI分为5级。Ⅰ级：血管壁不规则；夹层或壁内血肿且管腔狭窄≤25%。Ⅱ级：腔内血栓；夹层或壁内血肿伴管腔狭窄＞25%。Ⅲ级：假性动脉瘤。Ⅳ级：管腔闭塞。Ⅴ级：血管横断。

4. 防治

未经治疗的BCVI致缺血性脑卒中及死亡风险高，防治的关键在于早发现、早治疗。BCVI的症状、体征及危险因素见Denver标准（表10-3-1）[8]。符合Denver标准者应行CTA筛查BCVI。治疗包括抗血栓治疗、血管内治疗或根据部位和分级进行手术修复。2018年，Brommeland等[9]对BCVI的实践指南推荐明确诊断24～48 h内启用低分子量肝素治疗剂量50～100 IU/kg（每12 h一次）皮下注射，然后酌情转为口服阿司匹林75 mg（每天一次）。在儿科病例中，推荐阿司匹林剂量为3～5 mg/kg。抗血栓疗程至少3个月。7日后复查CTA以确认或除外BCVI，3个月后再次复查确认。2020年东部创伤外科协会指南建议对钝性多发伤的患者筛查BCVI，对高危颈椎损伤的患者行CTA，对低危颈椎损伤者视条件行CTA筛查BCVI。确诊BCVI后尽早启用抗血栓治疗，合并其他部位创伤的患者应进行多学科讨论制订合适的抗血栓方案以免加重出血。

表10-3-1　BCVI的筛查标准

Denver 标准
BCVI 的临床症状或体征
（1）颈部或口鼻潜在动脉性出血
（2）50 岁以下患者出现颈部血管杂音
（3）不断扩大的颈部血肿
（4）局灶性神经功能障碍：短暂性脑缺血发作、偏瘫、椎 - 基底动脉供血不足、Horner 综合征
（5）与头 CT 不一致的神经功能障碍
（6）CT 或 MRI 显示脑卒中
BCVI 的危险因素
（1）高能量损伤
（2）面骨骨折移位（LeFort Ⅱ or Ⅲ）
（3）下颌骨骨折
（4）复杂颅骨骨折、颅底骨折、枕骨髁骨折
（5）重度创伤性脑损伤（TBI）且格拉斯哥昏迷评分（GCS）< 6
（6）任何水平的颈椎骨折、半脱位或韧带损伤
（7）濒临吊死导致缺氧性脑损伤
（8）晾衣绳型损伤或安全带擦伤，伴明显颈部肿胀、疼痛或神志改变
（9）TBI 合并胸部损伤
（10）头皮撕脱伤
（11）胸部血管损伤
（12）钝性心脏破裂
（13）高位肋骨骨折

（二）静脉血栓栓塞（venous thromboembolism，VTE）

1. 定义

VTE包括深静脉血栓（deep venous thrombosis，DVT）和肺栓塞（pulmonary embolism，PE）。

2. 发病率

脊柱手术后VTE的发病率为2.47%（170/6869），其中DVT发病率为2.07%（142/6869）、PE发病率为0.66%（45/6869）[10]。

3. 危险因素

脊柱术后VTE独特诱因：①术中俯卧位增加腹压，术中刺激自主神经导致血管收缩，腹、盆腔静脉回流受阻，血流变缓；②前入路手术中牵拉胸腹腔大血管，导致血管壁损伤；③手术本身导致血液成分改变，表现为高凝状态。术前的危险因素为年龄和BMI，术中的危险因素为手术时间和术中失血量。其他危险因素：脊髓损伤、合并髋部或腿部骨折、多发伤、脊柱肿瘤、既往DVT或PE史、雌激素替代治疗、长时间制动、基础病（高血压、糖尿病、冠心病等）等。ICU相关的危险因素包括：镇静、机械通气、中心静脉导管、升压药、脓毒症等。

4. 风险评估工具及诊断

临床上VTE风险预测最常采用Caprini血栓风险评分[11]，分值越高VTE风险越高。DVT的诊断依据下肢不对称肿胀、疼痛、下肢静脉超声及CTV，静脉造影是诊断DVT的金标准。PE诊断依据临床症状（呼吸困难、胸痛、咯血、晕厥、心动过速、低氧、低血压、猝死等）、血气、D-二聚体、超声心动图、心电图、胸片、肺通气灌注扫描、CTPA、肺动脉造影等，肺动脉造影是诊断PE的金标准。

5. 防治措施

包括基础预防、物理预防和药物预防。基础预防：①围术期适度补液，避免血液浓缩；②手术操作规范，减少静脉内膜损伤；③术后抬高患肢，促进静脉回流；④注重预防静脉血栓知识宣教，指导早期康复锻炼。物理预防包括气动加压泵、足底静脉泵、梯度压力弹力袜等。药物选择包括低剂量普通肝素或低分子量肝素（LMWH），例如依诺肝素、达肝素、亭扎肝素、舍托肝素或那屈肝素。药物预防需充分权衡患者的血栓和出血风险利弊，合理选择抗凝药物。对于佩戴心脏起搏器、冠心病需长期服用氯吡格雷或阿司匹林者，术前7日停用氯吡格雷，术前5日停用阿司匹林，停药期间桥接低分子量肝素；行椎管内操作（手术、穿刺、硬膜外置管拔除等）前12小时、操作后2～4小时，应避免使用抗凝药物以降低出血风险。术后恢复抗凝药物使用取决于手术出血的风险，低出血风险手术后24 h即可恢复给药，而高出血风险手术后需48～72小时恢复。对于术后需严格维持脊柱稳定性而无法早期下床活动、单纯物理预防效果欠佳、出血风险较高或存在药物抗凝禁忌但已高度提示合并DVT或具有多个VTE高危因素、风险分级为高危及以上者，可采用下腔静脉滤网预防PE、降低病死率。

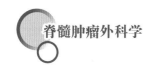

二、脊髓手术围术期感染并发症的防治

脊髓手术围术期常见感染并发症包括肺部感染、导尿管相关感染、压疮等，并发症的发生不仅影响患者的康复进程，还会增加ICU滞留时间和住院时间，严重影响患者预后。早期识别引起感染的高危因素，并恰当防治，有望降低患者的病死率，改善生存质量。

（一）肺部感染

脊髓手术患者围术期常见的肺部并发症包括肺部感染、肺不张或实变、胸腔积液等，容易导致呼吸衰竭的发生。而肺部并发症的发生是与其累及的脊髓节段和损伤的严重程度息息相关的，涉及的脊髓节段越高，损伤程度越重，患者围术期发生肺部并发症的风险越高[12]。肺部感染是最主要的并发症，也是导致脊髓损伤患者死亡的首要原因。据研究统计，完全性颈髓损伤的患者肺部感染发生率为60%～70%，不完全性损伤的患者肺部感染发生率为20%～30%。脊髓损伤已经被证实是呼吸机相关性肺炎发生的高危因素，并且随着患者气管插管时间的延长，肺部感染的发生风险以1%～3%的速度逐日增加[13]。

脊髓手术患者肺部感染的发生是基于其呼吸病理生理的变化。在呼吸过程中主要有4组肌群参与，分别是颈部肌群、膈肌、胸壁肌群和腹壁肌群，其中最重要的是膈肌和胸壁肌群，它们分别受$C_3 \sim C_5$和对应胸段的神经根支配。在C_5以上的损伤中，膈肌麻痹会导致潮气量的下降，通气效率降低，进而引起肺不张和肺顺应性的下降。$C_6 \sim C_8$和肋间肌的麻痹会导致吸气时肋骨的反常凹陷和胸壁顺应性的下降。另外，咳嗽力量的受损和气道分泌物的积聚会导致患者肺部感染的发生[14]。

对于肺部感染的防治措施包括翻身拍背、雾化祛痰、鼓励患者自主咳痰，床头抬高30°避免返流误吸。对于自主咳痰力量差的患者，可加用震肺仪、负压咳痰、气管镜辅助吸痰等物理排痰措施，辅以呼吸功能锻炼[15]。C_5以上的脊髓损伤患者往往存在呼吸功能障碍，尤其是膈肌和肋间肌的麻痹，会长期依赖正压通气，因此，建议对这类患者早期积极行气管切开术，不仅可以缩短ICU住院时间和机械通气时间，同时可提高患者舒适度，利于气道分泌物的清除及后续脱机训练的进行[16]。若患者出现肺部感染征象，应尽早留取深部痰或支气管肺泡灌洗液培养，并加用抗生素治疗。

（二）泌尿系感染

泌尿系感染和排尿功能障碍是脊髓手术患者常见并发症，其中泌尿系感染发生率在34%左右[17]。脊髓术后患者膀胱功能的改变取决于脊髓损伤的节段，骶髓上损害是最常见的引起排尿功能障碍的脊髓损伤，表现为逼尿肌反射亢进伴逼尿肌、括约肌协同失调，导致排尿压力升高，但部分损伤、骶髓损伤或持续性脊髓休克的患者不出现这种情况。而骶部损害会导致逼尿肌反射消失，引起膀胱过度膨胀。不完全排尿、膀胱内压力的升高以及导尿管的使用都会增加神经源性膀胱感染的风险，严重者会造成肾功能损害及脓毒性休克的发生[18]。

对于脊髓手术患者，泌尿系感染的诊断仍具有挑战性。由于神经源性膀胱功能障碍及感觉受损，患者往往没有典型的临床症状，很容易导致诊断的延误。脊髓手术患者泌尿系感染的症状和体征包括发热、肾区或膀胱不适或疼痛感、尿液混浊、尿恶臭味等，其中最敏感客观的体征就是脓尿。

为了防止膀胱过度膨胀，在损伤早期通常需要留置导尿管保护膀胱功能。但是长期留置导尿管同样会增加导尿管相关感染，建议保持整个导管系统的封闭，维持每日液体入量，增加尿路冲刷，待膀胱功能部分恢复后，开始膀胱功能锻炼，以尽早拔除导尿管，可尝试采用避孕套导管插入术或间歇性导尿等辅助排尿措施[19]。不建议预防性使用抗生素，因为反复的抗生素暴露会增加多重耐药菌感染的风险。无症状菌尿不需要抗生素干预。有症状的泌尿系感染患者需要更换尿管，并根据尿培养结果及药敏试验抗感染治疗。

（三）压疮

脊髓手术患者由于长时间卧床，体位活动受限，运动和感觉障碍，围术期发生压疮的风险很高。流行病学调查显示，在脊柱病房，压疮的发生率为5%～50%[20]，会给患者和家庭带来巨大的经济负担，增加护理成本和早期死亡率。压力、剪切力和摩擦力是造成压疮的关键因素，其本质是超过一定阈值并持续一定时间的压力和剪切力对组织造成的损伤。当作用于组织的压力和剪切力超过组织的耐受性时，会导致缺血缺氧、再灌注损伤及淋巴回流障碍，最终导致压疮的形成。研究表明，施加70 mmHg的恒定压力2小时，会产生不可逆的细胞损伤[21]。

脊髓手术患者压疮发生的高危因素分为内在因素和外在因素。内在因素包括糖尿病、吸烟、营养不良、低蛋白血症、超重或低体重、免疫抑制、血管疾病、制动、感觉减退[22]。研究表明，低白蛋白血症会导致间质水肿，影响伤口的愈合，血清白蛋白低于35 g/L的患者中有75%发生压疮，而血清白蛋白水平较高的患者只有16%出现压疮。纠正营养不良对维持皮肤完整性和治愈已经存在的压疮至关重要。外在因素包括手术时长、躺在坚硬的床面、皮肤卫生不良、血管活性药物和镇静药物的应用、约束等。手术时间超过4小时已经被证明会增加压疮的风险，推荐对术程长的患者在压疮好发部位常规使用凝胶垫。一项针对脊髓患者的前瞻性研究显示[23]，骶骨和坐骨压力性溃疡非常常见，发生率为43%和15%，其次是足跟压力性溃疡发生率为19%。另外，大便失禁、出汗等引起的皮肤环境潮湿也会使患者压疮的发生风险增加。

降低压疮发生的关键是加强预防。首先，进行科学全面的压疮风险评估，可以通过Norton量表、Braden量表等进行评估，早期识别出发生压疮的高危患者，提前作出预防措施。其次，预防压疮最重要的措施就是体位的变化和早期活动[24]，如果条件允许，建议每2～3小时翻身一次。当患者仰卧位时，产生最低压力的体位是头部和躯干抬高30°，足部抬高30°，注意减轻脚后跟局部的压力，比如在小腿下方放置一个枕头。在有条件的病房，还可以应用防压疮气垫床。汗水、粪便、尿液会导致皮肤处于潮湿的环境，所以护理高危患者另一重点是要保持皮肤的清洁和干燥。另外，保证充足的营养和蛋白质摄入，维持正氮平衡，对改善患者营养状态、减轻组织水肿、降低压疮风险也有重要作用[25]。最后，对于感染性压疮，早期的清创和脓肿引流是关键，当出现明显蜂窝织炎或全身感染症状时，需要加用静脉抗生素治疗。

（秦君平　谈　莉）

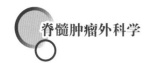

第4节　脊髓损伤患者的营养治疗

营养治疗是许多神经肌肉损伤患者一项必要的治疗。高分解代谢状态常是严重脊髓损伤早期代谢特点，并由此导致瘦体组织的迅速丧失。此外，许多患者因伴有暂时性或长久的运动功能障碍，如颈髓损伤后的吞咽功能障碍，颈及上胸脊髓损伤胃肠动力障碍，直接影响围术期及康复期无法正常摄食满足机体与疾病康复的需要，特别是严重脊髓损伤合并呼吸功能、胃肠道动力功能障碍等重症患者更为突出。合并吞咽功能障碍者往往导致长时期无法经口摄食，使营养支持治疗成为其必要和重要的基础治疗策略，也是保障重症脊髓损伤患者度过外科治疗阶段及后期康复阶段的重要保障。

急性、严重脊髓损伤，常伴随多种代谢改变，如早期应激性高血糖、高热、疼痛、炎症反应、运动障碍等导致能量消耗增加，蛋白质分解与氮丢失增加，损伤严重的患者在伤后2~3周排氮量明显增加与负氮平衡，导致肌量迅速降低，营养状况下降及营养不良发生。同时，机体对感染的易感性增加，伤口愈合与机械通气撤离困难。研究表明，目标指导下的早期肠内营养能够减轻急性脊髓损伤后分解代谢及氮丢失程度，因此尽早开始营养支持治疗是此类患者一项必要基本治疗策略（延迟的营养供给或长时间的低喂养），通过营养风险与营养状态评估，制订合理的营养供给目标与方案，动态监测代谢反应，保证有效供给，最终实现理想的营养治疗效果。

一、营养风险与营养状态评估

（一）营养风险筛查

营养风险筛查的主要目的在于判断患者发生营养不良的概率与程度，在此基础上决定营养治疗的启动时机与营养支持策略。临床常用的风险筛查工具有NRS 2002和NUTRIC评分，>5分为高营养风险患者，早期（48小时内）启动肠内营养，将有助于改善急性脊髓损伤重症患者分解代谢与肌肉蛋白丧失程度、防止营养不良其对预后的不良影响。

（二）营养状态评定

营养状态评定的目的在于判断患者患病前是否存在营养不良。主要参考患者的基础疾病与营养代谢状态、近期营养摄入量、体重及体重变化、体脂含量与血浆蛋白水平等，可作为评定营养状态和营养不良的主要信息与参数，从而制订营养支持计划及预测可能出现的不良反应。

1. 体重（body weight，BW）

BW包含实际体重、理想体重（ideal body weight，IBW）和体重指数（body mass index，BMI）。是临床最常用的营养状况判定指标，也是制订营养供给计量常用的参数。由于活动的限制，可能无法获得实际体重，此外，重症患者短期内的体重变化往往反映了体内水钠潴留的情况，临床常上需要计算理想体重与体重指数。

BMI=体重（kg）/身高^2（m^2）

判断标准：正常：20～25 kg/m^2；低体重（营养不良）：<20 kg/m^2，老年<22 kg/m^2；超重：25～29.9 kg/m^2；肥胖：≥30 kg/m^2；严重肥胖：≥40 kg/m^2。

IBW常采用Hamwi公式计算。

男性IBW = 50 kg + ［2.3 kg ×（身高（cm）－152）］/2.54

女性IBW = 45.5 kg + ［2.3 kg ×（身高（cm）－152）］/2.54

基于体重计算营养供给量时选择原则：BMI正常，使用实际体重、近期体重及IBW均可。超重、肥胖患者应用实际体重计算能量供给量可导致过度喂养，应使用矫正体重。不同的肥胖程度校正系数不同，以超重25%为例：校正体重（25%）=实际体重 × 0.25 + IBW（表10-4-1）。

表10-4-1　BMI与营养状态

BMI（kg/m^2）	营养状况	BMI（kg/m^2）	营养状况
< 18	营养不良	31～35	Ⅰ度肥胖
18～20	潜在营养不良	36～40	Ⅱ度肥胖
21～25	正常	≥ 40	Ⅲ度肥胖
26～30	超重		

2. 主观整体评估量表（subjective global assessment，SGA）

SGA是常用且适合外科及危重症患者的营养状态评定工具，主要含包含体重与进食变化、胃肠道与代谢相关症状等病史，以及体格检查（皮脂、肌肉丢失、水肿/积液）两部分内容（表10-4-2）。由于意识障碍、镇静治疗使部分危重患者难以获得准确的包括病史在内的评价指标，SGA应用受到限制，但从量表结构来讲，SGA能够相对较全面地反映患者的营养状态。根据评分分为三级：A级，营养良好；B级，中度营养不良；C级，严重营养不良。

3. 血清内脏蛋白水平

血清内脏蛋白，如白蛋白和前白蛋白传统上常被用于营养状况评定，前白蛋白半衰期较短，能够更快地反映营养状态，以及蛋白质供给的充分性（表10-4-3）。

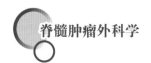

表10-4-2　主观整体评估量表

一、病史

1. 体重变化

过去 6 个月总共减轻的体重 ＝ #_____公斤 ；减轻 ％ ＝ #_____

过去 2 周的变化 ：_____增加，_____无改变，_____减轻

2. 进食变化（相对于正常的时候）

_____无改变

_____改变_____期间 ＝ #_____周

_____类型 ：_____低于理想的固态饮食，_____全流食，

_____低热量流食，_____饥饿

3. 胃肠道症状（持续超过 2 周）

_____无，_____恶心，_____呕吐，_____腹泻，_____厌食

4. 活动能力

_____无障碍

_____功能不良_____期间 ＝ #_____周

_____类型 ：_____工作能力不良

_____非卧床，_____卧床

5. 疾病及其相关的营养需求

原始诊断 ：_____

代谢需求（应激）：_____无应激，_____低应激，_____中度应激，_____高度应激

二、身体检查（评分如下 ：0＝ 正常，1+ ＝ 轻微，2+ ＝ 中度，3+ ＝ 重度）

#_____皮下脂肪减少（三头肌、胸）

#_____肌肉消耗（四头肌、三角肌）

#_____踝部水肿

#_____骶骨水肿

#_____腹水

三、SGA 评级（单选）

_____A＝ 营养良好

_____B＝ 中度（或可疑）营养不良

_____C＝ 重度营养不良

表10-4-3　血清蛋白参考值

血清蛋白	半衰期	参考值
白蛋白（albumin，ALB）	20 d	3.5 ~ 4.8 g/dl
前白蛋白（prealbumin，PAB）	2 d	16 ~ 35 mg/dl
转铁蛋白（transferrin，Trf）	10 d	0.16 ~ 0.36 g/dl
视黄醇蛋白（retinal-binding protein）	1/2 d	3 ~ 6 mg/dl
胰岛素样生长因子（IGF-1）	2 h	0.01 ~ 0.04 mg/dl

二、脊髓损伤营养支持治疗原则与策略

启动营养供给时机、选择恰当的营养供给途径以及确定能量、蛋白质等营养物质的供给量、动态评估营养支持效果，是重症脊髓损伤（含脊髓肿瘤围术期）患者营养支持治疗的核心要素。

（一）营养支持时机

脊髓手术及损伤处理后，如果病情稳定，生命体征平稳，早期的有效复苏、手术、创伤处理，循环、呼吸等生命体征维持基本稳定，内稳态失衡得到一定的控制，为了维持细胞的代谢与器官的功能，防止进一步的营养损耗，应及早开始营养支持，这已得到国际上临床营养与重症学界的共识。有关重症患者营养支持时机的掌握仍然不尽相同，目前多数认为在有效的复苏与初期治疗后尽早开始，相比早期EN（48 h内）与延迟EN（48 h后）的循证研究显示，感染性并发症发生明显降低；相反，延迟的营养补充可导致较长时间持续的营养与能量负平衡，后者与增加感染的发生率及延长住ICU时间明显相关，并且增加了后期纠正营养不良的难度。国际指南与共识均推荐重症患者应积极有效复苏，纠正组织低灌注状态，创造条件尽可能在24 ~ 48 h开始给予肠内营养。

营养治疗前需对患者的代谢状态、脏器功能进行评估，了解这次病前有关营养状态的病史，如有无肝病、心力衰竭、肾衰竭、肿瘤以及糖尿病、高脂血症等。

（二）能量与蛋白质供给目标

脊髓损伤后急性期给予适当的营养支持治疗非常重要。严重损伤后2 ~ 3周是蛋白质与营养不良的高发阶段，而后者往往与增加感染的易感性、伤口愈合障碍以及呼吸机撤离相关。根据患者的具体情况与需要调整营养供给目标与实施方案是保证治疗与获益的关键。满足患者需要且不增加代谢负担与器官功能损害，是确定能量、蛋白质等营养素供给量的原则。

1. 能量供给目标

急性危重症早期（第1 ~ 2天）主要是复苏阶段，适当降低热量供给以避免加重应激后的代谢紊乱及增加的代谢负担。例如应激性高血糖，可以加重对肝肾功能受损器官功能的进一步损伤。多数患者复苏阶段之后［又称为急性阶段后期（患病后第3 ~ 7天）］分解代谢突出，研究显示此阶段的能量供给不应超过间接能量测定或能量消耗计算值的70%，20 ~ 25 kcal/（kg·d），早期（第一周）

避免给予100%的目标能量供给，稳定后应逐渐增加达到70%～100%的预测目标能量。此外也需要指出，避免早期过度喂养，同样应该防止喂养不足，两者对预后均造成影响。避免医源性低蛋白血症与营养不良。近年来有关危重症早期（第1周左右）不同能量供给对预后影响的研究允许行低喂养（能量摄入低于目标能量70%）、充分性能量供给（70%～100%目标量），更多的研究显示早期低能量供给有助于对预后的改善。基于代谢车测定的实际能量消耗测定或基于CO_2排出计算的能量消耗，更接近重症患者的实际情况，意义在于避免过度喂养或者喂养不足，由此受到重视并写入重症营养支持治疗指南。在不能满足上述能量的前提下可参照指南推荐意见，早期（第1周）25 kcal/（kg·d），稳定后增加到25～30 kcal/（kg·d），接受康复训练的患者可以更高些，逐渐增加供给量，注意代谢反应。

脂肪与脂肪乳剂是非蛋白质能量（non protein calorie，NPC）的另一来源，提供机体代谢所需的能量以及生物膜和生物活性物质代谢所需的多不饱和脂肪酸与必需脂肪酸。推荐供给量为0.8～1.5 g/（kg·d）。非蛋白质热量中碳水化合物（糖）与脂肪的比例一般在70%：30%（脂质）。

2. 蛋白质供给目标

蛋白质分解代谢发生在急性严重脊髓损伤后，肌肉萎缩导致LBM显著减少，导致大量氮损失、长期负氮平衡和快速体重减轻。急性危重期蛋白质代谢活跃，分解代谢突出，胰岛素抵抗导致的糖供给与合成障碍，骨骼肌等蛋白质迅速分解，产生氨基酸作为糖异生底物，提供此时细胞代谢所需要的葡萄糖和能量，应激后早期自噬是机体保护性代偿机制，但同时也会导致骨骼肌等蛋白的迅速分解和消耗，增加蛋白质补充能够减轻自噬与蛋白质分解的程度。目标是使得蛋白质合成达到最大化从而满足机体需求或与分解代谢相匹配，维持较理想的氮平衡状态（NB+2）。有关营养供给的RCT研究荟萃分析显示，危重症早期低能量供给并未导致不良预后的影响，但低于0.8 g/（kg·d）的蛋白质供给确与病死率等相关。急性期达到1.3 g/（kg·d）蛋白质供给将获得病死率降低的结果。因此，1.2～1.5 g/（kg·d）的蛋白质供给，或≥1.3 g/（kg·d）是研究显示能够改善预后的目标，也得到当前欧美指南的推荐。

3. 营养途径及选择原则

临床上采用的营养治疗途径包括肠内营养（enteral nutrition，EN）与肠外营养（parenteral nutrition，PN），后者又分为完全肠外营养（total parenteral nutrition，TPN）和补充性肠外营养（supplement parenteral nutrition，SPN）。营养支持、特别是早期EN以满足机体热量与蛋白质的需求是安全的，可以减少急性脊髓损伤后分解代谢以及蛋白质（氮）消耗导致的不利影响，肠内营养是首先考虑选择的途径。

（1）肠内营养：EN是理想的营养供给途径，与PN相比，除了提供营养还包含有维持肠道上皮结构与功能完整性及降低成本的优势。

较低位置脊髓损伤未造成呼吸、吞咽及胃动力功能影响的患者，可选择经口摄食，但多数患者，特别是急性期不能经口摄食时，经鼻胃/鼻肠管管饲输注是多数重症脊髓损伤患者早期的营养供给方式。经胃喂养更符合生理，是首选的EN途径。除了营养摄入，EN对中和胃酸、增强胃肠道动力与分泌的功能均有有益作用，对神经损伤早期、高酸分泌和应激性溃疡高风险患者意义更大。EN的前提是胃动力与排空良好。研究显示，多数脊髓损伤患者可以通过经胃喂养的方式实现安全有效的营养供给。可以在半卧位启动标准聚合肠溶配方，以防止吸入。EN应在24～48 h开始耐受。

由于脊髓损伤后早期水肿严重，尤其是高位脊髓损伤（颈、上部胸椎）患者常合并胃肠动力障碍，表现为高胃残余量及腹胀、呕吐，反流误吸等临床喂养不耐受症状，导致肠内营养不能达标，并且还会增加吸入性肺炎的风险。因此，对于经胃喂养不耐受以及高位颈胸椎损伤需持续保持平卧位的患者，采用空肠喂养是更安全有效的EN途径选择。对于需要长期经鼻胃/鼻空肠管肠内营养的脊髓损伤患者，应考虑去除鼻管，给予胃镜引导下经皮穿刺胃造口置管（PEG/J）的经胃或经空肠喂养的供给方式。48 h内启动营养治疗多数患者是安全可行的，尤其是早期肠内营养。

肠内营养制剂根据其组成分为几种类型，如整蛋白多聚物配方饮食、预消化配方（短肽）、含膳食纤维配方以及疾病特殊配方（如高脂配方、糖尿病配方）等。营养完全、可口、价廉，适用于胃肠道消化功能正常患者，高脂肪和低碳水化合物、高蛋白肠内营养制剂具有减少CO_2产生与降低呼吸商的特点，对脊髓损伤后通气储备受损的患者更理想。短肽多聚物配方（预消化配方）简单消化即可吸收，适用于胃肠道有部分消化功能及小肠喂养的患者，但短肽吸收较快，氨基酸升糖作用明显，高血糖患者应注意血糖控制。

尽管肠内营养是最理想的营养供给方式，但合并某些危重情况时仍难以实现安全有效的营养供给，甚至会产生误吸与吸入性肺炎等危害。存在高误吸风险的情况：年龄＞70岁；意识障碍、吞咽障碍等无气道保护能力患者；平卧体位；高胃残余量：经胃喂养GRV＞200 ml/次或小肠喂养残余量＞200 ml，或累计6小时胃残余量＞500 ml，EN耐受不良；早期顿服喂养方式；机械通气。

（2）肠外营养：对于胃肠道无法使用（口服或管饲）的脊髓损伤及围术期患者，如合并胃肠功能障碍，PN是其重要的营养供给方式。凡具有营养治疗指证并存在经口摄食或管饲EN禁忌证的患者，应在患病后3～7日开始PN。临床上有TPN及SPN两种方式，后者指因为EN喂养不足时，需要辅以部分肠外营养达到有效的供给。

PN的主要营养元素有葡萄糖（3.4 kcal/g）、脂质（含必需脂肪酸，9 kcal/g）、氨基酸（4 kcal/g）、电解质、维生素与微量元素。葡萄糖与脂肪是NPC的组成成分。维生素及微量元素常规也是PN制剂必要的组成成分，接受脱水治疗患者需注意电解质监测及钾的补充。

合并应激性高血糖的患者，PN期间的血糖监测与管理是必要的，此外，过多热量与葡萄糖的补充，增加CO_2的产生，增加呼吸肌做功。因此，对于高位颈胸椎损伤及手术后合并呼吸功能障碍的患者，营养处方中适当降低非蛋白质热量中碳水化合物的比例，将有助于应激早期的血糖管理，对于降低CO_2产生和呼吸熵具有有益的生理作用。

（许　媛）

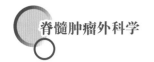

第5节 脊髓损伤患者的早期康复

一、ICU早期康复的必要性

康复治疗是脊髓损伤（spinal cord injury，SCI）患者综合治疗的重要组成部分。ICU早期康复是指SCI患者在接受ICU治疗的同时，实施以促进机体神经功能恢复和功能代偿为导向，个体化的早期康复策略，从而预防和减少SCI并发症，改善机体功能和降低致残率。

传统观念中，SCI的康复被认为是临床治疗的延续。这使得患者处于被动的等待而失去早期康复的机会，导致各种并发症的风险显著增加，严重影响了患者的预期寿命、生活质量以及身心康复。2018年神经重症康复的中国专家共识认为，患者入住ICU/NICU的24～48 h，在血流动力学及呼吸功能稳定的基础上，可以立即开始实施早期康复[26]。

因此，建议对SCI患者实施损伤后的早期个体化康复。"早期康复"意味着从受伤当天、术后即刻、转入ICU当天等即可开始实施康复策略。强调"个体化康复"，意味着需要根据脊髓受伤部位和程度，在身体能够承受的情况下，制订适合SCI患者的早期康复计划。包括针对性的训练内容和启动时机，并在实施中改进训练方法和增加强度。

二、早期康复实施内容

（一）早期疼痛的管理

50%～60%的SCI患者出现伤后持续、明显的疼痛。这对生活质量、情绪以及在ICU早期康复产生负面影响。常用药物，如巴氯芬（SCI后1日）等对症处理。此外，物理治疗，如拉伸、被动脚踏车、静态负重和电刺激已被证明可以减少痉挛和改善运动功能而减少疼痛。

（二）心血管支持

1. 神经源性休克

SCI导致交感缩血管纤维被阻断，小血管因紧张性的丧失而发生扩张，导致外周血管阻力降低、血压下降，引起神经源性休克。表现为心动过缓、低血压和外周血管扩张。处理措施包括在血流动力学监测指导下的液体复苏以及适当使用血管活性药物。SCI后7日内尽量保持85～90 mmHg的平均动脉压目标，以降低脊髓灌注不足的继发损伤风险。同时，监测心输出量和充盈压的变化以避免心力衰竭发生。

2. 心律失常

破坏SCI患者的自律神经平衡也可导致致命的心律和传导异常。最常表现为心动过缓，其严重程度与脊髓损伤的完整性相关。改变体位、增加胸腔内压力、吸痰操作以及Valsalva动作均可能诱发严重的心动过缓，甚至导致传导阻滞和窦性停搏。治疗应给予阿托品提升心率，液体复苏，以及临时或永久性心脏起搏。

3. 自主神经反射不良（详见本章第2节第一部分）

（三）呼吸康复

颈椎和胸椎的急性损伤影响患者的呼吸力学、通气控制和支气管反应性。临床表现为脊柱休克第一阶段反射消失的肌肉松弛性瘫痪可能持续数小时至数天。呼吸功能衰竭严重程度和临床表现与损伤的颈椎节段相关。治疗策略包括呼吸监测，气道保护。对于高颈椎（C_3或更高）完全损伤的患者应积极建立人工气道，机械通气支持。颈椎前路手术前和手术后放置气管插管是安全的，并且不会增加手术伤口感染的风险。对于需要长期机械通气的SCI患者，早期气管切开（7日内）可缩短ICU住院时间和减少喉、气管的相关并发症。SCI患者拔除气管插管的失败率约为20%，其中完全性SCI的拔管失败率是非完全性SCI的3倍。一些监测手段如床旁超声膈肌监测可能帮助识别存在呼吸机依赖而需要长期机械通气治疗的患者。对于气管切开机械通气的患者进行颈部屈伸抬举训练对撤离呼吸机有辅助作用。此外，呼吸肌训练、膈肌或者腹部电刺激、穴位按压、针灸推拿，以及超声等治疗可以作为呼吸康复治疗的辅助手段。

（四）血栓栓塞预防

SCI患者在整个诊治期间均可能发生深静脉血栓，并存在继发肺栓塞、脑卒中和其他血管并发症的风险。与普通人群相比，SCI患者的深静脉血栓调整危险比为2.46倍，肺栓塞调整危险比为1.57倍。因此，急性SCI后，无禁忌证时尽快使用间歇性气动加压装置（带或不带分级压力袜）进行机械性血栓预防。一旦没有出血的证据，则使用低分子量肝素预防。

（五）早期活动与锻炼

SCI患者由于长期卧床制动，加上机械通气、感染、大量激素及神经肌肉阻滞剂的应用，导致肌肉功能衰退及丧失，最终可导致肌肉萎缩，最终发生ICU获得性衰弱。临床表现包括出现肌少症、肌力等降低，延长机械通气时间、ICU住院时间并增加死亡率。治疗策略：对于不能主动配合的患者（不完全性四肢瘫或截瘫）早期进行良肢位摆放，床上被动体位转换，全时段；关节肌肉被动牵伸；被动四肢及躯干关节活动度维持；床上被动坐位，不同角度体位适应性训练；电动斜床辅助站立；神经肌肉电刺激。对于反应良好或可以主动配合的患者进行包括床上转移、床上被动或主动坐位适应性训练；酌情床边坐位、床椅锻炼。需要注意的是，部分ICU的治疗如机械通气或血液净化并不是患者早期康复的禁忌证，把握康复启动与暂停时机是实施早期活动的关键。

（六）肌肉骨关节管理

SCI患者可因为体位姿势不良，长时间保持同一位置出现肌痉挛、肌腱挛缩及骨关节僵直畸形。治疗策略包括早期ICU管理主要是对尚未发生肌痉挛的患者的预防，要注重瘫痪肢体良姿位摆放。体位姿势不良、小便潴留、感染及压疮等并发症及不适均会诱发或加重痉挛，积极防治并发症有助减轻肌痉挛。治疗上可以采用药物（如巴氯芬）肉毒杆菌毒素、电刺激、体外冲击波、支具佩戴等。药物治疗无效，可采用外科手术方法，包括肌腱延长术、肌腱转移术和肌腱切断术。加强对瘫痪肢体的监护，发现关节活动受限时应积极处理，避免僵直加重。可使用沙袋、枕头、石膏夹板或更硬的矫形器辅助定位。应按一定时间间隔加强肢体被动活动。受累关节主、被动活动，以不明显加重患者疼痛为度，避免过度暴力牵伸关节导致软组织损伤。此外，一些物理治疗如冲击波，磁热疗法及电刺激等可改善软组织延展性。

（七）胃肠道管理

急性SCI后的脊髓休克可影响肠道神经系统的控制。出现麻痹性回肠、胃十二指肠溃疡和出血、胰腺炎和胆囊炎等。对此类患者需要监测电解质、肝酶、凝血参数和血常规。使用H_2受体拮抗剂、质子泵抑制剂预防损伤后的应激性溃疡。监测胃液、胃残余量和肠蠕动，适当通便。尽早实施肠道营养，并监测能量和蛋白摄入调整营养方案。

此外，SCI患者尿潴留很常见，在急性期需要进行膀胱导尿，以避免膀胱膨胀性损伤。针灸作为中医的组成部分，最近因其在治疗尿潴留方面的潜力而引起广泛关注。近期研究提示在所有针灸相关技术中，电针联合艾灸在临床有效率和尿残余量改善方面效果最佳。颈椎病患者极易因保暖效果不佳而出现体温过低。意外体温过低可导致凝血功能障碍、代谢性酸中毒、心律失常和组织氧输送受损。低温也会降低心血管对儿茶酚胺的反应，增加伤口感染、肺炎和败血症的风险。密切监测温度是有必要的，调整室温、用冰袋降温，或根据需要使用强制空气加温装置，以保持正常体温。

急性SCI患者的感染风险增加，尿路是最常见的部位。同时，SCI卧床患者极易发生压疮，可发展为深部感染和脓毒症。在SCI的急性期，患者必须定期翻身，以及注意保持皮肤清洁，防止压疮的形成和发展。

（黄惠斌）

参考文献

[1] Sugrue P, Halpin R, Koski T. Treatment algorithms and protocol practice in high-risk spine surgery[J]. Neurosurgery Clinics of North America, 2013, 24(2): 219-230.

[2] Sacino A, Rosenblatt K. Early Management of Acute Spinal Cord Injury-Part I: Initial Injury to Surgery[J]. Journal of Neuroanaesthesiology and Critical Care, 2019, 6(3): 213-221.

[3] Fleisher LA, Fleischmann KE, Auerbach AD, et al. 2014 ACC/AHA guideline on perioperative cardiovascular evaluation

and management of patients undergoing noncardiac surgery: a report of the American College of Cardiology/American Heart Association Task Force on Practice Guidelines[J]. Circulation, 2014, 130(24): 1.

［4］Dakson A, Brandman D, Thibault-Halman G, et al. Optimization of the mean arterial pressure and timing of surgical decompression in traumatic spinal cord injury: a retrospective study[J]. Spinal Cord, 2017, 55(11): 1033-1038.

［5］Cowan H, Lakra C, Desai M. Autonomic dysreflexia in spinal cord injury[J]. BMJ (Clinical research ed), 2020, 371: m3596.

［6］Alexander M, Biering-Sorensen F, Bodner D, et al. International standards to document remaining autonomic function after spinal cord injury[J]. Spinal Cord, 2009, 47(1): 36-43.

［7］Biffl W, Moore E, Offner P, et al. Blunt carotid arterial injuries: implications of a new grading scale[J]. The Journal of Trauma, 1999, 47(5): 845-853.

［8］Geddes A, Burlew C, Wagenaar A, et al. Expanded screening criteria for blunt cerebrovascular injury: a bigger impact than anticipated[J]. American Journal of Surgery, 2016, 212(6): 1167-1174.

［9］Brommeland T, Helseth E, Aarhus M, et al. Best practice guidelines for blunt cerebrovascular injury (BCVI)[J]. Scandinavian Journal of Trauma, Resuscitation and Emergency Medicine, 2018, 26(1): 90.

［10］Dhillon E, Khanna R, Cloney M, et al. Timing and risks of chemoprophylaxis after spinal surgery: a single-center experience with 6869 consecutive patients[J]. Journal of Neurosurgery Spine, 2017, 27(6): 681-693.

［11］Caprini J. Risk assessment as a guide to thrombosis prophylaxis[J]. Current Opinion in Pulmonary Medicine, 2010, 16(5): 448-452.

［12］Sacino A, Rosenblatt K. Critical Care Management of Acute Spinal Cord Injury-Part II: Intensive Care to Rehabilitation[J]. J Neuroanaesth Crit Care, 2019, 6(3): 222-235.

［13］Jia X, Kowalski RG, Sciubba DM, et al. Critical care of traumatic spinal cord injury[J]. J Intensive Care Med, 2013, 28(1): 12-23.

［14］Wang TY, Park C, Zhang H, et al. Management of Acute Traumatic Spinal Cord Injury: A Review of the Literature[J]. Front Surg, 2021, 8: 698-736.

［15］Tisherman SA, Stein DM. ICU Management of Trauma Patients[J]. Crit Care Med, 2018, 46(12): 1991-1997.

［16］Mubashir T, Arif AA, Ernest P, et al. Early Versus Late Tracheostomy in Patients With Acute Traumatic Spinal Cord Injury: A Systematic Review and Meta-analysis[J]. Anesth Analg, 2021, 132(2): 384-394.

［17］Garcia-Arguello LY, O'horo J C, Farrell A, et al. Infections in the spinal cord-injured population: a systematic review[J]. Spinal Cord, 2017, 55(6): 526-534.

［18］Hsiao CY, Yang HY, Hsiao MC, et al. Risk Factors for Development of Acute Kidney Injury in Patients with Urinary Tract Infection[J]. PLoS One, 2015, 10(7): e0133835.

［19］Goodes LM, King GK, Rea A, et al. Early urinary tract infection after spinal cord injury: a retrospective inpatient cohort study[J]. Spinal Cord, 2020, 58(1): 25-34.

［20］Knutsdottir S. Spinal cord injuries in Iceland 1973-1989. A follow up study[J]. Paraplegia, 1993, 31(1): 68-72.

［21］Keller BP, Wille J, Van Ramshorst B, et al. Pressure ulcers in intensive care patients: a review of risks and prevention[J]. Intensive Care Med, 2002, 28(10): 1379-1388.

［22］Shiferaw WS, Akalu TY, Mulugeta H, et al. The global burden of pressure ulcers among patients with spinal cord injury: a systematic review and meta-analysis[J]. BMC Musculoskelet Disord, 2020, 21(1): 334.

［23］Verschueren JH, Post MW, De Groot S, et al. Occurrence and predictors of pressure ulcers during primary in-patient spinal cord injury rehabilitation[J]. Spinal Cord, 2011, 49(1): 106-112.

［24］Boyko TV, Longaker MT, Yang GP. Review of the Current Management of Pressure Ulcers[J]. Adv Wound Care (New Rochelle), 2018, 7(2): 57-67.

［25］Kruger EA, Pires M, Ngann Y, et al. Comprehensive management of pressure ulcers in spinal cord injury: current concepts and future trends[J]. J Spinal Cord Med, 2013, 36(6): 572-585.

［26］倪莹莹, 王首红, 宋为群, 等. 神经重症康复中国专家共识(上)[J]. 中国康复医学杂志, 2018, 33(1): 7-14, 130-136, 264-268.

第11章
Chapter 11

脊髓肿瘤的放射治疗

一、概述

肿瘤放射治疗学是利用电离射线治疗疾病,特别是各类恶性肿瘤的临床学科,故亦可称放射肿瘤学（Radiation Oncology）,它不仅需要临床医师熟悉并掌握临床肿瘤学知识,同时还要具备放射物理学、放射影像学和放射生物学等综合知识。放射线包括放射性同位素产生的α、β、γ射线和各类X射线治疗机或加速器产生的X射线、电子线、质子束及其他粒子束等。当肿瘤细胞吸收任何形式的辐射线后,DNA都可能直接或间接地受到损伤,从而导致细胞的死亡。广义的放疗既包括放射治疗科的肿瘤放疗,也包括核医学科的内用同位素治疗;狭义的放疗一般仅指前者,也就是我们常说的肿瘤放疗。经过百余年的发展,现代肿瘤放射治疗学已经成为一门包括临床治疗、科学研究和培训专业医生的独立学科,和肿瘤内科、肿瘤外科并行是当今恶性肿瘤的三大治疗手段。进入21世纪,随着计算机技术和医学影像学的进步,新的放疗技术层出不穷,使得放疗在肿瘤治疗中的作用和地位日益突出,已成为治疗恶性肿瘤的主要手段之一。

（一）肿瘤放疗治疗学的发展历史

放射治疗至今已有一百多年的历史,1895年德国物理学家伦琴发现了X射线,1896年即用X射线治疗了第1例晚期乳腺癌患者。1896年科学家居里夫妇发现了镭,1899年即使用"镭"治愈了第1例皮肤癌患者。后放疗学者们不断研究努力,直到等剂量曲线和分割照射方式的建立,成为放疗的基本规范沿用至今。从20世纪60年代开始,放射治疗快速发展,逐渐形成了一门独立的医学学科。21世纪又出现了立体定向放射外科（stereotactic radiosurgery, SRS）逆向调强适形放疗（intensity modulation radiated therapy, IMRT）和图像引导放疗（image guided radiation therapy, IGRT）等新技术。与20世纪相比,21世纪放疗正在飞速发展。我国放疗事业也迅速发展（表11-0-1）[1, 2]

尽管如此,根据中华放射肿瘤学会2006年调查显示,中国均拥有的直线加速器的数量约是美国的1/12,百万人口中接受放疗的人口比例,约是美国的1/5。在放疗辅助配套设备缺乏、资源分布不平衡、放疗工作人员结构不合理等困境下,要使国内每年数百万肿瘤患者中的70%得到放疗,我国放疗学界还任重道远。

表11-0-1 中国（大陆）放疗单位、设备、医生逐年增加情况

年份	放疗单位/个	直线加速器/台	放疗医生/人
1986 年	264	71	1715
1994 年	369	164	2764
1997 年	453	286	3440
2001 年	715	542	5113
2006 年	953	918	5247
2011 年	1192	1296	9895
2015 年	1413	1931	15841
2019 年	1463	2021	14575

（二）放射治疗在肿瘤治疗中的地位

据国内外文献统计，50%～70%的恶性肿瘤患者需要接受放疗。约40%的癌症可以用放疗根治。2014年世界卫生组织（World Health Organization，WHO）统计结果表明，目前癌症的治愈率为55%，其中外科手术的贡献为27%，放射治疗的贡献为22%，化疗和其他治疗的贡献为6%。因此，说放疗能够独当一面并不为过。在所有死亡患者中，60%的患者仍然直接或间接死于局部复发肿瘤。因此，对于局部复发的控制在肿瘤的综合治疗中就显得尤为重要，放疗在其中还可以发挥更大、更重要的作用。

目前，以放疗为主要治疗手段可以根治的肿瘤性疾病包括头颈部肿瘤、肺癌、食管癌、前列腺癌、宫颈癌、淋巴瘤、精原细胞瘤、皮肤鳞状细胞癌等，部分良性或低度恶性肿瘤也可以通过放疗达到根治效果，如侵袭性纤维瘤病、骨巨细胞瘤、朗格汉斯组织细胞增生症等。某些恶性肿瘤通过放疗和手术、化疗综合治疗，可以提高疗效。随着放疗新技术的进步，放疗的适应证更为广泛且疗效进一步提高。

此外，放疗对在姑息治疗、器官功能保留方面也发挥重要作用，如缓解疼痛，保留完整通畅的管腔（消化道、呼吸道）、保留骨骼等肢体，以及其他器官功能。

对于脊髓脊柱肿瘤，放疗也是重要的治疗手段之一，位置的特殊性使得手术治疗有其局限性，放疗在其中有不可替代的作用。

二、放射治疗方案制订过程

放疗实施的关键在于最大剂量精确地照射肿瘤靶区，同时尽可能地减少对周围正常组织的损伤，从而达到根除肿瘤，提高生活质量，延长生命的目的。放射治疗的执行离不开周密的计划、准备和实施。在设计治疗计划时就需要对疾病做到充分的认知，病变范围以及其向邻近区域扩散的风险（亚临床病灶），同时注意保护被照射的周围正常组织或器官。

模拟定位是制作固定体位装置，确定患者放射治疗的体位，获取治疗的影像学信息。目前，绝大多数放疗计划的计算都是基于CT数据的采集，将采集的解剖信息进行三维重建，必要时也可以利用4DCT来明确呼吸过程中肿瘤位置的变化，对于颅脑，脊髓，盆腔等，也可以利用核磁定位来采集图像。因此，对放射影像学专业的熟练掌握是放疗医师的一个关键要求。目前放疗技术不断优化进步，进入精准放疗时代，也为我们为患者制定个性化的放疗方案提供了有力的支持。计划模拟设计过程可以用剂量体积直方图、平均剂量、最大剂量等来评估，最终生成一个最优最适合患者的治疗计划。外照射最常应用的射线能量是4~25 MV。皮肤等浅表区域可用低能量X线（如50~100 kV）或电子束治疗。辐射剂量的单位为戈瑞（Gy），代表组织内吸收的能量。处方剂量的设定需要参考正常组织的耐受剂量。

三、放射治疗作用原理及应用

射线作用的靶点主要是基因组DNA和生物膜。通过直接和间接作用造成细胞损伤，直接作用是指射线在被生物物质吸收时直接与细胞的关键靶起作用，靶的原子被电离或激发，从而导致损伤；间接作用是射线使人体组织内水发生电离，产生自由基（OH-），可扩散一定距离到关键靶并造成损伤，DNA双链断裂是辐射所致最关键的损伤,肿瘤细胞丧失无限增殖能力而出现增殖性死亡。

放射治疗可以是主要的根治性治疗手段，也可以为姑息性治疗和辅助性治疗，也经常与其他治疗手段联合，如化疗、分子靶向治疗、免疫等，亦可以结合肿瘤放射增敏药，或保护正常组织的辐射保护剂，或提高放射治疗效果的物理方法，如组织替代物、局部和区域的热疗等联合。

（一）放射治疗联合手术

手术和放射治疗在治疗局限性或区域性恶性肿瘤中可能具有竞争性或互补性。每种方法都有其优点、适应证和局限性，比如，放射治疗可以在控制原有疾病的基础上，避免切除重要的功能器官，从而保留器官功能。这可以最大限度地改善患者生活质量，如治疗喉癌和肛管癌。在早期肺癌，体部立体定向放射治疗可以避免肺叶切除（特别是在有心肺损害的患者），防止手术并发症。在不考虑功能或美容效果的前提下，手术可以提供一个快速治疗的选择，也可以为在可接受放射治疗剂量范围内仍难以根除的病变提供治疗。

因此，可以很容易地看出放射治疗和外科手术的空间优势是互补的。

1. 术前放射治疗

术前放射治疗的目的是消除原发部位和淋巴结周围的亚临床病灶，或将不能手术的肿瘤转化为可手术的肿瘤。目前已发现术前放射治疗治疗可减少医源性种植，也可降低边缘和区域复发的风险，在某些情况下，可减少远处转移的发生率[3]。

术前放射治疗的剂量通常控制在5周内执行45~50Gy，待组织炎性反应消退后再做切除，一般在放射治疗后4~8周。这种治疗方法的例子包括头颈部肿瘤、直肠肿瘤和软组织肉瘤。低剂量（如25Gy/5F）照射后立即手术已被用于直肠癌的治疗[4-6]。各种术前放疗分割方式各有优势。[7, 8]

2. 术后放射治疗

术后放射治疗是为了消除瘤床周围的残存病变和不可切除区域淋巴结，并防止手术切口复发。在术后放射治疗开始之前，需要足够的愈合时间，通常至少需要3～4周。对肿瘤完全切除的患者，照射剂量通常为50～66 Gy，对肿瘤次全切除的患者，需要更高的照射剂量。但对于原发与中枢神经系统的肿瘤尤其是脊髓肿瘤，鉴于肿瘤性质及正常器官耐受性问题，应更加慎重考量切除范围及术后放疗剂量。

在许多情况下，是否需要术前放射治疗和术后放射治疗的问题尚未得到解决。每种治疗方法都有其优点和缺点、支持者和反对者。任何情况下，患者的治疗方案都应尽可能遵循循证依据，但同时也要做到个体化，医生的临床经验也显得尤为重要。

（二）放射治疗联合化学治疗

常用的化学治疗药物根据作用原理分很多种，有对肿瘤细胞产生毒性也有抑制细胞生长的，具有不同作用机制的多药化学治疗方案可以相加或协同效应来克服耐药性。

单独化学治疗在肿瘤的治疗过程中是很少有效的。然而，在许多肿瘤患者的临床试验中，化学治疗和放射治疗相结合，提高了局部控制率，降低了远处转移，整体生存率得以提高。目前，化学治疗药物如顺铂、吉西他滨、替莫唑胺、氟尿嘧啶、紫杉醇和多烯紫杉醇常常结合放射治疗治疗头颈、肺、中枢神经系统、胃肠道、乳腺、妇科和泌尿生殖系肿瘤。

放、化疗联合应用可以起到"1+1＞2"的作用。其可能机制为：第一，肿瘤细胞群同步化作用，如紫杉醇能阻滞肿瘤细胞于G2/M期，而此期是细胞各周期中对放射杀伤最敏感的；第二，再氧化作用，乏氧细胞放射抗拒，而顺铂等药物有乏氧细胞再氧化作用，能提高细胞的放射敏感性；第三，乏氧细胞杀灭作用，丝裂霉素等有直接杀灭乏氧细胞的效应使放疗的效应增加；第四，组织放射损伤的修复，放疗期间受亚致死放射损伤和潜在放射损伤的细胞，能自动修复损伤，阿霉素、博来霉素等能阻止上述修复过程，使放射损伤加重。

当然，放化疗联合应用对正常组织的毒性作用也比分别单独使用时增加，应当引起足够的重视。

（三）放射治疗联合生物靶向治疗

分子靶向药物最近被用来进一步调节肿瘤细胞对辐射的反应，与传统的化学治疗药物相比，它对正常组织的毒性较低。生物制剂作用于EGFR、VEGFR、整合素和mTOR通路与放射治疗同时使用。例如，EGFR抑制药，如厄洛替尼、西妥昔单抗和尼妥珠单抗，常被用于肺癌和头颈部肿瘤的综合治疗，然而曲妥珠单抗能够抑制ErbB-2受体，通常用于治疗HER2阳性乳腺癌。分子药物可以通过改善肿瘤氧合、抑制血管生成、促进细胞周期阻滞和激活细胞凋亡来增强辐射敏感性和杀伤细胞[9]。

（四）放射治疗联合热疗

热疗是人类已知的最古老的治疗方式，无论是在中华黄帝内经还是古希腊医学史书均有记载，具有深厚的渊源，而放疗，在所有肿瘤治疗模式中，是性价比最高的治疗手段，根据热放射生物学的研究显示，热疗本身具有直接杀灭肿瘤的效果，和放疗联合还可以起到协同增敏作用，放疗的同时进行热疗能够明显地提高放疗的疗效，降低不良反应，对于骨转移疼痛效果也更佳[10-13]。

热放疗增效的机制：处在乏氧、低pH环境的细胞对放射线不敏感，热疗通过增加血流改善组织氧供，进而增加组织放疗敏感性，处于细胞周期S期的细胞可分泌修复蛋白，与G1和G2期的细胞相比，其对电离辐射最不敏感，而对热疗最为敏感，热疗导致的细胞蛋白变性，能够阻碍放射性DNA损伤的修复，放疗联合热疗可阻止断裂DNA的修复促进细胞凋亡和细胞周期停滞，这成为热疗联合放疗产生协同增效的最重要机理，乏氧环境下热疗增加放射线杀灭细胞的能力与局部组织提高的温度和暴露的时间成正比，最大效力出现在同步放疗和热疗时，放疗与热疗间隔时间的延长会削弱这种增效作用，热疗是目前所知的最强放疗增敏方法[14, 15]。

伴随传统热疗基础研究的深入及临床应用的增多，具有更佳靶向性及效能的新型热疗剂的开发逐渐增多。影响热疗在临床广泛应用的主要因素包括热疗设备的有效加热深度、精确测量瘤体内温度三维分布以及精确控温。临新一代的深度热疗设备加上体内磁共振成像（MRI）来提供精确的温度测量，此种组合或许有前景[16]。

（五）放射治疗联合免疫治疗

目前对于放疗联合免疫的方式众多，比如放疗与细胞毒性T淋巴细胞相关抗原4（CTLA-4），程序性死亡蛋白1（PD-1）/程序性死亡配体1（PD-L1），淋巴细胞免疫球蛋白黏蛋白分子3（Tim-3），T细胞免疫球蛋白和ITIM结构域蛋白（T-cell immunoreceptor with Ig and ITIM domains, TIGIT），等等[17-21]。

放疗可以导致局部和系统免疫反应，基于免疫效应，放疗联合免疫治疗被认为是肿瘤治疗领域最有前景的治疗手段之一。放疗照射靶区范围，剂量，联合免疫治疗的时机都是我们不断探索的问题。放疗既具备免疫促进作用，又具备免疫抑制作用。对于很多局部晚期恶性肿瘤根治性放化疗后完全缓解率低造成局部复发和远处转移均为主要的失败模式。如何提高缓解率、增加局部控制、减少远处转移为目前研究难点。放疗联合免疫治疗的优势主要有三点：第一，改变肿瘤免疫微环境，在降低免疫抑制细胞数量的同时提高免疫效应细胞的比例，从而加强对肿瘤的局部控制，达到更佳的肿瘤退缩效果；第二，通过产生效应和记忆免疫细胞来维持抗肿瘤免疫反应，从而避免肿瘤复发，延长局部控制时间；第三，改变机体的系统免疫状态，从而诱发远隔效应，通过远隔效应可能降低远处转移风险[22-25]。因此放疗联合免疫治疗有望解决单纯放疗缓解率低、局部控制时间短的问题，远隔效应也可能减少远处转移。如何最大化发挥放射的免疫调节效应，而减少放射引起的免疫抑制一直是研究的热点。

四、放射治疗技术进展

在过去的25年中，由于技术的进步和对如何利用放射生物学原理的更好理解，放射肿瘤学领域发生了重大变化。改变分割模式，即改变每次治疗的辐射剂量，以及治疗的频率，包括每天多次剂量的照射，已经成为一种常见的方案。以下部分将简要回顾一些放射治疗的技术进展。

（一）调强放射治疗

调强放射治疗（intensity modulated radiation therapy, IMRT)是三维适形放疗（3 dimensional conformal radiation therapy, 3D-CRT）的一种，在技术上做了升级，在照射方向上，照射野的形状与病变（靶区）的形状一致；每一个射野内诸点的输出剂量能按临床要求进行调整（将照射野分割成多个子野）。

调强放射治疗（IMRT）可以通过一步一拍（静态IMRT）或滑动窗口技术（动态IMRT）来实现。在静态调强方法中，在多叶光栅（Multi-leave collimators，MLC）调整其正确的形状时，加速器停止出束，而在后一种方法中，MLC调整过程中加速器持续出束。IMRT计划高度适用于危及器官的最佳保留，特别是凹形靶区的覆盖。

IMRT的延伸是容积弧形调强放射治疗（Volumetric modulated arc therapy，VMAT），它相对于传统IMRT的主要优点是减少了治疗时间，同时累积剂量也可能下降；对于高度复杂的靶目标，其也有可能产生更大的肿瘤剂量适形性[26]。

（二）图像引导放射治疗

图像引导放射治疗（Imaging Guided RT，IGRT）是指放射治疗期间使用实时成像进行治疗定位。从计划阶段到治疗需要精确地实施所选择的治疗技术。随着技术的进步，诊断成像已经融合到治疗中，放疗医师可以利用兆伏级或锥形束CT扫描直观地显示靶目标，根据靶目标当前的位置进行调整。其他系统还有超声引导成像、三维光学表面监测、红外线或光学标记物追踪，以及射频-信标引导模式等。

从IGRT收集的信息可以用来修改治疗计划。在经典的6周放疗过程中，肿瘤体积、患者解剖结构和患者体位的改变会显著影响靶目标和危及器官的位置和体积。图像引导可以帮助识别患者治疗时的解剖变化变化，这个过程称为自适应放射治疗，它可以与功能成像结合，例如18F-FDG PET，以提高残存肿瘤或放射抗拒的肿瘤区域的照射剂量，这也被称为剂量雕刻放射治疗（Dose-Painting Radiation，DP）。IGRT结合自适应放射治疗联合使用，可使剂量加至靶目标，同时保护了危及器官[27-29]。

（三）立体定向放射外科/立体定向放射治疗

1951年，瑞典神经外科医生Lars Leskell 首先提出了高剂量放射治疗脑病变的概念。立体定向放射外科（stereotactic radiosurgery，SRS）可以分次大剂量（通常是单次或3～5次）治疗局灶性脑病变，由于其剂量梯度跌落极快，可以最大限度地减少周围正常组织的损伤。立体定向放射治疗（stereotactic body radiotherapy，SBRT）是SRS的延伸，可以通过图像实时引导用于治疗颅外转移灶。SBRT可用于治疗肺、脊柱、肝脏、胰腺、肾脏和前列腺的局灶性病变[30，31]。脊柱SBRT一般在姑息治疗中，如缓解疼痛，增加局部控制率等。其对放疗精度要求极高，误差要控制在1～2 mm以内，图像引导技术的发展也使得这种技术得以实现，目前用得较多的为射波刀及LINAC技术。

射波刀(Cyberknife)又称"三维立体定向放射手术机器人"，其核心技术是以机器人的工作模式来驱动一台医用直线加速器，能够从三维立体的方向追踪病人体位、肿瘤位置和病人呼吸运动的反馈，并能在治疗过程中针对病人的肿瘤靶区因呼吸运动产生的微小移动实时修正，实时锁定肿瘤进行精准打击。

LINAC技术创新优势主要在于融合了实时四维影像引导系统、均整块移除技术、六轴向校正治疗床、多叶式准直仪、强度调控弧形治疗系统五大核心技术，定位精度极高，可以在追踪病灶的位移变化的同时准确施照，可以进行自适应调整（实时适应照射）。

四维影像引导系统可以获得软组织肿瘤的超声影像，并自动进行靶区的追踪勾画，同时进行图像的自动配准、分析，从而真正实现对软组织肿瘤靶区的实施监控，避免因呼吸等因素导致的肿瘤位移，提升治疗的精度和治疗效果；均整块移除技术，不仅能够提高治疗时的剂量率、减少治疗剂量的周边损失，还将大大减少治疗时间，提升患者治疗时的舒适度并减少副作用；Linac的多叶式准直器增加了IMRT和VMAT计划的自由度，优化后自由度大大增加，给了医生更自由的优化空间，尤其对于复杂靶区治疗计划的限制将大大减少，更易得到高质量的治疗计划。

（四）近距离放射治疗

近距离放射治疗被定义为在肿瘤附近放置密封放射源。历史上最初使用镭作为放射源，现在使用更安全并具有更多实际特性的源，如碘、钯、铱和铯等。近距离放射治疗有三种形式：第一种是将模具或敷贴器置于浅表病变的皮肤或黏膜上，例如，眼敷贴器已被用于治疗视网膜母细胞瘤、眼部黑色素瘤和翼状胬肉；第二种是组织间插植，是将含有放射源或粒子的导管置于软组织内，例如前列腺组织间插植；第三种是腔内照射，将放射源放置在体腔中，例如阴道近距离放射治疗，常用于子宫癌的辅助治疗。

近距离放射治疗的植入物可以是临时或永久性的放射性源，利用后装系统，将不带放射源的治疗容器置于治疗部位，由电脑遥控将放射源送进治疗容器进行放射治疗，由此可避免治疗过程中医务受到辐射，又可将放射源准确安全地送到需要治疗的部位。

在永久性植入物中，放射源被放置在组织中，它们的活性在体内逐渐衰减。当复合物的能量消失，惰性源仍然存在。

（五）术中放射治疗

恶性肿瘤的术中放射治疗（Intraoperative irradiation，IORT）是指在手术中，充分暴露瘤床、未能完全切除或未切除肿瘤及周围转移淋巴结，并把放射敏感的正常组织牵拉到照射野外，在直视下对以上区域行一次大剂量照射，以期最大限度杀灭肿瘤细胞，防止或减少正常组织损伤的一种治疗方法。广义IORT按照照射的方式不同分为术中电子束放射治疗（Intraoperative Electron Radiotherapy，IOERT）、术中高剂量率后装放疗（High-dose intraoperative radiation therapy，HDR-IORT）、低能量X线术中放疗（Low-KV IORT）和术中粒子植入。

IORT技术的兴起归功于TARGIT-A试验的成功，这是一项国际多中心、随机、前瞻性的Ⅲ期非劣效性试验，早期乳腺癌患者被随机分配到全乳外放射治疗和使用使用KV级X线对瘤床进行靶向的IORT[32]。

大量临床试验研究发现术中放疗可以提高肿瘤的局部控制率，并减少放疗后的并发症，其主要原因：①术中放疗时手术视野已暴露，可直视肿瘤区域，减少了照射范围，能更精确地设计照射野；②限制放射剂量的正常组织能够最大限度地被推开或者被遮挡在照射野外；③基于前两个优点，能更充分地发挥电子束剂量的生物学效应。

然而，由于放射治疗是指数性杀死肿瘤干细胞，多次放疗的间隔时间可以使正常组织损伤得以再氧化、再增殖、再分布、再修复（4R效应），适当的多次治疗可以把杀伤肿瘤细胞和保护正常组织同时达到最大化。术中放疗是一次性照射，正常组织的耐受剂量是术中放疗一次性照射剂量的主要限制因素[33, 34]。

只要放射治疗，不管单次剂量大小和总剂量如何，均对血管修复和生成有一定的破坏作用，尤其是对毛细血管的作用最大，一方面是因为其天然脆性、另一方面是因为放疗的抗血管生成作用阻止了血管的再增殖。临床试验研究发现术中放疗剂量在15~17Gy剂量以下，并发症的发生率几乎为0，而当剂量≥20Gy时并发症普遍存在，并且IORT不宜进行过大范围预防照射。

对于中枢神经系统肿瘤来说，高级别恶性神经胶质瘤在成人脑肿瘤中最常见，大约占原发脑肿瘤的30%~45%，其中85%是胶质母细胞瘤，手术后局部复发率较高，多需要术后放疗。由于近10年术中放疗的快速进展，IORT也应用于胶质瘤的治疗，一个多中心研究显示[35]：当IORT 10~25Gy联合EBRT 40~60Gy时，中位生存期为6~26.4个月，1年生存率为59%~97%，2年生存率为6.8%~61%。但目前的临床数据较少对于IORT在头颅部肿瘤中的作用尚无定论。再有神经组织的α/β值和其他正常组织差别大，与肿瘤的差别更大，特别是在术中放疗这样的大分割时更明显。因此，在神经系统肿瘤的术中放疗时，除了重点考虑照射剂量外，如何尽可能减少照射范围和联合术后放疗，对减少损伤也非常重要。

（六）放射性核素治疗

放射性核素治疗是利用荷载放射性核素的放射性药物能高度集中在病变组织的特性(高度靶向性)，以放射性核素衰变过程中发出的射线近距离照射病变组织起到治疗作用。

在这种类型的治疗中，放射性药物可口服或静脉给予患者，如32P、131I、90Y、89Sr和153Sm，它们产生β射线杀伤肿瘤细胞。多项研究也显示尽管没有改善生存，放射性药物能显著减轻骨转移引起的疼痛，对于其他局部姑息治疗失败的患者，它们通常作为二线治疗。但是由于它们的血液学毒性，其使用潜力有限。

放射性药物生物靶向治疗可以通过操纵免疫系统来优化细胞毒性制剂向特定类型的体细胞递送来达到杀伤效应，例如美国食品药品管理局（FDA）批准的90Y替伊莫单抗（Zevalin®）和131I托西莫单抗（Bexxar®），就是与放射性同位素相结合的鼠单克隆抗CD20抗体，治疗对其他治疗无效的非霍奇金淋巴瘤。在治疗之前，患者必须进行血液检查，评估其耐受性，确定合适的剂量[36-39]。此外还有利用配体和受体特异性结合的特性，使放射性核素浓聚于病灶，达到内照射治疗的目的，药物

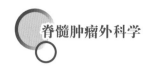

以奥曲肽的应用最为广泛。

随着学科间的交叉融合和各种技术的综合利用，放射性核素将更广泛地应用于临床恶性肿瘤的治疗。

（七）粒子束放射治疗

虽然放射治疗通常使用不带电荷的能量，称为光子，但它也可以给出带电粒子如电子或质子，或不带电粒子如中子。这些粒子在物理性质上有着不同的优势，因此它们在组织中的分布及生物有效性也不同。在质子治疗中，主要优势在于空间分布，能给周围有需要保护的区域提供高剂量照射。当考虑到肿瘤接近剂量限制性器官组织如眼睛、大脑和脊髓时，质子治疗优势最明显。碳离子可以提供类似的剂量梯度和提高生物有效性。

中子有助于治疗生长缓慢的肿瘤，它们不像其他粒子那样具有空间优势，但是它们的放射生物学效应更大，并且在治疗放射抗拒的肿瘤时是有利的。但是缺乏空间优势，难以向肿瘤提供足够的剂量，导致临床潜力有限。解决这一问题的方法之一是硼中子俘获治疗（Boron Neutron Capture Therapy，BNCT）。这种治疗方法是通过将与肿瘤具有特异性亲和力的硼药，选择性地富集于肿瘤细胞中，然后用低能中子对肿瘤组织局部进行照射，使硼药俘获中子形成局部核反应，由于这种反应的能量较高，而且射程较短，所以对肿瘤周边组织的破坏较小，能选择性地杀死肿瘤细胞，这种类型的治疗已被用于恶性脑肿瘤[40, 41]。

BNCT作为一种先进肿瘤治疗手段一直备受瞩目[42]，但缺乏具有高肿瘤累积率的10B特异性递送剂阻碍了BNCT在肿瘤治疗中的应用，目前主要的挑战还是需要开发新的更有效的递送载体或递送方法，以使目前使用的递送剂硼苯丙氨酸（boronophenylalanine，BPA）和硼卡钠（sodium borocaptate，BSH）具有更好的微观分布。

随着技术的不断发展与研究的逐步深入，未来硼中子必将在肿瘤治疗领域处于举足轻重的地位。但是，并不是所用类型的肿瘤都适合硼中子治疗，至少目前硼中子作为一种先进医疗手段尚未成为肿瘤的一线治疗方案，能否使用还需要咨询专业的临床医生。

五、放疗在脊髓肿瘤中的应用

（一）脊髓肿瘤中放疗的地位

脊髓肿瘤分为脊髓原发肿瘤和转移瘤，原发脊髓肿瘤每年新发病例2.5/10万，大约是脑肿瘤发病率的1/10，较常见的肿瘤有脊髓胶质瘤、室管膜瘤、脊膜瘤等，放疗在其治疗中起到了关键作用，对于患者生活质量的改善及生存时间的延长都发挥着重要作用。在这里简要列举几个主要瘤种中放疗的作用，本书后续还有分章节讲解。

1. 脊髓胶质瘤

脊髓胶质瘤主要包括少突胶质细胞瘤、星形细胞瘤及多形性胶质母细胞瘤等，在中枢神经系统肿瘤发病率相对较低，占全部原发椎管内肿瘤的8%～10%，其年发病率约0.22/10万，仅约为脑胶质瘤的十分之一[43]。脊髓胶质瘤手术难度大，可操作空间小，很难做到完全切除，一般低级别胶质瘤可根据具体情况选择术后是否放疗，高级别胶质瘤术后常规需要放疗，可从术后放疗中获益[44]。

脊髓胶质母细胞瘤较罕见，病理级别为WHO 4级，仅占全部脊髓肿瘤1.5%，确诊后总生存期仅约10～14个月由于脊髓胶质母细胞瘤侵袭程度高、浸润明显，手术无法全切，以部分切除或活检为主，有研究证明术后辅助放疗可改善预后，提高病人生存率和促进神经功能恢复[45]。

2016年，WHO中枢神经系统肿瘤分类将"弥漫性中线胶质瘤"独立出来[46]，脑干、丘脑和脊髓等中线部位为其最常见发病部位，侵袭性高，预后极差，2年生存率低于10%，由于肿瘤弥漫浸润生长，手术切除难度大，病人难以从手术切除程度中获益[47]，因此提倡活检，之后辅助放疗是主要治疗手段，可改善病人预后，延长生存期[48]。

2. 室管膜瘤

室管膜瘤的死亡原因仍以原位复发为主，瘤床区复发是治疗失败的主要模式，所以手术和放疗作用显得尤为重要，但当室管膜瘤侵犯到脊髓或神经根，手术难以全切，以及间变性室管膜瘤患者，通常需要术后放疗。术后辅助放疗明显提高室管膜瘤患者的局部控制率，是重要的辅助治疗手段[49]。WHO 3级间变性室管膜瘤无论是否手术全切，均需行术后放疗（1级证据）；成人WHO 2级室管膜瘤未能手术全切者，需行术后放疗，对于手术完全切除者，可选择观察（肿瘤位于幕上或脊髓）或术后放疗（肿瘤位于后颅窝或黏液乳头性）[50,51]；原发于脊髓的成人室管膜瘤（WHO 2级）手术全切后无需补充放疗[52]；儿童WHO 2级室管膜瘤未能手术全切者，需行术后放疗[53,54]。

3. 其他脊髓肿瘤

此外脊髓肿瘤还有生殖细胞肿瘤，转移瘤等，生殖细胞瘤对放射线非常敏感，在疾病的不同阶段发挥重要作用。

中枢神经系统生殖细胞肿瘤多见于15岁以下的儿童，诊断时的中位年龄为10～14岁。男性发生率略高于女性，男女比例为2∶1～3∶1，其中松果体区域生殖细胞肿瘤男性发病率更高。对于纯生殖细胞瘤，由于其对于放射治疗非常敏感，放化疗成为主要治疗手段，随着中枢神经系统生殖细胞肿瘤放疗和化疗的不断发展，神经外科在治疗这些肿瘤中所占的比重正在逐渐减少[55]。

脊髓转移瘤很罕见，在肿瘤患者中的发生率仅为0.1%～0.4%，占所有髓内肿瘤的1%～3%。多发生在肿瘤晚期，常伴有神经功能障碍进展迅速，癌症患者一旦出现脊髓转移，常常提示预后差，平均生存期仅3～4个月[56]。肺癌是其最常见的原发肿瘤，其次是乳腺癌、黑色素瘤、肾细胞癌、结直肠癌、宫颈癌、淋巴瘤等[57]，Sung等回顾性分析了296例脊髓转移瘤，其中位于颈髓122例（41%），胸髓102例（34%），腰髓113例（38%）[58]。

虽然目前脊髓转移瘤的最佳治疗方案具有争议，但其标准的黄金治疗方案仍为放射治疗，联合或不联合类固醇激素，可以逆转早期、暂时性的功能障碍，尤其是原发肿瘤为对射线敏感的肿瘤，如淋巴瘤或小细胞肺癌，放疗可带来明显的生存获益[56, 59]。

4. 脊柱肿瘤

脊柱肿瘤从来源上可分为原发性和转移性肿瘤。原发性脊柱肿瘤较罕见，所占比例不超过5%[60]；而转移性肿瘤约占95%以上，累及胸椎（70%）、腰椎（20%）和颈椎（10%）[61]。绝大多数患者无症状或症状较轻，但约14%的患者会出现因机械性不稳定引起的难治性疼痛，或硬膜外脊髓压迫导致的脊髓损害症状[62]。

由于脊柱转移瘤靠近脊髓，脊髓的耐受剂量对放疗剂量产生限制，常规分割放疗是脊柱转移瘤放疗的基本方式，近年放射治疗技术不断发展，随着放疗技术的不断进步，VMAT、IMRT均可以实现较好的适形指数（conformal index，CI）、靶区剂量均匀性指数（homogeneity index，HI），IGRT技术可以将治疗误差缩小到2 mm以内，联合这些先进的技术，可实现放疗靶区高度适形的剂量分布和高精准性[63]，立体定向放疗（SBRT）以其独有的优势：小野集束照射、剂量分布集中、靶区周边剂量梯度变化较大、靶区周边正常组织剂量很小的特点，也越来越多的被应用于脊柱转移性肿瘤的治疗，可以提高肿瘤的局部控制率，而且还能够有效保护脊髓[64, 65]，临床工作中要根据患者的具体病情选择最合适的放疗技术。

（二）放疗方式的选择

随着放疗技术的发展，精准度不断提高，对生长在脊髓区域及周边的肿瘤给予更高的放疗剂量增加疗效也成为可能，如图11-0-1所示，脊髓在放疗的世界里属于串联器官，治疗中必须考虑生物效应，以免造成不可逆损伤[66]，一般情况下还是选择常规分割放疗方案，以减轻放射线对神经造成的损伤，对于脊柱骨转移，或者压迫脊髓的病变，在能够给我们安全的治疗空间的情况下，可以酌情选择立体定向放疗或大分割放疗以达到更好的生物效应消除肿瘤，在最近的一篇综述中，包括5655名患者的59项研究结果表明，SBRT有更高的肿瘤局控率，不良反应适中[67]。

目前对于复发胶质瘤也有考虑做大分割或者立体定向放疗技术来做二次放疗的报道[68]，但生物学效应的研究基本来源于动物实验，脊髓肿瘤中的放射性损伤原因复杂，目前还需要更多的研究数据探讨脊髓肿瘤立体定向或大分割放疗的安全性和有效性。

（三）立体定向放疗（SBRT）在脊柱脊髓肿瘤中的应用

脊柱脊髓肿瘤由于其位置特殊性，使放疗剂量很难达到肿瘤根治剂量，随着SBRT技术的出现和进步给此类肿瘤带来了新的希望，SBRT被定义为"高度适形和图像引导的低分割放射治疗，分为单次或几次给予靶区根治性放疗剂量"。以下对一些相关临床研究做一简要概述。

硬膜内髓外良性脊柱肿瘤的治疗一般是显微手术切除，但患有神经纤维瘤病（Neurofibromatosis，NF）、复发性肿瘤、多发性病变或手术风险较高的患者可能受益于手术的替代方案。Dodd[69]等人报道了射波刀治疗良性硬膜内髓外脊柱肿瘤初步结果，51例患者（中位年龄46岁；年龄12～86岁）共55个良性肿瘤病灶（30例神经鞘瘤，9例神经纤维瘤，16例脑膜瘤）。总治疗剂量范围为16～30 Gy，连续每日治疗（1～5f），肿瘤体积范围为0.136～24.6 cm³。手术后不到1年，51例患者中有3例（1例脑膜瘤、1例神经鞘瘤和1例神经纤维瘤）由于症状持续或恶化需要手术切除肿瘤，平均随访36

个月后，所有这些晚期病变稳定（61%），缩小（39%）。两名患者死于非肿瘤原因。1例患者术后8个月出现放射性脊髓病。

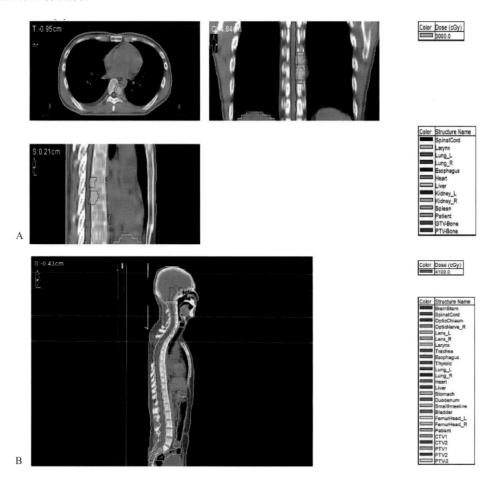

图11-0-1 放疗精准照射技术图示

A.脊柱转移瘤图例；B.全脊髓照射图例

当脑膜瘤位于脊髓中上段时，特别是在胸椎区域，给手术带来了很大的挑战。研究中，16例脑膜瘤中有40%位于脊髓中上部。主要症状为疼痛（53%）、神经根感觉丧失（53%）和神经根无力（35%）。SBRT后，大多数患者报告疼痛和无力有所改善，但感觉丧失没有改变。30%的患者放疗后出现疼痛、麻木或主观无力的轻微加重。末次随访时，治疗后病变大小稳定（67%）或缩小（33%）。

神经鞘瘤是最常见的脊柱肿瘤，约占脊柱原发性肿瘤的三分之一。脊髓神经鞘瘤通常起源于脊椎骨后侧的背根，通过椎板切除术是常规治疗手段，然而，对于老年患者和一些复发性病变，手术的风险会增加。本研究中，有12例为NF2，放疗后大多数患者报告其临床症状稳定，三分之一的患者疼痛、无力或感觉得到改善，30例神经鞘瘤患者中29例患者的肿瘤生长得到控制，肿瘤稳定（56%），缩小（40%）。此研究观察到短期临床获益，仍需要更多的患者进行更长时间的随访研究，以确定SBRT治疗良性轴外肿瘤的长期疗效。目前的研究表明，射波刀放射外科消融这类肿瘤在

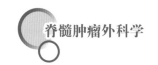

技术上是可行的，且并发症较低。

与NF2相关的症状性神经鞘瘤往往生长更快，更容易浸润神经根，往往更早发展为严重的神经功能缺损，并且在切除后更频繁地复发[70]。Klekamp和Samii报道，无NF2的患者5年复发率为10.7%，10年复发率为28.2%。然而，对于NF2患者，5年复发率为39.2%，所有患者在9年内复发。

Chang[71]等人使用射波刀治疗了20例患者的30例良性脊柱肿瘤。病变分布为颈椎（18个）、胸椎（6个）和马尾（6个）。8例为髓内病变，22例为髓外病变。病理分类为神经鞘瘤（5个病变）、无活检的神经源性肿瘤（15个，10例病变与NF相关）、血管母细胞瘤（8个）和脑膜瘤（2个）。靶区边缘剂量14～33 Gy，分1-5次完成，放疗后大多数病变缩小（57%）或保持不变（33%）。其中在血管母细胞瘤组，8个肿瘤中有6个在治疗后缩小，多数患者病情稳定或好转。对于16个伴有放射性疼痛或脊髓性疼痛的病变，15个病变（94%）的症状得到改善，术后1～2周疼痛基本消失，40%的感觉丧失患者在治疗后症状有所改善。

SBRT已经成为血管母细胞瘤的一种有吸引力的治疗选择，特别是对于手术无法到达的病变和von Hippel-Lindau（VHL）疾病和多发病变的患者。Pan等人[72]使用射波刀图像引导放射外科系统治疗28例成血管细胞瘤患者，共有46个病灶，其中14名患者同时患有VHL疾病。治疗后94.1%肿瘤影像学复查稳定或表现出消退迹象，1年、3年和5年局部控制率分别为96.1%、92.3%和92.3%，81.2%肿瘤症状改善。没有患者出现任何与放疗相关的并发症。Moss等人[73]报道了射波刀治疗后的16例脊髓血管母细胞瘤5年局部控制率为92%。Selch[74]的一项回顾性研究的结果表明，基于图像引导的直线加速器SBRT治疗也可以安全控制脊髓血管母细胞瘤的生长。中位随访51个月后，4年总生存率和局部控制率分别为90%和95%。SBRT的优势在于它相对无创，能够靶向非常小的肿瘤，相较于手术并发症要低。目前，图像引导SBRT系统的使用越来越成熟，是一种强有力的手术替代方案，已被用作血管母细胞瘤的微创原发性、辅助或补救性治疗[72]。

在Shi等人的报道[75]21例室管膜瘤病变患者，40个病灶，其中颅内（$n = 30$）或脊柱（$n = 10$），儿童（$n = 11$）和成人（$n = 10$）的中位年龄分别为3岁（0～19）和29岁（27～62），放疗剂量为18～20 Gy/1f，全组患者的1年、2年和5年OS分别为90.0%、74.1%和67.3%。其中，颅内室管膜瘤患者的1年、2年和5年生存率分别为86%、74%和52%。脊髓室管膜瘤患者在SBRT后2年内均未发生局部复发、远处转移或死亡，5年内无患者死亡，有三名患者出现放疗相关并发症，均为10岁以下患者。本研究提示SBRT是一种可行的治疗颅内和脊髓室管膜瘤的方法，具有良好的局部控制和可接受的毒性。

脊髓髓内肿瘤的最佳治疗是有争议的，尤其是多发或复发肿瘤，因为切除和常规放射治疗都有潜在的并发症。SBRT理论上可以对手术无法治疗的病变提供高适形、高剂量的照射，同时减少正常脊髓的损伤。在Ryu等人报道中[76]，10例髓内脊髓肿瘤接受了SBRT。这些患者或肿瘤复发，或经历过多次手术，或有手术禁忌症，或拒绝手术切除，他们采用SBRT，处方剂量18～25 Gy（平均21 Gy），分1～3次完成。随访中影像学提示1例室管膜瘤和2例血管母细胞瘤变小，其余肿瘤在随访时均稳定，且患者没有明显的治疗相关并发症。可见SBRT治疗髓内脊髓肿瘤在某些复杂或难治情况下是可行和安全的，并且可能被证明是这些具有挑战性的病变的另一种治疗选择。

随着癌症发病率的上升，加上全身和局部治疗的改善，延长了预期寿命，导致更多的患者出现脊柱脊髓转移。如果脊髓和/或神经根受到压迫，肿瘤转移可能会引起明显的疼痛和生活质量下降，并导致永久性神经功能障碍。SBRT是一种有效的治疗方法，随着临床应用的不断发展，治疗效果也有所提高。

目前采用SBRT治疗髓外硬膜内（intradural extramedullary，IDEM）转移瘤的报道较少。Shin等人[77]报道了4个IDEM病变用单次SRS治疗，在10个月的随访期间，4个病变中的3个好转，且无放疗相关并发症。1例患者肿瘤进展，总生存期8个月（2～19个月）。Mori等人报道了2例原发肺恶行肿瘤的IDEM转移，两个脊髓转移灶都是照射野内复发，在这两例患者中，使用25 Gy分5次或10次的方式治疗IDEM转移灶，肿瘤得到控制，神经系统症状得到改善，直到患者死于全系统疾病[78]。Veeravagu等人[79]报道了使用SBRT治疗9例髓内（intramedullary，IM）转移瘤，包括上皮样血管上皮瘤、乳腺癌、肺癌和畸胎瘤的转移。中位剂量为21 Gy，分1～5次，完成，最大剂量（Dmax）37.0 Gy（中位26.7 Gy）。所有随访患者的病变均稳定或改善。中位总生存期为4.1个月，未发现患者有放射相关并发症。Lieberson等人[80]报道，边缘剂量为27 Gy的SBRT后3个月随访，髓圆锥肿瘤治疗后得到有效控制，无新的神经功能缺损。Shin等人[77]报道了6个IM病变（5个颈椎，1个胸椎）使用10～16 Gy（中位14Gy）单一剂量的SRS治疗，在10个月的随访期间，所有患者的临床表现都有所改善，没有出现放射引起的毒性并发症。

脊柱是骨转移最常见的部位，大约40%的癌症患者会在这个部位出现骨转移，其中5%～14%出现转移性硬膜外脊髓压迫（metastatic epidural spinal cord compression，MESCC），这可导致顽固性背痛、眩晕、感觉丧失、肠道或膀胱功能障碍伴生活质量下降等诸多症状。随着许多原发性癌症患者的预期寿命持续改善，MESCC的患病率和疾病负担可能会增加。传统上，MESCC的治疗包括皮质类固醇和常规外放疗，伴或不伴减压手术，术后30%～80%的患者仍能活动，少数非活动患者能再次行走[81,82]。然而，对于放射抗拒的肿瘤，常规放疗并没有产生令人满意的疗效，并且由于不能很好地保护周围的重要器官，如脊髓和食道，这些患者的局部控制率仍然很低。分离手术是经脊柱后外侧入路达到稳定和硬膜周围减压的目的，在脊髓周围产生2～3 mm的空间，在脊髓可耐受放疗剂量范围内，为SBRT创造有利条件，从而减少放疗引起的副作用。此外，图像引导（IG）调强放疗（IMRT）和SBRT的技术进步，在提供高适形高剂量辐射的同时，提高了剂量分布的准确性，改变了MESCC的治疗方法[83,84]。

Hu等人[85]回顾性研究了50例接受分离手术后IG-IMRT或射波刀治疗的MESCC患者的预后，以确定疾病复发的预测因素。最常见的原发性肿瘤类型是非小细胞肺癌（$n = 12$, 24%），其次是肾细胞癌（$n = 9$, 18%）和乳腺癌（$n = 9$, 18%）。所有患者均表现为高级别MESCC（2级和3级）。18例（36%）有脊柱外骨骼转移，7例（14%）有内脏转移。最常累及的是胸椎（$n = 18$, 36%），其次是颈胸椎（$n = 16$, 32%）和腰椎（$n = 9$, 18%）。7例患者转移灶局限于胸腰椎。26例患者出现病理性骨折，23例患者无法独立行走。26例（52%）患者采用分离手术+SBRT治疗，其余24例（48%）患者采用分离手术+IMRT治疗。SBRT组患者接受的中位剂量为35 Gy/5f（25～40 Gy/3～5f），等效生物剂量（BED）为59.5 Gy（37.5～72 Gy）。IMRT组患者接受48 Gy/12f的治疗，BED为67.2 Gy。SBRT

组与IMRT组的局部无进展生存率分别为，6个月（95.5% *vs.* 82.0%）、1年（90.9% *vs.* 71.8%）和2年（90.9% *vs.* 57.6%），SBRT显著高于IMRT组。放疗后1个月和最终随访时，SBRT组和IMRT组的缓解率均约75%。在整个随访期间，所有患者对治疗耐受良好，未观察到放射性脊髓病。最常见的毒性是1级或2级疲劳（14.4%, 28%）；12名患者（24%）出现1级或2级胃肠道毒性，包括恶心、呕吐和/或腹泻。此研究表明，SBRT治疗效果不逊于IG-IMRT，甚至有更好的局控率，需要开展更大规模的前瞻性研究进一步验证此结果。

目前对于SBRT在脊柱脊髓的应用还有跟多争议，脊柱SBRT的最佳处方剂量各家报道不一，单次照射生物效应高但有可能会使细胞停留在放射抵抗期，从而增加局部复发的风险，此外，SBRT的使用应受到肿瘤体积的限制，目前认为当涉及>3个连续椎体节段时，术后脊髓SBRT应列为禁忌，因为放射性坏死的风险随着剂量的增加和治疗量的增加而增加。总之，对于SBRT在脊柱脊髓肿瘤中的应用还有很多需要我们其探索的问题。

六、结语

放射治疗是一门综合学科，是肿瘤局部治疗非常有效的方法之一，在大部分肿瘤治疗中占有举足轻重的作用，可以和多种治疗手段相结合来达到"1+1>2"的效果，同时，放疗也是一把双刃剑，在杀伤肿瘤的同时也会带来正常组织损伤，在中枢神经系统肿瘤治疗中显得尤为明显，如何制订合适的放疗方案必须由专业放疗医生来综合考量。在技术和治疗方法不断进步的当下，放疗也将不断带来新的突破。

（蒋　静　黎　功）

参考文献

［1］Yin W, Chen B, Tian F, et al. The growth of radiation oncology in mainland China during the last 10 years[J]. International Journal of Radiation Oncology Biology Physics, 2008, 70(3): 795-798.

［2］张烨,易俊林,姜威,等. 2019 年中国大陆地区放疗人员和设备基本情况调查研究[J]. 中国肿瘤, 2020, 29(5): 321-326.

［3］Sauer R, Liersch T, Merkel S, et al. Preoperative versus postoperative chemoradiotherapy for locally advanced rectal cancer: results of the German CAO/ARO/AIO-94 randomized phase III trial after a median follow-up of 11 years[J]. J Clin oncol, 2012, 30(16): 1926-1933.

［4］Kapiteijn E, Marijnen C A M, Nagtegaal I D, et al. Preoperative radiotherapy combined with total mesorectal excision for resectable rectal cancer[J]. New England Journal of Medicine, 2001, 345(9): 638-646.

［5］Erlandsson J, Holm T, Pettersson D, et al. Optimal fractionation of preoperative radiotherapy and timing to surgery for rectal cancer (Stockholm III): a multicentre, randomised, non-blinded, phase 3, non-inferiority trial[J]. The Lancet Oncology, 2017, 18(3): 336-346.

［6］Rosenzweig K E. Current readings: improvements in intensity-modulated radiation therapy for malignant pleural mesothelioma[C]//Seminars in Thoracic and Cardiovascular Surgery. WB Saunders, 2013, 25(3): 245-250.

［7］Zhou Z R, Liu S X, Zhang T S, et al. Short-course preoperative radiotherapy with immediate surgery versus long-course chemoradiation with delayed surgery in the treatment of rectal cancer: a systematic review and meta-analysis[J]. Surgical Oncology, 2014, 23(4): 211-221.

［8］Chen K, Xie G, Zhang Q, et al. Comparison of short-course with long-course preoperative neoadjuvant therapy for rectal cancer: A meta-analysis[J]. Journal of Cancer Research and Therapeutics, 2018, 14(8): 224.

[9] Scaringi C, Enrici R M, Minniti G. Combining molecular targeted agents with radiation therapy for malignant gliomas[J]. OncoTargets and Therapy, 2013, 6: 1079.

[10] Kok H P, Van Dijk I W E M, Crama K F, et al. Reirradiation plus hyperthermia for recurrent pediatric sarcoma; a simulation study to investigate feasibility[J]. International Journal of Oncology, 2019, 54(1): 209-218.

[11] Dharmaiah S, Zeng J, Rao V S, et al. Clinical and dosimetric evaluation of recurrent breast cancer patients treated with hyperthermia and radiation[J]. International Journal of Hyperthermia, 2019, 36(1):986-992.

[12] Chi M S, Yang K L, Chang Y C, et al. Comparing the effectiveness of combined external beam radiation and hyperthermia versus external beam radiation alone in treating patients with painful bony metastases: a phase 3 prospective, randomized, controlled trial[J]. International Journal of Radiation Oncology Biology Physics, 2018, 100(1): 78-87.

[13] Merten R, Ott O, Haderlein M, et al. Long-term experience of chemoradiotherapy combined with deep regional hyperthermia for organ preservation in high-risk bladder cancer (Ta, Tis, T1, T2)[J]. The Oncologist, 2019, 24(12): e1341-e1350.

[14] Kampinga H H, Dikomey E. Hyperthermic radiosensitization: mode of action and clinical relevance[J]. International Journal of Radiation Biology, 2001, 77(4): 399-408

[15] Dewhirst M W, Viglianti B L, Lora-Michiels M, et al. Basic principles of thermal dosimetry and thermal thresholds for tissue damage from hyperthermia[J]. International Journal of Hyperthermia, 2003, 19(3): 267-294.

[16] van der Zee, J., González, D., van Rhoon, G. C., van Dijk, J. D., van Putten, W. L., & Hart, A. A. (2000). Comparison of radiotherapy alone with radiotherapy plus hyperthermia in locally advanced pelvic tumours: a prospective, randomised, multicentre trial[J]. The Lancet, 355(9210), 1119-1125.

[17] Jang B S, Kim I A. A Radiosensitivity Gene Signature and PD-L1 Status Predict Clinical Outcome of Patients with Glioblastoma Multiforme in The Cancer Genome Atlas Dataset[J]. Cancer Research and Treatment: Official Journal of Korean Cancer Association, 2020, 52(2).

[18] Sato H, Okonogi N, Nakano T. Rationale of combination of anti-PD-1/PD-L1 antibody therapy and radiotherapy for cancer treatment[J]. International Journal of Clinical Oncology, 2020, 25(5): 801-809.

[19] Oweida A, Hararah M K, Phan A, et al. Resistance to Radiotherapy and PD-L1 Blockade Is Mediated by TIM-3 Upregulation and Regulatory T-Cell Infiltration[J]. Clin Cancer Res, 2018, 24(21): 5368-5380.

[20] Kim J E, Patel M A, Mangraviti A, et al. Combination Therapy with Anti-PD-1, Anti-TIM-3, and Focal Radiation Results in Regression of Murine GliomasAnti-PD-1, Anti-TIM-3, and Radiation in Glioma Model[J]. Clinical Cancer Research, 2017, 23(1): 124-136.

[21] Grapin M, Richard C, Limagne E, et al. Optimized fractionated radiotherapy with anti-PD-L1 and anti-TIGIT: a promising new combination[J]. Journal for Immunotherapy of Cancer, 2019, 7(1): 1-12.

[22] Zeng J, See A P, Phallen J, et al. Anti-PD-1 blockade and stereotactic radiation produce long-term survival in mice with intracranial gliomas[J]. International Journal of Radiation Oncology Biology Physics, 2013, 86(2): 343-349.

[23] Deng L, Liang H, Burnette B, et al. Irradiation and anti–PD-L1 treatment synergistically promote antitumor immunity in mice[J]. The Journal of Clinical Investigation, 2014, 124(2): 687-695.

[24] Dovedi S J, Cheadle E J, Popple A L, et al. Fractionated Radiation Therapy Stimulates Antitumor Immunity Mediated by Both Resident and Infiltrating Polyclonal T-cell Populations when Combined with PD-1 Blockade Fractionated RT Modulates the Local TCR Repertoire[J]. Clinical Cancer Research, 2017, 23(18): 5514-5526.

[25] Lin X, Zeng T, Xiong J, et al. Combined α-programmed death-1 monoclonal antibody blockade and fractionated radiation therapy reduces tumor growth in mouse EL4 lymphoma[J]. Cancer Biology & Therapy, 2019, 20(5): 666-679.

[26] Teoh M, Clark C H, Wood K, et al. Volumetric modulated arc therapy: a review of current literature and clinical use in practice[J]. The British Journal of Radiology, 2011, 84(1007): 967-996.

[27] Castadot P, Lee J A, Geets X, et al. Adaptive Radiotherapy of Head and Neck Cancer[J]. Seminars in Radiation Oncology, 2010, 20(2):84-93.

[28] Duprez F, De Neve W, De Gersem W, et al. Adaptive dose painting by numbers for head-and-neck cancer[J]. International

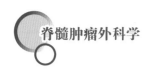

Journal of Radiation Oncology Biology Physics, 2011, 80(4): 1045-1055.

［29］Grégoire V, Jeraj R, Lee J A, et al. Radiotherapy for head and neck tumours in 2012 and beyond: conformal, tailored, and adaptive?[J]. The lancet oncology, 2012, 13(7): e292-e300.

［30］Suh J H. Stereotactic radiosurgery for the management of brain metastases[J]. New England Journal of Medicine, 2010, 362(12): 1119-1127.

［31］Chang B K, Timmerman R D. Stereotactic body radiation therapy: a comprehensive review[J]. American Journal of Clinical oncology, 2007, 30(6): 637-644.

［32］Vaidya J S, Wenz F, Bulsara M, et al. Risk-adapted targeted intraoperative radiotherapy versus whole-breast radiotherapy for breast cancer: 5-year results for local control and overall survival from the TARGIT-A randomised trial[J]. The Lancet, 2014, 383(9917): 603-613.

［33］Gunderson L L, Nelson H, Martenson J, et al. Intraoperative electron and external beam irradiation±5-FU and maximal surgical resection for previously unirradiated locally recurrent colorectal cancer[J]. Dis Colon Rectum, 1996, 39: 1379-1395.

［34］Gunderson L L, Nelson H, Martenson J A, et al. Locally advanced primary colorectal cancer: intraoperative electron and external beam irradiation±5-FU[J]. International Journal of Radiation Oncology Biology Physics, 1997, 37(3): 601-614.

［35］Matsutani M. Nakamura 0, Nagashima T, Asai A, Fujimaki T, Tanaka H, Nakamura M, Ueki K, Tanaka Y, Matsuda T: Intraoperative radiation therapy for malignant brain tumors: Rationale, method, and treatment results of cerebral glioblasto mas[J]. Acta Neurochir (Wien), 1994, 131: 80-90.

［36］Pohlman B, Sweetenham J, Macklis R M. Review of clinical radioimmunotherapy[J]. Expert Review of Anticancer Therapy, 2006, 6(3): 445-461.

［37］Kassis A I, Adelstein S J. Radiobiologic principles in radionuclide therapy[J]. Journal of Nuclear Medicine, 2005, 46 Suppl 1(Suppl. 1):4S-12S.

［38］McLaughlin P, Grillo-López A J, Link B K, et al. Rituximab chimeric anti-CD20 monoclonal antibody therapy for relapsed indolent lymphoma: half of patients respond to a four-dose treatment program[J]. Journal of Clinical Oncology, 1998, 16(8): 2825-2833.

［39］Hernandez M C, Knox S J. Radiobiology of radioimmunotherapy: Targeting CD20 B-cell antigen in non-Hodgkin's lymphoma[J]. Int J Radiat Oncol Biol Phys, 2004, 59(5):1274-1287.

［40］Diaz A Z. Assessment of the results from the phase I/II boron neutron capture therapy trials at the Brookhaven National Laboratory from a clinician's point of view[J]. Journal of Neuro-oncology, 2003, 62(1): 101-109.

［41］Furuse M, Kawabata S, Wanibuchi M, et al. Boron neutron capture therapy and add-on bevacizumab in patients with recurrent malignant glioma[J]. Japanese Journal of Clinical Oncology, 2022, 52(5): 433-440.

［42］Barth R F, Zhang Z, Liu T. A realistic appraisal of boron neutron capture therapy as a cancer treatment modality[J]. Cancer Communications, 2018, 38(1): 1-7.

［43］Milano M T, Johnson M D, Sul J, et al. Primary spinal cord glioma: a Surveillance, Epidemiology, and End Results database study[J]. J Neurooncol, 2010, 98 (1): 83-92.

［44］Hamilton K R, Lee S S, Urquhart J C, et al. A systematic review of outcome in intramedullary ependymoma and astrocytoma[J]. J Clin Neurosci, 2019, 63: 168-175.

［45］Cheng X, Lou S, Huang S, et al. Primary spinal cord glioblastoma multiforme: A retrospective study of patients at a single institution[J]. World Neurosurg, 2017, 106: 113-119.

［46］Louis D N, Perry A, Reifenberger G, et al. The 2016 World Health Organization Classification of Tumors of the Central Nervous System: a summary[J]. Acta Neuropathol, 2016, 131(6): 803-820.

［47］Yi S, Choi S, Shin D A, et al. Impact of H3.3 K27M Mutation on Prognosis and Survival of Grade Ⅳ spinal cord glioma on the basis of new 2016 World Health Organization classification of the central nervous system[J]. Neurosurgery, 2019, 84(5): 1072-1081.

［48］Karremann M, Gielen G H, Hoffmann M, et al. Diffuse high-grade gliomas with H3K27M mutations carry a dismal prognosis independent of tumor location[J]. Neuro Oncol, 2018, 20(1): 123-131.

［49］Szathmari A, Zerah M, Vinchon M, et al. Ependymoma of the spinal cord in children: a retrospective French study[J]. World Neurosurg, 2019, 126: e1035-e1041.

［50］Asaid M, Preece PD, Rosenthal MA, et al. Ependymoma in adults: Local experience with an uncommon tumour[J]. J Clin Neuroscience, 2015, 22(9): 1392-1396.

［51］Aizer AA, Ancukiewicz M, Nguyen PL, et al. Natural history and role of radiation in patients with supratentorial and infratentorial who grade ii ependymomas: Results from a population-based study[J]. J. Neuro-Oncol, 2013, 115(3): 411-419.

［52］Acquaye AA, Vera E, Gilbert MR, et al. Clinical presentation and outcomes for adult ependymoma patients[J]. Cancer, 2017, 123(3):494-501.

［53］Lin Y, Jea A, Melkonian SC, el al. Treatment of pediatric grade ii spinal ependymomas: A population-based study[J]. J Neurosurg Pediat, 2015, 15(3): 243-249.

［54］Cage TA, Clark AJ, Aranda D, et al. A systematic review of treatment outcomes in pediatric patients with intracranial ependymomas[J]. J Neurosurg Pediat, 2013, 11(6): 673-681.

［55］中华人民共和国国家卫生健康委员会.儿童中枢神经系统生殖细胞肿瘤诊疗规范（2021年版）[J].全科医学临床与教育. 2021, 19(12), 1060-1063.

［56］Lunardi P, Corinaldesi R, Lunardi T, et al. Solitary intramedullary spinal cord metastasis from colon carcinoma: a case report and literature review[J]. Open J Modem Neurosurg, 2014, 4(1): 47-51.

［57］Samartzis D, Gilis Cc, Shih P, et al. Intramedullary spinal cord tumors: part epidemiology. pathophyiology, and diagnosis[]. Global Spine Journal, 2015, 5(05): 425-435.

［58］Sung WS, Sung MJ, Chan JH, et al. Intramedullary spinal cord metastases: a 20-year institutional experience with a comprehensive literature review[J]. World Neurosurgery, 2013, 79(3): 576-584.

［59］Kaballo MA, Brennan DD, El Bassiouni M, et al. Intramedullary spinal cord metastasis from colonic carcinoma presenting as Brown - Séquard syndrome: a case report[J]. Journal of Medical Case Reports, 2011, 5(1): 342-346.

［60］Dea N, Gokaslan Z, Choi D, et al. Spine oncology-primary spine tumors[J]. Neurosurgery, 2017, 80(3S): S124-S130.

［61］Choi D, Bilsky M, Fehlings M, et al. Spine oncology-metastatic spine tumors[J]. Neurosurgery, 2017, 80(3S):S131-S137.

［62］Boussios S, Cooke D, Hayward C, et al. Metastatic spinal cord compression: unraveling the diagnostic and therapeutic challenges[J]. Anticancer Res, 2018, 38(9): 4987-4997.

［63］Stieler F, Wolff D, Bauer L, et al. Reirradiation of spinal column metastases: comparison of several treatment techniques and dosimetric validation for the use of VMAT[J]. Strahlenther Onkol, 2011, 187(7): 406-415.

［64］Zhang M, Chen YR, Chang SD, et al. CyberKnife stereotactic radiosurgery for the treatment of symptomatic vertebral hemangiomas: a single-institution experience[J]. Neurosurg Focus, 2017, 42(1): E13.

［65］Gandhidasan S, Ball D, Kron T, et al. Single fraction stereotactic ablative body radiotherapy for oligometastasis: outcomes from 132 consecutive patients[J]. Clin Oncol (R Coll Radiol), 2018, 30(3): 178-184.

［66］Dale E, Olsen DR. Specification of the dose to organs at risk in external beam radiotherapy[J]. Acta Oncol (Madr). (1997) 36: 129-35.

［67］Glicksman RM, Tjong MC, Neves-Junior WFP, et al. Stereotactic ablative radiotherapy for the management of spinal metastases: a review[J]. JAMA Oncol, 2020, 6(4): 567-577.

［68］Minniti G, Niyazi M, Alongi F, Navarria P, Belka C. Current status and recent advances in reirradiation of glioblastoma Radiat Oncol, 2021, Feb 18, 16(1):36.

［69］Dodd RL, Ryu MR, Kamnerdsupaphon P, et al. CyberKnife radiosurgery for benign intradural extramedullary spinal tumors[J].Neurosurgery, 2006, 58: 674-684.

［70］Klekamp J, Samii M: Surgery of spinal nerve sheath tumors with special reference to neurofibromatosis[J]. Neurosurgery, 1998, 42: 279-290.

［71］Chang UK, Rhee CH, Youn SM, et al. Radiosurgery using the Cyberknife for benign spinal tumors: Korea Cancer Center Hospital experience[J]. Neurooncol, 2011, 101: 91-99.

［72］Pan J, Ho AL, D'Astous M, et al, et al. Imageguided stereotactic radiosurgery for treatment of spinal hemangioblastoma[J].

Neurosurg Focus, 2017, 42: 1-7.

［73］Moss JM, Choi CY, Adler JR Jr, et al Stereotactic radiosurgical treatment of cranial and spinal hemangioblastomas[J]. Neurosurgery, 2009, 65: 79-85.

［74］Selch MT, Tenn S, Agazaryan N, et al. Imageguided linear accelerator-based spinal radiosurgery for hemangioblastoma[J]. Surg Neurol Int, 2012, 3: 73.

［75］Shi S, Jin MC, Koenig J, et al. Stereotactic radiosurgery for pediatric and adult intracranial and spinal ependymomas[J]. Stereotact Funct Neurosurg, 2019, 97: 189-194.

［76］Ryu SI, Kim DH, Chang SD. Stereotactic radiosurgery for hemangiomas and ependymomas of the spinal cord[J]. Neurosurg Focus, 2003.

［77］Shin DA, Huh R, Chung SS, et al. Stereotactic spine radiosurgery for intradural and intramedullary metastasis[J]. Neurosurg Focus, 2009, 27: 1-6.

［78］Mori Y, Hashizume C, Shibamoto Y, et al. Stereotactic radiotherapy for spinal intradural metastases developing within or adjacent to the previous irradiation field–report of three cases[J].Nagoya J Med Sci, 2013, 75: 263-271.

［79］Veeravagu A, Lieberson RE, Mener A, et al. CyberKnife stereotactic radiosurgery for the treatment of intramedullary spinal cord metastases[J]. Clin Neurosci, 2012, 19: 1273-1277.

［80］Lieberson RE, Veeravagu A, Eckermann JM, et al. Intramedullary spinal cord metastasis from prostate carcinoma: a case report[J]. Med Case Rep, 2012, 6: 139.

［81］Patchell RA, Tibbs PA, Regine WF, et al. Direct decompressive surgical resection in the treatment of spinal cord compression caused by metastatic cancer: a randomised trial[J]. Lancet, 2005, 366: 643-648.

［82］Loblaw DA, Perry J, Chambers A, et al. Systematic review of the diagnosis and management of malignant extradural spinal cord compression: the Cancer Care Ontario Practice Guidelines Initiative's Neuro-Oncology Disease Site Group[J]. Clin Oncol, 2005, 23: 2028-2037.

［83］Gong Y, Wang J, Bai S, et al. Conventionally-fractionated image-guided intensity modulated radiotherapy (IG-IMRT): a safe and effective treatment for cancer spinal metastasis[J]. Radiat Oncol, 2008, 3: 11.

［84］Laufer I, Iorgulescu JB, Chapman T, et al. Local disease control for spinal metastases following "separation surgery" and adjuvant hypofractionated or high-dose single-fraction stereotactic radiosurgery: outcome analysis in 186 patients[J]. Neurosurg Spine, 2013, 18: 207-214.

［85］Jin Xin Hu, Yi Ning Gong, Xu Dong Jiang, et al. Local Tumor Control for Metastatic Epidural Spinal Cord Compression Following Separation Surgery with Adjuvant CyberKnife Stereotactic Radiotherapy or Image-Guided Intensity-Modulated Radiotherapy[J]. World Neurosurg, 2020, 141: 76-85.

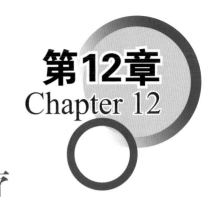

脊髓肿瘤的药物治疗

原发性脊髓肿瘤并不常见，占所有原发性中枢神经系统肿瘤的2%~4%[1,2]。在脊髓肿瘤治疗中，肿瘤切除是治疗脊髓肿瘤的首选治疗方案，而部分肿瘤如星形胶质瘤、胶质母细胞瘤等由于难以实现完全切除，常需要术后进行联合放疗与化疗，从而防止肿瘤复发。近年来，随着肿瘤遗传学及肿瘤免疫学等新技术及新方法的研究进展，靶向治疗、免疫治疗及其他一些新的治疗方法也逐渐进入神经肿瘤的治疗之中，与化疗一起成为治疗脊髓肿瘤的重要辅助手段。

第1节　脊髓肿瘤的化疗

目前大部分脊髓肿瘤主要通过手术切除，针对原发性脊髓肿瘤的化疗并不多见。对于手术难以完全切除或复发性、难治性脊髓肿瘤，可以考虑联合放疗和化疗对其进行治疗。目前比较常应用的化疗经典药物主要是替莫唑胺，其他化疗药物则正处于研究当中。

一、替莫唑胺在脊髓肿瘤中的应用

（一）替莫唑胺的作用机制及耐药机制

替莫唑胺是一种口服烷化剂，在生理pH条件下经快速非酶催化转变为活性化合物MTIC，MTIC主要通过DNA鸟嘌呤的O-（6）和N-（2）位点上的烷基化（甲基化）发挥细胞毒作用。烷基化基团能够与细胞DNA连接进而导致DNA损伤而凋亡。肿瘤细胞比正常细胞生长更为迅速，分裂速度更快，导致其对DNA损伤更加敏感，因此能够被替莫唑胺杀死。然而这种杀伤作用没有选择性，在肿瘤细胞被杀伤的同时正常细胞也会受累，因此会产生一些副作用如骨髓抑制、恶心、呕吐等。此外，替莫唑胺介导的DNA损伤能够被细胞通过表达O6-烷基鸟嘌呤DNA烷基转移酶（O6-alkylguanine

DNA alkyltransferase，AGT）蛋白进行修复，如果患者肿瘤中AGT蛋白即MGMT基因呈现高表达，就容易导致替莫唑胺介导的DNA损伤被AGT蛋白修复从而产生耐药性，使肿瘤细胞对替莫唑胺不再敏感，最终导致治疗效果不佳。

（二）替莫唑胺的药代动力学参数

目前应用的替臭唑胺剂型包括口服胶囊剂及注射剂。常见药代动力学参数如表12-1-1所示。

表12-1-1　替莫唑胺药代动力学参数

参数	值
分子量（MW）	194
解离常数（PKa）	10.5
表观分布容积（Vd）	0.4 L/kg
达峰时间（T_{max}）	1 h（中值）
半衰期（$T_{1/2}$）	约 1.8 h
血浆蛋白结合率（PB）	15%
清除率（CL）	5.5 L/（h·m^2）

（三）替莫唑胺在脊髓肿瘤中的疗效及安全性

替莫唑胺于2005年被美国FDA批准上市，目前国内批准的适应证包括新诊断的多形性胶质母细胞瘤，开始先与放疗联合治疗，随后作为辅助治疗；常规治疗后复发或进展的多形性胶质母细胞瘤或间变性星形细胞瘤。

疗效方面，对于低级别脊髓胶质瘤，Chamberlain对22名成人复发性低级别脊髓胶质瘤患者进行了回顾性分析，这些患者之前接受过手术和放疗。该研究表明使用替莫唑胺有一定疗效，中位生存期为23个月，且无严重不良反应[3]。另外一项针对脊髓星型胶质瘤化疗的分析研究中显示[4]，每4周连续5 d口服150～200 mg/m^{2}的替莫唑胺，患者生存期有一定程度的提升，提升至23个月，大约一半的患者（55%）接收化疗以后病情得到稳定。多项临床研究反映，只有少部分病例在替莫唑胺治疗后有一定程度的效果（partly response），大部分病例病情稳定（stable disease），甚至肿瘤生长没有得到抑制（progress disease）。可能是肿瘤等级与恶性程度的差异，低级别肿瘤化疗效果比高级别要显著，患者预后提升更加明显[5]。有学者对替莫唑胺应用于改善高级别脊髓胶质瘤预后进行统计分析，经过多个临床试验进行总结，即使结合了手术、放疗以及替莫唑胺，高级别脊髓胶质细胞瘤以及胶质母细胞瘤患者的预后并没有十分明显改善，尤其是确诊为原位胶质母细胞瘤的患者，生存期只有12～16个月[4]。然而，由于样本量较少，替莫唑胺对高级别脊髓胶质瘤的作用尚难定论，需要进一步研究[4]。

安全性方面，使用替莫唑胺后常见不良反应包括疲劳、头痛、疲劳、虚弱、发热、脱发、皮疹、恶心、呕吐、背疼、惊厥、头痛、抽搐、偏瘫、记忆障碍（混乱）、淋巴细胞减少、血小板减少症、中性粒细胞减少、血红蛋白减少等。严重的不良反应包括骨髓抑制、骨髓增生异常综合征、

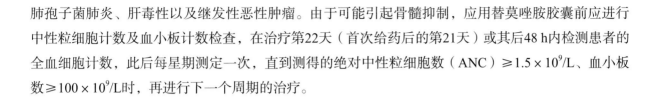

肺孢子菌肺炎、肝毒性以及继发性恶性肿瘤。由于可能引起骨髓抑制，应用替莫唑胺胶囊前应进行中性粒细胞计数及血小板计数检查，在治疗第22天（首次给药后的第21天）或其后48 h内检测患者的全血细胞计数，此后每星期测定一次，直到测得的绝对中性粒细胞数（ANC）≥1.5×10^9/L、血小板数≥100×10^9/L时，再进行下一个周期的治疗。

二、其他化疗药物在脊髓肿瘤中的应用

其他应用于脊髓肿瘤的化疗药物目前多在探索之中。许多药物目前证实对颅内肿瘤有效，但在脊髓肿瘤中应用于的研究有限。一项研究报告显示，依托泊苷对复发性脊髓室管膜瘤的患者有一定作用，但缺乏大样本的数据支持[6]。以铂类为基础的单药或联合化疗治疗室管膜瘤也显示出一定效果[7, 8]。有一些针对儿童脊髓星形细胞瘤患者的小型观察型病例研究显示，化疗有一些作用[9-12]。这些研究中使用的化疗药物包括长春新碱、氮芥、丙卡巴肼、洛莫司汀、长春新碱、卡铂、环磷酰胺、依托泊苷、顺铂和伊立替康等。此外，针对脊髓转移瘤，如肺癌转移瘤、乳腺癌转移瘤、淋巴瘤等，多选择针对原发肿瘤有效的化疗药物进行治疗，同时需要注意药物要具有良好的中枢神经系统透过性，并可以考虑应用脑脊液内化疗。

第 2 节　脊髓肿瘤的靶向治疗

随着肿瘤遗传学及中枢神经系统肿瘤发生机制的研究进展，许多针对中枢神经系统肿瘤的靶向药物诞生，其中有些靶向药物也逐渐应用于脊髓肿瘤的治疗中，但是基本处于研究阶段，本节主要针对目前应用于脊髓肿瘤的靶向药物及相关研究进行阐述。

一、抗血管生成药

血管生成在肿瘤生长中具有至关重要的作用，因此成为治疗肿瘤的一个重要靶点。目前抗血管生成的靶向药物主要包括血管内皮生长因子（vascular endothelial growth factor，VEGF）抗体、小分子酪氨酸激酶抑制剂（tyrosine kinase inhibitor，TKI）等。VEGF包括VEGF-A、VEGF-B、VEGF-C、VEGF-D、VEGF-E以及胎盘生长因子（placental growth factor，PLGF），其中VEGF-A是病理性血管生成中研究最多并且作为药理学靶点的VEGF家族成员。VEGF-A与正常和异常血管生成均有关，其直接作用包括：刺激内皮细胞有丝分裂；通过Akt依赖途径促进内皮细胞存活；控制血管通透性；增加组织纤溶酶原激活剂、尿激酶纤溶酶原激活物、胶原酶及基质金属蛋白酶的表达等[13-15]，其代表药物是贝伐珠单抗。

TKI在多种恶性肿瘤的治疗中已经体现良好的抗肿瘤活性，与单克隆抗体不同，TKI在口服生物利用度方面具有优势。此外，TKI能够同时抑制与肿瘤生长和血管生成相关的酪氨酸受体和酪氨酸激酶，从而发挥抗肿瘤作用。抗血管生成的TKI类药物包括索拉非尼、舒尼替尼、帕唑替尼、阿昔替尼等。

目前已有一定数量的研究报道了将VEGF抑制剂及TKI应用于脊髓肿瘤治疗，但其具体疗效仍需要大规模的临床随机对照试验进行验证。目前一些应用的靶向药物及相关研究详见表12-2-1。

表12-2-1　治疗脊髓肿瘤的抗血管生成药物及相关研究

药物名称	类别	应用研究
贝伐珠单抗	VEGF 抗体	1. 能够减少 NF2 伴脊髓室管膜瘤患者的肿瘤体积，并使 58%（7/12）的患者临床症状得到改善[16] 2. 对手术治疗、放射治疗和替莫唑胺治疗失败的脊髓星形细胞瘤具有姑息治疗作用[17,18] 3. 对不宜进行手术或放疗的脊髓血管母细胞瘤具有一定作用[19] 4. 对复发性或进展性脑膜瘤具有一定的抗肿瘤活性[20,21] 5. 可以改善脊髓 H3K27M 突变型弥漫性中线神经胶质瘤患者的部分症状，提高患者日常生活活动能力[22]
semaxanib	选择性 VEGF 受体抑制剂	对血管母细胞瘤具有一定作用[23,24]
伊马替尼	TKI	1. 对过度表达 PDGF 的复发性脊髓室管膜瘤有一定效果[25] 2. 使 26% 的丛状神经纤维瘤患者的肿瘤体积减小了 20% 以上[26] 3. 针对晚期脊索瘤患者可以获得 64% 的临床获益率，并且 26 例患者中有 10 例（39%）在 3 个月时可观察到 PET 反映的最大标准摄取值下降 25%[27]
帕唑替尼	TKI	在治疗 VHL 相关血管母细胞瘤中已显示出一定作用，目前正在进行 II 期试验（NCT01436227）[28]
舒尼替尼	TKI	对血管母细胞瘤具有一定作用[23,24]
尼洛替尼	TKI	细胞试验及动物试验显示对神经纤维瘤有作用[28,29]

二、哺乳动物雷帕霉素靶蛋白抑制剂

哺乳动物雷帕霉素靶蛋白（mammalian target of rapamycin，mTOR）又称雷帕霉素机能靶点，其抑制剂包括西罗莫司、依维莫司和替西罗莫司。最初西罗莫司被研发为一种抗真菌药物，但后来研究发现其具有免疫抑制作用和抗增殖作用。这类药物进入细胞质后，与配体FK结合蛋白结合，可能调节mTOR的活性[30]。此外，mTOR抑制剂能抑制IL-2介导的信号转导，从而导致细胞周期停滞在$G_1 \sim S$期[30]。西罗莫司和依维莫司还可阻断细胞因子对T细胞和B细胞的激活，从而阻止细胞周期的进展和增殖。目前已有一些研究报道了mTOR抑制剂在中枢神经系统肿瘤中的应用。在一项由46名丛状神经纤维瘤受试者参与的 II 期临床试验中，mTOR抑制剂西罗莫司可以使受试者肿瘤进展时间较对照组延长近4个月，具有延缓丛状神经纤维瘤进行性生长的作用[31]。研究发现，脑膜瘤mTORC1通路过分表达，而mTORC1抑制剂西罗莫司和依维莫司在临床前研究中能够抑制小鼠模型脑膜瘤的生长[32]。联合应用依维莫司与贝伐单抗在一项针对脑膜瘤患者的 II 期临床研究中也显示出一定的治疗作用[33]。此外，mTORC1和mTORC2双重抑制剂vistusertib（AZD2014）在阻断脑膜瘤细胞增殖的临床前研究中也显示出了有良好的结果[34]。目前有两项针对AZD2014的Ⅱ期临床试验正在进行，以评价其在复发性WHOⅡ级和Ⅲ级脑膜瘤患者（NCT03071874），以及对患有进行性或症状性脑膜瘤的NF2患者的疗效（NCT02831257）。由于Merlin蛋白与雷帕霉素的相互作用，一些研究者认为mTOR抑制剂如依维莫司等，可能在治疗NF2突变的室管膜瘤中具有一定作用。目前正在进行的一项Ⅱ期试验正在研究依维莫司对复发性或进行性室管膜瘤儿童的疗效（NCT02155920）。这些研究为未来探索mTOR抑制剂应用于脊髓肿瘤的治疗提供方向和参考。

三、BRAF和MEK抑制剂

BRAF抑制剂是丝氨酸-苏氨酸激酶抑制剂，可用作突变BRAF的激酶抑制剂。这类药物包括维莫非尼、达拉非尼、康奈非尼。目前这三种药物获批用于治疗$BRAF^{V600E}$突变的转移性黑色素瘤。

BRAF抑制剂的作用机制目前认为是该类药物会引起携带$BRAF^{V600E}$突变的肿瘤中磷酸化胞外反应激酶（phosphoextracellular responsive kinase，pERK）水平降低，从而产生临床作用[35, 36]。但选择性BRAF抑制剂可能反常地过度刺激细胞内的RAF激酶，进而导致这些细胞中野生型BRAF激酶上游的RAS通路被激活[37-39]。因此需要在BRAF抑制剂基础上加用MEK抑制剂阻断这种MAPK通路反常激活。丝裂原活化蛋白激酶（MEK）是MAPK通路中RAS和RAF激活的下游介质。已有证据显示多种MEK抑制剂（如曲美替尼、克吡替尼、binimetinib和司美替尼）具有临床活性，尤其是对存在特征性BRAF突变的患者。此外，MEK抑制剂可与BRAF抑制剂联用，如达拉非尼联合曲美替尼用于治疗黑色素瘤的脑转移，这样联合使用可以疗效更明显且毒性更低[40-43]。

在其他一些中枢神经系统肿瘤的研究中，BRAF和MEK抑制剂也体现出一定的抗肿瘤作用。有研究探索了BRAF抑制剂维莫非尼（vemurafenib）对$BRAF^{V600}$突变型胶质瘤患者中抗肿瘤活性，发现维莫非尼显示出持久的抗肿瘤活性，但其疗效似乎因组织学亚型不同而有所差异[44]。也有研究在小鼠胶质瘤模型上评估了同时应用$BRAF^{V600E}$和MEK抑制剂对$BRAF^{V600E}$变异的胶质瘤作用，发现同时应用$BRAF^{V600E}$和MEK抑制可防止MAPK激活的反弹，从而增强抗肿瘤效果并降低继发性恶性肿瘤进展的风险[45]。MEK抑制剂司美替尼（selumetinib）对神经纤维瘤也显示出一定的治疗前景。在一项由24名Ⅰ型神经纤维瘤儿童参与的Ⅰ期临床试验中，司美替尼可以使71%的患者实现部分缓解（肿瘤体积减小＞20%），无人报告疾病进展，而且大多数受试儿童能够耐受长期治疗方案[46]。2020年4月10日，美国FDA批准司美替尼用于2岁以上儿童治疗神经纤维瘤病1型（NF1）[47]。以上这些药物对脊髓神经鞘膜肿瘤可能也具有一定作用，但需要更多的临床试验进行证实。

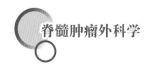

第 3 节　脊髓肿瘤的免疫治疗

目前免疫治疗在脑胶质瘤中已有相当数量的研究，但总体结果显示疗效有限[48]，而脊髓胶质瘤的免疫研究则相对较少。因此，本节先对神经胶质瘤的免疫研究现状大致进行梳理，然后总结相关的脊髓病变的临床免疫治疗研究，最后提出相关的研究挑战及困难。总体上，脊髓胶质瘤发病率低，其免疫治疗研究相对较少，现行的免疫治疗能否有效地应用于脊髓胶质瘤尚无定论，需要进一步研究。

一、神经胶质瘤免疫治疗现状

目前，神经胶质瘤的免疫研究主要集中在嵌合抗原受体T细胞疗法（CAR-T疗法）、免疫检查点抑制剂治疗、疫苗治疗和溶瘤病毒治疗几个方向上，但临床试验结果不容乐观，距离临床应用仍有较大距离[49]。相关的试验提示实现持续免疫应答有相当的难度，原因可能是高度免疫抑制的肿瘤环境，肿瘤浸润淋巴细胞很少以及缺乏特异性和免疫原性的肿瘤抗原[50]。

（一）CAR-T疗法

目前，CAR-T疗法已进入恶性脑胶质瘤治疗的临床 I 期试验阶段。一项研究对1例复发脑胶质瘤患者进行IL-13Rα2靶向CAR-T治疗，临床 I 期研究证明其安全可行，应用途径包括直接肿瘤切除灶内应用及鞘内注射，初步结果良好，所有病灶缩小77% ~ 100%，但7.5个月后患者肿瘤复发[51]。由于胶质瘤存在异质性，且肿瘤微环境对CAR-T呈现免疫抑制，因此，提高CAR-T细胞覆盖抗原的数量以及联合疗法，即与免疫检查点分子抑制剂、IDO抑制剂或CSF1R抑制剂等药物联用，是提高CAR-T疗效的关键。

（二）免疫检查点抑制剂治疗

目前，应用于临床的主要靶点包括细胞程序性死亡受体1（PD1）/细胞程序性死亡受体1-配体1（PDL-1）、细胞毒性T淋巴细胞相关抗原4（CTLA-4）。2019年，在一项GBM的研究中，35名复发性胶质瘤患者中有16名在手术前被实施抗PD-1抗体新辅助治疗，并与剩余19名同样经历术后抗PD-1抗体辅助治疗。结果，这16名患者的中位生存期为417天，而剩余19名患者的中位生存期为228.5天。而且患者肿瘤微环境中PD-L1表达上调，T细胞克隆性扩增[52]。

在针对复发性胶质母细胞瘤患者的CheckMate 143和Neo-Nivo两项临床试验中，尽管纳武单抗治疗后对肿瘤样本的分析表明，肿瘤微环境中免疫分子的表达增强，但纳武单抗的使用并未使复发性

GBM患者临床获益[53,54]。

（三）疫苗治疗

肿瘤特异性抗原被认为是疫苗的理想靶标，因为它们由神经胶质瘤细胞选择性表达。其中，Rindopepimut疫苗可用以诱导表达在胶质瘤细胞上高度免疫原性的EGFRvⅢ表位的免疫应答，已获得美国FDA的突破性药物认证，用于治疗EGFRvⅢ阳性的成年患者胶质瘤。DCVaxL是用患者全肿瘤裂解物刺激DC细胞，目前也有相关的临床研究，但结果不明确。其他还有诸如RNA-LP疫苗（纳米颗粒疫苗）的相关研究报道。总体来看，疫苗治疗尽管在GBM的治疗中具有挑战性，但仍被认为是改善胶质母细胞瘤患者预后的较有前途的方法。

（四）溶瘤病毒治疗

根据T细胞及其他免疫细胞的浸润程度，肿瘤可分为"热"肿瘤和"冷"肿瘤，胶质瘤因浸润的T细胞较少而被认为是"冷"肿瘤。溶瘤病毒治疗可以使"冷"肿瘤转变为"热"肿瘤，从而使PD1/PD-L1和CTLA-4抑制剂更好地发挥作用。目前正在研究的溶瘤病毒包括脊髓灰质炎病毒、腺病毒、麻疹病毒、单纯疱疹病毒等。FDA已授予PVSRIPO和DNX2401用于胶质瘤的治疗。在复发的WHOⅣ级恶性胶质瘤患者中，肿瘤内输注PVSRIPO证实不存在神经毒性，接受PVSRIPO免疫治疗的患者在24个月和36个月时的生存率高于历史对照[55]。腺病毒联合派姆单抗治疗复发性脑胶质瘤的临床试验也正在进行中。日本第一三共株式会社在2021年6月11日宣布溶瘤病毒产品DELYTACT®获批使用于胶质瘤中，这也是第一款上市的用于胶质瘤的溶瘤病毒产品[56]。而在脊髓肿瘤中，溶瘤病毒的研究以及临床试验则相对较少，相关的研究也仅停留在动物实验当中。总体而言，溶瘤病毒可能会发挥促炎反应，将其与其他免疫疗法相结合是该领域的未来发展方向[57]。

二、脊髓胶质瘤的相关免疫临床研究

相对于脑胶质瘤脊髓胶质瘤发病率较低，约0.22/10万，约占椎管肿瘤的10%，常见发生部位为胸段、颈段，以星形胶质细胞瘤和室管膜瘤常见。因此，目前针对脊髓胶质瘤的免疫治疗研究也明显少于脑胶质瘤。理论上，血脊髓屏障可以被破坏，脊髓微环境是不完全免疫抑制的。Phillips等报道了1例晚期非小细胞肺癌脊髓转移患者，该患者接受纳武单抗治疗后脊髓病变出现消退[58]。也有纳武单抗治疗脊髓黑色素细胞瘤的研究，虽然患者最终死于继发的并发症，但治疗延缓了病情的进展，这显示免疫治疗是脊髓肿瘤治疗的一个有前景的方向。利用H3.3K27M特异性疫苗进行弥漫中线胶质瘤的研究显示，29名患者中有7人被认为产生了免疫效应，CD8+T细胞增加约25%，这7名患者的中位OS为16.3个月，其余患者中位OS为9.9个月[59]。目前已开展Ⅰ/Ⅱ研究评估H3.3K27M26-35肽疫苗联合纳武单抗对新诊断的弥漫性中线胶质瘤（包括脊髓肿瘤）患者的安全性、免疫反应性和疗效（NCT02960230）。在一项针对复发性脑胶质瘤术后脊髓转移患者的Ⅰ期临床试验，脑室放置了导管，进行10次脑室注入IL13Rα2靶向CAR-T细胞，结果显示有效延缓了脊髓及脑内转移灶的

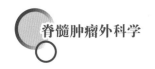

进展[60]。

三、脊髓胶质瘤免疫研究面临的挑战

目前脊髓胶质瘤的免疫研究基本衍生于脑胶质瘤的各类免疫疗法，但脑和脊髓胶质瘤之间存在相当的差异，包括低发病率、可靶向抗原的稀缺、穿过血-脊髓屏障的递送、免疫抑制脊髓肿瘤微环境的性质等，这些差异对脊髓胶质瘤的免疫治疗应用提出了重大挑战。

（一）肿瘤微环境的不同

肿瘤微环境不仅在肿瘤的发生、生长和转移过程中起着至关重要的作用，而且对治疗效果有着深远的影响。肿瘤微环境的主要成分包括血管、免疫细胞、肿瘤相关内皮细胞、相关的成纤维细胞和异常的细胞外基质。脊髓胶质瘤的免疫微环境与脑胶质瘤有着不同的地方。有研究显示，提取的肿瘤原代细胞被移植到脊髓或脑中，产生的肿瘤表型取决于被移植到的组织，而不是原始的肿瘤组织[61]。同时，脊髓诱导的肿瘤坏死比例低，血小板衍生生长因子表达差异较大，这说明脑或脊髓的免疫微环境的不同影响了肿瘤的生物学特征。肿瘤相关内皮细胞会表达PD-L1并诱导免疫检查点，T细胞功能被抑制，从而有利于肿瘤生长。脊髓胶质瘤中，约20%的病例通过胶质瘤肿瘤相关内皮细胞表达PD-L1[62]。因此，未来免疫检查点抑制剂在脊髓胶质瘤的治疗中可能会有一定的效果。

（二）肿瘤特异性抗原的缺乏

肿瘤中具有可识别的相关抗原是免疫治疗的前提，如CAR-T细胞和疫苗都依赖于抗原的成功鉴定。然而，脊髓胶质瘤（特别是高级别SCAs）中缺乏可识别的特异性肿瘤抗原，这制约了脊髓胶质瘤的免疫研究。脊髓胶质瘤抗原靶标的稀缺，可能原因是脊髓的精细解剖特点及手术精度的要求，导致脊髓肿瘤标本量获得有限，这限制了脊髓胶质瘤免疫的研究及抗原的提取。分子研究的最新进展揭示了脊髓胶质瘤的基因组景观实际上完全不同[63]。IDH1基因的突变经常发生在脑星形细胞瘤中，而在脊髓星形细胞瘤中，IDH1突变的发生率非常低，有几项研究甚至未观察到IDH1突变[64,65]。H3.3K27M是在脑胶质瘤及脊髓胶质瘤中均能检测到的突变基因之一，也是一种在颅内和脊髓胶质瘤中表达重叠的真正胶质瘤特异性抗原[63,66,67]。H3.3K27是一种可用于脊髓免疫治疗的有前景的抗原，因为40%～50%的弥漫性脊髓星形细胞肿瘤表现出突变。其他两种抗原已被确定为潜在靶标：端粒酶反转录酶基因启动子（TERT）突变和TP53突变，概率分别达22.4%和50%。总体上，与脑胶质瘤相比，脊髓胶质瘤的发病率极低，使得人们对可识别的脊髓胶质瘤抗原的认知非常有限。

（三）血-脊髓屏障的存在

同血-脑屏障一样，血-脊髓屏障也被认为是天然的保护脊髓的组织。临床上，治疗药物需突破血-脊髓屏障，才能够有效到达脊髓部位，进而发挥治疗作用。有研究表明，与血-脑屏障相比，血-脊髓屏障的通透性相对增加[68]，但这并不能保证药物经外周治疗脊髓病变的效果。目前为止，能够有效突破天然屏障的方法依然是中枢神经系统局部给药，如鞘内、脑室内及鼻腔给药。之前的研究显示，鞘内注射免疫药物治疗脊髓肿瘤，能够激活神经系统的免疫反应，患者的神经系统症状能得到一定的改善。同时，随着纳米技术的发展，一些新的药物递送系统也能够达到局部治疗的目的，从而给脊髓肿瘤患者带来获益。

综上，目前肿瘤免疫疗法已产生了有希望的前景，并被越来越多地应用于颅内神经胶质瘤。然而，由于发病率低、血-脊髓屏障、抗原缺乏等挑战，这些疗法很少被应用于脊髓胶质瘤。随着研究的进展，特异抗原的发现，新的给药技术和药物输送平台的探索，理论上可以逐步克服这些困难。总之，脊髓胶质瘤适当地应用免疫治疗可能是下一个有意义的治疗方向。

第 4 节 其他治疗方法及技术

虽然药物治疗对脊髓肿瘤的治疗效果有限，但是仍有学者在不断探索脊髓肿瘤新型治疗方法。尽管目前许多新型治疗方法还处在实验室研究阶段，离最终的临床转化还有相当大的距离，但是也为脊髓肿瘤的治疗提供了灵感，做出了大胆尝试。

一、磁纳米颗粒鞘内精准递送

纳米颗粒载药用于药物递送是当今肿瘤治疗研究的热门领域，磁性纳米颗粒不但能在交变磁场中产生磁热灭活肿瘤，且能在磁场的作用下对颗粒的位置进行精准控制。美国伊利诺伊州大学Ankit I. Mehta教授实验室研发出载药磁性纳米颗粒用于治疗髓内肿瘤，该实验室采用人源高级别脊髓肿瘤细胞构建免疫缺陷大鼠原位脊髓肿瘤模型，并且通过鞘内注射载阿霉素（doxorubicin，DOX）的磁性纳米颗粒（magnetic nanoparticles，MNP），通过在肿瘤位置添加磁场吸引磁性纳米颗粒往肿瘤位置转移，在肿瘤处原位释放药物，从而精准灭活肿瘤细胞，并且在脊髓切片中通过细胞凋亡染色（TUNEL）以及阿霉素自荧光证明该方法具备一定的靶向作用，通过磁场进行药物导航具有无创精准等特点，且磁颗粒产生磁热在脑胶质瘤临床中有一定的应用前景，侧面说明磁纳米颗粒在脊髓中瘤中的临床推广潜力[69]。目前新型肿瘤药物治疗如免疫检查点（PD-1单抗）、CAR-T细胞治疗、肿瘤疫苗等在脑肿瘤治疗上都进行过尝试，但是治疗效果有限，而在脊髓肿瘤的治疗上尝试则更加稀少，需要更多的基础研究开发针对脊髓肿瘤治疗的新疗法。虽然目前对脊髓肿瘤分子机制和表型有一定了解，但是依然缺乏针对脊髓肿瘤的新型药物的开发和尝试，在基础研究方面还需多加努力。

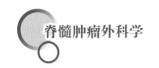

二、基因治疗

基因治疗是将核酸转入肿瘤细胞或者正常通过直接杀伤、免疫调控、修正基因突变等方法对肿瘤细胞进行杀伤或减缓肿瘤细胞增殖，基因治疗时基因高效率递送是治疗成功的关键，核酸进入体内容易被降解以及难以有效进入细胞内，急需开发新型的递送方法。主要的递送媒介有病毒载体与非病毒载体，病毒载体有嵌入目标DNA到宿主细胞基因组中、高转染、递送效率以及大片段DNA递送等优点，但是可能因细胞特异性差而导致安全性问题。非病毒基因递送则有直接注射DNA、脂质体递送、蛋白-DNA聚合物递送。非病毒基因递送可以递送大片段DNA，但是细胞转染效率差，转染特异性等[70]。目前针对脊髓的基因治疗暂时没有临床试验，缺少相关产品转化，而近期的科学研究使用新颖的方式增加脊髓肿瘤基因治疗的效果，希望能够推动基因治疗日后在脊髓肿瘤上的推广，以下主要介绍目前在科研上所取得的成就。

（一）生物材料基因递送

自杀基因（suicide gene）的递送是肿瘤研究中的热门方向，主要是将特异性诱导肿瘤凋亡的基因通过不同方法进入肿瘤细胞。研究人员将凋亡蛋白（apoptin）DNA序列通过聚酰胺氨型树形高分子（polyamidoamine dendrimer，PAM）进行递送，研究发现在大鼠髓内注射PAM搭载质粒发现无明显副作用，其次将PAM核酸体系通过瘤内注射能够显著延长脊髓荷瘤大鼠的生长期，在切片上脊髓肿瘤大小明显减少并且血脑屏障分数下降相较对照组有明显迟缓作用，说明PAM-核酸体系能够有效递送自杀基因同时能够保持低生物毒性，具有一定临床转化潜力[71]。

（二）细菌治疗

有报道显示，细菌感染后肿瘤患者的生存期有所提升。部分研究指出，部分脑胶质瘤患者在术后细菌感染以后生存期有所提升，研究人员大胆提出细菌感染对胶质瘤复发有一定抑制作用[72]。其他研究揭示了其中的多重机制，譬如促进肿瘤细胞与免疫细胞的接触，另有研究者使用黑色素瘤模型发现细菌感染能够诱导CX34基因表达从而促进肿瘤细胞与树突状细胞间的缝隙连接从而增进免疫反应抑制肿瘤复发[73]。再者，细菌中的细菌毒素能够直接诱导肿瘤细胞凋亡，并且细菌的出现能够诱导不同的免疫细胞分泌不同细胞因子，从而诱导免疫反应对肿瘤进行杀伤。但是细菌对肿瘤发展的抑制相关作用机制在神经肿瘤方面研究还较少。将工程细菌应用于肿瘤的治疗目前依然是一个备选方案，并且有相关的临床试验。使用厌氧菌可以让细菌在缺氧的肿瘤微环境中能够增殖，是一种可靠的靶向药物递送的媒介，药物、基因等治疗媒介都可以使用细菌进行递送[74]，但是目前在神经胶质瘤上的运用还相对较少。结合上述术后细菌感染对肿瘤患者预后的改善，细菌治疗可能具有一定的应用前景。研究人员在裸鼠上尝试通过静脉注射以及颅内注射伤寒沙门菌发现其对脑肿瘤生长有明显的抑制作用[76]。其他研究人员在裸鼠脊髓胶质瘤上发现同样的效果，肿瘤生长明显变缓慢[77]。但是细菌治疗在临床上的推广并不顺利，主要因为治疗效果有限，患者的预后没有明显变化。在神经胶质瘤治疗中，有报道加州大学戴维斯分校在没有获得学校以及美国FDA的同意下擅自有意让脑胶质瘤晚期患者感染细菌，最后3名患者全部死亡了，该研究结果在《自然》杂志上报道。这说明细菌疗法在神经胶质瘤中临床转化的潜力有待提升[78]。

（三）神经干细胞

神经干细胞是能够产生胶质或神经源性后代细胞的多能细胞[79]。这些细胞对体内肿瘤具有嗜瘤性，这使得它们成为提供靶向肿瘤细胞毒性疗法的最佳候选者[80,81]。设计好的神经干细胞是一种"酶"，在肿瘤部位给予这些设计好的神经干细胞后能够将无毒的前药激活为具有一定毒性浓度的毒性药物，进而发挥抗肿瘤的作用[82]。研究显示，在针对复发性颅内神经胶质瘤患者的Ⅰ期试验中，一次性颅内给予表达胞嘧啶脱氨酶（CD）（HB1.F3.CD.C21）的永生化神经干细胞，可将前药5-氟胞嘧啶（5-FC）转化为具有细胞毒性的5-氟尿嘧啶（5-FU），并显示出良好的安全性，神经干细胞也不会致瘤，并且能够对颅内肿瘤进行反复作用[83]。除了神经干细胞在颅内星形细胞瘤的研究外，科学家们也在探索将神经干细胞治疗应用于脊髓星形细胞瘤。Ropper等应用脊髓胶质瘤大鼠模型评估了神经干细胞的作用，发现注射双表达神经干细胞的大鼠比注射单一设计神经干细胞或细胞碎片的大鼠存活时间更长，并且自主神经功能改善更明显，肿瘤体积也较小[84]。然而，许多颅内胶质瘤的实验性疗法需要在原发性或复发性肿瘤手术时直接注射神经干细胞，而直接将神经干细胞注射到脊髓星形细胞瘤可能不太适用。因此，未来可能需要探索其他给药方式如可生物降解聚合物、对流增强递送或鞘内递送方式。

目前脊髓肿瘤的治疗依然以手术为主，药物治疗仅起到辅助作用。随着医学的进步和各种新技术、新方法的应用，未来针对脊髓肿瘤的治疗必将更加全面、精准。未来仍需要大量从基础到临床的研究为脊髓肿瘤的药物治疗提供方向和依据。

（张微微　李鹏波　梁　平　孟　哲　何智钧　王贵怀）

参考文献

[1] Chamberlain MC, Tredway TL. Adult primary intradural spinal cord tumors: a review[J]. Curr Neurol Neurosci Rep, 2011, 11(3): 320-328.

[2] Duong LM, Mccarthy BJ, Mclendon RE, et al. Descriptive epidemiology of malignant and nonmalignant primary spinal cord, spinal meninges, and cauda equina tumors, United States, 2004-2007[J]. Cancer, 2012, 118(17): 4220-4227.

[3] Chamberlain MC. Temozolomide for recurrent low-grade spinal cord gliomas in adults[J]. Cancer, 2008, 113(5): 1019-1024.

[4] Gramatzki D, Felsberg J, Hentschel B, et al. Chemotherapy for adult patients with spinal cord gliomas[J]. Neurooncol Pract, 2021, 8(4): 475-484.

[5] Chamberlain MC. Etoposide for recurrent spinal cord ependymoma[J]. Neurology, 2002, 58(8): 1310-1311.

[6] Gornet M, Buckner JC, Marks R, et al. Chemotherapy for advanced CNS ependymoma[J]. Journal of neuro-oncology, 1999, 45(1): 61-67.

[7] Brandes AA, Cavallo G, Reni M, et al. A multicenter retrospective study of chemotherapy for recurrent intracranial

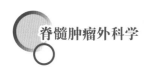
ependymal tumors in adults by the Gruppo Italiano Cooperativo di Neuro-Oncologia[J]. Cancer, 2005, 104(1): 143-148.

[8] Lowis S, Pizer B, Coakham H, et al. Chemotherapy for spinal cord astrocytoma: can natural history be modified?[J]. Child's Nervous System, 1998, 14(7): 317-321.

[9] Doireau V, Grill J, Zerah M, et al. Chemotherapy for unresectable and recurrent intramedullary glial tumours in children[J]. British journal of cancer, 1999, 81(5): 835-840.

[10] Allen JC, Aviner S, Yates AJ, et al. Treatment of high-grade spinal cord astrocytoma of childhood with "8-in-1" chemotherapy and radiotherapy: a pilot study of CCG-945[J]. Journal of neurosurgery, 1998, 88(2): 215-220.

[11] Mora J, Cruz O, Gala S, et al. Successful treatment of childhood intramedullary spinal cord astrocytomas with irinotecan and cisplatin[J]. Neuro-oncology, 2007, 9(1): 39-46.

[12] Carmeliet P, Jain RK. Molecular mechanisms and clinical applications of angiogenesis[J]. Nature, 2011, 473(7347): 298-307.

[13] Chung AS, Ferrara N. Developmental and pathological angiogenesis[J]. Annual review of cell and developmental biology, 2011, 27: 563-584.

[14] Hagberg CE, Mehlem A, Falkevall A, et al. Targeting VEGF-B as a novel treatment for insulin resistance and type 2 diabetes[J]. Nature, 2012, 490(7420): 426-430.

[15] Morris KA, Afridi SK, Evans DG, et al. The response of spinal cord ependymomas to bevacizumab in patients with neurofibromatosis Type 2[J]. Journal of Neurosurgery: Spine, 2017, 26(4): 474-482.

[16] Kaley TJ, Mondesire-Crump I, Gavrilovic IT. Temozolomide or bevacizumab for spinal cord high-grade gliomas[J]. Journal of Neuro-oncology, 2012, 109(2): 385-389.

[17] Chamberlain MC, Johnston SK. Recurrent spinal cord glioblastoma: salvage therapy with bevacizumab[J]. Journal of Neuro-oncology, 2011, 102(3): 427-432.

[18] Riklin C, Seystahl K, Hofer S, et al. Antiangiogenic treatment for multiple CNS hemangioblastomas[J]. Oncology Research and Treatment, 2012, 35(7-8): 443-445.

[19] Nunes FP, Merker VL, Jennings D, et al. Bevacizumab treatment for meningiomas in NF2: a retrospective analysis of 15 patients[J]. PLoS One, 2013, 8(3): e59941.

[20] Lou E, Sumrall AL, Turner S, et al. Bevacizumab therapy for adults with recurrent/progressive meningioma: a retrospective series[J]. Journal of Neuro-oncology, 2012, 109(1): 63-70.

[21] Yabuno S, Kawauchi S, Umakoshi M, et al. Spinal Cord Diffuse Midline Glioma, H3K27M-mutant Effectively Treated with Bevacizumab: A Report of Two Cases[J]. NMC Case Report Journal, 2021, 8(1): 505.

[22] Zadnik PL, Gokaslan ZL, Burger PC, et al. Spinal cord tumours: advances in genetics and their implications for treatment[J]. Nature Reviews Neurology, 2013, 9(5): 257-266.

[23] Sardi I, Sanzo M, Giordano F, et al. Monotherapy with thalidomide for treatment of spinal cord hemangioblastomas in a patient with von Hippel–Lindau disease[J]. Pediatric Blood & Cancer, 2009, 53(3): 464-467.

[24] Fakhrai N, Neophytou P, Dieckmann K, et al. Recurrent spinal ependymoma showing partial remission under Imatimib[J]. Acta neurochirurgica, 2004, 146(11): 1255-1258.

[25] Robertson KA, Nalepa G, Yang FC, et al. Imatinib mesylate for plexiform neurofibromas in patients with neurofibromatosis type 1: a phase 2 trial[J]. Lancet Oncol, 2012, 13(12): 1218-1224.

[26] Jiang W, Schnabel C, Spyra M, et al. Efficacy and selectivity of nilotinib on NF1-associated tumors in vitro[J]. J Neurooncol, 2014, 116(2): 231-236.

[27] Migliorini D, Haller S, Merkler D, et al. Recurrent multiple CNS hemangioblastomas with VHL disease treated with pazopanib: a case report and literature review[J]. CNS oncology, 2015, 4(6): 387-392.

[28] Wei J, Freytag M, Schober Y, et al. Nilotinib is more potent than imatinib for treating plexiform neurofibroma in vitro and in vivo[J]. PLoS One, 2014, 9(10): e107760.

[29] Hardinger KL, Koch MJ, Brennan DC. Current and future immunosuppressive strategies in renal transplantation[J]. Pharmacotherapy: The Journal of Human Pharmacology and Drug Therapy, 2004, 24(9): 1159-1176.

[30] Weiss B, Widemann BC, Wolters P, et al. Sirolimus for progressive neurofibromatosis type 1-associated plexiform

neurofibromas: a neurofibromatosis Clinical Trials Consortium phase II study[J]. Neuro Oncol, 2015, 17(4): 596-603.

[31] Pachow D, Andrae N, Kliese N, et al. mTORC1 inhibitors suppress meningioma growth in mouse models[J]. Clinical Cancer Research, 2013, 19(5): 1180-1189.

[32] Shih K C, Chowdhary S, Rosenblatt P, et al. A phase II trial of bevacizumab and everolimus as treatment for patients with refractory, progressive intracranial meningioma[J]. Journal of Neuro-oncology, 2016, 129(2): 281-288.

[33] Beauchamp RL, James MF, Desouza PA, et al. A high-throughput kinome screen reveals serum/glucocorticoid-regulated kinase 1 as a therapeutic target for NF2-deficient meningiomas[J]. Oncotarget, 2015, 6(19): 16981.

[34] Bollag G, Hirth P, Tsai J, et al. Clinical efficacy of a RAF inhibitor needs broad target blockade in BRAF-mutant melanoma[J]. Nature, 2010, 467(7315): 596-599.

[35] Joseph EW, Pratilas CA, Poulikakos PI, et al. The RAF inhibitor PLX4032 inhibits ERK signaling and tumor cell proliferation in a V600E BRAF-selective manner[J]. Proceedings of the National Academy of Sciences, 2010, 107(33): 14903-14908.

[36] Heidorn SJ, Milagre C, Whittaker S, et al. Kinase-dead BRAF and oncogenic RAS cooperate to drive tumor progression through CRAF[J]. Cell, 2010, 140(2): 209-221.

[37] Poulikakos PI, Zhang C, Bollag G, et al. RAF inhibitors transactivate RAF dimers and ERK signalling in cells with wild-type BRAF[J]. Nature, 2010, 464(7287): 427-430.

[38] Hatzivassiliou G, Song K, Yen I, et al. RAF inhibitors prime wild-type RAF to activate the MAPK pathway and enhance growth[J]. Nature, 2010, 464(7287): 431-435.

[39] Falchook GS, Long GV, Kurzrock R, et al. Dabrafenib in patients with melanoma, untreated brain metastases, and other solid tumours: a phase 1 dose-escalation trial[J]. The Lancet, 2012, 379(9829): 1893-1901.

[40] Long GV, Trefzer U, Davies MA, et al. Dabrafenib in patients with Val600Glu or Val600Lys BRAF-mutant melanoma metastatic to the brain (BREAK-MB): a multicentre, open-label, phase 2 trial[J]. The Lancet Oncology, 2012, 13(11): 1087-1095.

[41] Mcarthur GA, Maio M, Arance A, et al. Vemurafenib in metastatic melanoma patients with brain metastases: an open-label, single-arm, phase 2, multicentre study[J]. Annals of Oncology, 2017, 28(3): 634-641.

[42] Davies MA, Saiag P, Robert C, et al. Dabrafenib plus trametinib in patients with BRAFV600-mutant melanoma brain metastases (COMBI-MB): a multicentre, multicohort, open-label, phase 2 trial[J]. The Lancet Oncology, 2017, 18(7): 863-873.

[43] Kaley T, Touat M, Subbiah V, et al. BRAF inhibition in BRAFV600-mutant gliomas: results from the VE-BASKET study[J]. Journal of Clinical Oncology, 2018, 36(35): 3477.

[44] Zhang J, Yao TW, Hashizume R, et al. Combined BRAFV600E and MEK blockade for BRAFV600E-mutant gliomas[J]. Journal of Neuro-oncology, 2017, 131(3): 495-505.

[45] Dombi E, Baldwin A, Marcus LJ, et al. Activity of Selumetinib in Neurofibromatosis Type 1-Related Plexiform Neurofibromas[J]. N Engl J Med, 2016, 375(26): 2550-2560.

[46] 夏训明. 美国FDA批准Koselugo(selumetinib/司美替尼单抗)用于儿童治疗神经纤维瘤病1型[J]. 广东药科大学学报, 2020, 36(3): 416.

[47] Wang H, Xu T, Huang Q, et al. Immunotherapy for Malignant Glioma: Current Status and Future Directions[J]. Trends in Pharmacological Sciences, 2020, 41(2): 123-138.

[48] Montoya ML, Kasahara N, Okada H. Introduction to immunotherapy for brain tumor patients: challenges and future perspectives[J]. Neuro-Oncology Practice, 2020, 7(5): 465-476.

[49] Tomaszewski W, Sanchez-Perez L, GAJEWSKI T F, et al. Brain Tumor Micro-environment and Host State - Implications for Immunotherapy[J]. Clinical Cancer Research, 2019,

[50] Brown CE, Badie B, Barish ME, et al. Bioactivity and Safety of IL13Rα2-Redirected Chimeric Antigen Receptor CD8+ T Cells in Patients with Recurrent Glioblastoma[J]. Clin Cancer Res, 2015, 21(18): 4062-4072.

[51] Cloughesy TF, Mochizuki AY, Orpilla JR, et al. Neoadjuvant anti-PD-1 immunotherapy promotes a survival benefit with intratumoral and systemic immune responses in recurrent glioblastoma[J]. Nature Medicine, 2019, 25(3): 477-486.

［52］Reardona DA, Omuroa A, Brandes AA, et al. Randomized Phase 3 Study Evaluating The Efficacy and Safety of Nivolumab VS Bevacizumab In Patients With Recurrent Glioblastoma: Checkmate 143[J]. Neuro-Oncology, 2017, 19: 21.

［53］Schalper KA, Rodriguez-Ruiz ME, Diez-Valle R, et al. Neoadjuvant nivolumab modifies the tumor immune microenvironment in resectable glioblastoma[J]. Nature Medicine, 2019, 25(3): 470-476.

［54］Desjardins A, Gromeier M, Herndon JE, et al. Recurrent Glioblastoma Treated with Recombinant Poliovirus[J]. New England Journal of Medicine, 2018, 379(2): 150-61.

［55］DELYTACT® Oncolytic Virus G47Δ Approved in Japan for Treatment of Patients with Malignant Glioma[M]. 2021.

［56］Carpenter AB, Carpenter AM, Aiken R, et al. Oncolytic virus in gliomas: a review of human clinical investigations[J]. Annals of Oncology, 2021, 32(8): 968-82.

［57］Phillips KA, Gaughan E, Gru A, et al. Regression of an intramedullary spinal cord metastasis with a checkpoint inhibitor: a case report[J]. CNS Oncology, 2017, 6(4): 275-80.

［58］Mueller S, Taitt JM, Villanueva-Meyer JE, et al. Mass cytometry detects H3.3K27M-specific vaccine responses in diffuse midline glioma (vol 130, pg 6325, 2020)[J]. Journal of Clinical Investigation, 2022, 132(12): e162283

［59］Brown CE, Alizadeh D, Starr R, et al. Regression of Glioblastoma after Chimeric Antigen Receptor T-Cell Therapy[J]. New England Journal of Medicine, 2016, 375(26): 2561-9.

［60］Ellis JA, Castelli M, Assanah M, et al. Unique microenvironmental responses to PDGF stimulation in brain and spinal cord gliomas determine tumor phenotype[J]. Journal of Neuro-Oncology, 2015, 123(1): 27-33.

［61］Jha P, Manjunath N, Singh J, et al. Analysis of PD-L1 expression and T cell infiltration in different molecular subgroups of diffuse midline gliomas[J]. Neuropathology, 2019, 39(6): 413-24.

［62］Chai RC, Zhang YW, Liu YQ, et al. The molecular characteristics of spinal cord gliomas with or without H3 K27M mutation[J]. Acta Neuropathologica Communications, 2020, 8(1): 40.

［63］NONE. IDH1 and IDH2 Mutations in Gliomas[J]. New England Journal of Medicine, 2009, 360(21): 2248-9.

［64］Alvi MA, Ida CM, Paolini MA, et al. Spinal cord high-grade infiltrating gliomas in adults: clinico-pathological and molecular evaluation[J]. Modern Pathology, 2019, 32(9): 1236-43.

［65］Gessi M, Gielen GH, Dreschmann V, et al. High frequency of H3F3A (K27M) mutations characterizes pediatric and adult high-grade gliomas of the spinal cord[J]. Acta Neuropathologica, 2015, 130(3): 435-7.

［66］Wang YZ, Zhang YW, Liu WH, et al. Spinal Cord Diffuse Midline Gliomas With H3 K27m-Mutant: Clinicopathological Features and Prognosis[J]. Neurosurgery, 2021, 89(2): 300-7.

［67］Ge S, Pachter JS. Isolation and culture of microvascular endothelial cells from murine spinal cord[J]. Journal of Neuroimmunology, 2006, 177(1-2): 209-14.

［68］Kheirkhah P, Denyer S, Bhimani AD, et al. Magnetic Drug Targeting: A Novel Treatment for Intramedullary Spinal Cord Tumors[J]. Sci Rep, 2018, 8(1): 11417.

［69］Weichselbaum RR, Kufe D. Gene therapy of cancer[J]. The Lancet, 1997, 349: S10-S2.

［70］Pennant WA, An S, Gwak SJ, et al. Local non-viral gene delivery of apoptin delays the onset of paresis in an experimental model of intramedullary spinal cord tumor[J]. Spinal Cord, 2014, 52(1): 3-8.

［71］Kazim SF, Martinez E, Hough TJ, et al. The Survival Benefit of Postoperative Bacterial Infections in Patients With Glioblastoma Multiforme: Myth or Reality?[J]. Front Neurol, 2021, 12: 615593.

［72］Saccheri F, Pozzi C, Avogadri F, et al. Bacteria-Induced Gap Junctions in Tumors Favor Antigen Cross-Presentation and Antitumor Immunity[J]. Science Translational Medicine, 2010, 2(44): 44ra57-44ra57.

［73］Duong MT, Qin Y, You SH, et al. Bacteria-cancer interactions: bacteria-based cancer therapy[J]. Exp Mol Med, 2019, 51(12): 1-15.

［74］Hu J, Liu T, Han B, et al. Immunotherapy: A Potential Approach for High-Grade Spinal Cord Astrocytomas[J]. Front Immunol, 2020, 11: 582828.

［75］Momiyama M, Zhao M, Kimura H, et al. Inhibition and eradication of human glioma with tumor-targeting Salmonella typhimurium in an orthotopic nude-mouse model[J]. Cell Cycle, 2012, 11(3): 628-32.

［76］Kimura H, Zhang L, Zhao M, et al. Targeted therapy of spinal cord glioma with a genetically modified Salmonella typhimurium[J]. Cell Prolif, 2010, 43(1): 41-8.

[77] BAKER M. Can bacteria fight brain cancer?[J]. Nature, 2012.

[78] Llorens-Bobadilla E, Martin-Villalba A. Adult NSC diversity and plasticity: the role of the niche[J]. Current opinion in neurobiology, 2017, 42: 68-74.

[79] Aboody KS, Brown A, Rainov NG, et al. Neural stem cells display extensive tropism for pathology in adult brain: evidence from intracranial gliomas[J]. Proceedings of the National Academy of Sciences, 2000, 97(23): 12846-51.

[80] Kim SK, Cargioli TG, Machluf M, et al. PEX-producing human neural stem cells inhibit tumor growth in a mouse glioma model[J]. Clinical Cancer Research, 2005, 11(16): 5965-70.

[81] Aboody K, Capela A, Niazi N, et al. Translating stem cell studies to the clinic for CNS repair: current state of the art and the need for a Rosetta stone[J]. Neuron, 2011, 70(4): 597-613.

[82] Portnow J, Synold TW, Badie B, et al. Neural stem cell–based anticancer gene therapy: a first-in-human study in recurrent high-grade glioma patients[J]. Clinical Cancer Research, 2017, 23(12): 2951-60.

[83] Ropper AE, Zeng X, Haragopal H, et al. Targeted treatment of experimental spinal cord glioma with dual gene-engineered human neural stem cells[J]. Neurosurgery, 2016, 79(3): 481-91.

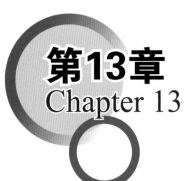

第13章
Chapter 13

脊髓肿瘤的康复治疗

第 1 节　概　述

脊髓损伤（SCI）是指由各种原因导致椎管内神经结构（包括脊髓和神经根）及其功能的损害，出现损伤平面及以下感觉、运动及自主神经功能障碍[1,2]。根据致病因素分为创伤性及非创伤性两大类，其中30%~50%的脊髓损伤是由非创伤性因素引起的[3]，包括脊柱脊髓肿瘤、椎管狭窄、椎间盘突出、脊髓炎、血管畸形、感染以及脊柱脊髓先天畸形等[4]。

肿瘤引起的脊髓损伤是导致非创伤性脊髓损伤的重要原因，在所有进入脊髓康复病房的非创伤性脊髓损伤患者中，肿瘤患者约占1/3[5,6]。根据肿瘤的发生部位不同，可分髓外硬膜外肿瘤、硬膜内髓外肿瘤、硬膜内髓内肿瘤[7]；根据肿瘤的良恶性，可分为良性肿瘤或恶性肿瘤。无论是源于哪个部位或是何种性质的肿瘤，均会直接或间接地影响脊髓的结构及功能，进而出现相应的症状及体征。

肿瘤性脊髓损伤由于其综合了肿瘤、神经功能缺陷和预期寿命降低等特点，对个人、家庭及社会来说都是极具灾难性和挑战性的[8]。

第 2 节　临床特点

一、临床表现

根据肿瘤侵犯脊髓、神经根的部位及程度，可表现为完全性或不完全性脊髓损伤，患者常有不同程度的疼痛、运动、感觉及二便功能障碍。

1. 疼痛

疼痛在脊柱脊髓肿瘤患者中很常见，疼痛是脊髓受压、骨质破坏、肿瘤快速生长引起的椎体不稳定或脊神经根受压的结果，可能在神经功能缺损前几个月出现[5]，对于一些肿瘤性脊髓损伤患者来说，疼痛有可能是首发症状。

2. 运动障碍

当脊髓受到肿瘤压迫时，患者常出现损伤平面以下肢体无力或瘫痪，相较于创伤性脊髓损伤，肿瘤性脊髓损伤可能会有非典型的损伤平面以下的对称性或完全性瘫痪。有些患者可能会是单肢神经功能缺损，有些可能是单侧性神经功能缺损，与典型的创伤性四肢瘫或截瘫还存在一定的差异。

3. 感觉障碍

脊髓或神经根受累后，会出现相应支配区的异常感觉，如麻木、感觉减退或消失，部分患者可能会有感觉过敏等。

4. 二便障碍

根据不同肿瘤压迫脊髓的差异，部分患者会出现二便功能障碍，如排尿困难、尿失禁、便秘、便失禁等相关问题。

二、脊髓损伤综合征的主要类型

脊髓损伤分为完全性及不完全性损伤，肿瘤性脊髓损伤中不完全性脊髓损伤较为多见，其中比较典型的脊髓损伤综合征如下[7,9]。

1. 半切综合征（Brown-Séquard syndrome）

当病变发生在脊髓的一侧时，导致同侧的运动、本体感觉和震动觉缺陷，对侧的痛觉、温度觉缺陷。

2. 脊髓中央管综合征（central cord syndrome）

本病主要累及脊髓灰质，通常累及颈椎。上肢无力、反射消失，下肢无力不明显，上肢的疼痛及温度觉下降，但通常伴有感觉过敏，上下肢的振动觉和本体觉保留。常见于室管膜瘤、脊髓空洞、脂肪瘤、转移瘤等。

3. 前索综合征（anterior cord syndrome）

前索综合征好发于颈部，典型特征为损伤节段以下运动功能、疼痛觉和温度觉受损。本体感觉、轻触觉、震动觉通常保留。

4. 后索综合征（potrice comd sendrome）

即脊髓后部损伤，临床特征为指伤平面以下的本体感觉夹失，而运动和病温觉存在。常见于硬膜外转移、星形细胞瘤、血管母细胞瘤。

5. 圆锥综合征（conus medullaris syndrome）

通常是$L_1 \sim L_2$椎体水平的脊髓受累，主要是下肢无力，早期括约肌功能丧失，腰骶部皮节感觉丧失。常见于室管膜瘤、脊髓空洞、淋巴瘤、星形细胞瘤。

6. 马尾综合征（cauda equina syndrome）

通常是$L_2 \sim S_1$椎体之间马尾受累，患者常有坐骨神经或其他神经根性疼痛，根据受累程度不同，下肢有不同程度的无力，括约肌功能障碍，鞍区、腿部、腹股沟的感觉减弱。常见于硬膜外转移、黏液性乳头状室管膜瘤、脑膜瘤神经鞘瘤轻脑膜病、副神经节瘤。

第3节　康复评定

在脊柱脊髓肿瘤所致的脊髓损伤患者进行康复治疗前，应对患者进行详细、全面的评估，这对于制订康复计划及实施康复治疗至关重要。

一、康复评定的目的

康复评定的目的首先是确定患者存在的各种功能障碍，其次是指导制订康复治疗的康复目标、方案，最后是评价康复治疗的效果。

二、康复评定的内容

康复评定需要与临床相结合，包括了解相应的病史，评估生命体征是否平稳等，这也是开展康复治疗的先决条件。另外，国际功能、残疾和健康分类（international classification of functioning, disability and health，ICF）从躯体、个人及社会三个维度构建了健康、功能及残疾新模式[10]，根据ICF标准，康复评定的内容还应涵盖残损、残疾、残障等方面。

（一）病史采集

病史采集是评定的第一步，通过询问病史，可以帮助明确发病时间、起病急缓，脊髓压迫、缺血时间越长，恢复越不理想；询问病史可以初步了解脊髓损伤机制，通过功能障碍的起病形式，初步判断患者是颈段损伤、胸段损伤还是腰骶段损伤，并了解髓内或髓外肿瘤的可能性，一般髓内肿瘤上肢先出现症状，并逐渐向下肢发展，如果是髓外肿瘤可能有着相反的发病症状；通过起病急缓，可以初步判断良性或恶性肿瘤的可能。如果患者已完成手术治疗，通过询问病史，还可以了解手术基本情况及术前、术后的功能变化等。

（二）体格检查

1. 生命体征

通过对患者进行ABCS（气道、呼吸、循环、脊柱）评估，确定生命体征是否平稳、是否适合进入康复阶段。

2. 专科查体

脊髓损伤专科查体主要应用美国脊柱损伤协会（American Spinal Injury Association，ASIA）残损分级[11, 12]，包括感觉、运动功能检查，通过ASIA残损分级，能够确定感觉、运动、神经平面，反映感觉、运动功能的评分，并确定损伤的完全程度，对预后判断也有重要的指导意义。

（1）感觉功能评定：①感觉平面。根据身体两侧具有正常感觉功能的最低脊髓节段（该脊髓节段对应皮节的轻触觉和针刺觉正常）确定。身体左、右侧平面可以不一致。感觉检查的必查部分是检查身体左右侧各28个皮节的关键点（$C_2 \sim S_5$）。每个关键点要检查2种感觉：轻触觉和针刺觉。每个关键点的轻触觉和针刺觉分别以面颊部的正常感觉作为参照，按3个等级评分：0级为感觉缺失；1级为感觉改变（受损或部分感知，包括感觉过敏）；2级为正常或完整（与面颊部感觉类似）；NT级为无法检查。②肛门深部压觉（DAP）。DAP检查方法是检查者用食指插入患者肛门后对肛门直肠壁轻轻施压（该处由阴部神经$S_4 \sim S_5$的躯体感觉部分支配）。还可以使用拇指配合食指对肛门施加压力。感知的结果可以为存在或缺失（在记录表上填是或否）。该部分检查如发现肛门处任何可以重复感知的压觉即意味着患者为感觉不完全性损伤。

（2）运动功能的评定：①运动平面。根据身体两侧具有正常运动功能的最低脊髓节段（该脊髓节段对应肌节的力量大于或等于3级，其上脊髓节段对应肌节肌力正常）确定。身体左、右侧平面可以不一致。运动检查的必查部分是通过检查10对肌节（$C_5 \sim T_1$及$L_2 \sim S_1$）对应的肌肉功能来完成。运动评分评定时分左、右两侧进行。评定标准：采用徒手肌力检查法（MMT）测定肌力，肌力为1级则评1分，5级则评5分，10块关键肌肌力评定后最高分左侧50分、右侧50分，共100分。②肛门自主收缩（VAC）。肛门外括约肌（$S_2 \sim S_4$阴部神经的躯体运动部分支配）检查应在检查者手指能重复感受到自主收缩的基础上，将结果分为存在和缺失（即检查表中记录为是或否）。给患者的指令应为"向阻止排便运动一样挤压我的手指"。若VAC存在，则患者为运动不完全损伤。要注意鉴别VAC与反射性肛门收缩；若仅在Valsalva动作时出现收缩，则为反射性收缩，应记录为缺失。

通过感觉功能评定确定感觉平面，通过运动功能评定确定运动平面，最终再确定神经损伤平面[11]（表13-3-1、图13-3-1）。神经损伤平面评定标准为：身体两侧感觉正常和肌肉力量达3级或以上的最低脊髓节段，其头端节段的感觉和运动功能均正常（未受损）。左侧感觉、右侧感觉、左侧运动、右侧运动四个平面来确定神经损伤平面。

神经损伤平面确定后，根据美国脊髓损伤协会（ASIA）残损分级，确定相关的损伤程度，分为A、B、C、D、E五个等级[11, 13]：A级，完全性损伤，骶段（$S_4 \sim S_5$）无任何运动及感觉功能保留；B级，不完全性损伤，在神经损伤平面以下，包括骶段（$S_4 \sim S_5$）存在感觉功能，但无任何运动功能；C级，不完全性损伤，在神经损伤平面以下有运动功能，保留一半以上的关键肌肌力<3级；D

级，不完全性损伤，在神经损伤平面以下有运动功能，保留至少一半的关键肌肌力≥3级；E级，正常，感觉和运动功能正常。

表13-3-1　感觉、运动检查关键点及关键肌

	感觉平面（轻触觉、针刺觉）	运动平面
C_2	枕骨粗隆外侧至少1 cm（或耳后3 cm）	
C_3	锁骨上窝（锁骨后方）且在锁骨中线上	
C_4	肩锁关节的顶部	
C_5	肘前窝的外侧（桡侧）（肘横纹近端）	屈肘肌（肱二头肌、肱肌）
C_6	拇指近节背侧皮肤	伸腕肌（桡侧伸腕长和短肌）
C_7	中指近节背侧皮肤	伸肘肌（肱三头肌）
C_8	小指近节背侧皮肤	中指屈指肌（指深屈肌）
T_1	肘前窝的内侧（尺侧），肱骨内上髁近端	小指外展肌（小指外展肌）
T_2	腋窝的顶部	
T_3	锁骨中线和第3肋间	
T_4	锁骨中线第4肋间（乳线）	
T_5	锁骨中线第5肋间（$T_4 \sim T_6$的中点）	
T_6	锁骨中线第6肋间（剑突水平）	
T_7	锁骨中线第7肋间（$T_6 \sim T_8$的中点）	
T_8	锁骨中线第8肋间（$T_6 \sim T_{10}$的中点）	
T_9	锁骨中线第9肋间（在$T_8 \sim T_{10}$的中点）	
T_{10}	锁骨中线第10肋间（脐水平）	
T_{11}	锁骨中线第11肋间（$T_{10} \sim T_{12}$的中点）	
T_{12}	锁骨中线腹股沟韧带中点	
L_1	T_{12}与L_2连线中点处	
L_2	大腿前内侧，腹股沟韧带中点（T_{12}）和股骨内侧髁连线中点处	屈髋肌（髂腰肌）
L_3	膝上股骨内髁处	伸膝肌（股四头肌）
L_4	内踝	踝背伸肌（胫前肌）
L_5	足背第3跖趾关节	足蹬长伸趾肌（足蹬长伸肌）
S_1	足跟外侧	踝跖屈肌（腓肠肌和比目鱼肌）
S_2	腘窝中点	
S_3	坐骨结节或臀下皱襞	
S_{4-5}	肛周1 cm范围内，皮肤黏膜交界处外侧（作为1个平面）	

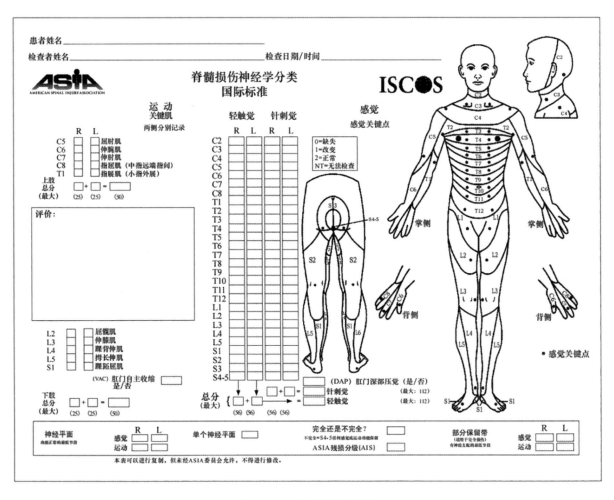

图13-3-1　ASIA残损分级标准

（3）疼痛评定：对伴有疼痛的患者应对其疼痛性质及强度进行评估，比较常用的工具有视觉模拟评分（visual analogue scale，VAS）、数字评定量表（number rating scale，NRS）和简式McGill疼痛问卷。NRS：0分，无痛；1～3分，有轻微的疼痛，能忍受；4～6分，患者疼痛并影响睡眠，尚能忍受；7～10分，患者有强烈的疼痛，有强烈的治疗愿望。

3.辅助检查

尤其是影像学检查[14]，包括脊椎X线、CT、MRI等，可进一步印证损伤水平、损伤程度、脊柱稳定性等。具体可参照脊髓肿瘤影像学部分。

4.二便功能评定

（1）膀胱功能评定：欧洲泌尿外科学会按照逼尿肌与括约肌的功能状态将其分为以下4类。逼尿肌-括约肌过度活跃、逼尿肌-括约肌活动不足、逼尿肌过度活跃伴括约肌活动不足、逼尿肌活动不足伴括约肌过度活跃[15]。脊髓损伤后常存在膀胱功能障碍，其评估内容如下[16,17]。

基础评估：①病史：管理方式、泌尿系并发症、治疗史、手术史等；②症状：泌尿生殖系统症状和其他系统如消化系症状；③体格检查：泌尿生殖系统检查、会阴鞍区感觉检查等；④辅助检查：尿液分析、肾功能、泌尿系超声等。

专科评估：①尿液细菌学检查；②泌尿系影像学检查：X线片、CT、MRI；③膀胱尿道镜检查；④尿流动力学检查；⑤神经电生理检查：阴部神经体感诱发电位、运动诱发电位检查等。

（2）肠道功能评定：脊髓损伤后常常存在肠道功能障碍，其评估内容如下[16,18]。

①病史：发病前的状态，目前症状，目前的肠道管理，药物治疗，液体摄入，体育活动时间及活动规律，饮食类型等；②腹部检查：常规腹部检查，了解有无肠胃胀气、肠鸣音，有无器官肿大、粪便嵌顿；③肛门直肠检查：肛门直肠感觉，括约肌自主活动，张力高低，肛门反射，球海绵体反射等；④辅助检查：粪便常规化验，普通腹部X线片，盆底肌电图，纤维结肠镜，排便造影等；⑤认知：学习的能力，给予照顾者指令的能力，饮食方面的知识，对脊髓损伤肠道功能障碍的理解；⑥其他：大腿内收肌痉挛程度，坐位平衡能力（是否达到2 h），转移技巧，浴室使用能力。

5. 独立能力评定

可应用改良巴氏指数量表、功能独立性评定量表（functional independence measurement，FIM）、脊髓损伤独立量表（spinal cord independence measure，SCIM）、脊髓损伤步行指数（the walking index for SCI，WISCI）、Holden步行能力等，评定患者的日常生活活动能力、独立性及步行能力等。

6. 心理状态评定

脊髓损伤后通常会经历六个心理阶段，包括无知期、震惊期、否认期、抑郁期、反对独立期、适应期。心理治疗师可协助评估患者具体的心理状态。

7. 营养状态评定

恶性肿瘤所致脊髓损伤患者常伴有恶病质，营养供给及能量保障对患者尤其重要。需要联合营养科对患者的营养状态进行评估，并制订营养方案。

8. 疲劳评定

恶性肿瘤性脊髓损伤患者往往需要放化疗，肿瘤相关疲劳（癌因性疲乏）在该类患者中也较为常见，康复评定需要对患者的疲劳状态进行评定，如疲劳量表（FS-14）[19]，并需要在康复方案上做出调整。

第4节　康复治疗

原发病的治疗，尤其是对于恶性肿瘤患者，需在专科医师指导下进行手术或放化疗等治疗。对于手术或非手术遗留的功能障碍，在生命体征平稳后即可开展康复训练。

一、康复原则

尽早开始：患者生命体征平稳后即可开展康复治疗，早期开展康复治疗可促进患者的功能恢复，并可以预防脊髓损伤相关并发症。

循序渐进：根据患者一般情况或耐受情况，从低强度简单逐步向中高强度、复杂康复进行。

全面综合：根据患者存在的功能障碍或并发症，均应采取相应的康复治疗措施。

个体化：根据不同患者的具体情况，制订不同的康复方案及措施。

二、康复目标

急性期：保持呼吸道清洁及通畅，维持关节活动度和瘫痪肌肉长度及紧张度，增强残余肌力，适度康复、预防疲劳，预防并发症。

慢性期：提高功能性活动、提高日常生活活动能力、回归家庭、回归社会。

三、康复团队

脊髓损伤康复治疗需要团队合作，康复团队以康复医师为主导，并包含康复护士、物理治疗师、作业治疗师、心理治疗师、社会工作者、营养科医生等。

四、康复治疗措施

本节康复治疗以脊髓肿瘤康复为例。

早期康复是康复治疗的一大原则，近年来，加速康复外科（enhanced recovery after surgery，ERAS）理念也逐渐应用于脊柱脊髓康复中。ERAS是基于循证医学的多学科、多模式干预理念，旨在减少术后并发症、优化恢复、缩短住院时间、降低住院费用等[20-22]。ERAS方案贯穿于术前、围术期及术后管理[23]，其中，康复治疗是ERAS中重要的一环。康复治疗可介入于术前及术后，术前康复可采用包括运动、营养和心理社会因素在内的预康复干预措施，以加强生理储备和增强功能，促进术后更好、更快地恢复[24]。术后康复根据患者的功能障碍尽早展开。

（一）术前康复治疗（预康复）

术前康复目前在脊柱脊髓疾病中介入甚少，术前康复有助于术后康复的快速开展。对于脊柱脊髓疾病患者，术前康复主要聚焦于患者的运动功能、二便功能、呼吸功能、疼痛、营养状态及心理状况[24]。术前康复的主要目的在于评估患者的以上状态，并对患者进行宣教和必要的训练，使患者做好围术期准备及术后更快地介入康复治疗。

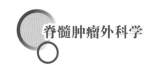

（二）术后重症监护康复治疗

此阶段主要针对术后在重症监护室监护的患者，生命体征稳定后即可开展康复治疗，包括：

（1）良肢位摆放：防止肢体挛缩、畸形等。

（2）翻身、叩背：每2小时进行轴向翻身、叩背，预防压疮、促进痰液排出。

（3）呼吸训练：对于高颈段损伤患者可开展呼吸训练，包括咳痰训练、建立正常的呼吸模式、呼吸肌训练等。

（4）关节活动度训练：对瘫痪肢体进行各关节全活动范围被动活动，每日2～3次，预防关节挛缩。

（5）抬高床头训练：每日间断抬高床头训练，预防直立性低血压。

（6）康复踏车：床旁康复踏车，维持关节活动度。

（7）其他：可介入针灸，激活瘫痪肌肉等。

在此阶段注意监测患者的生命体征，如有病情变化，需调整或暂停康复治疗。

（三）普通病房康复治疗

此阶段康复治疗仍以床旁训练为主，包括：

（1）良肢位摆放：防止肢体挛缩、畸形等。

（2）翻身：每2小时进行轴向翻身，预防压疮。

（3）坐起训练：可尽早进行靠床坐起训练，从30°开始，每日2～3次，根据耐受情况决定坐起时间，无明显头晕时，可逐渐增加坐起角度，预防直立性低血压等。

（4）关节活动度训练：对瘫痪肢体进行每日2～3次的各关节全活动范围被动活动，预防关节挛缩。

（5）感觉促通：对于感觉障碍患者，可进行ROOD技术对浅感觉进行训练，并使用运动认知、本体感觉训练对患者的深感觉进行训练。

（6）助动训练：无静脉血栓，可尽早对瘫痪肢体进行气压助动训练，促进血液循环、预防静脉血栓形成；对瘫痪肌肉进行中频电或神经肌肉电刺激等训练，预防肌萎缩。

（7）康复踏车：床旁康复踏车，维持关节活动度。

（8）辅助器具：对于长节段手术、减压手术等，需根据患者的具体情况准备和定制辅助器具，为离床做准备。

（9）其他：可介入针灸，激活瘫痪肌肉等。

（四）恢复期康复治疗

此阶段，患者一般情况稳定，并能离床进行康复训练。

（1）可继续进行关节活动度维持训练。

（2）四肢肌力增强训练：根据患者残存肌力水平，开展被动、助力或抗阻训练。

（3）躯干肌训练：脊髓损伤患者多合并腰背肌力、耐力差等问题，注意开展躯干肌训练，如桥式运动、悬吊训练等。

（4）垫上训练：翻身、长坐位训练、四点跪位、两点跪位等训练。

（5）平衡功能训练：包括坐立位平衡训练。

（6）转移、步行训练：坐站转移，助行器下或减重下步行等训练。

（7）轮椅操作训练：指导患者使用轮椅，自行操作轮椅，技术好者可开展越过障碍物等训练。

（8）辅助器具：对于长节段手术、减压手术等，颈段患者坐起时需佩戴颈托，胸腰段患者坐起时需佩戴胸围、腰围等，对于多节段患者需根据患者情况进行辅助器具的定制，如头–颈–胸支具等。

（9）其他：伴有关节疼痛，可辅以物理因子治疗；肌张力低下者，可继续针灸等中医治疗。

（五）膀胱管理

1. 留置尿管

脊髓损伤后，在脊髓休克期，膀胱逼尿肌无收缩力，导致尿潴留，应常规留置尿管并间断开放引流膀胱。脊髓损伤患者在伤后1周，即可酌情开始进行间歇导尿。

2. 间歇导尿

急性期推荐采用无菌间歇导尿[17, 25]，恢复期推荐用清洁间歇导尿替代无菌间歇导尿；开始间歇导尿次数为每日4~6次，根据排尿恢复情况调整导尿次数及时间；当膀胱功能趋于稳定，自行排尿后残余尿量少于100 ml或为膀胱容量30%以下时，可停止导尿。在每次导尿前，先用各种辅助方法进行膀胱训练，或以期促使出现自发性排尿反射。是否训练患者反射排尿，应据患者的膀胱功能障碍特点决定。圆锥部或骶神经根损伤患者，膀胱逼尿肌收缩无力，残余尿量持续保持在100 ml以上，宜长期使用间歇导尿。尿液混浊，沉淀物较多时，酌情给予膀胱冲洗处理。在间歇导尿术开始阶段，检查尿常规每周一次，细菌培养及计数每周一次，无反复泌尿系感染患者，延长至每2~4周一次；间歇导尿的禁忌证为并发尿道或膀胱损伤（尿道出血、血尿）；并发尿道畸形、狭窄、尿道炎、尿道脓肿；并发膀胱颈梗阻、严重前列腺增生症；并发膀胱输尿管反流、肾积水；盆底肌肉或尿道外括约肌严重痉挛；严重自主神经过反射；严重尿失禁。

3. 药物治疗

降低膀胱出口阻力、减少残余尿，可选用α受体拮抗药；治疗神经源性逼尿肌过度活动，可选用抗胆碱能药物，如托特罗定、索利那辛等。抗胆碱能药物治疗无效但膀胱壁尚未纤维化者，可选择给予膀胱壁（逼尿肌）A型肉毒毒素注射治疗[25]，术后须配合间歇导尿。

4. 其他治疗

药物治疗无效或者存在严重上尿路损毁的患者，可以根据具体情况选择神经调节术、膀胱扩大术、人工括约肌植入术等治疗手段[17]。

（六）肠道管理

（1）液体总摄入量：较正常人每天液体总摄入量增加500 ml，宜参考膀胱管理。

（2）饮食管理：建议高纤维饮食（每日纤维摄入在15 g以上，不超过40 g），监控饮食改变后的反应并调整饮食结构。

（3）排便时间：基于个人生活模式选择排便时间，宜在每天同一时间完成。

（4）排便频率：上运动神经源性肠道，隔天一次。下运动神经源性肠道，每天一次或两次。

（5）便秘管理：便秘是脊髓损伤后常见的肠道功能障碍并发症，管理措施包括：①排便体位：可选择坐位（马桶）、侧卧位（备盘子和尿布垫）、平卧位（备盘子和尿布垫）；②利用胃-结肠反射，促进排便：进食后20 min去排便；③腹部按摩：顺时针进行腹部按摩；④机械刺激直肠促进排便：戴润滑手套，轻转动手指刺激肛门及直肠，5 min重复一次，直到排便完全；⑤化学刺激促进排便：如含甘油的灌肠液体；⑥手工排便：戴润滑手套，将一个手指插入肛门内，将粪便弄碎移出；⑦药物使用：使用缓泻剂、大便软化剂、促进胃肠动力药物。泻药及通便药物在计划的排便时间点前8～12 h口服。

（七）疼痛管理

神经病理性疼痛（neuropathic pain，NP）在脊髓损伤患者较为常见，60%～80%的患者可能会经历[26, 27]，对脊髓损伤患者构成重大挑战，对情绪、睡眠和生活质量产生负面影响。脊髓损伤后神经病理性疼痛主要分为：损伤水平的疼痛，损伤水平以下的疼痛。

如果脊髓损伤患者存在以下疼痛情况，可考虑神经病理性疼痛[26]：①脊髓损伤后1年内开始疼痛；②与运动、炎症或其他局部组织损伤无关；③描述性形容词为"烧灼痛""麻痛""针刺痛""锐痛""挤压感""发凉感""电击痛"等。

脊髓损伤引起外周神经元和中枢疼痛通路的广泛改变，从而可能促进神经性疼痛的发展。因此，脊髓损伤后的神经性疼痛是复杂的，中枢神经系统的分子和可塑性变化的多种组合可能有助于神经性疼痛的发展和维持[26]。

疼痛评估应包括症状（如疼痛严重程度、疼痛性质、持续时间、疼痛加重和缓解因素）[28]、感觉障碍（如感觉阈值、异常疼痛、痛觉过敏）和社会心理因素（如疼痛干扰、情感困扰、社会支持、认知信念、应对）。

疼痛治疗包括[26, 29]：①一线治疗。加巴喷丁类，如普瑞巴林、加巴喷丁；三环类抗抑郁药，如阿米替林。②二线治疗。曲马多、拉莫三嗪。③三线治疗。经颅直流电刺激、虚拟现实。④四线治疗。经皮电刺激、氢考酮、背根神经损毁术。⑤其他治疗。运动干预、针灸、大麻素/大麻酚、度洛西汀、静脉注射氯胺酮或利多卡因、脊髓刺激、鞘内注射可乐定或可乐定联合吗啡、静脉注射阿芬太尼或吗啡、催眠暗示、整骨疗法、按摩等。

（八）中医康复

（1）中药：可对患者直立性低血压、盗汗、便秘等情况进行辨证施治，开具中药处方。

（2）针灸：对于肌张力低下者可介入针灸，激活神经肌肉功能。

（3）按摩：对于肌张力高或疲劳者，可进行按摩，缓解肌痉挛、改善疲劳等。

（九）文体康复

选择患者可参与的文体活动，增加康复兴趣，如编织、游戏、家务劳动、篮球等。文体活动可增加患者活动量，提高心肺功能，增强体力、耐力等，也增强其重返家庭与社会的信心。

（十）心理治疗

相对于医疗水平的提高，脊髓损伤患者的认知和心理状况的管理仍然滞后。在住院康复期间，脊髓损伤患者的焦虑发生率为10%～60%，抑郁症和抑郁症状的比例估计分别为20%～43%和15%～60%[30]。脊髓损伤后涉及的精神心理障碍包括：焦虑、抑郁、创伤后应激障碍、双相情感障碍、广泛性焦虑障碍、药物依赖与滥用障碍、自杀倾向等[31,32]。

轻度的焦虑在脊髓损伤后是正常的，但当焦虑变得严重或干扰日常活动时，则需要临床关注。情感安慰有助于减少脊髓损伤患者的负罪感和负担感。家庭支持和高质量的社会关系也有助于应对、调节痛苦和压力。大多数患者在脊髓损伤之后都能很好地适应，最令人担忧的是有少部分患者可能有自残或自杀倾向。康复为心理治疗和教育提供了很好的机会，康复治疗期间要注意评估这些情况，也应在随访期间关注症状的变化，包括新问题的发展[33]。

研究报道，脊髓损伤患者在康复期间接受有效的认知行为治疗，可能会降低消极心理状态的风险[34]。疼痛和抑郁之间的关系会随着时间的推移而发展，减轻疼痛对减轻抑郁有更大的作用。自我效能感、社会支持和乐观主义也是住院患者康复过程中潜在的干预目标，以促进良好的心理适应过程[35]。

（十一）职业、社会康复

患者住院期间，帮助患者进行家庭无障碍改造训练、再就业职业康复等，出院后使患者尽快回归家庭与社会。

第5节　康复新技术

一、神经调控技术

神经调控利用电、磁等刺激来改变中枢和周围神经系统的神经元活动。深部脑刺激、经皮脊髓刺激、硬膜外脊髓电刺激、经颅磁刺激、功能性电刺激和周围神经刺激是脊髓损伤中已被探索的神经调节技术[36]。这些技术主要用于改善运动功能及恢复行走、改善二便功能、缓解神经痛及痉挛等[36-40]。通常情况下，可以联合应用多种调控技术，作用效果比单一方法更有效[41]。脊髓电刺激对于呼吸功能调控也有一定的作用[42]，另外在呼吸方面，膈肌起搏器也为高颈段脊髓损伤患者带来了希望，解决呼吸肌依赖的问题[43]。

近年，神经假体被设计用来恢复失去的功能，并可以用来形成一个电子"神经旁路"，绕过神经系统中断的通路[44]。

脑–脊接口（brain-spine interface）和脑–机–脊接口（brain-computer-spinal interface）已于动物身上进行实验[45,46]，目前尚未应用于临床。

（一）疼痛

疼痛是脊髓肿瘤术后常见的并发症，手术后的疼痛是常见的问题，其处理和控制对于患者术后的恢复和整体满意度至关重要。这类疼痛多是肌肉骨骼疼痛，大部分在术后2周内显著缓解，对非甾体类抗炎药（NSAIDs）等低阶梯药物效果较好。

脊髓肿瘤术后因损伤周围或外周的上行感觉传到系统导致的疼痛，往往对常规的药物疗法反应较差，患者多主诉针扎样、火烧样、麻木样等多种疼痛性质。这其中更以中枢性（脊髓相关）的神经病理性疼痛最为棘手，药物治疗作为最常见的疼痛管理方法，多涉及非甾体类抗炎药（NSAIDs）、抗抑郁药、抗癫痫药、阿片类药物的综合用药，对于药物或其他保守治疗（物理、康复、心理治疗）无效的慢性神经病理性疼痛，脊髓电刺激（Spinal Cord Injury，SCS）可以提供一种有效的疼痛管理策略。在SCS刺激下，许多患者报告疼痛显著降低，有些甚至可以完全摆脱长期使用止痛药的需求。

SCS的历史可以追溯到1967年，由纽约医学院的Shealy首次在临床上实施。最初主要用于治疗顽固性疼痛，如坐骨神经痛和脊髓损伤后的疼痛。自那时以来，SCS已经成为神经病理性疼痛（包括慢性坐骨神经痛、周围神经病理性疼痛、急性带状疱疹和带状疱疹后神经痛）和缺血性疼痛（包括血管闭塞性疾病和冠状动脉疾病）的重要治疗手段。对于患者来说，SCS是一种微创技术，相对容易接受。许多研究都显示，SCS可以显著减少患者的疼痛症状，改善生活质量，降低药物使用量，甚至可以使一些因疼痛无法行走的患者恢复正常行动。

（二）神经源性膀胱/直肠

神经源性膀胱是由于神经系统疾病或外伤、手术等损伤，造成额排尿功能障碍的疾病。特征为膀胱逼尿肌或(和)尿道括约肌的功能障碍导致储尿和排尿异常，严重可引起肾功能的损害。患者常常出现尿频、尿急、尿失禁或尿液储存和排空障碍等症状，严重影响生存质量。对应的，神经源性直肠是由于神经系统疾病或损伤所造成的排便功能障碍。既往多个研究表明对于脊髓功能障碍的患者来说，尿便功能障碍往往是除上肢功能障碍外，影响患者生存质量最大的并发症。

骶神经电刺激（Sacral Neuromodulation，SNM）已经被证实对于排尿功能的调控有显著的疗效，主要包括膀胱过度活动症、非梗阻性尿储留、神经源性膀胱等。在合适的筛选标准下，骶神经电刺激治疗可以显著改善神经源性膀胱患者的症状，并提高生活质量。多项研究已经证明，骶神经

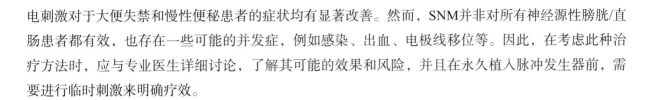

电刺激对于大便失禁和慢性便秘患者的症状均有显著改善。然而，SNM并非对所有神经源性膀胱/直肠患者都有效，也存在一些可能的并发症，例如感染、出血、电极线移位等。因此，在考虑此种治疗方法时，应与专业医生详细讨论，了解其可能的效果和风险，并且在永久植入脉冲发生器前，需要进行临时刺激来明确疗效。

（三）体位性低血压

T6以上的脊髓损伤患者可能会导致难治性的体位性低血压。体位性低血压，是一个复杂且难以管理的问题，在许多情况下，药物治疗效果有限。在实践中，一些初步的研究和临床试验已经表明，脊髓电刺激可以对低血压患者有所帮助。通过刺激下胸段的脊髓，SCS通过改变自主神经系统的活动，来增加血管的收缩，显著改善低血压症状。目前SCS治疗低血压还处于研究和开发的早期阶段，还没有足够的临床证据来支持其作为一种标准的治疗方法。我们还需要进行更多的研究，以确定长期的应用效果和安全性。

（四）其他

除了上述尝试，还有文献报道应用硬膜外电刺激、膈神经刺激来治疗肌张力增高、呛咳障碍、呼吸障碍等。总的来说，硬膜外电刺激可能为上述疾病提供了一个新的途径，但还需要进行更多的研究，以确定治疗的安全性和有效性。

二、外骨骼机器人

颈部脊髓损伤的四肢瘫患者，对手功能的恢复很是迫切。机械手外骨骼可以代替失去的运动控制，帮助恢复日常操作的功能。通过提高实际抓取能力的效率，轻便的可穿戴手外骨骼，能够改善瘫痪手的抓握功能，提高患者的独立性[47]。

下肢完全性瘫痪患者进行站立、步行存在很大困难。下肢外骨骼在脊髓损伤患者直立、行走、转身等方面发挥着重要作用。外骨骼机器人能够提供安全、重复、高强度、长时间的训练，并能够模拟正常步态，改善行走耐力、行走独立性和下肢肌肉力量，也减少患者和治疗师的能量消耗[47]，同时对减少并发症也有帮助，如减轻疼痛、痉挛、骨质疏松，改善心肺、下尿路和肠道功能[50, 51]。

随着技术的发展，脊髓损伤康复训练机器人逐渐向轻便灵活和个性化方向发展，也呈现出从医疗中心向家庭、社区发展的趋势。

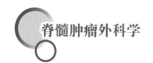
第 6 节　康复结局

康复结局一方面取决于原发病的控制，如果是良性肿瘤，发病时间短、功能障碍轻，则恢复良好；若是恶性肿瘤，发病时间长、功能障碍重或伴随严重并发症，则恢复差。另一方面取决于康复治疗，如患者积极康复，则康复效果优于不参与康复患者。

第 7 节　健康宣教

肿瘤性脊髓损伤康复宣教包括以下几方面：原发病控制，让家属或患者了解原发病情况，遵从神经外科意见积极治疗，必要时与瘤共存，定期复诊；对于感觉减退或消失患者，需注意预防烫伤、冻伤、皮肤擦伤等，避免使用温水袋；对于平衡功能欠佳者，注意需他人看护或使用辅助器具，加强保护，预防跌倒，警惕骨折；预防脊髓损伤相关并发症，如泌尿系感染、压疮、直立性低血压、自主神经过反射、消化道出血等。

（郭　韵　潘　钰）

参考文献

［1］ Ahuja CS, Wilson JR, Nori S, et al. Traumatic spinal cord injury[J]. Nature Reviews Disease Primers, 2017, 3(1):1-21.

［2］ Venkatesh K, Ghosh SK, Mullick M, et al. Spinal cord injury: Pathophysiology, treatment strategies, associated challenges, and future implications[J]. Cell Tissue Res, 2019, 377(2): 125-151.

［3］ Zarate-Kalfopulos B, Robles-Ortíz R, Obil Chavaria C, et al. Epidemiology of nontraumatic spinal cord injury[J]. Global Spine Journal, 2015, 5(1 suppl): 35-1554115.

［4］ Leonie Müller-Jensen CJP, Daniel KA, Schmidt WU. Clinical presentation and causes of non-traumatic spinal cord injury an observational study in emergency patients[J]. Front Neurol, 2021, 12: 701927.

［5］ Pataraia A, Crevenna R. Challenges in rehabilitation of patients with nontraumatic spinal cord dysfunction due to tumors[J]. Wien Klin Wochenschr, 2019, 131(23-24): 608-613.

［6］ Niemi-Nikkola V, Koskinen E, Väärälä E, et al. Incidence of acquired nontraumatic spinal cord injury in finland: a 4-year prospective multicenter study[J]. Arch Phys Med Rehab, 2021, 102(1): 44-49.

［7］ Mechtler LL, Nandigam K. Spinal cord tumors: new views and future directions[J]. Neurol Clin, 2013, 31(1): 241-268.

［8］ Laurence Ge KAAM. Spinal cord injury from spinal tumors: prevalence, management, and outcomes[J]. World Neurosurg,

2019.

［9］Ropper AE, Ropper AH, Longo DL, et al. Acute spinal cord compression[J]. The New England journal of medicine, 2017, 376(14): 1358-1369.

［10］燕铁斌, 章马兰, 于佳妮, 等. 国际功能、残疾和健康分类(ICF)专家共识[J]. 中国康复医学杂志, 2021, 36(1): 4-9.

［11］李建军, 王方永. 脊髓损伤神经学分类国际标准(2011年修订)[J]. 中国康复理论与实践, 2011, 17(10): 963-972.

［12］康海琼, 周红俊, 刘根林, 等. 脊髓损伤神经学分类国际标准检查表2019版最新修订及解读[J]. 中国康复理论与实践, 2019, 25(8): 983-985.

［13］Kirshblum SC, Burns SP, Biering-Sorensen F, et al. International standards for neurological classification of spinal cord injury (Revised 2011)[J]. The Journal of Spinal Cord Medicine, 2013, 34(6): 535-546.

［14］Shabani S, Meyer BP, Budde MD, et al. Diagnostic imaging in spinal cord injury[J]. Neurosurg Clin N Am, 2021, 32(3): 323-331.

［15］Madersbacher H. The various types of neurogenic bladder dysfunction: an update of current therapeutic concepts[J]. Paraplegia, 1990.

［16］李建军, 杨明亮, 杨德刚, 等. "创伤性脊柱脊髓损伤评估、治疗与康复"专家共识[J]. 中国康复理论与实践, 2017, 23(3): 274-287.

［17］廖利民, 吴娟, 鞠彦合, 等. 脊髓损伤患者泌尿系管理与临床康复指南[J]. 中国康复理论与实践, 2013, 19(4): 301-317.

［18］徐青, 高飞, 王磊, 等. 脊髓损伤后肠道功能障碍:美国临床实践指南解读[J]. 中国康复理论与实践, 2010, 16(1): 83-86.

［19］唐雪林, 官计, 张艳, 等. 疲劳量表(FS-14)的应用研究进展[J]. 全科护理, 2022, 20(16): 2193-2197.

［20］Agarwal P, Frid I, Singer J, et al. Neurosurgery perception of Enhanced Recovery After Surgery (ERAS) protocols[J]. J Clin Neurosci, 2021, 92: 110-114.

［21］Lampilas A, Bouyer B, Ferrero E, et al. Evaluation of enhanced recovery after spine surgery: Specificities in an academic public hospital[J]. Orthopaedics & Traumatology: Surgery & Research, 2021, 107(7): 103027.

［22］Zaed I, Bossi B, Ganau M, et al. Current state of benefits of Enhanced Recovery After Surgery (ERAS) in spinal surgeries: A systematic review of the literature[J]. Neuro-chirurgie, 2022, 68(1): 61-68.

［23］Greenshields N, Mythen M. Enhanced recovery after surgery[J]. Current Anesthesiology Reports, 2020, 10(1): 49-55.

［24］Gillis C, Ljungqvist O, Carli F. Prehabilitation, enhanced recovery after surgery, or both? A narrative review[J]. Brit J Anaesth, 2022, 128(3): 434-448.

［25］Ghoniem G, Moskowitz D, Nguyen C. Urological care after spinal cord injury[J]. Current Physical Medicine and Rehabilitation Reports, 2022, 10(2): 89-97.

［26］Widerström-Noga E. Neuropathic pain and spinal cord injury: phenotypes and pharmacological management[J]. Drugs, 2017, 77(9): 967-984.

［27］Burke D, Fullen BM, Stokes D, et al. Neuropathic pain prevalence following spinal cord injury: A systematic review and meta-analysis[J]. Eur J Pain, 2017, 21(1): 29-44.

［28］Rosner J, Lütolf R, Hostettler P, et al. Assessment of neuropathic pain after spinal cord injury using quantitative pain drawings[J]. Spinal Cord, 2021, 59(5): 529-537.

［29］Forte G, Giuffrida V, Scuderi A, et al. Future treatment of neuropathic pain in spinal cord injury: the challenges of nanomedicine, supplements or opportunities?[J]. Biomedicines, 2022, 10(6): 1373.

［30］Qasheesh M, Shaphe MA, Iqbal A, et al. Association of psychological variants with functional outcomes among people with spinal cord injury[J]. Sci Rep-Uk, 2021, 11(1).

［31］Hara A C P, Nicole C A, Lucas M M, et al. Clinical and demographic predictors of symptoms of depression and anxiety in patients with spinal cord injury[J]. Spinal Cord, 2022.

［32］Craig A, Nicholson Perry K, Guest R, et al. Prospective study of the occurrence of psychological disorders and comorbidities after spinal cord injury[J]. Arch Phys Med Rehab, 2015, 96(8): 1426-1434.

［33］Budd M A, Gater DR, Channell I. Psychosocial consequences of spinal cord injury: a narrative review[J]. Journal of Personalized Medicine, 2022, 12(7): 1178.

［34］Hicks AL, Martin GK, Pelletier CA, et al. The effects of exercise training on physical capacity, strength, body composition and functional performance among adults with spinal cord injury: a systematic review[J]. Spinal Cord, 2011, 49(11): 1103-1127.

[35] Galvis Aparicio M, Carrard V, Kunz S, et al. Longitudinal changes in psychological adaptation outcomes during spinal cord injury inpatient rehabilitation[J]. Rehabil Psychol, 2021, 66(4): 491-506.

[36] Cajigas I, Vedantam A. Brain-Computer Interface, Neuromodulation, and Neurorehabilitation Strategies for Spinal Cord Injury[J]. Neurosurg Clin N Am, 2021, 32(3): 407-417.

[37] Laskin JJ, Waheed Z, Thorogood NP, et al. Spinal cord stimulation research in the restoration of motor, sensory, and autonomic function for individuals living with spinal cord injuries: a scoping review[J]. Arch Phys Med Rehab, 2022, 103(7): 1387-1397.

[38] Angeli CA, Boakye M, Morton RA, et al. Recovery of over-ground walking after chronic motor complete spinal cord injury[J]. N Engl J Med, 2018, 379(13): 1244-1250.

[39] Inanici F, Brighton LN, Samejima S, et al. Transcutaneous spinal cord stimulation restores hand and arm function after spinal cord injury[J]. Ieee T Neur Sys Reh, 2021, 29: 310-319.

[40] Rowald A, Komi S, Demesmaeker R, et al. Activity-dependent spinal cord neuromodulation rapidly restores trunk and leg motor functions after complete paralysis[J]. Nat Med, 2022, 28(2): 260-271.

[41] Jo HJ, Perez MA. Corticospinal-motor neuronal plasticity promotes exercise-mediated recovery in humans with spinal cord injury[J]. Brain, 2020, 143(5): 1368-1382.

[42] Hachmann JT, Grahn PJ, Calvert JS, et al. Electrical Neuromodulation of the Respiratory System After Spinal Cord Injury[J]. Mayo Clin Proc, 2017, 92(9): 1401-1414.

[43] Dimarco AF. Diaphragm pacing[J]. Clin Chest Med, 2018, 39(2): 459-471.

[44] Bouton CE, Shaikhouni A, Annetta NV, et al. Restoring cortical control of functional movement in a human with quadriplegia[J]. Nature, 2016, 533(7602): 247-250.

[45] Capogrosso M, Milekovic T, Borton D, et al. A brain–spine interface alleviating gait deficits after spinal cord injury in primates[J]. Nature, 2016, 539(7628): 284-288.

[46] Samejima S, Khorasani A, Ranganathan V, et al. Brain-computer-spinal interface restores upper limb function after spinal cord injury[J]. Ieee T Neur Sys Reh, 2021, 29: 1233-1242.

[47] Nazari V, Pouladian M, Zheng Y, et al. A compact and lightweight rehabilitative exoskeleton to restore grasping functions for people with hand paralysis[J]. Sensors-Basel, 2021, 21(20): 6900.

[48] Mekki M, Delgado AD, Fry A, et al. Robotic rehabilitation and spinal cord injury: a narrative review[J]. Neurotherapeutics, 2018, 15(3): 604-617.

[49] Kandilakis C, Sasso-Lance E. Exoskeletons for personal use after spinal cord injury[J]. Arch Phys Med Rehab, 2021, 102(2): 331-337.

[50] Chen S, Wang Z, Li Y, et al. Safety and feasibility of a novel exoskeleton for locomotor rehabilitation of subjects with spinal cord injury: a prospective, multi-center, and cross-over clinical trial[J]. Front Neurorobotics, 2022, 16.

[51] Edwards DJ, Forrest G, Cortes M, et al. Walking improvement in chronic incomplete spinal cord injury with exoskeleton robotic training (WISE): A randomized controlled trial[J]. Spinal Cord, 2022, 60(6): 522-532.

第14章
Chapter 14

脊髓肿瘤患者的护理和随访

第1节 围术期护理

椎管内肿瘤是神经外科常见疾病，因肿瘤对脊髓压迫或破坏而常有感觉、运动、二便及自主神经功能障碍，但其在人群中发病率低，患者常因被误诊或因对症状及预后的不了解造成严重的心理及经济负担，如何做好围术期护理以减轻患者心理负担、加速患者康复、减轻患者经济负担就显得尤为重要。

一、入院后护理

椎管内肿瘤患者除常见神经外科常规评估外尤其需要注意肿瘤所导致的脊髓损伤评估，目前常用的是ASIA（American Spinal Injury Association）量表、McCormik分级量表，必要时完善汉密尔顿抑郁量表及焦虑量表、ADL评估量表等，评估结果再结合医生对患者肌张力及病理征评估，制订相对应的护理措施。损伤后可能出现的症状，相关护理措施如下。

1. 呼吸功能障碍

出现呼吸功能障碍的患者一般是延颈髓受损的患者，患者常会出现呼吸肌无力，咳嗽、咳痰无力，并极易合并坠积性肺炎。

评估患者血压饱和度，必要时监测血气，给予患者心电监护。若有呼吸衰竭的患者应给予使用呼吸机辅助呼吸，每日3~4次雾化吸入。若患者呼吸功能障碍较轻，可给予低流量吸氧，注意氧气湿化。定时给予患者叩背，指导患者利用腹压进行有效咳痰。若合并肢体运动功能障碍的患者，每2小时翻身、叩背排痰，了解患者肿瘤状态，若肿瘤较大产生卡压状态，应注意颈部制动，轴位翻身，避免颈部扭曲造成脊髓二次损伤。

此类患者床旁备简易呼吸器、气管插管包、气切包、除颤仪等。

2. 吞咽功能障碍

此类患者常为延髓受损的患者，常会合并呼吸功能障碍。

评估患者吞咽功能障碍程度，如日常饮食呛咳次数、吞咽费力程度等，必要时完善咽喉肌相关检查。若患者吞咽功能障碍较重，则给予患者留置胃管。若吞咽功能损伤较轻，则给予流质或半流质饮食，并嘱患者小口、细嚼慢咽，避免窒息，此类患者也注意颈部不要做左右扭转的极限运动。

3. 运动、感觉功能障碍

运动功能障碍的患者注意生活协助以防止摔倒，注意定时翻身以防压疮等。感觉功能障碍的患者注意防止烫伤、皮肤割伤等；有束带感、蚁走感等的患者，不适感往往不被人理解，注意做好心理护理。

疼痛也是一种感觉障碍，但因其对患者身心带来的创伤较大，常会造成患者精神心理障碍，此类患者尤其要注意心理护理，必要时遵医嘱给予止痛药物缓解疼痛。有睡眠障碍的患者，可遵医嘱给予助眠药物，但延颈髓水平肿瘤应避免使用安定类药物，避免加重呼吸功能障碍。

4. 二便功能障碍

便秘的患者需要注意饮食、增加运动量，必要时使用通便药物或灌肠。小便功能障碍的患者，应评估障碍程度，必要时留置尿管。

5. 自主神经功能紊乱

有颈髓、上胸段脊髓受损患者会出现Honer综合征、有偏侧肢体出汗等异常自主神经功能紊乱现象，症状对患者生活无显著影响，但对患者心理会造成一定的负担，有的患者会出现恐惧心理，此时需要做好患者心理护理，将既往类似病例告知患者，以减轻患者焦虑。

二、术前护理

1. 心理护理

给患者讲解既往成功案例，尽可能详细地介绍手术方式，以减轻焦虑。

2. 指导排便

术前3日指导患者如何床上进食与大小便，便于适应术后长期卧床。

三、术后护理

神经中枢系统中，脊髓功能具有不可替代性，脊髓任何一部位的损伤都会导致相应的肢体功能损害，因此椎管内肿瘤术后患者，除常规神经外科护理措施外，注意术后并发症的观察与护理，以期早期发现、早期治疗，这对患者的预后极为重要。椎管内肿瘤术后患者常见并发症及相关护理措施如下。

1. 术区出血

椎管内占位性病变术后出血是椎管内占位患者常见并发症，其致残率极高，常在72 h内发生，是椎管内占位患者术后最凶险的并发症，一旦发生需要紧急手术清血肿。

椎管内占位术后出血的患者常会表现为脊髓及神经根刺激受压症状，常见的有脊髓受压平面的疼痛、感觉平面快速上升及运动功能快速下降等，需要注意倾听患者主诉，一旦发现及时联系主治医师，遵医嘱快速复查磁共振或CT。一旦确诊即刻做好术前准备，如嘱患者禁食水、建立好静脉通道等。

2. 脊髓水肿

脊髓水肿亦是椎管内占位术后患者常见并发症之一，常于术后24 h至术后1周出现，常见表现为感觉平面上升及运动功能下降，此时需要复查磁共振，若症状发展快速或脊髓肿胀严重，则需要再次减压手术治疗，此时需要做好手术准备；若症状发展缓慢或较轻且磁共振显示脊髓水肿不重，可遵医嘱暂给予患者激素等治疗，但期间注意每2 h观察患者感觉及运动症状进展，以免延误病情。

3. 脑脊液漏

脑脊液漏好迟发于术后2日内，护理人员对术后患者引流液的观察十分重要，主要察看引流液颜色、引流量及敷料有无渗出。若患者引流量较之前明显增多，引流液颜色不再呈血性，而是变得清亮，且敷料潮湿，患者主诉头疼，可考虑患者出现脑脊液漏，及时汇报，若医嘱暂继续观察，则每2 h观察，并注意倾听患者主诉，注意遵医嘱给予患者补液，若漏液严重，或患者相关症状较重，及时反馈给主治医师；必要时做好二次手术准备。

4. 呼吸障碍、吞咽功能障碍、运动、感觉功能、二便功能障碍及自主神经功能紊乱

术后出现此类并发症的患者，护理措施同术前护理措施所述，但要注意早期康复治疗的介入，必要时可辅以高压氧治疗。所有术后患者注意轴位翻身，避免二次损伤。

5. 肺部感染

全麻手术后，术后给予湿化气道，每天2次氧气雾化吸入，以稀释痰液，指导患者有效咳嗽、咳痰，必要时用吸痰法清除患者口腔分泌物。

术后第1天开始流质饮食，第一次进食宜温凉、少量、缓慢，切忌引起呛咳。观察患者吞咽情况，鼓励患者咳嗽和深呼吸。

做好口腔护理，每日2次，进食后漱口，清除口腔内的食物。

6. 压力性损伤

患者术后长时间卧床，活动减少，预防压力性损伤至关重要。一是保持皮肤清洁、干燥，防止潮湿对患者皮肤造成摩擦力，给予骨突处贴泡沫敷料预防；二是按时协助患者翻身，翻身时注意患者身体上引流管放置，防止发生引流管牵拉，在背部放置翻身枕，体质量较大者在易受压部位放置海绵垫、胶圈等，减少受压。

7. 预防深静脉血栓

术后评估患者外科静脉血栓、出血风险，如评估高危请医生协助给予相对应处置。指导患者进行股四头肌等长收缩和踝关节屈伸训练。给予患者行双下肢超声，提示无异常后，给予患者下肢按

摩，指导患者双下肢行气压式血液循环驱动，预防深静脉血栓形成。

8. 心理护理

为患者进行心理护理，减轻患者焦虑、抑郁心理状态，告知患者疾病相关知识，使患者了解并配合医务人员护理，告知患者保持愉快的心情，对手术后预后有极大帮助，提高患者对预后生活质量的期望。

四、出院指导

1. 饮食指导

饮食以高蛋白、高热量及高维生素为主。

2. 轴式翻身

卧床者，每1~2 h定时翻身。协助患者翻身时轴式翻身，动作轻稳，防止脊柱扭转。

3. 颈段术后患者注意事项

颈段术后的患者出院后佩带颈托1~3个月。注意颈托的高度，保证颈椎处于中间位。平日避免头颈进行极限、突然或快速转动，也不宜仰头、低头时间过长，以免发生意外。

4. 胸腰段术后患者注意事项

嘱患者术后3个月内在胸围或腰围保护下可离床活动。避免弯腰、抬重物，抬物品、捡东西，尽量保持腰背部平直，蹲下以弯曲膝部代替弯腰，靠大腿肌肉用力站起，不用腰部力量，不可弯腰搬东西。

5. 康复训练

具体可参考脊髓肿瘤术后康复部分。

6. 留置尿管患者注意事项

每日给予会阴擦洗。多饮水，保持24 h尿量＞2000 ml。定期更换尿管，尽早拔除导尿管。必要时可考虑膀胱造瘘。

7. 便秘及便失禁患者护理

便秘者进食水果蔬菜等富含纤维素食物，顺时针行腹部环形按摩，必要时口服缓泻剂，或使用开塞露。大小便失禁者，保持皮肤清洁、干燥，预防失禁性皮炎，必要时使用造口粉及3M液体敷料保护肛周皮肤。

8. 预防长期卧床的并发症

长期卧床可引起全身各个系统的并发症，最常见的有肺部感染、压疮、深静脉血栓形成、泌尿系感染等。

预防压疮可采用气垫床、定时翻身、消瘦者骨隆处垫软枕或柔软衣物或者应用皮肤保护敷料，防止皮肤破损。预防肺部感染可让患者在条件允许的情况下多采取坐位，后背充分靠在椅背上，保持脊柱稳定，行呼吸训练，进行有效咳痰。预防下肢静脉血栓应多饮水、穿弹力袜、抬高下肢、行踝泵运动，一旦发生并发症，应根据具体情况积极进行治疗。

9. 复诊

根据患者病理、病程等不同制订不同的随诊复查计划，告知患者及家属。

10. 出院后若有下列情形需立即返诊

（1）疼痛症状加剧、感觉平面上升。

（2）伤口有红肿热痛，或有分泌物增加等发炎征象及其他异常现象。

（3）手术前的症状复发时，如刺麻感增加或双腿活动受限。

（赵雪莲）

第 2 节　术中护理

一、脊髓肿瘤切除手术

脊髓肿瘤属于椎管内肿瘤，可为原发性肿瘤，也可为继发性肿瘤，主要涉及硬膜外肿瘤、髓内肿瘤及髓外硬膜下肿瘤，患者常因肿瘤压迫神经组织而出现运动障碍、感觉障碍、植物神经功能障碍、翻身障碍等。临床治疗脊髓肿瘤主要以手术方式治疗，其目的在于去除肿瘤而减轻神经组织压迫。

二、适应症

诊断为各种类型的脊髓肿瘤手术，如脊髓内肿瘤（室管膜瘤、胶质瘤、畸胎瘤等）、脊髓外肿瘤（神经鞘瘤、脊膜瘤等）。

三、术前准备

1. 术前访视

术前一日需要对手术患者进行术前访视，患者了解术前准备事项如禁食水时间、备皮等事项，了解手术基本情况和手术团队，进行心理疏导减轻手术患者紧张情绪。手术护理人员了解患者基本病情、既往病史、手术基本信息。

2. 物品准备

仪器设备类	器械包布类	手术耗材类
1. 手术灯	1. NS 基础器械包	1. 负极板
2. 可透视手术床	2. NS 显微器械	2. 可伸缩电刀
3. 包布工作车及器械托盘	3. NS 骨刀	3. 滴水双极
4. 两套吸引系统	4. 导航器械包	4. 骨蜡
5. 高频电刀	5. CUSA 器械包	5. 一次性导尿包
6. 头架	6. 美敦力动力器械包	6. 套管针
7. 西塞尔超声骨刀	7. 消毒碗及弯盘	7. 明胶海绵
8. 美敦力动力系统	8. 无菌灯把	8. 5-0 可吸收缝线
9. 蔡司 900 显微镜	9. 单齿深沟牵开器	9. 5-0prolene 缝线
10. CUSA 超吸系统	10. 无菌显微镜盖	10. 7-0 prolene 缝线
11. 半导体激光系统	11. 水盆	11. 9-0 prolene 缝线
12. 神经导航系统	12. 显微取瘤镊	12. 3-0 带针慕丝
13. 托手架	13. 后颅凹牵开器	13. 荧光素钠
	14. NS 激光配件	14. 免缝及可缝人工硬膜
	15. 开服包	15. 纤维蛋白粘合胶
	16. 检查包	16. 引流管及引流袋
	17. 手术衣	17. 流体明胶
	18. 布器械袋	18. 艾薇停止血粉
	19. 中面巾包	19. 脊柱固定连接片螺钉

四、手术步骤及手术配合

手术步骤	手术操作及配合
手术体位	脊髓肿瘤手术多采取侧俯卧位及俯卧位。手术脊柱节段较高的患者多为侧俯卧位，颈部手术患者需要按放头架，腰部手术患者为俯卧位。体位摆放时处于功能位，注意神经及皮肤的保护，避免皮肤与金属物相接触。
麻醉方式	采取全身麻醉的方法。
手术切口	一般选择后正中入路作为切口，切口需要超过肿瘤上下边界，部分肿瘤需要通过前路或侧方入路等。
消毒、铺单、连接仪器设备	2% 的艾尔碘消毒液涂擦皮肤一次，作用一分钟后用 75% 的酒精脱点碘两次。范围至两侧腋中线，上下超过切口 15 cm。递 4 块小单铺切口四周；递 2 块大单铺切口上下方；递洞巾覆盖全身。将双极、单极、骨刀、吸引器管连接至各个仪器设备上，并在使用前检测功能正常后备用。
切皮、暴露棘突、切开椎板	递装好的 20 号手术刀给予主刀医师。主刀医师沿肿瘤部位切口切开皮肤、皮下组织，递骨膜起子分开肌肉暴露棘突，多齿自动钩及单齿自动钩伸入棘突两旁牵开肌肉，显露椎板。递超声骨刀，切掉棘突，递组织剪，剪断椎板韧带，棘突切除后即可显露脊髓。视需要递咬骨钳咬除韧带和残余椎骨，双极止血，同时递给助手冲洗球及生理盐水冲洗。
套显微镜套	按照体位方向，调至助手镜位置（侧手镜、对手镜）。巡回护士协助刷手护士套显微镜套，刷手护士用皮筋固定显微镜手把和目镜，刀刃向上切开目镜和物镜处，防止刮伤目镜和物镜，沿切口暴露目镜和物镜，换手套，酒精纱布消毒物镜和目镜口，扣上物镜盖并用贴膜固定，将套好无菌镜套的显微镜移至安全区防止污染。
切开硬膜、暴露脊髓	暴露好脊髓后，将双极调小，换小号吸引器头，推显微镜至切口，递主刀 11 号尖刀、硬膜剪刀、神经勾、切开硬膜，递主刀 5-0 可吸收线（vcp433）和精微镊子悬吊硬膜，递助手剪刀。暴露脊髓后，递浸湿的明胶海绵及脑棉片，保护脊髓。递显微剪刀和吸引器切开蛛网膜，暴露肿瘤，递双极止血。
肿瘤切除	递主刀双极和吸引器，递助手持瘤镊，显微镜下分离肿瘤边界，显微剪剪断肿瘤周围细小的血管，使肿瘤完全游离，切除肿瘤，用盛有生理盐水的小量杯接病理。递适宜大小的脑棉片保护正常脊髓，双极止血。

续表

手术步骤	手术操作及配合
缝合硬膜、椎板复位	充分止血后递 5-0prolene 线（齐头剪断，单针缝合）和精细镊子严密缝合硬脊膜，缝合至末尾时用 20 ml 注射器抽生理盐水递给主刀，注射至硬脊膜内以维持正常脑脊液压力，再次计数。递配好的纤维蛋白粘合胶封闭缝合好的硬膜，递流体明胶打入椎体断面止血。视需要放置人工硬膜。椎板复位，遵医嘱选择钉板，计数钉板数量，用十字改锥牢固固定，上好钉板的椎板用双氧水浸泡，再用生理盐水冲洗干净后复位，再次计数。递钉前刷手护士需巡回护士及主刀再次核对植入物的型号。
安放引流、关闭切口	递双氧水冲洗切口，再用生理盐水冲洗干净，递酒精纱布消毒，放置引流管于椎板外；递 3-0 带针慕丝固定引流管。递 0 号可吸收针（vcp752D）按层次缝合肌肉、肌膜；再次计数，递 2-0 号可在吸收针（vcp751D）缝合皮下；递酒精纱布消毒切口周围皮肤，递牙镊、钉皮器钉皮；再次计数，引流管接引流袋，酒精纱布消毒切口，辅料贴覆盖伤口，如有引流管剪 Y 型纱覆盖引流管切口。

五、脊髓肿瘤切除手术医护配合要点及注意事项

（1）术前要全面了解患者手术部位及手术体位，准备好需要摆放体位的各种用具、体位垫等，做好术前护理。正确摆放体位，做好压疮防护措施，防止患者出现手术压疮。

（2）手术过程中使用的仪器设备较多，术前应妥善安排及规划化手术设备、手术床位置，以方便手术。在使用各类仪器设备如超声骨刀、双极、显微镜等，使用前必须查验其功能是否正常工作，保证术中使用时不会出现任何仪器设备不能工作的情况。

（3）主刀在显微镜下操作时传递脑绵及器械不可触及主导之手，暴露脊髓后传递浸湿的脑棉片及明胶海绵片保护脊髓。

（4）手术过程中器械护士应注意力高度集中，遇到止血不佳和出血猛烈时，做到反应迅速，操作稳妥，准确传递。手术中注意随时收好脑棉片，熟知切口内的棉片数量，方便计数。如遇脑棉片计数有误时应立刻告知巡回护士及手术医生并寻找。

（5）离体椎板应用浸湿的纱布包裹好，并放置在无菌密封保护袋中，妥善放置在无菌大车上，不可掉落污染离体椎板。

（6）在使用任何植入物前如人工硬膜及椎板复位钉板时，刷手护士、巡回护士、手术医生必须确认有效期、品名、型号后才可以使用打入无菌台面，使用过程中现用现打入台面，不可接触空气过久，要严格注意植入物的无菌状态。

（7）注意擦拭双极不可以使用锐器刮除双极上的焦痂，应用湿纱布顺双极尖段擦拭。

（8）术前、术中、术后做好脑棉片、纱布、缝针等清点工作，保证所有物品齐全，全面保证患者手术安全。

（李冬蓉　朱鸿飞　程芳兰　陈　健）

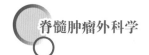

第3节 随 访

随访是指医院对曾在医院就诊的患者以通信或其他的方式，对患者进行继续追踪、查访以及对患者进一步治疗或康复做指引的医疗行为，作为治疗及护理的延续，是治疗与护理不可或缺的一部分。临床最常见的随访形式为定期随访。

髓内肿瘤按WHO分级可分四级，其中Ⅰ级、Ⅱ级被认为是偏良性肿瘤，Ⅲ级、Ⅳ级为恶性肿瘤。按是否接受手术治疗，患者群又分为未手术长期跟踪患者群（多为良性肿瘤）及术后患者群，其中术后患者群又分为部分肿瘤切除术后患者群和全部肿瘤切除术后患者群。按患者年龄分，可分为发育期患者及成年期患者（一般以16岁为界）。按病变是否为肿瘤，患者群可分为非肿瘤患者群、肿瘤患者群。

未手术长期跟踪患者，常常症状较轻，可时有时无，对生活影响不大，甚至无显著神经功能症状；或者患者对手术有恐惧心理等。此类患者在发现初期建议每3个月复诊，症状加重随诊，连续1年，观察肿瘤生长速度，若生长速度缓慢，可每半年至1年复查；期间若症状持续加重或肿瘤显著变大则建议尽早择期手术治疗。

术后患者：①若病理为良性肿瘤，其中全部肿瘤切除术后患者，术后第1年，建议患者每3个月复查一次，术后第2~5年，每年随诊复查一次，有反复症状随诊，之后每1~2年复查一次，有症状反复随诊，持续至术后10年，10年后按需复诊，以上期间若发现有肿瘤复发迹象，则按未手术长期跟踪患者对待。部分肿瘤切除术后患者每3个月复查一次，持续2年，若肿瘤生长缓慢，可延长至半年至1年复查一次，即按未手术长期跟踪患者对待。②若病理为恶性肿瘤，建议患者术后行基因检测及药敏试验，术后3周，若患者状态可，根据基因检测及药敏试验结果建议患者行放化疗，放化疗间期每2个月复查一次，每次复查可根据患者主诉决定是否进行全脑全脊髓的复查，若无相关症状，则至少半年行全脑全脊髓复查一次，以观察肿瘤是否出现转移。

未手术及术后病理为良性肿瘤的患者若为发育期，则需要嘱患者及家属注意其脊柱发育，经常进行对称性运动，必要时佩戴颈托、支具或有支撑作用的腰围，以减轻脊柱发育畸形。

若检查化验结果更倾向于非肿瘤，则建议患者先接受内科治疗，若经治疗后，患者症状有减轻，病变消失后结案；若影像学检查发现病变无缩小，则每3个月复查一次，至症状稳定后，每半年复查一次；若经治疗后，患者症状无缓解甚至有加重，每月复查影像学无进展，可持续保守观察半年至1年，期间症状加重显著，则建议患者可考虑接受活检，根据术中冰冻病理决定术式，若为非肿瘤性病变，则活检后内科治疗；若为肿瘤性病变，则建议患者接受病变切除手术治疗，此类患者一般只能进行部分肿瘤切除术，根据术后病理按肿瘤术后患者对待。若检查化验更倾向于肿瘤的患者，则归为按是否接受了手术治疗的患者群。

偏良性肿瘤及怀疑为炎性病变患者，随访常用量表有：McCormick分级量表、ASIA分级量表、便功能评估量表及尿功能评估量表。恶性肿瘤患者随访常评估患者是否接受放化疗，生存期等。

脊髓肿瘤患者常会有占位平面以下的功能损失，而神经修复一般需要1～2年的时间，年龄大者，可适当延长时间，若2～3年后仍有严重神经功能损害，如：①严重疼痛、麻木的患者，首先考虑保守治疗如药物治疗、封闭、射频消融等，保守治疗不佳，或者随着时间的延长，药物效用下降，可考虑接受背根神经切断或脊髓刺激器植入手术治疗；②T$_{10}$以上水平占位且病理为良性，无肿瘤残余且双上肢及双手无损害的截瘫患者可考虑接受脊髓刺激器植入手术治疗；③二便失禁或二便困难的患者，可考虑接受骶神经刺激器植入手术治疗，若效果不佳，则建议行膀胱和（或）直肠造瘘，不建议患者长期导尿，因其极易引发尿路感染；④有肢体运动功能受损者建议始终坚持主、被动运动；⑤长期卧床患者注意防止坠积性肺炎、压疮及下肢静脉血栓的形成。

随访是治疗及护理中不可或缺的一部分，科学及专业的指导亦是随访的一部分。针对疾病种类不同制订不同的随访计划，针对个体提供有效的指导方案，有针对性地定期随访，不但可以为患者提供更高质量的医疗服务，还可以为医学、科学发展提供参考数据，并提出需求，进而推动其发展。

（张会芳　王国琴）

第15章
Chapter 15

脊髓室管膜肿瘤

室管膜肿瘤是一种神经上皮肿瘤，可能起源于皮层、脑室和脊髓中央管的室管膜细胞，包括幕上、后颅窝和脊髓的多种肿瘤类型和病理亚型。此外，室管膜肿瘤是一组异质性的肿瘤，既包括良性、惰性生长的室管膜下瘤，也包括侵袭性极强且致命的儿童后颅窝室管膜瘤。与颅内室管膜瘤相比，脊髓室管膜肿瘤的发生率较低，预后相对较好，根据组织病理学分类，主要包括脊髓室管膜下瘤（WHO 1级）、脊髓黏液乳头型室管膜瘤（WHO 2级）、脊髓室管膜瘤（WHO 2、3级）（表15-0-1）。室管膜肿瘤可发生于所有年龄段，且肿瘤位置跟患者年龄相关，大约90%的儿童室管膜肿瘤发生在颅内，65%的成人室管膜肿瘤发生在脊髓[1]。

表15-0-1　2021年WHO中枢神经系统脊髓室管膜肿瘤分级（第五版）[2]

分级	肿瘤
Ⅰ级	脊髓室管膜下瘤（spinal subependymoma）
Ⅱ级	脊髓黏液乳头型室管膜瘤（spinal myxopapillary ependymoma）
Ⅱ级和Ⅲ级	脊髓室管膜瘤（spinal ependymoma）
未指定等级	脊髓室管膜瘤，MYCN扩增型（spinal ependymoma with MYCN amplification）

第 1 节　室管膜瘤

室管膜瘤（ependymoma）是最常见的原发性脊髓髓内肿瘤，占全部类型髓内肿瘤的一半以上。根据组织病理学特征可分为乳头状室管膜瘤、透明细胞型室管膜瘤及伸长细胞型室管膜瘤。根据2016年WHO中枢神经系统肿瘤分类，大多数典型室管膜瘤为WHO 2级，但少数病例更具侵袭性，可能包括细胞有丝分裂率增加、微血管增生和坏死等组织病理学特征，称为间变室管膜瘤（WHO 3级）。2021年第五版WHO中枢神经系统肿瘤分类基于分子病理标准提出了脊髓室管膜瘤的新分类方式，将其区分为脊髓室管膜瘤（spinal ependymoma，SP-EPN）（WHO 2级、3级）和具有MYCN

扩增的脊髓室管膜瘤（spinal ependymoma with MYCN amplification，SP-EPN）（未指定等级）；然而，对于缺乏分子病理信息的脊髓室管膜瘤，组织病理学等级（WHO 2级或3级）仍可作为诊断依据。

一、概述

（一）定义

脊髓室管膜瘤通常是起源于脊髓中央管或终丝室管壁的室管膜细胞发生的一种肿瘤，是成年人最常见的髓内肿瘤，儿童相对较少。传统室管膜瘤的分类基于组织病理学标准和WHO分级系统，WHO 2级为典型室管膜瘤，WHO 3级为间变室管膜瘤。随着近年来分子病理学的进展，具有MYCN扩增的脊髓室管膜瘤被定义为一种独特的类型，表现为较强侵袭性的特征[3]。

（二）流行病学

脊髓室管膜瘤可能发生在任何年龄段，但较常见于20～40岁的成年人群，中位诊断年龄为41岁[4]，发病率无明显的性别差异[5]。脊髓室管膜瘤占全部原发性髓内脊髓肿瘤的50%～60%，占全部中枢神经系统室管膜瘤的34.5%。发病位置最常见于颈段脊髓，且大约超过50%的肿瘤累及多节段，跨越3个或以上的椎体水平生长[6]。

（三）分型分级

基于WHO分级系统，室管膜瘤可分为WHO 2级的典型室管膜瘤和WHO 3级的间变室管膜瘤，其中WHO 2级的典型室管膜瘤约占全部脊髓髓内肿瘤的55.7%。基于组织病理学标准，可分为富于细胞型室管膜瘤、乳头状室管膜瘤、透明细胞型室管膜瘤及伸长细胞型室管膜瘤，有研究报道称乳头状室管膜瘤生长速度较为缓慢，其预后好于其他两种病理亚型，患者的总生存期更长[7]。脊髓间变室管膜瘤恶性程度较高，病理级别为WHO 3级，其发病率较低，仅约占全部脊髓室管膜瘤的7.3%[8]。基于分子病理学标准，可分为典型室管膜瘤和具有MYCN扩增的脊髓室管膜瘤。

二、临床表现

脊髓室管膜瘤患者早期常无特异性症状，病情发展缓慢且常常持续多年。首发症状多以感觉障碍、肢体乏力、二便障碍为主，但疼痛剧烈程度较神经鞘瘤为轻；时常误诊为颈椎病或腰椎病，经保守治疗无效，病情呈进行性加重，大多数患者来院就诊时已出现不同程度的肢体运动障碍[9]。部分患者可以突然出现症状加重，甚至瘫痪，往往是由于肿瘤出血所致。脊髓髓内肿瘤对脊髓功能损害的程度直接影响临床表现及其治疗预后，临床上通常采用McCormick脊髓神经功能分级标准进行量化。

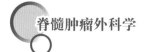

三、诊断与鉴别诊断

（一）影像学特点

MRI检查通常显示多种影像学特征，典型的脊髓室管膜瘤在T1WI上可呈现等信号或者略高信号，在T2WI上可表现为高信号。注射造影剂后，肿瘤可呈现轻中度、较为均匀的强化[11]。肿瘤头尾端伴有脊髓空洞较为常见，约65%的脊髓室管膜瘤在肿瘤的两端继发形成脊髓空洞。此外，脊髓增粗、囊变、出血、中央管反应性扩张、瘤周脊髓水肿、"帽状征"等也是脊髓室管膜瘤较常见的MRI表现[12]（图15-1-1）。

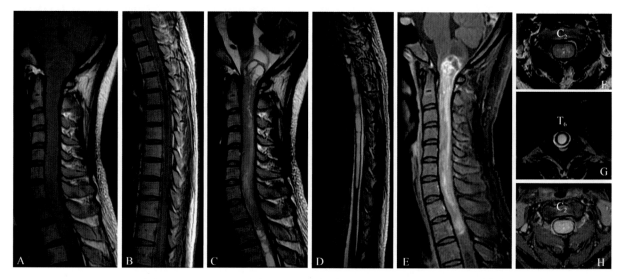

图15-1-1　术前颈椎和胸椎MRI平扫显示T1加权像（A、B）肿瘤呈等信号；T2加权像（C、D）肿瘤呈不均匀稍高信号，头端可见囊变和脊髓空洞，尾端可见"帽状征"、囊变和分隔状的脊髓空洞；T1增强像（E）可见延髓～T2肿瘤不均匀强化；MRI轴位（F～H）可见肿瘤和空洞位于脊髓中央，脊髓受压变薄

脊髓室管膜瘤呈膨胀性生长，DTI及三维重建获得的DTT可以展现白质纤维束被肿瘤推挤后的形态（图15-1-2）。若肿瘤在注射造影剂后出现不均匀的异质性强化，且伴有脊髓水肿等表现时，则应警惕间变室管膜瘤。Kobayashi等报道了59例WHO 2级的典型室管膜瘤的影像学特征，其中50例（85%）存在瘤周脊髓水肿，52例（88%）伴有囊变，17例（29%）因肿瘤出血而出现"帽状征"。在注射造影剂后，全部肿瘤均显示出强化[13]。另一项报道了71例WHO 2级的典型室管膜瘤的影像学特征的研究发现，室管膜瘤的出血和囊变等特征可表现出随时间变化的特点，且具有囊变的肿瘤可能会随着时间的推移而生长较快，而表现为结节性强化的室管膜瘤则可能预示着肿瘤生长速度较慢[14]。需注意的是，部分高级别室管膜瘤可能出现颈部肌肉转移（图15-1-3）等中枢神经系统外转移情况，罕见，需注意鉴别。

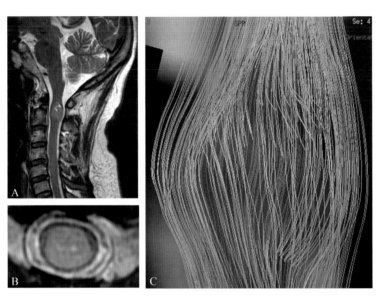

图15-1-2　脊髓室管膜瘤患者的脊髓纤维束成像

A、B. MRI T2WI示C_2水平脊髓髓内占位，位于中心，边界清晰；C.病变将纤维束向周围推挤

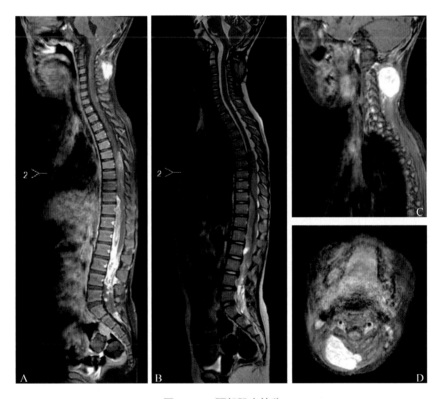

图15-1-3　颈部肌肉转移

　　患儿女性，5岁，患儿11个月前于外院行四脑室肿瘤切除术，病理提示室管膜瘤（WHO 3级），术后行辅助放疗。本次入院术前MRI可见延髓、小脑、$C_{6\sim7}$椎管内、脊髓后方见团片状T2WI稍高信号，增强扫描轻度强化（A，B）。颈后部皮下可见团块状T2WI稍高信号，增强扫描明显强化，范围约为36 mm×22 mm×33 mm（C，D）。胸髓部分增粗，胸髓后方见斑点状、团块状异常信号，增强扫描可见不均匀轻度强化。腰骶椎管内见多发条片结节样异常信号影，在T2WI上呈稍高信号，增强扫描可见明显不均匀强化；椎管内另可见多发T2WI更高信号影，增强扫描未见明显强化。于我院行髓内占位+颈部肌肉内占位切除术，术后病理均提示室管膜瘤（WHO 3级）。

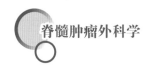

（二）病理特点

基于组织病理学标准，室管膜瘤可分为WHO 2级的典型室管膜瘤和WHO 3级的间变室管膜瘤。其中，WHO 2级的典型室管膜瘤还可分为富于细胞型室管膜瘤、乳头状室管膜瘤亚型、透明细胞型室管膜瘤亚型及伸长细胞型室管膜瘤亚型，这些亚型都具有相似的生物学行为。间变性室管膜瘤为WHO 3级，具有侵袭性生长的特点[15]。在显微镜下，室管膜瘤细胞形态类似于成熟的室管膜细胞，分化程度较高，形态一致性较强，核分裂象少见。其中，富于细胞型室管膜瘤的肿瘤细胞致密、密度较高，增生活跃，核质比较高；乳头状室管膜瘤的特点是具有由血管和纤维组织组成的"乳头状结构"，在纤维血管核心周围排列立方或柱状细胞，且细胞基质纤维性特征较为明显；透明细胞型室管膜瘤的肿瘤细胞核周围可见透明的"核周晕"，细胞形态类似于少突胶质细胞；伸长细胞型室管膜瘤可见簇状生长、束状排列的长突起细胞，细胞核呈卵圆形、长杆状，细胞形态类似于毛细胞星形细胞瘤的肿瘤细胞。在2021年发布的最新第五版WHO中枢神经系统肿瘤分类中，富于细胞型室管膜瘤、乳头状室管膜瘤亚型、透明细胞型室管膜瘤亚型及伸长细胞型室管膜瘤亚型不再单独列为室管膜瘤的亚型，而是作为不同的生长模式类型包含在室管膜瘤的组织病理学描述[2]。总体而言，约80%的患者可以观察到肿瘤细胞呈放射状围聚在血管周围，其突起朝向所围绕的血管，形成假"菊形团"[16]；然而这并非经典室管膜瘤（WHO 2级）的特异性组织学特征。约10%的病例可以观察到特异性的"真"室管膜瘤"菊形团"，由突起朝向中心管腔排列的室管膜瘤细胞组成，具有诊断意义[17]。WHO 3级室管膜瘤的组织病理学特征是细胞有丝分裂率高、核多形性以及内皮细胞增殖明显。WHO 3级的室管膜瘤常呈浸润性生长，与周围正常脊髓组织边界不清[18]。

近年来，随着人们对室管膜瘤认识的不断深入以及分子病理学的进展，基于DNA甲基化分析等手段的新的分类系统已经定义了10种中枢神经系统室管膜瘤，改善了对患者预后的预测。虽然这些类型室管膜瘤的确切遗传学基础仍有待深入研究，但人们对室管膜瘤驱动事件的认知显著提高，这有助于人们根据分子病理特征而不仅仅是单纯的组织学特征对室管膜瘤进行更为精准的分类。与幕上室管膜瘤不同，脊髓室管膜瘤有其独特的分子病理学特征。研究发现，大多数脊髓室管膜瘤在22q染色体上存在染色体缺失，而NF2基因位点位于22q染色体上，因此NF2与脊髓室管膜瘤存在一定的关联性，33%～53%的NF2患者被确诊患有脊髓室管膜瘤；然而，尚未有证据能够表明NF2基因在室管膜瘤发病机制中所起到的作用[19, 20]。

值得注意的是，第五版WHO中枢神经系统肿瘤分类最新定义了一个具有局灶性高水平MYCN（2q24）扩增的新型脊髓室管膜瘤亚群，且其与不良预后和恶性进展密切相关[2, 21]。与其他类型室管膜瘤常于髓内生长不同，具有MYCN扩增的脊髓室管膜瘤可于髓外间隙发育生长，侵袭性强[22]，常伴有染色体10q的缺失，其组织病理学特征包括血管周围假"菊形团"、微血管增生、高度有丝分裂活性的密集细胞巢、显著的血管周围GFAP染色、稀疏的Olig-2核染色、EMA的点状染色模式以及高Ki-67增殖指数等特点[23]。目前该类型肿瘤报道较少，在已报道的患者中，发病年龄在12～56岁，中位发病年龄为32岁[15]。该类型的脊髓室管膜瘤即便接受积极治疗，预后仍不佳，具有显著的高级别肿瘤特征，且诊断时肿瘤发生软脑膜播散率较高，在接受手术和放疗后仍有75%～100%的极高复发率[23]。一项纳入了13例具有MYCN扩增的脊髓室管膜瘤病例的研究显示，患者的中位无进展生存期（progression-free survival，PFS）为17个月，中位总生存期（overall survival，OS）为87个月[24]。

（三）鉴别诊断

主要需与其他常见髓内肿瘤鉴别。

1. 星形细胞瘤（astrocytoma）

脊髓星形细胞瘤常见于30岁以下的青年患者或儿童，常见位置为颈段和胸段脊髓。与室管膜瘤常与NF2相关不同，脊髓星形细胞瘤与NF1具有一定相关性。髓内星形细胞瘤大多起源于脊髓白质，呈偏心生长，MRI表现多样，可表现为脊髓弥漫性增粗，呈浸润性生长，与正常脊髓边界不清。高级别脊髓星形细胞瘤可见不均匀强化。

2. 血管母细胞瘤（hemangioblastoma）

脊髓血管母细胞瘤可发生于任何年龄段，且需注意是否有中枢神经系统、全身多发性肿瘤（Von Hippel-Lindau病）。脊髓血管母细胞瘤常见位置为颈段和胸段背外侧脊髓，大多数为实性，血供丰富，小部分为囊实性。MRI可见肿瘤明显强化及血管流空影，时常合并脊髓空洞。

3. 脊髓炎症性病变

通常起病较急，需根据患者临床病史，并结合脑脊液和MRI等结果综合加以鉴别。

四、治疗

（一）手术治疗

脊髓室管膜瘤（WHO 2级）通常生长较为缓慢，沿脊髓长轴纵向扩展，且大多数情况下肿瘤边界清晰[25]。因此，显微手术切除是目前的首选标准治疗方法。

对于脊髓室管膜瘤的手术治疗应特别注意如下关键点。

1. 手术时机

发现肿瘤后临床症状轻微或不明显，决定何时手术对患者及医生均存有挑战。由于脊髓均是功能区，无论如何微创，都存在损伤脊髓功能的风险，术后出现新的神经功能障碍表现，有些功能损失可能是永久性的。因此，需要精准评估患者术前脊髓功能状况。McCormick脊髓功能分级应用较为广泛，值得参考[10]。2级肿瘤可以考虑定期随访，3级肿瘤应该尽早手术。根据笔者的经验，若影响到日常生活与工作，建议尽早决定手术，当神经功能障碍严重时，术后效果较差，病情加重的风险更大。笔者总结了210例脊髓室管膜瘤术后远期随访效果显示[26]：肿瘤较小、神经功能状态较好的患者，术后获得肿瘤全切除率高，神经功能良好恢复，明显优于肿瘤较大及术前功能差的患者。因此，建议尽早手术。

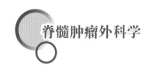

2. 椎板切开复位、椎板切除与脊柱内固定不同术式的选择

椎板切开范围一定包含肿瘤头尾端，切忌暴露不足牵拉不易直视的头尾端髓内肿瘤，易造成脊髓损伤和肿瘤残留。椎板切除术是最早切除脊髓肿瘤的基本范式，有长达百余年的实践，成人患者行3个以内椎板切除后很少发生明确的脊柱畸形，因此，对于术前不存在明显脊柱畸形的患者，一般不建议行脊柱内固定。在预防或减少脊髓肿瘤术后脊柱畸形发生率方面，椎板复位是否比椎板切除更优。笔者的经验是，复发脊髓肿瘤再次手术时，既往手术行椎板复位者比椎板切除者更易于操作，可以证明在减少术后硬膜外瘢痕形成方面是有优越性的。年龄、肿瘤波及椎体节段数目、既往手术或放疗史、术前存在脊柱畸形等因素是决定是否一期脊柱内固定的参考依据。

3. 术中神经电生理监测的警示价值

术中电生理监测无疑对手术有帮助，术中MEP、SEP或D波变化能够提示脊髓处于危险之中，术者应该高度重视手术是否继续进行或调整方案。问题在于：如果MEP、SEP或D波峰值下降明显或消失，术中肿瘤尚未完全切除，肿瘤边界也比较明显，是否追求继续全切除肿瘤或停止肿瘤切除，这需要智慧。确实有继续将肿瘤全切除的情况，术后患者功能恢复良好；但也有患者术后症状加重，长时间恢复不理想。因此，最大限度安全切除肿瘤，而不单纯追求全切除肿瘤，是应该遵循的原则，但是在坚守优先保留功能的前提下，术中往往偏于保守，肿瘤难以全切除，残留肿瘤后续治疗问题也面临挑战与困难。

4. 后正中切开脊髓

绝大多数脊髓室管膜瘤是通过后正中沟切开脊髓软膜，将背侧脊髓与肿瘤纤维粘连带松开，充分向两侧分离，用7-0丝线将软膜悬吊于硬膜缘固定。肿瘤巨大时脊髓会扭转，中线辨别困难，即使在高倍放大的显微镜下也难以看到"沟"，因此，双侧背根及其正中血管分布可供参考。术中采用电位翻转技术确定中线，理论可行，实际操作也较为困难，尤其是肿瘤巨大且偏心生长，或在脊髓某个方向突破软膜生长，可以酌情在后外侧沟或最薄处进入肿瘤，但应牢记严格沿后正中沟切开脊髓是处理髓内肿瘤优先遵循的原则。

5. 肿瘤切除方式

绝大多数脊髓室管膜瘤往往有良好的边界，且合并脊髓空洞，易于同脊髓组织分离，因此，力求完整切除肿瘤，减少分块切除，防止肿瘤细胞脱落引起医源性种植转移。如果肿瘤与脊髓粘连紧密，也可以先行肿瘤大块切除，留下基底部肿瘤，最终再仔细分离，力求最大限度安全切除。术中荧光辅助，对于确定是否有肿瘤残留有一定帮助。肿瘤血供较多地来自脊髓腹侧中央血管分支，要用低功率电凝止血，对于小血管出血尽量止血彻底，少用明胶海绵压迫止血。

6. 脊髓缝合

一旦肿瘤完全切除，止血彻底，用9-0丝线间断缝合脊髓软膜，蛛网膜可以单独以7-0丝线间断缝合，也可以与硬膜一起连续缝合。硬膜外止血彻底，椎板复位。

7. 术后肿瘤残留处理

绝大多数脊髓室管膜瘤可以获得肿瘤全切除，病理级别2级，近期与远期神经功能恢复良好，预后良好，患者可以长期生存，达到治愈。但是，如果术后MRI检查显示肿瘤残留或复发，建议定期随访，不建议放化疗。视肿瘤生长情况与症状决定择机再次手术。如果局部采用放疗，需要慎重评估。

脊髓室管膜瘤是否能够实现手术全切除受肿瘤大小、肿瘤位置、是否存在脊髓空洞、肿瘤边界是否清晰、与脊髓是否粘连或浸润以及术者经验等众多因素影响[27]。与早期报道的45%~70%的全切除率相比[28]，近年来文献报道脊髓室管膜瘤的全切除率已经达到了84%~93%[9]，甚至可达到100%全切除[6]，这可能与诊疗技术的进步有很大关系，比如显微镜、超声吸引器、荧光辅助切除技术以及术中神经电生理监测技术的综合应用等。若手术实现全切除肿瘤，则患者预后良好，复发风险较低。研究发现，接受手术全切除肿瘤的脊髓室管膜瘤患者的5年PFS率为97%、10年PFS率为93%；然而，若首次手术时肿瘤未能实现完全切除，则5年PFS率仅约为57%[29]。

WHO 3级的脊髓室管膜瘤恶性程度较高，患者预后较差，综合来看，手术全切是公认可显著改善预后的首选治疗方法。接受手术次全切的患者，肿瘤复发率高达55%~85%，而若手术全切则肿瘤复发率可降至30%；接受手术全切的患者，平均OS可比接受手术次全切的患者延长75个月[30]。

（二）放射治疗

室管膜瘤对于放疗相对敏感，然而对于脊髓室管膜瘤术后是否应进行辅助放疗存在争议[31, 32]。总的来讲，对于发生肿瘤软脑膜播散的患者、具有MYCN扩增的脊髓室管膜瘤患者和WHO 3级的脊髓室管膜瘤患者，通常建议辅助术后放射治疗[33]；近期有研究报道了使用质子放射治疗14例脊髓室管膜瘤（WHO 2级、3级）术后的患者[34]，结果证实总放射剂量在50~54 Gy是安全的，且相较于传统放射治疗，质子治疗可减少远期放射损害与脊髓损伤，是一种潜在的新策略。

（三）药物治疗

脊髓室管膜瘤化疗应用较有限，且缺乏可改善预后的有效证据。有研究显示对于脊髓间变室管膜瘤，化疗并无可明显改善预后的作用，但可缩小原发肿瘤、延缓疾病进展[35]。此外，另有研究表明，药物化学治疗可作为手术切除和放疗失败后的复发、难治性脊髓室管膜瘤的挽救性治疗[36]。一项应用替莫唑胺（temozolomide，TMZ）联合拉帕替尼（lapatinib）疗法[37]治疗复发性室管膜瘤的2期前瞻性临床研究的入组条件为年龄在18岁以上，且经组织病理学证实为室管膜瘤或间变室管膜瘤的患者，共纳入50例患者，其中一半以上的患者诊断为复发脊髓室管膜瘤（WHO 1~3级），患者每日接受剂量密集型TMZ和拉帕替尼治疗，主要结果指标是PFS，结果显示PFS出现了明显延长，6个月和12个月的PFS发生率分别为55%和38%；其中2例完全缓解，6例部分缓解，且大多数患者的中重度疼痛和其他疾病相关症状均有所减轻。因此，这种药物治疗组合可被视为复发性脊髓室管膜瘤患者的挽救性治疗的一种选择。

随着人们对室管膜瘤分子生物学的理解不断深入，新的靶向药物治疗手段也应运而生，包括酪氨酸激酶抑制剂、端粒酶抑制剂和抗血管内皮生长因子药物等[38]。进一步深入研究室管膜瘤的代谢组学和表观基因组学特征，突破血-脊髓屏障和肿瘤异质性等方面的限制，结合分子病理分型有效地确定哪些患者可以从新型靶向药物治疗中受益最大，使得探索药物治疗在脊髓室管膜瘤中的潜力

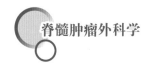

成为可能。

（四）其他治疗

脊髓胶质瘤的治疗选择有限，主要包括最大限度地安全手术切除、放疗和化疗。因此，迫切需要额外的治疗手段来延长脊髓胶质瘤患者的生命，免疫治疗成为了一种有希望的治疗选择。随着医学技术的进步，免疫治疗已成为治疗恶性肿瘤的第四种重要方式。肿瘤免疫治疗的目标是产生能够选择性靶向并消除肿瘤细胞的特异性免疫反应。免疫治疗最初用于治疗黑色素瘤和血液系统恶性肿瘤，但随着中枢神经系统"免疫豁免"这一概念的颠覆，免疫治疗已被越来越多地应用于中枢神经系统胶质瘤的治疗，主要治疗手段包括免疫检查点抑制剂治疗、嵌合抗原受体T细胞疗法和疫苗治疗等[39]。免疫治疗在颅内胶质瘤的治疗中取得了令人惊喜的效果，然而由于存在血-脊髓屏障、抗原逃逸、缺乏靶向抗原、独特的肿瘤微环境和脊髓毒性等原因，脊髓胶质瘤的免疫治疗还处于初期尝试阶段，只有少数的小规模临床试验和病例报道。作为一种潜在的新治疗手段，免疫治疗未来有望在脊髓室管膜瘤的治疗应用领域中取得突破。

五、术后管理

（一）并发症及处理

随着手术技术的不断进步与发展，脊髓室管膜瘤的全切除率不断增高，复发风险不断降低。但脊髓室管膜瘤手术仍存在风险与各种潜在的并发症，术后（尤其是术后即刻）出现神经功能缺损仍较为常见，包括感觉异常与丧失、运动功能下降乃至瘫痪、脊柱失稳导致的功能障碍与脊柱畸形、肠道和膀胱功能障碍等。此外，与手术相关的切口感染、脑脊液漏、中枢神经系统感染等也值得警惕，尤其是患者在接受术后辅助放疗后，相关风险会直线上升。及早发现并对这些并发症加以预防并制订应对策略，有助于改善治疗效果，提升患者术后的生活质量[40]。

（二）康复治疗

术后及时为患者制订个性化的康复训练对患者的功能恢复至关重要，这需要康复医学科与神经外科的多学科密切配合。可能是因为排尿和排便功能障碍的恢复很慢，并且缺乏有效的康复措施，因此患者的二便功能障碍可能难以得到有效改善；但患者的感觉和运动功能障碍在得到有效的康复训练后往往可以得到不同程度的改善，因此早期、长程持续、个性化的康复治疗对于患者术后的功能康复具有重要意义，而且对患者的宣教、提升患者的依从性也有助于提升其康复效果[41]。

（三）术后功能恢复与随访

对于脊髓室管膜瘤和脊髓间变室管膜瘤，据报道，手术后患者出现短暂神经功能下降的风险为20%～60%，而且大部分患者在术后即刻出现神经功能缺失，并在术后逐渐恢复部分神经功能（尤其是在术后1个月之内）[25, 42]。有研究显示，高龄和肿瘤位于颈髓是术后出现神经功能障碍的预测因素，因为颈部髓内肿瘤存在术后呼吸功能障碍或四肢瘫痪的潜在风险；然而，肿瘤位于颈髓并不是术后出现永久性神经功能缺损的预测因素，这可能是因为颈髓的血液供应较为充分，以及当前重症医学的发展，都有助于促进患者在术后实现康复[9]。

笔者对56例脊髓内室管膜瘤患者在荧光素钠辅助下进行肿瘤切除术并对其进行持续跟踪随访，记录术后功能恢复情况。通过将黄色荧光模式与白光模式相结合，实现了100%的肿瘤切除率[6]。随访发现，术后3个月患者的McCormick脊髓功能评分即可逐渐改善。虽然手术导致短期感觉功能障碍（44例）、运动功能障碍（23例）以及肠道和膀胱功能障碍（7例），但在3个月的随访期内，这些患者的疾病改善率分别为79.5%（35/44）、87.0%（20/23）和71.4%（5/7）。大多数手术引起的功能障碍在随访期间得到改善，可能是因为手术引起的症状是可逆的，血运障碍或者由术后继发性脊髓水肿引起的神经功能缺失可随着对症治疗和水肿的消失而逐渐改善。术前呼吸功能障碍的患者也有不同程度的改善，这可能与肿瘤切除后缓解脊髓压力、降低局部张力以及肿瘤切除后脊髓的血液供应得到改善有关。5例术前即存在脑肿瘤而卒中的瘫痪患者，术后肌力和神经功能改善较差。这提示患者和临床医生应注意选择手术时机，以避免发生严重的功能损害和瘫痪；但即使患者在术前已经瘫痪，仍需要积极手术治疗，即使手术的短期疗效可能并不显著，术后予以持续康复，仍有逐步恢复的希望。在笔者所在中心的患者队列中，随访期间的MRI检查显示没有肿瘤残留或复发，表明在黄荧光辅助的手术模式可以实现肿瘤的完全切除。此外，虽然短期随访中未观察到肿瘤复发，但我们仍会继续对患者进行长期的跟踪随访，以确定脊髓室管膜瘤患者的远期预后。研究显示，病理学提示高级别脊髓室管膜瘤（WHO 3级）、具有MYCN扩增的脊髓室管膜瘤、手术未全切、术前即出现严重的神经功能障碍、肿瘤累及多个脊髓节段、早期出现肿瘤脑脊液播散等情况，均提示预后不良，临床医生需格外警惕肿瘤术后早期复发的风险，应对患者术后进行更为密切的随访评估，及时调整后续治疗方案[29]。此外，患者术后需定期复查脑和脊髓MRI，一般建议复查频率为术后1年内每3个月一次，术后第2年每4~6个月一次，之后每6~12个月复查一次，持续5~10年；若在随访过程中出现症状则建议及时就诊并复查脑和脊髓MRI。

六、典型病例（1）

患者女性，40岁，因"背痛和肢体麻木11年，肢体无力8年"入院。临床表现为左侧背部肩胛区疼痛，伴有左侧手指腹侧麻木感，左侧下肢肢体乏力，长时间行走后无力感明显。患者2017年就诊我院后，因担心手术风险未行手术治疗。2022年，患者背部胀痛较前加重，伴左手肿胀、持物困难，四肢麻木无力。神经系统体格检查：双侧C_4水平及以下痛温觉及粗略触觉减退，局部感觉消失。左侧C_8~T_1支配区肌力3级，余肢体肌力4级。双上肢腱反射消失，左下肢腱反射亢进，右下肢腱反射减退，双侧Babinski征（＋）。McCormick分级：3级。颈椎和胸椎MRI检查提示C_1~T_{10}椎体水平脊髓增粗，内见条柱状异常信号，在T2WI呈不均匀高信号，范围基本同前，增强扫描可见不均匀片状强化。头端可见囊变。电生理检查：运动诱发电位提示双侧L_4及以上中枢运动传导障碍，体感诱发电位提示双侧C_7及以上中枢深感觉障碍，双侧T_{12}以上中枢深感觉障碍。入院诊断：脊髓占位性病变（$C_1 \sim T_{10}$），拟在神经电生理监测下行后正中入路脊髓髓内肿瘤切除术（图15-1-4）。

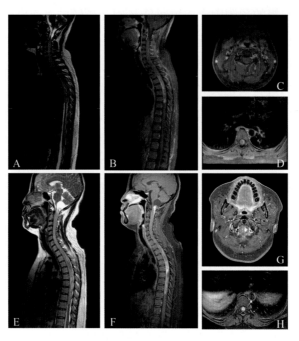

图15-1-4　颈胸椎增强MRI

患者2017年于我院颈胸椎增强MRI提示$C_2 \sim T_7$椎体水平脊髓增粗（A、B），内见条柱状异常信号，T2WI呈不均匀高信号，未见明确脊髓空洞形成（A），增强扫描可见不均匀片状强化（B~D）；2022年，患者决定于我院行手术治疗，术前复查MRI提示$C_1 \sim T_{10}$椎体水平髓内占位较前显著增大（E），增强扫描可见不均匀片状强化（F~H），头端可见脊髓空洞（E）

手术过程（图15-1-5）：气管插管全身麻醉，左侧卧位，头架固定头部并微屈，安放神经电生理针状电极行常规体感诱发电位和肌电图监测，未能测出双下肢肌电图，与术前神经电生理检查结果一致（图15-1-5 A）。以枕外粗隆~T_{10}为手术范围并标记后正中直切口（图15-1-5 B）。常规消毒铺巾，依次切开皮肤、皮下和筋膜层，暴露枕大孔~T_{10}棘突，向两侧分离椎旁肌肉，保留棘上韧带和棘突间韧带，超声骨刀铣开$C_1 \sim T_{10}$椎板，咬骨钳咬除枕大孔下缘范围约$2\ cm \times 3\ cm$大小，咬除硬膜外黄韧带和寰枕筋膜，充分暴露硬脊膜，可见硬脊膜饱满张力高，充分止血后显微镜下剪开并悬吊硬脊膜，见蛛网膜与脊髓背侧粘连紧密，脊髓肿胀搏动差，脑脊液循环不畅，表面血管迂曲怒张。显微镜下，先给予脊髓和神经根粘连松解，沿T_{10}脊髓–延髓背侧后正中沟电凝后剪开（图15-1-5 C），边切开边止血，显露肿瘤背侧并分离肿瘤左右侧方，肿瘤头端可见暗黄色空洞液体流出，见肿瘤位于髓内，色灰黑，暗红，不同节段肿瘤颜色不均一，质软硬不一，粗细不一，大部分肿瘤实体与脊髓边界清，但在$C_5 \sim C_7$，$T_1 \sim T_4$节段处肿瘤粗大，与腹侧脊髓粘连紧密，难以分离，荧光模式下可见肿瘤显影（图15-1-5 D）。肿瘤血供丰富，大部分范围脊髓菲薄，沿肿瘤尾端向头端仔细分离，$T_{10} \sim T_5$处分离顺利，在$C_7 \sim T_4$处肿瘤侵袭严重并与脊髓边界不清，分离肿瘤过程中可见$C_7 \sim T_4$处部分肿瘤侵袭肿瘤腹侧并突破穿透皮质脊髓前束和部分皮质脊髓侧束，仔细分离此处肿瘤并给予近全切除（图15-1-5 E和F）。$C_7 \sim$延髓处肿瘤与脊髓粘连紧密，尤其在$C_3 \sim C_4$脊髓处可见肿瘤呈分叶状并侵袭皮质脊髓束，仔细分离后在神经电生理监测（图15-1-6）下以显微镜下几乎完整切除35 cm长肿瘤（图15-1-5 G）。最后对C$_7$～T$_4$节段粘连较紧密处再次予以清扫可疑残留肿瘤，力求达最大限度肿瘤全切。术中心率、血压等循环稳定，双上肢肌电图波幅略下降，最终切除长35 cm肿瘤，充分止血后以9-0线缝合软脊膜，5-0线缝合硬脊膜，钛钉和钛板复位颈椎和胸椎椎板。椎板外放置引流管1根，充分止血后予以切口缝合。

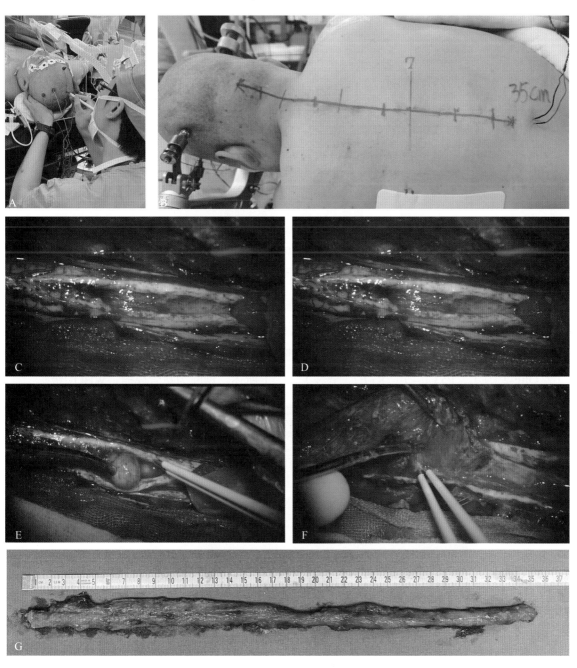

图15-1-5　显微镜下脊髓髓内肿物切除术

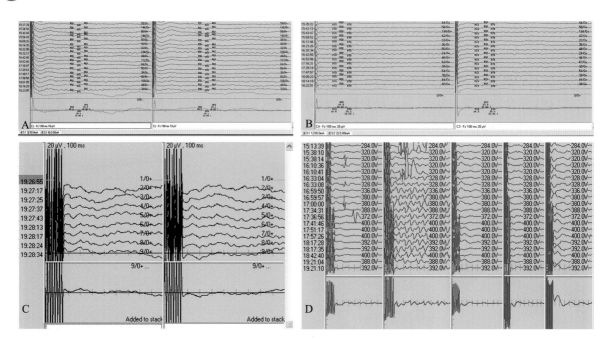

图15-1-6　术中神经电生理监测

术前四肢运动诱发电位提示双侧L₄及以上中枢运动传导障碍；体感诱发电位提示双侧C₇及以上中枢深感觉障碍及双侧T₁₂以上中枢深感觉障碍。术中安放神经电生理针状电极行常规体感诱发电位和肌电图监测，未能测出双下肢肌电图，与术前神经电生理检查结果一致；双上肢肌电图波幅较术前略下降

　　病理（图15-1-7）：肿瘤细胞中等密度，形态一致，未见异型性，排列呈菊形团及围血管的假"菊形团"结构，并可见室管膜样腔隙，局灶出血，未见坏死，核分裂象罕见。免疫组化染色结果：GFAP（+）、S-100（+）、EMA（个别细胞胞质内点状+）、D2-40（核旁点状+）、CyclinD1（-）、Olig-2（+）、P53（-）、Ki-67（5%+）。综上所述，诊断为室管膜瘤，WHO 2级。

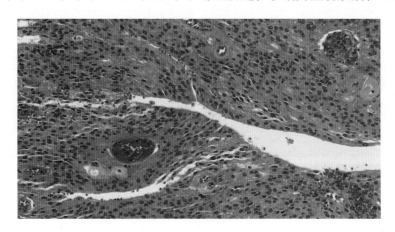

图15-1-7　术后病理回报示室管膜瘤（WHO 2级）

　　术后情况（图15-1-8）：术后患者生命体征稳定，血压一过性偏低，予以微量多巴胺提升，48 h后恢复正常。双侧C₄水平及以下痛温觉及粗略触觉减退，局部感觉消失，双上肢肌力4级，双下肢肌力0级，双下肢肌张力增高，双侧Babinski征（+）。术后予以康复训练，6个月后随访，生命体征良好，双下肢深浅感觉均有恢复，二便功能良好，双上肢肌力近5级，双下肢肌张力高，肌力1级，反

射亢进。

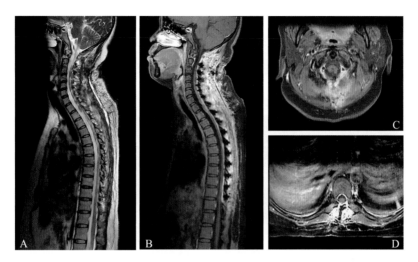

图15-1-8 术后1周复查MRI增强扫描未见明显肿瘤残留

七、典型病例（2）

患者女性，27岁，因"右下肢无力4个月，加重伴左下肢感觉障碍1个月"入院。临床表现为右下肢无力、左下肢痛温觉减退，偶伴胸部束带感。患者在当地医院诊断为"脊髓炎"并给予激素治疗1个月后病情无明显改善。神经系统体格检查：左侧T_9和右侧T_5水平以下痛温觉及粗略触觉稍减退。双上肢肌力肌张力无明显异常，右下肢近端肌力4级，远端3级，左下肢肌力5-级，肌张力不高，双下肢腱反射活跃，双侧Babinski征（+）。McCormick分级：Ⅱ级。胸椎MRI示$T_4 \sim T_8$水平，脊髓肿胀增粗，内可见不均匀长T_1长T_2信号，边界不清，上下累及范围约6.9 cm，增强呈不均匀偏心性强化。入院诊断：脊髓占位性病变（$T_4 \sim T_8$）。拟在神经电生理监测下行后正中入路脊髓髓内肿瘤切除术（图15-1-9）。

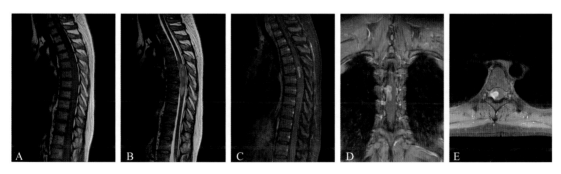

图15-1-9 术前胸椎增强MRI

A.$T_4 \sim T_8$水平髓内占位；B.内可见不均匀长T_1长T_2信号；C～E.边界不清，增强呈不均匀偏心性强化

手术过程（图15-1-10、图15-1-11）：气管插管全身麻醉，取俯卧位后正中直切口，逐层切开显露$T_4 \sim T_8$椎板，超声骨刀切开椎板并取下，见硬膜囊张力高，显微镜下切开硬膜并悬吊，见$T_5 \sim T_8$

水平脊髓明显膨隆变粗，搏动消失，脊髓表面蛛网膜增厚粘连，脑脊液流出不畅，脊髓背侧可见部分肿瘤外生于脊髓表面，沿肿瘤突破口最薄处向脊髓中线处延伸，切开脊髓充分暴露髓内肿瘤，予以仔细分离并完整切除肿瘤，见肿瘤边界不清，呈黄白色鱼肉状，血供较丰富（图15-1-10 A），术中荧光素钠辅助近全切除肿瘤后，见脊髓张力明显下降，搏动恢复，脑脊液流出通畅（图15-1-10 B~D），彻底止血后反复查无活动出血，予以严密缝合硬膜，还纳椎板，逐层缝合。

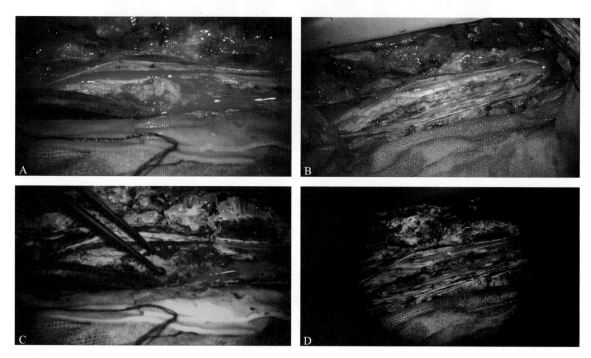

图15-1-10　显微镜黄荧光辅助下脊髓髓内肿瘤切除术

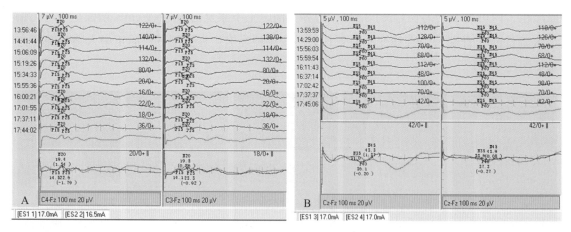

图15-1-11　术中神经电生理监测

A、B.术中安放神经电生理针状电极行常规体感诱发电位；C、D.运动诱发电位和肌电图监测，双上肢体感诱发电位波幅较术前未见明显改变，双下肢体感诱发电位波幅较术前略下降；肌电图波幅较术前略下降

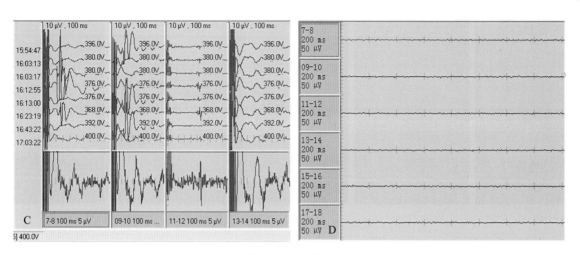

图15-1-11　（续）

病理（图15-1-12）：胶质细胞肿瘤，瘤细胞密集，可见菊形团及围血管的假"菊形团"结构，细胞中度异型性，可见栅栏状坏死及出血，核分裂象多见。免疫组化：GFAP（+）、S-100（+）、Vimentin（+）、Olig-2（+）、EMA（胞质内点状+）、IDH-1（−）、ATRX（−）、H3K27M（−）、CD34（血管+）、P53（75%+）、Ki-67（50%+）。综上，诊断为间变室管膜瘤（WHO 3级）。

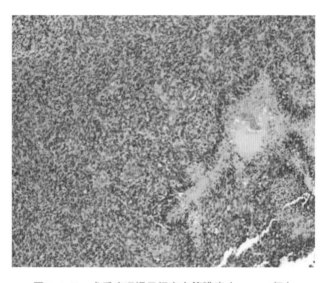

图15-1-12　术后病理提示间变室管膜瘤（WHO 3级）

术后情况（图15-1-13）：术后左侧T_9和右侧T_6水平以下痛温觉及触觉稍减退，较术前范围缩小，双下肢本体感觉减退。双上肢肌力、肌张力无明显异常，右下肢肌力2～3级，左下肢肌力近端5−级，远端4级，肌张力稍高，双下肢腱反射活跃，双侧Babinski征（+）。患者未接受术后放化疗。

患者术后6个月出现双下肢肌无力逐渐加重，右侧为重，右下肢无法抬高，伴有时后背T_5旁疼痛，并出现双下肢痛温觉减退，尿潴留，便秘等。术后6个月复查MRI提示肿瘤再次复发（图15-1-14），遂于我科再次行后正中入路脊髓髓内肿瘤切除术，术后病理回报仍为室管膜瘤（WHO 3级）。患者在第二次术后行放疗，未行化疗，第二次术后9个月复查MRI提示肿瘤复发，未行进一步治疗，第二次术后17个月去世（图15-1-14）。

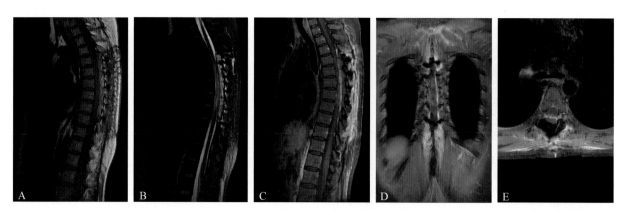

图15-1-13　术后2周复查胸椎MRI提示未见明确肿瘤残余

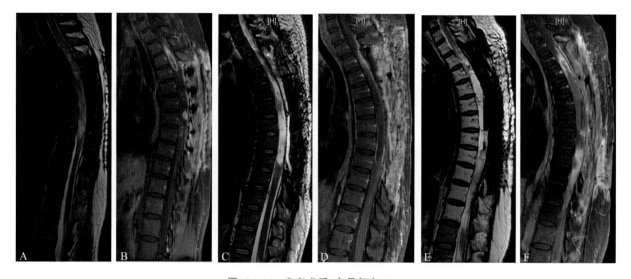

图15-1-14　患者术后6个月复查MRI

A. 提示T$_2$～T$_8$节段脊髓增粗；B. 增强扫描内见结节状及环形强化，肿瘤再次复发可能性大。患者接受第二次手术切断肿瘤侵蚀节段的脊髓；C、D. 术后MRI提示未见明确肿瘤残余；E、F. 患者第二次手术术后9个月复查MRI提示肿瘤再次复发

第 2 节　黏液乳头型室管膜瘤

　　脊髓黏液乳头型室管膜瘤（spinal myxopapillary ependymoma，SME）是一种相对少见的脊髓室管膜瘤病理变体，最常见的部位为马尾和终丝区域。此前人们一直将脊髓黏液乳头型室管膜瘤的组织病理学归类为WHO 1级。然而，脊髓黏液乳头型室管膜瘤多见局部复发和播散转移，其特征在某些程度上与传统脊髓室管膜瘤（WHO 2级）类似，因此，在2021年最新发布的第五版WHO中枢神经系统肿瘤分类中，脊髓黏液乳头型室管膜瘤被归类为WHO 2级肿瘤[2]。脊髓黏液乳头型室管膜瘤在MRI上具有特征性表现，有助于术前诊断。首选的治疗方案是手术全切除，手术全切后患者预后良

好。若手术未能实现全切，则推荐接受术后辅助放疗。

一、概述

（一）定义

脊髓黏液乳头型室管膜瘤是脊髓室管膜瘤的一种较罕见变异亚型，于1932年被Kernohan首次报道[43]，一般认为起源于硬膜内脊髓圆锥和马尾区域的终丝室管膜胶质细胞，被认为是髓外肿瘤。极少数硬膜外脊髓黏液乳头型室管膜瘤则被认为起源于终丝的硬膜外残留组织[44]；在组织病理学上绝大多数表现为黏液乳头状。脊髓黏液乳头型室管膜瘤生长较为缓慢，有部分表现出侵袭性生长的特点，据报道，大约1/3的患者在术后可出现肿瘤局部复发和远隔部位播散转移等[45]。

（二）流行病学

脊髓黏液乳头型室管膜瘤占全部脊髓肿瘤的1%～5%，其年发病率约为1/100万人[46]。脊髓黏液乳头型室管膜瘤最常见的发病部位是腰骶段的脊髓圆锥和马尾区域，偶见于颈髓和胸髓，约占全部脊髓室管膜瘤的13%[47]；肿瘤大多数生长在脊髓圆锥下方的腰椎管内，但高达1/3的肿瘤可向上延伸生长至胸椎，约1/5的肿瘤可向下生长延伸至骶骨区域[49]。脊髓黏液乳头型室管膜瘤好发于成年男性，最常见的发病年龄在30～50岁（平均发病年龄35岁）[49]；然而，与成年患者相比，儿童脊髓黏液乳头型室管膜瘤虽然发病率较低，但侵袭性更强，术后肿瘤的局部复发率高达64%，约为成年患者的2倍[50]。

（三）分型

2019年，Omerhodžić等[51]提出了一种新的脊髓黏液乳头型室管膜瘤分型方法，该分类主要是基于肿瘤的位置及其与切除范围的相关性。

ⅠA型：肿瘤位于髓外硬膜内，仅累及终丝，手术易全切除；

ⅠB型：肿瘤位于髓外硬膜内，累及腰神经根和终丝，较ⅠA型更难实现手术全切除；

Ⅱ型：肿瘤髓内生长，累及脊髓圆锥和终丝，手术易全切除；

Ⅲ型：肿瘤髓内生长，累及脊髓腰膨大处、脊髓圆锥和终丝；

ⅣA型：肿瘤髓内生长，累及脊髓下段和脊髓圆锥，肿瘤可有实性或囊性部分，无肿瘤相关脊髓积水或脊髓空洞症；

ⅣB型：肿瘤髓内生长，累及全部脊髓腰膨大处和脊髓圆锥区域，伴有囊变，肿瘤上方脊髓可出现积水和（或）脊髓空洞症，肿瘤生长缓慢，若出现播散转移则提示肿瘤具有强侵袭性，可手术全切或次全切/部分切除；

VA型：肿瘤的生长位置位于非腰骶椎区域，但仍位于硬膜内/髓内（颈椎/胸椎）；

VB型：肿瘤的生长位置位于椎管外（骶尾部、纵隔、颅内等区域）。

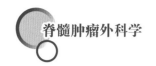
二、临床表现

脊髓黏液乳头型室管膜瘤的临床表现和症状体征缺乏特异性，与位于脊髓下段终丝区域的其他硬膜内肿瘤类似。与该肿瘤相关的症状主要受肿瘤大小、肿瘤部位和肿瘤累及范围的影响。脊髓黏液乳头型室管膜瘤患者一般病程较长，在首次诊断前通常已经经历数月至数年的非特异性症状，有研究显示，从患者出现首次症状到初次诊断之间的时间最长可达8年之久[52]。最常见的初始症状是非特异性疼痛，通常为夜间痛，平卧时症状加剧；其他症状还可包括下肢无力、感觉功能异常、步态共济失调、性功能障碍、膀胱和肠功能障碍等[53]。由于脊髓黏液乳头型室管膜瘤通常位于脊髓圆锥和终丝等脊柱的高度活动性区域，因此患者日常活动时牵引力可能导致肿瘤表面血管破裂，若患者出现下肢无力和括约肌功能紊乱症状的突然恶化，则应高度警惕肿瘤出血[54,55]。

三、诊断与鉴别诊断

（一）影像学特点

脊髓黏液乳头型室管膜瘤偶可在X线片和CT下可观察到椎体扇形改变、非特异性椎管或椎间孔扩张、椎骨侵蚀性破坏等特征，这往往是继发于较大的脊髓黏液乳头型室管膜瘤所引起的[56]。诊断脊髓黏液乳头型室管膜瘤的最佳影像学手段仍然是MRI，MRI有助于确定肿瘤的范围以及其与椎管内神经的毗邻关系。随着MRI分辨率的进一步提高，MRI还可以显示肿瘤附近的马尾神经，甚至可以检测到非常小的肿瘤软脑膜转移播散[57]。脊髓黏液乳头型室管膜瘤的瘤体在MRI下，T_1加权像为等低信号，T_2加权成像为高信号；值得注意的是，由于肿瘤内部含有较多的黏蛋白，因此T_1加权像也可呈现为高信号[58]。注射造影剂后，瘤体可表现为较为明显的强化，由于肿瘤内部可能会存在小的囊变或出血，因此可表现为不均匀的异质性强化[57]。约50%的脊髓黏液乳头型室管膜瘤病例可观察到在肿瘤头尾两端的正常脊髓区域出现囊肿或脊髓空洞症[46]。此外，若在MRI上观察到肿瘤向上延伸生长至胸椎或向下生长延伸至骶骨，横跨数个椎体的水平，则应首先考虑诊断脊髓黏液乳头型室管膜瘤[48]。

（二）病理特点

脊髓黏液乳头型室管膜瘤在肉眼观察下，一般呈"香肠状"外观，常有包膜，颜色一般为灰色、红棕色或紫色[53]。在光镜下可观察到肿瘤细胞具有典型的乳头状结构，细胞异型性不明显，并可观察到较多包围着纺锤形胶质细胞的微血管。在肿瘤细胞间或细胞血管间隙常可观察到黏液样变性或出血，此外血管玻璃样变也较为常见[59]。某些肿瘤细胞可能会呈紧凑的簇状排列，偶可见血管周围假"菊形团"伴有内含黏蛋白的微囊组织。一般不会观察到内皮细胞增生或坏死[46]。免疫组化一般可发现肿瘤细胞GFAP呈阳性，S-100、CD99、COX-2和波形蛋白也可呈阳性

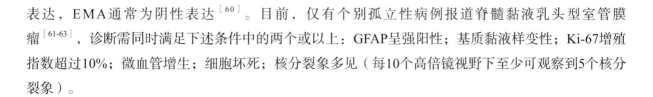

表达，EMA通常为阴性表达[60]。目前，仅有个别孤立性病例报道脊髓黏液乳头型室管膜瘤[61-63]，诊断需同时满足下述条件中的两个或以上：GFAP呈强阳性；基质黏液样变性；Ki-67增殖指数超过10%；微血管增生；细胞坏死；核分裂象多见（每10个高倍镜视野下至少可观察到5个核分裂象）。

（三）鉴别诊断

脊髓黏液乳头型室管膜瘤的主要鉴别诊断为可生长于脊髓马尾终丝区域的其他肿瘤，如星形细胞瘤、神经鞘瘤、转移瘤、先天性肿瘤等。巨大的脊髓黏液乳头型室管膜瘤可导致骶骨破坏，此时应注意与脊索瘤、动脉瘤性骨囊肿、软骨肉瘤、转移癌等相鉴别[46]。

四、治疗

（一）手术治疗

手术治疗是脊髓黏液乳头型室管膜瘤的首选治疗方案，手术的目标是解除肿瘤对脊髓的压迫以及在保护神经功能的前提下最大限度地安全切除肿瘤。脊髓圆锥马尾区域的黏液乳头型室管膜瘤具有与生长在其他部位的室管膜瘤显著不同的特性，因此，在手术操作技巧方面应该注意以下要点：

（1）终丝是该区域肿瘤的重要结构，在充分暴露肿瘤头尾侧后，可以先从尾端辨认清楚并切断，作为很好的抓手，提拉终丝再向头侧移行分离肿瘤；当到达圆锥水平时，要沿后正中切开软膜，再分离圆锥髓内肿瘤，直至全切除肿瘤。

（2）黏液乳头型室管膜瘤包膜薄，质地脆软，不易牵拉提携，因此手术中使用直径较为粗大的吸引器吸引肿瘤，助手协助牵拉马尾神经便于暴露，探查至神经根出椎间孔处。对于黏附在神经表面的肿瘤，可以用持瘤镊牵提剥离。

（3）在切除肿瘤过程中，减少使用生理盐水冲洗术野，防止引起肿瘤细胞播散。减少双极电凝的使用，神经根表面的血管可以用明胶海绵压迫止血。全程的神经电生理监测是非常重要的，尤其要重点监测括约肌电位变化，力争实现最大限度地安全切除，以改善患者预后。

研究发现手术治疗可以显著改善脊髓黏液乳头型室管膜瘤患者的神经功能，因此，及时手术减压是功能康复的重中之重[48]；此外，手术全切除肿瘤可降低肿瘤的复发率，而未全切除肿瘤则与肿瘤术后复发显著相关。有研究表明，在平均41.5个月的随访时间里，超过30%的接受次全切除肿瘤的患者出现肿瘤复发，而接受手术全切除肿瘤的患者均未出现复发[48]。然而，由于肿瘤常与马尾神经粘连紧密，因此手术全切具有相当的挑战性。一项总结了1602例脊髓黏液乳头型室管膜瘤患者资料[52]的研究表明，肿瘤的手术全切除率仅约为53.94%，且手术全切除可使患者的OS获得明显改善。另一项纳入475例脊髓黏液乳头型室管膜瘤患者的系统性回顾分析研究发现[49]，手术全切除肿瘤后患者的肿瘤复发率（15.5%）显著低于手术次全切除肿瘤后患者的肿瘤复发率（32.6%），且与成年人（23.4%）相比，儿童患者术后肿瘤的复发率（40.5%）更高。此外，整块切除肿瘤或可降低复发率，采用分块切除的方法或术中造成肿瘤包膜破坏均有可能导致肿瘤局部复发或播散转移。有研究发现，若术中肿瘤包膜破坏，接受次全切除手术的患者术后肿瘤复发率高达45%，即使接受肿瘤全切除的患者其术后肿瘤复发率也高达15%[64]。当肿瘤较小时，包膜通常相对完整，更易于实现手术全切除。体积较大的肿瘤往往有丰富的血液供应，与周围神经粘连更为紧密，并且可能会侵蚀周围的骨质，因此实现手术全切除难度更大[53]。

（二）放射治疗

术后辅助放疗在脊髓黏液乳头型室管膜瘤治疗中的作用仍存在争议。有研究结果支持术后辅助放疗，因为辅助放疗可能对PFS具有改善作用[64-66]。Akyuek等[65]发现，与单纯接受手术切除肿瘤的患者组相比，对脊髓黏液乳头型室管膜瘤患者辅助以术后放疗可显著延长患者的PFS，其5年PFS由75%提升至82%，10年PFS由37%提升至49%。然而，一项关于脊髓黏液乳头型室管膜瘤的回顾性研究发现，对接受肿瘤全切除和次全切除后的辅助放疗并不能改善患者的无复发生存期[67]。另一项研究显示，接受手术全切除辅助术后放疗的脊髓黏液乳头型室管膜瘤患者组的病因特异性生存率（cause-specific survival，CSS）与接受单纯手术全切除的患者组无统计学意义上的差异[68]。新版NCCN指南（National Comprehensive Cancer Network，NCCN，Version 2.2021）建议，对于成人脊髓黏液乳头型室管膜瘤，术后应常规进行中枢神经系统MRI和脑脊液脱落细胞学的检测。若手术中未破坏肿瘤包膜且实现了肿瘤整块全切除，且术后脑脊液细胞学检测为阴性，则不建议进行术后辅助放疗；若术中破坏了肿瘤包膜，手术实现了肿瘤全切除/次全切除且术后脑脊液细胞学检测为阴性的情况下，建议进行局部放疗，放射剂量建议控制在50.4～54 Gy；若手术实现了肿瘤全切除/次全切除，但术后脑脊液细胞学检测为阳性，或术后复查MRI发现存在中枢神经系统肿瘤播散转移时，则建议进行全脑全脊髓放射治疗[69]。

儿童脊髓黏液乳头型室管膜瘤往往更具有侵袭性，因此其在进行术后辅助放疗时往往需要辐照更大的区域；然而放疗对于儿童脊髓损伤更大，更易出现脊柱畸形和放疗继发性肿瘤等严重并发症，因此对于儿童患者是否接受术后辅助放疗需要进行更为仔细、谨慎的评估[70]。

（三）药物治疗

脊髓黏液乳头型室管膜瘤的术后辅助化疗应用较少，且存在争议。虽然一般情况下不推荐患者接受药物治疗，但Fujiwara等[71]曾报道一例应用替莫唑胺治疗多发且合并脑脊液播散转移的复发脊髓黏液乳头型室管膜瘤患者，结果显示患者生存期长达6年，且病灶得到稳定控制，取得了良好的临床效果。此外，还有报道称伊马替尼（imatinib）和索拉非尼（sorafenib）可考虑作为辅助治疗转移性脊髓黏液乳头型室管膜瘤患者的二线和三线药物[72]。

五、术后管理

（一）并发症及处理

由于脊髓黏液乳头型室管膜瘤具有黏液样变性的组织学特征，因此肿瘤细胞和血管之间积聚的黏液基质使得手术全切除肿瘤具有挑战性。因为脊髓黏液乳头型室管膜瘤多发于腰骶椎区域，因此若肿瘤对骨质造成了破坏或患者接受了大范围椎板切除术/椎板成形术，则腰椎的稳定性有可能受损，在这种情况下应注意仔细评估是否需要进行腰椎重建手术[53]。手术中若发现马尾神经嵌入肿瘤组织或与肿瘤组织粘连严重，那么积极的手术全切除可能并不是最佳方案，应在避免马尾神经损伤的前提下仔细切除肿瘤，以免引起不可逆的神经损伤[73]。偶可出现术后早期急性硬膜外或硬膜下血肿，此时应及时进行血肿清除术[74]。其他手术相关的主要并发症包括术后脑脊液漏、伤口感染和伤口愈合不良等，可以采用腰大池引流、换药或局部清创等处理方式[49]。值得注意的是，术中若破坏肿瘤包膜则可能导致更高的肿瘤脑脊液播散转移风险，据报道概率高达30%以上，因此手术若能整块切除肿瘤则可显著降低术后肿瘤脑脊液播散转移的风险[75]。

（二）康复治疗

若患者术后出现神经功能受损，需要及时进行康复训练，具体内容同本章第一节"室管膜瘤"部分所述。

（三）术后功能恢复与随访

肿瘤脑脊液播散和局部复发是脊髓黏液乳头型室管膜瘤临床治疗所面临的主要挑战，因此，必须对脊髓黏液乳头型室管膜瘤术后患者进行密切随访。法国一项纳入了101例脊髓黏液乳头型室管膜瘤患者的队列研究结果显示[76]，几乎所有患者的术后疼痛程度都有所改善，大多数患者的运动功能和括约肌障碍部分或完全改善。但术后并发症发生率仍然较高，近1/3的患者出现神经系统相关并发症，多数为可耐受的感觉功能异常。术前即出现运动功能障碍的患者，其术后运动功能障碍往往会进一步加重。值得注意的是，大量患者的膀胱功能在术后出现异常。因此，术前对患者进行尿动力学评估是有必要的，并应当在术前充分对患者告知此类风险。研究发现，与成年人比较，儿童脊髓黏液乳头型室管膜瘤的侵袭性更强，术后局部复发或播散转移的风险更高[49]。此外，肿瘤位于骶骨区域、手术未实现全切除、术中肿瘤包膜破裂/分块切除、术后未辅助放疗等均提示更高的复发或播散转移风险[48,76]。Ki-67增殖指数似乎并不能预测复发。偶可见肿瘤中枢神经系统以外的全身转移，肺部是最常见的受累器官[77]。脊髓黏液乳头型室管膜瘤的总体预后较好，患者5年生存率为90%～100%，10年生存率约为92.4%[45]。然而，应警惕术后远期的肿瘤局部复发或播散转移风险，据报道，术后1年、10年和20年的复发率分别为6.6%、19.0%和37.0%，因此建议对脊髓黏液乳头型室管膜瘤患者进行长期甚至终身的连续MRI随访[78]。

六、典型病例（1）

患者男性，27岁。主因"椎管内肿瘤切除术后4年余，复发2个月"入院。患者4年前因双下肢活动障碍伴疼痛就诊于当地医院，行腰椎MRI提示$L_2 \sim L_3$椎管内占位性病变，遂接受椎管内肿瘤切除手术治疗，病理提示室管膜瘤，并接受术后辅助放射治疗，具体方案不详。患者2个月前就诊于我院复查腰椎MRI提示$L_5 \sim S_2$水平异常强化灶，考虑复发可能。查体：四肢肌力5级，肌张力无明显异常。双下肢浅感觉无明显异常。生理反射存在，病理征阴性。我院腰椎MRI提示$L_4 \sim S_2$椎管内可见不均质长T_1长T_2信号肿物影，边界清，增强明显强化。初步诊断：脊髓占位性病变（$L_4 \sim S_2$）。拟在神经电生理监测下行后正中入路椎管内肿瘤切除术（图15-2-1）。

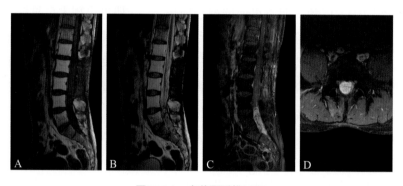

图15-2-1　术前腰骶椎MRI

A、B. $L_4 \sim S_2$椎体水平的椎管内可见不均质长T_1长T_2信号肿物影，边界清，腰椎放疗术后表现；C、D. 增强明显强化

手术过程（图15-2-2、图15-2-3）：气管插管全身麻醉，左侧卧位，O-arm定位$L_4 \sim S_2$棘突，取后正中直切口，显露$L_4 \sim S_2$棘突及椎板，超声骨刀切开$L_4 \sim S_2$椎板并取下，见硬脊膜膨隆，显微镜下切开硬脊膜并悬吊后，见肿瘤与硬脊膜粘连紧密，肿瘤膨隆，张力高，无明显搏动，剪开蛛网膜后，可见肿瘤起源于终丝，血供丰富，肿瘤完全包绕神经根，从L_4头端开始，于黄荧光辅助下仔细分离并近全切除肿瘤，见脑脊液搏动恢复，脑脊液循环通畅，严密缝合硬脊膜，置椎板外引流管一根，逐层缝合关闭切口。

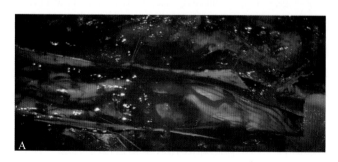

图15-2-2　显微镜下椎管内肿瘤切除术

A.肿瘤位于马尾神经间；B.仔细分离肿瘤与神经根；C.显微镜下全切肿瘤

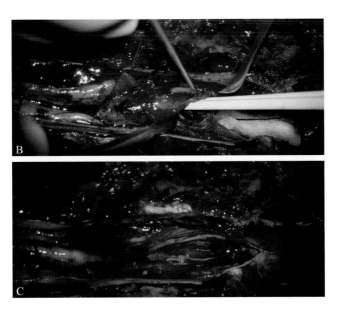

图15-2-2 （续）

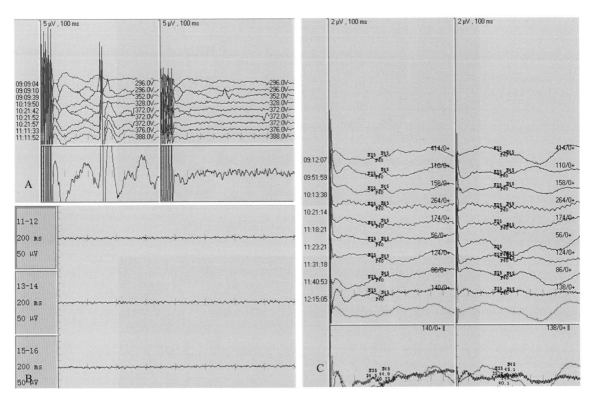

图15-2-3 术中神经电生理监测

A、B. 术中安放神经电生理针状电极行常规运动诱发电位；C. 体感诱发电位监测，术后运动诱发电位及体感诱发电位波幅较术前未见明显下降

病理（图15-2-4）：肿瘤细胞立方状、卵圆形呈乳头放射状排列在黏液变性的血管间质轴心周围，并间质片状出血。IHC：GFAP（＋）、Vimentin（＋）、S-100（＋）、EMA（－）、CD34（血管＋）、Ki-67增殖指数（2%～3%）。综上所述，病变符合黏液乳头型室管膜瘤。

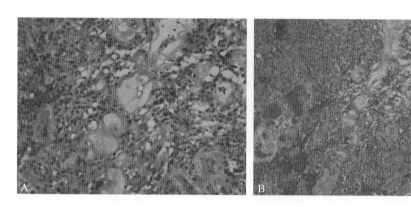

图15-2-4　病理回报示黏液乳头型室管膜瘤

　　术后情况（图15-2-5、图15-2-6）：术后恢复良好，未出现新发神经功能障碍，顺利出院后行局部放疗。术后规律门诊随访，现已术后6年，目前夜间遗尿现象，左下肢麻木、胀痛，可忍受；双下肢力量正常；复查MRI未见明确肿瘤复发。

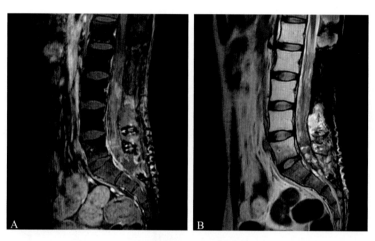

图15-2-5　术后1周腰骶椎MRI可见肿瘤近全切除

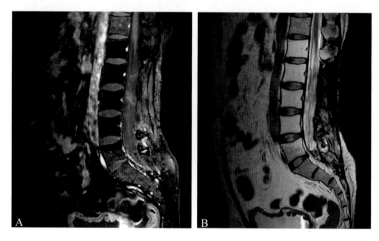

图15-2-6　术后6年腰骶椎MRI

A、B.L_4～S_2椎管术区内未见明确占位病变。A.腰椎管内可见少许线状、不定型强化，大致同前，无明确肿瘤复发征象

七、典型病例（2）

患者男性，31岁。主因"椎管内肿瘤术后8年余，行走困难6个月"入院。患者8年前因"腰痛、便秘2年"于当地医院行椎管内占位性病变切除术，术后病理提示黏液乳头型室管膜瘤，术后给予腰骶部局部放疗约33次（具体剂量不详），患者术后出现行走困难，经康复训练后逐渐好转。1年前患者出现双足麻木、无力，随后出现小便失禁、便秘，双下肢无力进行性加重，需拄拐行走。1周前，患者出现头胀，偶有视物模糊。外院行MRI检查提示颅内和椎管内多发占位性病变，考虑肿瘤播散转移可能。查体：双侧T_4水平以下浅感觉减退，双侧L_4水平及以下感觉消失，双侧T_4水平及以下痛觉消失，双下肢肌力0级，腱反射消失，病理征未引出。我院MRI提示延髓与左侧小脑之间强化结节，大脑镰、小脑幕表面、颈髓、颈胸腰椎椎管内多发异常强化病灶及T_2高信号影。初步诊断：脊髓占位性病变（$C_6 \sim T_{10}$）伴播散转移。拟在神经电生理监测下行后正中入路脊髓髓内肿瘤切除术（图15-2-7）。

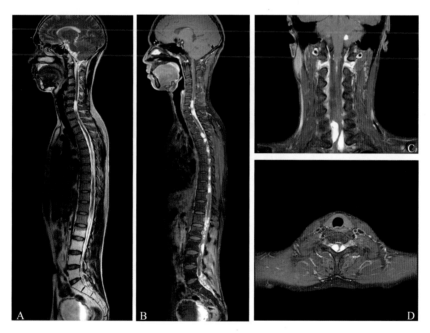

图15-2-7　正中入路脊髓髓内肿瘤切除术

A. 术前MRI可见T_2高信号影及延髓与左侧小脑之间强化结节；B~D. 大脑镰、小脑幕表面、颈髓、颈胸腰椎椎管内多发异常强化病灶，考虑肿瘤复发伴播散转移

手术过程：气管插管全身麻醉后，俯卧位，头架固定，标记$C_6 \sim T_{10}$后正中直切口，暴露$C_6 \sim T_{10}$棘突，向两侧分离椎旁肌后超声骨刀切开$C_6 \sim T_{10}$两侧椎板，取下椎板后见硬膜外怒张静脉出血，给予仔细止血后显微镜下剪开并悬吊硬脊膜，见大部分肿瘤位于脊髓表面，质韧，色灰白，边界不清，部分肿瘤位于脊髓两侧及腹侧，呈团块状，质软，色灰红，边界不清，与神经根关系密切。显微镜下从头端向尾端仔细分离紧贴附于软脊膜的肿瘤和神经根周围呈团块状肿瘤，并切断部分与肿

瘤边界不清的神经根，同时仔细止血。显微镜下近全切除肿瘤后，见脊髓被肿瘤压迫后萎缩明显，血供较差，无搏动。位缝合硬脊膜后，放置椎板外引流管1根，缝合切口。

病理：黏液背景中见肿瘤呈小巢状及杂乱分布，肿瘤细胞轻度异型。免疫组化：GFAP（+）、Vimentin（+）、S-100（－）、AE1+AE3（－）、D2-40（－）、EMA（－）、CK8+18（－）、Ki-67（3%+）、Brachyury（－）、Oligo-2（－）。综上所述，诊断为黏液乳头型室管膜瘤，WHO 2级。

术后情况：术后2年，双侧T_4水平以下浅感觉减退，双侧L_4水平及以下感觉消失，双下肢肌力0级（同术前），腱反射消失，病理征未引出，复查MRI提示肿瘤近全切除（图15-2-8）。

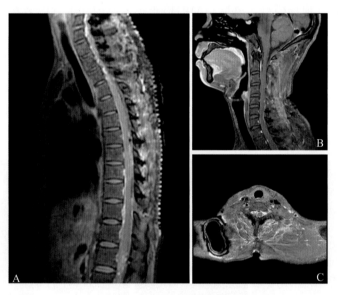

图15-2-8　术后1周复查MRI

可见$C_6 \sim T_{10}$椎管内占位术后改变，原髓内及椎管内多发较大结节影消失，术区脊髓可见斑片样T2WI稍高信号，脊膜可见线样、结节状强化

第3节　室管膜下瘤

原发性脊髓室管膜下瘤生长速度缓慢，其病理级别为WHO 1级，是一种良性特征、惰性生长的肿瘤，预后较好，患者预期OS长，且目前尚未有关于脊髓室管膜下瘤发生恶变的报道。但是肿瘤往往与正常脊髓的边界不够清晰，若一味追求手术全切往往会造成较为严重的神经功能损害，且基于脊髓室管膜下瘤良性、惰性生长、不易恶变的特点，手术全切除肿瘤并非必要。因此，提倡利用术中神经电生理监测技术，在无神经损伤风险的情况下进行次全切除，以改善患者的功能状态，但不提倡进行术后放化疗。

一、概述

（一）定义

室管膜下瘤是一种生长缓慢的WHO 1级肿瘤，最常见于第四脑室和侧脑室[79]，在脊髓中较为罕见，仅约占全部症状性脊髓肿瘤的2%[80]。关于脊髓室管膜下瘤的起源众说纷纭，目前已经提出的学说包括起源于室管膜下星形胶质细胞、室管膜细胞，以及星形胶质细胞和室管膜细胞混合起源等[81]。

（二）流行病学

1954年Boykin等报道了第一例脊髓室管膜下瘤病例[82]。脊髓室管膜下瘤发病率极低，因为其较为罕见，目前人们对脊髓室管膜下瘤的生物学特性的了解与认识仍然非常有限。根据目前已经报道的病例，患者的发病年龄为6～77岁，中位年龄为44岁，且发病率并无明显的性别差异[83]。室管膜下瘤在脊髓中最常见的发病位置是颈髓，其次是颈胸交界处[83]。

二、临床表现

脊髓室管膜下瘤的临床表现不具有特异性，往往与其他很多脊髓肿瘤一样，所出现的相关症状和体征主要取决于肿瘤位置以及肿瘤对脊髓的压迫情况等因素。由于脊髓室管膜下瘤通常发生在颈段脊髓和颈胸段脊髓，患者最常出现的症状是疼痛和感觉异常[80]。Soleimar等[83]统计了文献报道过的共105例脊髓室管膜下瘤的患者信息，其中90例患者出现肿瘤相关的症状；感觉异常是最常见的症状（75例，80%），其次分别是力弱（60例，64%）、疼痛（45例，48%）、括约肌障碍或勃起功能障碍（24例，25%）。患者出现症状的持续时间在1个月至17年，平均症状持续时间是3.5年。47%（36例）的患者症状持续时间超过3年，还有15%（12例）的患者症状持续时间超过8年。

三、诊断与鉴别诊断

（一）影像学特点

脊髓室管膜下瘤的常见MRI表现为T1加权像为等低信号，T2加权像为高信号，这些特征均与脊髓室管膜瘤的MRI表现类似。但是脊髓室管膜下瘤往往在MRI上通常可观察到沿椎管向外、向下呈偏心性生长，但很少生长至髓外间隙；在注射造影剂后几乎观察不到强化，并可观察到肿瘤内部囊变和钙化，可以借此与脊髓室管膜瘤相鉴别[84]。Toi等[85]提出了"竹叶征"这一影像学特点（图5-3-1B），即在矢状T$_2$加权成像上类似于竹叶的梭形扩张，并伴有较为严重的脊髓压迫，可提示室管膜下瘤。

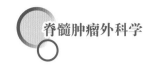

（二）病理特点

组织病理学上，脊髓室管膜下瘤细胞通常表现为分布均匀的、低密度的细胞群，细胞核为圆形或者卵圆形，染色质分布均匀，呈簇状或结节状排列于高密度的胶质纤维之中。血管增生较为常见，并可观察到血管周围的"假菊形团"[86]。高有丝分裂率、坏死或不典型增生情况几乎不存在，Ki-67增殖指数通常低于1.5%。免疫组化通常可观察到胶质纤维酸性蛋白（GFAP）呈弥漫性强阳性，但IDH-1和Olig-2通常呈阴性[87]；值得注意的是，作为与脊髓室管膜瘤细胞最为明显的区别之一，上皮膜抗原（EMA）在脊髓室管膜下瘤细胞中通常为阴性表达[88]。

（三）鉴别诊断

脊髓室管膜下瘤的鉴别诊断与星形细胞瘤、脊髓室管膜瘤的鉴别诊断类似，主要需与各种髓内肿瘤相鉴别。

四、治疗

（一）手术治疗

手术治疗是脊髓室管膜下瘤的首选治疗方案，但关于手术切除程度仍存在争议。既往有一些报道建议完全切除肿瘤以达到治愈的效果[89]；然而，由于脊髓室管膜下瘤往往呈一定程度的浸润性生长，肿瘤与正常脊髓的边界不甚清晰，因此很难在不损伤脊髓功能的前提下实现肿瘤全切除。有案例报道称，手术达到了75%的肿瘤切除率，然而代价是53%的患者在术后出现了神经功能恶化；更重要的是，基于脊髓室管膜下瘤的良性、惰性生长的特点，患者可以实现长期生存，且尚未有关于脊髓室管膜下瘤恶变的报道，当无法全切除时，进行次全切除或部分切除仍可实现良好的临床结果[90, 91]。因此，在没有明显症状进展的情况下，应谨慎手术，并注意手术时机的选择。术中神经电生理监测是非常必要的，应在不影响神经功能的前提下最大限度地切除肿瘤、减压，若术中出现诱发电位受损则应及时停止手术切除，以保护神经功能[91]。

（二）术后辅助治疗

脊髓室管膜下瘤生长缓慢，有丝分裂率低，且未发现有恶变的病例，因此通常不推荐进行术后辅助放疗或药物治疗[92]。

五、术后管理

（一）并发症及处理

主要可能出现的术后并发症及处理同本章第1节"室管膜瘤"部分所述。

（二）康复治疗

对于脊髓室管膜下瘤，手术原则通常为在最大限度保护神经功能的前提下进行手术切除，若患者术后出现神经功能受损，需要及时进行康复训练，具体内容同本章第1节"室管膜瘤"部分所述。

（三）术后功能恢复与随访

Tuh等[88]报道了10例脊髓室管膜下瘤（WHO 1级）的多中心随访结果，研究发现10例患者中有2例患者出现术后神经功能恶化（20%）；在术后的随访过程中，其中1例患者的McCormick评分在术后1个月内逐渐恢复到术前的状态，而另1例患者的McCormick评分则未恢复到术前状态。1例患者因手术区域感染而进行了翻修手术。在随访期间（中位随访时间31.5个月，范围8~89个月），全部患者均未发现肿瘤复发或进展。Soleiman等[83]汇总了文献报道的共105例脊髓室管膜下瘤的患者信息，其中78例患者报道了术后功能状态。结果表明，40例患者（51%）在术后随访过程中出现神经功能恶化，其中29例（72%）肿瘤完全切除、6例（15%）次全切除、5例（12%）部分切除。术后神经功能状态保持不变的有24例患者（30%），功能改善的共14例（18%）。此外，统计分析发现，部分切除导致术后永久性神经功能缺损的风险仅为完全切除的37%。82例患者报道了术后长期随访结果，最长随访时间为14年（中位随访时间为36个月，平均40个月）。19例患者随访5年以上（中位随访时间为73个月，平均80个月），其中14例患者接受了手术全切除肿瘤，5例患者接受了次全切除或部分切除肿瘤；共有37例患者分别在术后7年[93]、术后9年[94]和术后12年时[95]发现肿瘤复发。所有患者中，均未见肿瘤发生恶性转化的报道。

六、典型病例

患者女性，41岁，主因"肩胛间区僵硬、疼痛14年，双手麻木1月余"入院。临床表现为妊娠时出现肩胛间区僵硬感，伴轻度疼痛，生育后消失。1个月前，患者出现左手无名指和小指麻木，随后出现双手指尖麻木，伴便秘。颈椎MRI检查提示脊髓占位性病变和脊髓低位。神经系统专科查体：感觉无异常，四肢肌力5级，双下肢腱反射可，双侧Babinski征（−）。McCormick分级：1级。颈椎MRI提示$C_2 \sim C_5$水平脊髓右侧梭形混杂T_2信号，大小约15 mm×7 mm×45 mm，边界较清楚，增强未见明确强化，脊髓受压向左侧移位。本次入院诊断：脊髓占位性病变（$C_2 \sim C_5$）。拟在神经电生理监测下行后正中入路脊髓髓内肿瘤切除术（图15-3-1）。

手术过程（图15-3-2）：气管插管全身麻醉，左侧卧位，头架固定，标记$C_2 \sim C_5$后正中直切口，常规消毒铺巾，依次切开皮肤、皮下、筋膜，暴露$C_2 \sim C_5$棘突，向两侧分离椎旁肌肉，超声骨刀切开$C_2 \sim C_5$椎板，显微镜下止血后剪开并悬吊硬脊膜，见脊髓右侧肿胀明显，沿后外侧沟电凝后切开，见肿瘤位于软膜下，色灰白，血供一般，质韧，边界不清，软膜下沿肿瘤边界仔细分离肿瘤，肿瘤在复侧和内侧与脊髓边界不清（图15-3-2 A），沿潜在边界交替使用显微剪刀和双极电凝锐性分离，显微镜下近全切除肿瘤后仔细止血（图15-3-2 B）。9-0线缝合软脊膜，5-0线缝合硬脊膜，钛板和钛钉复位椎板，缝合切口。

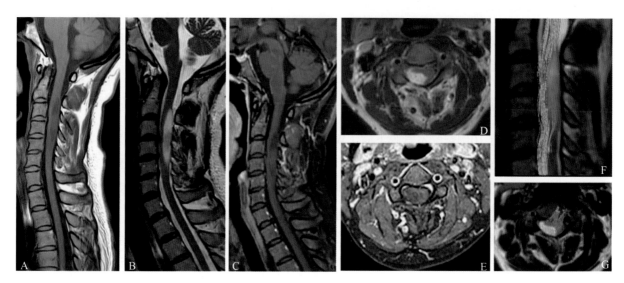

图15-3-1　脊髓占位性病变

B. 术前MRI示C₂～C₅椎体水平脊髓右侧见一梭形混杂T₂信号，大小约15 mm×7 mm×45 mm，边界较清楚；C～E. 增强未见明确强化；F、G. DTI提示脊髓纤维束基本完整，并受压向左侧移位

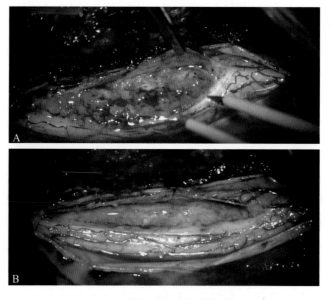

图15-3-2　显微镜下髓内肿瘤切除术

病理（图15-3-3）：脊髓实质内见肿瘤细胞簇集状生长，瘤细胞体积较小，轻度异型。免疫组化：GFAP（＋）、Olig-2（－）、Vimentin（＋）、S-100（＋）、EMA（个别核旁点灶+）、D2-40（＋）、H3k27M（－）、H3K27Me3（＋）、Ki-67（2%+）。综上所述，诊断为室管膜下瘤，WHO 1级。

术后情况（图15-3-4）：术后麻醉清醒，患者出现右侧肢体瘫痪2级，给予甲泼尼龙80 mg，8 h后，右侧肢体肌力逐渐恢复至4级，左侧肢体肌力5级，双侧Babinski征（－）。复查MRI提示肿瘤近全切除，未见明确肿瘤残留。

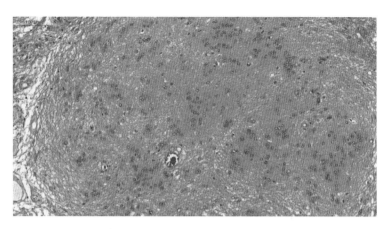

图15-3-3　术后病理回报示室管膜下瘤（WHO 1级）

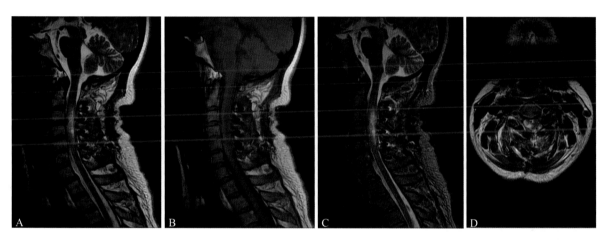

图15-3-4　术后3日复查颈椎MRI可见肿瘤近全切除，$C_2 \sim C_5$水平颈髓略梭形增粗，较前减轻，髓内见少许条片状高信号影

（杨凯元　王贵怀）

参考文献

[1] Mcguire CS, Sainani KL, Fisher PG. Incidence patterns for ependymoma: a surveillance, epidemiology, and end results study[J]. J Neurosurg, 2009, 110(4): 725-729.

[2] Louis DN, Perry A, Wesseling P, et al. The 2021 WHO classification of tumors of the central nervous system: a summary[J]. Neuro Oncol, 2021, 23(8): 1231-1251.

[3] Raffeld M, Abdullaev Z, Pack SD, et al. High level MYCN amplification and distinct methylation signature define an aggressive subtype of spinal cord ependymoma[J]. Acta Neuropathol Commun, 2020, 8(1): 101.

[4] Pajtler KW, Witt H, Sill M, et al. Molecular classification of ependymal tumors across all cns compartments, histopathological grades, and age groups[J]. Cancer Cell, 2015, 27(5): 728-743.

[5] Chamberlain MC. Ependymomas[J]. Curr Neurol Neurosci Rep, 2003, 3(3): 193-199.

[6] Sun Z, Yuan D, Sun Y, et al. Intraoperative application of yellow fluorescence in resection of intramedullary spinal canal ependymoma[J]. J Int Med Res, 2022, 50(3): 3000605221082889.

[7] Sun XY, Wang W, Zhang TT, et al. Factors associated with postoperative outcomes in patients with intramedullary

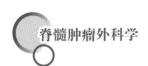
Grade Ⅱ ependymomas: A Systematic review and meta-analysis[J]. Medicine (Baltimore), 2019, 98(25): e16185.

［ 8 ］ Liu X, Sun B, Xu Q, et al. Outcomes in treatment for primary spinal anaplastic ependymomas: A retrospective series of 20 patients[J]. J Neurosurg Spine, 2013, 19(1): 3-11.

［ 9 ］ Wostrack M, Ringel F, Eicker SO, et al. Spinal ependymoma in adults: A multicenter investigation of surgical outcome and progression-free survival[J]. J Neurosurg Spine, 2018, 28(6): 654-662.

［ 10 ］ Mccormick PC, Torres R, Post KD, et al. Intramedullary ependymoma of the spinal cord[J]. J Neurosurg, 1990, 72(4): 523-532.

［ 11 ］ Arima H, Hasegawa T, Togawa D, et al. Feasibility of a novel diagnostic chart of intramedullary spinal cord tumors in magnetic resonance imaging[J]. Spinal Cord, 2014, 52(10): 769-773.

［ 12 ］ Watts J, Box GA, Galvin A, et al. Magnetic resonance imaging of intramedullary spinal cord lesions: A pictorial review[J]. J Med Imaging Radiat Oncol, 2014, 58(5): 569-581.

［ 13 ］ Kobayashi K, Ando K, Kato F, et al. MRI characteristics of spinal ependymoma in who grade Ⅱ: a review of 59 cases[J]. Spine (Phila Pa 1976), 2018, 43(9): E525-E530.

［ 14 ］ Kobayashi K, Ando K, Kato F, et al. Variety of preoperative MRI changes in spinal cord ependymoma of WHO grade Ⅱ: A case series[J]. Eur Spine J, 2019, 28(2): 426-433.

［ 15 ］ Kresbach C, Neyazi S, Schuller U. Updates in the classification of ependymal neoplasms: The 2021 WHO Classification and beyond[J]. Brain Pathol, 2022, 32(4): e13068.

［ 16 ］ Raghunathan A, Wani K, Armstrong T S, et al. Histological predictors of outcome in ependymoma are dependent on anatomic site within the central nervous system[J]. Brain Pathol, 2013, 23(5): 584-594.

［ 17 ］ Engelhard HH, Villano JL, Porter KR, et al. Clinical presentation, histology, and treatment in 430 patients with primary tumors of the spinal cord, spinal meninges, or cauda equina[J]. J Neurosurg Spine, 2010, 13(1): 67-77.

［ 18 ］ Oh MC, Ivan ME, Sun MZ, et al. Adjuvant radiotherapy delays recurrence following subtotal resection of spinal cord ependymomas[J]. Neuro Oncol, 2013, 15(2): 208-215.

［ 19 ］ Birch BD, Johnson JP, Parsa A, et al. Frequent type 2 neurofibromatosis gene transcript mutations in sporadic intramedullary spinal cord ependymomas[J]. Neurosurgery, 1996, 39(1): 135-140.

［ 20 ］ Kalamarides M, Essayed W, Lejeune JP, et al. Spinal ependymomas in NF2: a surgical disease?[J]. J Neurooncol, 2018, 136(3): 605-611.

［ 21 ］ Ellison DW, Aldape KD, Capper D, et al. cIMPACT-NOW update 7: advancing the molecular classification of ependymal tumors[J]. Brain Pathol, 2020, 30(5): 863-866.

［ 22 ］ Shatara M, Schieffer KM, Klawinski D, et al. Clinically aggressive pediatric spinal ependymoma with novel MYC amplification demonstrates molecular and histopathologic similarity to newly described MYCN-amplified spinal ependymomas[J]. Acta Neuropathol Commun, 2021, 9(1): 192.

［ 23 ］ Swanson AA, Raghunathan A, Jenkins RB, et al. Spinal cord ependymomas with MYCN amplification show aggressive clinical behavior[J]. J Neuropathol Exp Neurol, 2019, 78(9): 791-797.

［ 24 ］ Ghasemi DR, Sill M, Okonechnikov K, et al. MYCN amplification drives an aggressive form of spinal ependymoma[J]. Acta Neuropathol, 2019, 138(6): 1075-1089.

［ 25 ］ Klekamp J. Spinal ependymomas. Part 1: Intramedullary ependymomas[J]. Neurosurg Focus, 2015, 39(2): E6.

［ 26 ］ Li TY, Chu JS, Xu YL, et al. Surgical strategies and outcomes of spinal ependymomas of different lengths: analysis of 210 patients: clinical article[J]. J Neurosurg Spine, 2014, 21(2): 249-259.

［ 27 ］ Chang UK, Choe WJ, Chung SK, et al. Surgical outcome and prognostic factors of spinal intramedullary ependymomas in adults[J]. J Neurooncol, 2002, 57(2): 133-139.

［ 28 ］ Ferrante L, Mastronardi L, Celli P, et al. Intramedullary spinal cord ependymomas--a study of 45 cases with long-term follow-up[J]. Acta Neurochir (Wien), 1992, 119(1-4): 74-79.

［ 29 ］ Bostrom A, Von Lehe M, Hartmann W, et al. Surgery for spinal cord ependymomas: outcome and prognostic factors[J]. Neurosurgery, 2011, 68(2): 302-308; discussion 309.

［ 30 ］ Chen P, Sui M, Ye J, et al. An integrative analysis of treatment, outcomes and prognostic factors for primary spinal anaplastic ependymomas[J]. J Clin Neurosci, 2015, 22(6): 976-980.

［31］ Byun HK, Yi S, Yoon HI, et al. Clinical outcomes of radiotherapy for spinal cord ependymoma with adverse prognostic features: a single-center study[J]. J Neurooncol, 2018, 140(3): 649-657.

［32］ Tarapore PE, Modera P, Naujokas A, et al. Pathology of spinal ependymomas: an institutional experience over 25 years in 134 patients[J]. Neurosurgery, 2013, 73(2): 247-255; discussion 255.

［33］ Lin YH, Huang CI, Wong TT, et al. Treatment of spinal cord ependymomas by surgery with or without postoperative radiotherapy[J]. J Neurooncol, 2005, 71(2): 205-210.

［34］ Indelicato DJ, Ioakeim-Ioannidou M, Grippin AJ, et al. Bicentric treatment outcomes after proton therapy for nonmyxopapillary high-grade spinal cord ependymoma in children[J]. Int J Radiat Oncol Biol Phys, 2022, 112(2): 335-341.

［35］ Lorgis V, Varbedian O, Ghiringhelli F. Metronomic cyclophosphamide with cisplatin and bevacizumab: a new chemotherapeutic regimen for refractory anaplastic ependymoma[J]. Anticancer Res, 2012, 32(11): 5067-5070.

［36］ Chamberlain MC. Salvage chemotherapy for recurrent spinal cord ependymona[J]. Cancer, 2002, 95(5): 997-1002.

［37］ Gilbert MR, Yuan Y, Wu J, et al. A phase Ⅱ study of dose-dense temozolomide and lapatinib for recurrent low-grade and anaplastic supratentorial, infratentorial, and spinal cord ependymoma[J]. Neuro Oncol, 2021, 23(3): 468-477.

［38］ Michealraj KA, Kumar SA, Kim LJY, et al. Metabolic regulation of the epigenome drives lethal infantile ependymoma[J]. Cell, 2020, 181(6): 1329-1345 e1324.

［39］ Grady C, Melnick K, Porche K, et al. Glioma immunotherapy: Advances and challenges for spinal cord gliomas[J]. Neurospine, 2022, 19(1): 13-29.

［40］ Nagasawa DT, Smith ZA, Cremer N, et al. Complications associated with the treatment for spinal ependymomas[J]. Neurosurg Focus, 2011, 31(4): E13.

［41］ Ditterman J, Donovan J, Lam M. Diagnosis and rehabilitation of a pregnant woman with spinal cord disorder due to spinal cord tumor[J]. Spinal Cord Ser Cases, 2019, 5: 8.

［42］ Lee SH, Chung CK, Kim CH, et al. Long-term outcomes of surgical resection with or without adjuvant radiation therapy for treatment of spinal ependymoma: a retrospective multicenter study by the Korea Spinal Oncology Research Group[J]. Neuro Oncol, 2013, 15(7): 921-929.

［43］ Kernohan JW. Primary tumors of the spinal cord and intradural filum terminale[M]//Penfield W, ed Cytology and Cellular Pathology of the Nervous System New York: Hoeber, 1932: 993-1025.

［44］ Koeller KK, Rosenblum RS, Morrison AL. Neoplasms of the spinal cord and filum terminale: radiologic-pathologic correlation[J]. Radiographics, 2000, 20(6): 1721-1749.

［45］ Weber DC, Wang Y, Miller R, et al. Long-term outcome of patients with spinal myxopapillary ependymoma: treatment results from the MD Anderson Cancer Center and institutions from the Rare Cancer Network[J]. Neuro Oncol, 2015, 17(4): 588-595.

［46］ Frazier AA. Myxopapillary Ependymoma[J]. Radiographics, 2019, 39(2): 467.

［47］ Allen JC, Siffert J, Hukin J. Clinical manifestations of childhood ependymoma: a multitude of syndromes[J]. Pediatr Neurosurg, 1998, 28(1): 49-55.

［48］ Liu T, Yang C, Deng X, et al. Clinical characteristics and surgical outcomes of spinal myxopapillary ependymomas[J]. Neurosurg Rev, 2020, 43(5): 1351-1356.

［49］ Feldman WB, Clark AJ, Safaee M, et al. Tumor control after surgery for spinal myxopapillary ependymomas: distinct outcomes in adults versus children: a systematic review[J]. J Neurosurg Spine, 2013, 19(4): 471-476.

［50］ Bagley CA, Wilson S, Kothbauer K F, et al. Long term outcomes following surgical resection of myxopapillary ependymomas[J]. Neurosurg Rev, 2009, 32(3): 321-334; discussion 334.

［51］ Omerhodzic I, Pojskic M, Rotim K, et al. Myxopapillary ependymoma of the spinal cord in adults: a report of personal series and review of literature[J]. Acta Clin Croat, 2020, 59(2): 329-337.

［52］ Pesce A, Palmieri M, Armocida D, et al. Spinal myxopapillary ependymoma: The sapienza university experience and comprehensive literature review concerning the clinical course of 1602 patients[J]. World Neurosurg, 2019, 129: 245-253.

［53］ Fan F, Zhou J, Zheng Y, et al. Clinical features, treatments, and prognostic factors of spinal myxopapillary ependymoma[J].

World Neurosurg, 2021, 149: e1105-e1111.

[54] Morimoto D, Isu T, Kim K, et al. Surgical treatment for posttraumatic hemorrhage inside a filum terminale myxopapillary ependymoma: a case report and literature review[J]. Eur Spine J, 2016, 25(Suppl 1): 239-244.

[55] Terao T, Kato N, Ishii T, et al. Spontaneous hemorrhage of a spinal ependymoma in the filum terminale presenting with acute cauda equina syndrome: Case report[J]. NMC Case Rep J, 2016, 3(3): 91-95.

[56] Shors SM, Jones TA, Jhaveri MD, et al. Best cases from the AFIP: myxopapillary ependymoma of the sacrum[J]. Radiographics, 2006, 26(Suppl 1): S111-116.

[57] Kraetzig T, Mclaughlin L, Bilsky M H, et al. Metastases of spinal myxopapillary ependymoma: Unique characteristics and clinical management[J]. J Neurosurg Spine, 2018, 28(2): 201-208.

[58] Abul-Kasim K, Thurnher M M, Mckeever P, et al. Intradural spinal tumors: current classification and MRI features[J]. Neuroradiology, 2008, 50(4): 301-314.

[59] Van Hoe W, Mebis W, Bali A, et al. Myxopapillary ependymoma of the sacrum[J]. Acta Neurol Belg, 2020, 120(1): 227-229.

[60] Specht CS, Smith TW, Degirolami U, et al. Myxopapillary ependymoma of the filum terminale. A light and electron microscopic study[J]. Cancer, 1986, 58(2): 310-317.

[61] Chakraborti S, Kini H, Pai KG, et al. Sacrococcygeal myxopapillary ependymoma with anaplastic ependymoma component in an infant[J]. J Pediatr Neurosci, 2012, 7(3): 218-220.

[62] Awaya H, Kaneko M, Amatya VJ, et al. Myxopapillary ependymoma with anaplastic features[J]. Pathol Int, 2003, 53(10): 700-703.

[63] Trivedi D, Xiong Z. Anaplastic myxopapillary ependymoma in an infant: Case report and literature review[J]. Intractable Rare Dis Res, 2017, 6(2): 128-131.

[64] Abdulaziz M, Mallory GW, Bydon M, et al. Outcomes following myxopapillary ependymoma resection: the importance of capsule integrity[J]. Neurosurg Focus, 2015, 39(2): E8.

[65] Akyurek S, Chang EL, Yu T K, et al. Spinal myxopapillary ependymoma outcomes in patients treated with surgery and radiotherapy at M.D. Anderson Cancer Center[J]. J Neurooncol, 2006, 80(2): 177-183.

[66] Chao ST, Kobayashi T, Benzel E, et al. The role of adjuvant radiation therapy in the treatment of spinal myxopapillary ependymomas[J]. J Neurosurg Spine, 2011, 14(1): 59-64.

[67] Kotecha R, Tom MC, Naik M, et al. Analyzing the role of adjuvant or salvage radiotherapy for spinal myxopapillary ependymomas[J]. J Neurosurg Spine, 2020: 1-6.

[68] Tabor JK, Ryu B, Schneider D, et al. Multifocal lumbar myxopapillary ependymoma presenting with drop metastasis: a case report and review of the literature[J]. Spinal Cord Ser Cases, 2022, 8(1): 43.

[69] Gritsch S, Batchelor TT, Gonzalez Castro LN. Diagnostic, therapeutic, and prognostic implications of the 2021 World Health Organization classification of tumors of the central nervous system[J]. Cancer, 2022, 128(1): 47-58.

[70] Merchant TE, Kiehna EN, Thompson SJ, et al. Pediatric low-grade and ependymal spinal cord tumors[J]. Pediatr Neurosurg, 2000, 32(1): 30-36.

[71] Fujiwara Y, Manabe H, Izumi B, et al. Remarkable efficacy of temozolomide for relapsed spinal myxopapillary ependymoma with multiple recurrence and cerebrospinal dissemination: a case report and literature review[J]. Eur Spine J, 2018, 27(Suppl 3): 421-425.

[72] Fegerl G, Marosi C. Stabilization of metastatic myxopapillary ependymoma with sorafenib[J]. Rare Tumors, 2012, 4(3): e42.

[73] Chen X, Li C, Che X, et al. Spinal myxopapillary ependymomas: a retrospective clinical and immunohistochemical study[J]. Acta Neurochir (Wien), 2016, 158(1): 101-107.

[74] Cabana F, Pointillart V, Vital J, et al. Postoperative compressive spinal epidural hematomas. 15 cases and a review of the literature[J]. Rev Chir Orthop Reparatrice Appar Mot, 2000, 86(4): 335-345.

[75] Rezai AR, Woo HH, Lee M, et al. Disseminated ependymomas of the central nervous system[J]. J Neurosurg, 1996, 85(4): 618-624.

［76］Montero AS, Tran S, Amelot A, et al. Clinical characteristics and long-term surgical outcome of spinal myxopapillary ependymoma: A French cohort of 101 patients[J]. J Neurooncol, 2021, 152(3): 491-499.

［77］Sonneland PR, Scheithauer BW, Onofrio B M. Myxopapillary ependymoma. A clinicopathologic and immunocytochemical study of 77 cases[J]. Cancer, 1985, 56(4): 883-893.

［78］Kucia EJ, Maughan PH, Kakarla UK, et al. Surgical technique and outcomes in the treatment of spinal cord ependymomas: part Ⅱ: Myxopapillary ependymoma[J]. Neurosurgery, 2011, 68(1 Suppl Operative): 90-94; discussion 94.

［79］Smith AB, Smirniotopoulos J G, Horkanyne-Szakaly I. From the radiologic pathology archives: intraventricular neoplasms: radiologic-pathologic correlation[J]. Radiographics, 2013, 33(1): 21-43.

［80］Iwasaki M, Hida K, Aoyama T, et al. Thoracolumbar intramedullary subependymoma with multiple cystic formation: a case report and review[J]. Eur Spine J, 2013, 22 (Suppl 3): S317-320.

［81］Mikula AL, Paolini MA, Sukov WR, et al. Subependymoma involving multiple spinal cord levels: A clinicopathological case series with chromosomal microarray analysis[J]. Neuropathology, 2019, 39(2): 97-105.

［82］Boykin FC, Cowen D, Iannucci CA, et al. Subependymal glomerate astrocytomas[J]. J Neuropathol Exp Neurol, 1954, 13(1): 30-49.

［83］Soleiman HA, Ironside J, Kealey S, et al. Spinal subependymoma surgery: do no harm. Little may be more![J]. Neurosurg Rev, 2020, 43(4): 1047-1053.

［84］Demetriades AK, Soleiman H A, Kealey S. A case of chronic dysaesthesia in the torso and upper limbs: lessons from a cervical spinal cord subependymoma[J]. Spinal Cord Ser Cases, 2021, 7(1): 52.

［85］Toi H, Ogawa Y, Kinoshita K, et al. Bamboo leaf sign as a sensitive magnetic resonance imaging finding in spinal subependymoma: Case report and literature review[J]. Case Rep Neurol Med, 2016, 2016: 9108641.

［86］Orakcioglu B, Schramm P, Kohlhof P, et al. Characteristics of thoracolumbar intramedullary subependymomas[J]. J Neurosurg Spine, 2009, 10(1): 54-59.

［87］Kremer P, Zoubaa S, Schramm P. Intramedullary subependymoma of the lower spinal cord[J]. Br J Neurosurg, 2004, 18(5): 548-551.

［88］Yuh WT, Chung CK, Park SH, et al. Spinal Cord Subependymoma Surgery: A Multi-Institutional Experience[J]. J Korean Neurosurg Soc, 2018, 61(2): 233-242.

［89］Jallo GI, Zagzag D, Epstein F. Intramedullary subependymoma of the spinal cord[J]. Neurosurgery, 1996, 38(2): 251-257.

［90］Soleiman H, Ironside J, Kealey S, et al. Spinal subependymoma surgery: do no harm. Little may be more![J]. Neurosurg Rev, 2020, 43(4): 1047-1053.

［91］Wu L, Yang T, Deng X, et al. Surgical outcomes in spinal cord subependymomas: an institutional experience[J]. J Neurooncol, 2014, 116(1): 99-106.

［92］Do ASS, Bannykh SI, Black KL, et al. Unusual exophytic appearance of spinal cord subependymoma[J]. World Neurosurg, 2019, 127: 302-306.

［93］Hoeffel C, Boukobza M, Polivka M, et al. MR manifestations of subependymomas[J]. AJNR Am J Neuroradiol, 1995, 16(10): 2121-2129.

［94］Shimada S, Ishizawa K, Horiguchi H, et al. Subependymoma of the spinal cord and review of the literature[J]. Pathol Int, 2003, 53(3): 169-173.

［95］Bergman TA, Haines SJ. Subependymoma of the cervical spinal cord. A case report of long-term survival[J]. Minn Med, 1991, 74(11): 21-24.

第16章
Chapter 16

脊髓弥漫性胶质瘤

2021年第五版WHO中枢神经系统肿瘤分类中首次将弥漫性胶质瘤分为成人型和儿童型两大类（表16-0-1）[1]。由于脊髓弥漫性胶质瘤是一种少见的神经系统原发性肿瘤，目前尚无单独的分类指南。本章着重于介绍脊髓原发星形细胞肿瘤，同时单独阐述弥漫性中线胶质瘤（diffuse midline glioma，DMG）。

表16-0-1　2021年WHO中枢神经系统弥漫性胶质瘤分类（第五版）[1]

类型	英文名称
成人型弥漫性胶质瘤	**adult-type diffuse gliomas**
星形细胞肿瘤，IDH 突变型	astrocytoma，IDH-mutant
少突胶质细胞瘤，IDH 突变和 1p/19q 共缺失型	oligodendroglioma，IDH-mutant，and 1p/19q-codeleted
胶质母细胞瘤，IDH 野生型	glioblastoma，IDH-wildtype
儿童型弥漫性低级别胶质瘤	**pediatric-type diffuse low-grade gliomas**
弥漫性星形细胞瘤，MYB 或 MYBL1 变异型	diffuse astrocytoma，MYB- or MYBL1-altered
血管中心型胶质瘤	angiocentric glioma
青年人多形性低级别神经上皮肿瘤	polymorphous low-grade neuroepithelial tumor of the young
弥漫性低级别胶质瘤，MAPK 通路变异型	diffuse low-grade glioma，MAPK pathway altered
儿童型弥漫性高级别胶质瘤	**pediatric-type diffuse high-grade gliomas**
弥漫性中线胶质瘤，H3 K27 变异型	diffuse midline glioma，H3 K27-altered
弥漫性半球胶质瘤，H3 G34 突变型	diffuse hemispheric glioma，H3 G34-mutant
弥漫性儿童型高级别胶质瘤，H3 野生和 IDH 野生型	diffuse pediatric-type high-grade glioma，H3-wildtype and IDH-wildtype
婴儿型半球胶质瘤	infant-type hemispheric glioma

第1节 星形细胞肿瘤

胶质瘤是指室管膜细胞、星形胶质细胞和少突胶质细胞来源的神经胶质细胞肿瘤[2-4]，脊髓胶质瘤年发病率约为0.22/10万，占脊髓肿瘤的30%、脊髓髓内肿瘤的80%左右[5-10]。星形细胞肿瘤是仅次于室管膜肿瘤的第二常见的脊髓髓内肿瘤[11]，年发病率约为0.047/10万[12]。

一、临床特点

（一）年龄、性别

脊髓星形细胞肿瘤在0～19岁年龄段发病率最高（0.064/10万），发病率第二高峰是75～84岁年龄段（0.047/10万），发病率最低的年龄段是20～34岁和≥85岁（均为0.015/10万）[12]。既往文献报道的脊髓星形细胞肿瘤发病年龄主要基于单中心的小样本研究，患者多见于中青年，20～39岁年龄段患者数量最多，诊断时的中位年龄为30岁，低级别的肿瘤患者中位年龄为27岁，高级别的肿瘤患者为35岁[13]。0～19岁年龄组的低级别肿瘤占比更高，而高级别肿瘤在≥65岁年龄组占比最高，因此年龄越大预后越差的一个可能的解释是老年人高级别肿瘤发病率的增加[12]。脊髓星形细胞肿瘤的男性患者偏多，男性发病率为0.053/10万，女性发病率为0.041/10万，男女比例约为1.3∶1[12]，但与患者预后无关[14]。

（二）部位

脊髓星形细胞肿瘤平均长度为3～4个节段，最常见的部位依次是胸段或颈段、颈胸交界区和胸腰交界区[13, 15]，肿瘤常见累及节段分别为C_6、C_5和C_4。虽然累及C_4～C_6节段较多，但是因为胸髓的节段更长，所以整体上更容易累及胸髓。

（三）临床表现

脊髓星形细胞肿瘤患者早期症状无特异性，病程缓慢进展，组织学级别较高的患者通常病程较短，临床表现主要包括病变波及平面以下感觉、运动、二便、自主神经功能的障碍。为了便于评价病情严重程度与后续的治疗效果，对术前神经功能状态进行分级较为重要，国际上较多地采用McCormick分级[16]。低级别肿瘤患者的术前McCormick分级通常低于高级别肿瘤患者。患者明确诊断前的平均症状持续时间为179天，其中WHO Ⅱ级肿瘤患者的症状平均持续时间为301天，Ⅲ级肿瘤患者为220天，Ⅳ级肿瘤患者为84天，级别越高的肿瘤病情进展越快，McCormick分级也越高[17]。

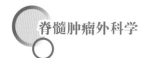
二、诊断与鉴别诊断

（一）影像学诊断

MRI是脊髓星形细胞瘤的首选成像方法，可协助医生完成定位和定性诊断，其中T2WI和T1增强影像最具有诊断价值，可以清晰显示肿瘤的外部特征和内部性状。CT和X线平片主要显示肿瘤所致脊柱畸形患者的脊柱序列，以评估是否需要同期行脊柱内固定术。星形细胞瘤在T1WI上为等或低信号，在T2WI上为高信号，增强扫描可表现为不强化、局灶强化和完全强化。肿瘤位于脊髓白质，呈偏心性生长，脊髓呈"纺锤样"增粗，可阻塞蛛网膜下腔（图16-1-1 A～E）。

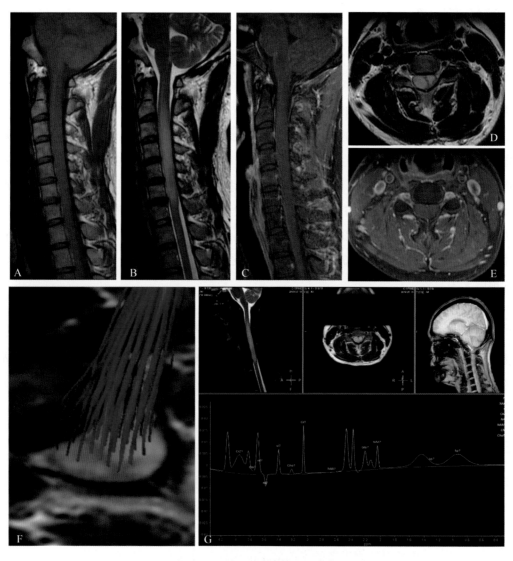

图16-1-1 星形细胞瘤的MRI成像

A. T1WI等信号；B、D. T2WI高信号；C、E. 增强扫描可表现为不强化、局灶强化和完全强化；D、E. 轴位可见肿瘤偏心生长；F. DTI可见神经纤维束穿过肿瘤；G. MRS提示Cho显著升高，NAA显著下降，两者比值增大

当脊髓肿瘤鉴别困难时，可考虑进行弥散张量成像（diffusion tensor imaging，DTI）、弥散张量纤维束成像（diffusion tensor tractography，DTT）和磁共振波谱（magnetic resonance spectroscopy，MRS）等多模态MRI检查，评估病变性质、肿瘤与神经纤维的关系等情况。DTI及三维重建获得的DTT不仅可以展现白质纤维束的形态，而且能够显示其与肿瘤的相对关系，从而有助于制订手术计划和预测术后神经功能（图16-1-1 F）[18]。MRS是能够进行活体组织内化学物质无创性检测的一种方法，有助于疾病的早期诊断（图16-1-1 G）。但是由于脊髓体积细长、脑脊液流动或搏动和脊柱的影响等重大技术挑战而未被广泛应用。

（二）病理学诊断

脊髓弥漫性星形细胞肿瘤以结构松散的微囊-肿瘤基质为背景，由分化良好的原纤维星形胶质细胞组成，肿瘤级别与核异型性、有丝分离活跃性、坏死和微血管增生等相关，高级别肿瘤的组织学诊断特点是栅栏状坏死，不规则的缺血坏死区域由密集的栅栏状肿瘤细胞和增生的微血管围绕。

脊髓弥漫性星形细胞肿瘤的分子特征不同于脑胶质瘤，最常见的突变分别是TP53、H3K27M和ATRX，比较少见的是BRAF、KRAS、IDH1/2、ACVR1、TERT启动子突变，无1p/19q共缺失[19]。IDH是弥漫性胶质瘤的重要驱动基因，对于弥漫性胶质瘤的诊断具有重要意义。病理免疫组化通常检测IDH R132H，然而幕下星形细胞瘤多为非典型的IDH突变[20]，所以既往研究认为IDH突变在脊髓星形细胞瘤中罕见，IDH测序有助于明确突变状态。

在肿瘤分级方面，IDH突变型的星形细胞瘤根据组织学形态和分子特征分为WHO 2～4级，新版WHO分类删除IDH野生型的弥漫性星形细胞瘤和间变性星形细胞瘤，保留IDH野生型的胶质母细胞瘤，同时将WHO 2～3级的弥漫性星形细胞瘤伴EGFR扩增、（+7/-10）、TERT启动子突变的肿瘤也归入胶质母细胞瘤范畴。WHO 1级的脊髓星形细胞肿瘤最多（54.7%），其次是4级（22%）和3级（14.3%）的肿瘤，最少的是2级的肿瘤（9%），该流行病学研究纳入了所有星形细胞肿瘤，且尚有36.2%的肿瘤无明确分级[12]。

术中快速冷冻病理诊断是一种明确病理类型和级别的检测手段，辅助术者综合判断切除的范围和程度。然而，术中病理只能检测部分病理指标信息，其检测速度慢、精度低，无法保证与术后病理一致，准确率只有70.6%（12/17）[21]。

（三）鉴别诊断

脊髓星形细胞瘤的诊断需要与炎性脱髓鞘疾病（多发性硬化和视神经脊髓炎谱系疾病等）、脊髓髓内肿瘤（室管膜瘤、血管母细胞瘤和海绵状血管畸形等）、髓外硬膜下肿瘤（神经鞘瘤和脊膜瘤等）和脊髓血管畸形相鉴别。

三、治疗

由于脊髓星形细胞肿瘤的发病率极低，尚无针对该肿瘤的治疗指南，更多的是参考颅内弥漫性胶质瘤的治疗指南，包括保守治疗、手术切除、放射治疗和药物治疗。

（一）手术治疗

20世纪70年代以前，由于缺乏MRI等影像学检查，人们对脊髓胶质瘤的认识比较少，大多采用椎板减压、肿瘤组织活检、继之放疗的姑息治疗。随着手术显微镜、神经导航、术中电生理监测等技术的应用，手术治疗成为脊髓胶质瘤首选的治疗方式，最大限度地安全切除肿瘤、解除对脊髓的压迫和明确病理诊断是治疗的首要目标。

由于脊髓星形细胞肿瘤并无明确边界，活检、部分切除或近全切除都是可以考虑的治疗方式，但是手术相关神经损伤的发生率很高，因此部分学者认为手术切除程度并不是影响患者预后的关键因素，生存获益有限，手术的目的应限于通过活检获得组织学病理，或对病情进展迅速的患者进行减瘤手术[17]。

笔者认为对于低级别弥漫性星形细胞肿瘤，最大限度地安全切除是首选的治疗方式，若切除困难也可考虑活检或单纯减压，一般不推荐术后放疗和化疗等辅助治疗。对于高级别的星形细胞肿瘤，单纯手术治疗效果并不理想，在尽可能保护神经功能的前提下活检、部分切除和近全切除肿瘤都是可以考虑的治疗方式，但是由于肿瘤血供丰富，单纯活检或部分切除往往难以有效止血，且肿瘤容易沿切口向外匍匐生长，甚至脑脊液播散转移，因此建议切到肿瘤相对边界（图16-1-2）。如果无法做到影像学上的完全或近全切除肿瘤，术中应尽可能减少肿瘤的脑脊液播散转移的机会，术后可考虑放疗和化疗等辅助治疗。对于复发的肿瘤，若患者基本状态良好且肿瘤未发生广泛的软膜播散，再次手术切除仍是可选择的治疗方式；若肿瘤已广泛转移，是否再手术需要综合判断，可以尝试手术以外的其他治疗方案，但往往效果不佳，预后极差。

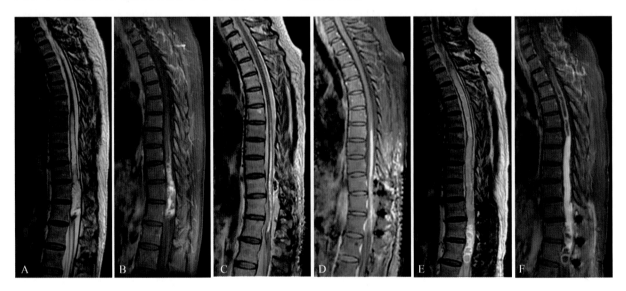

图16-1-2　手术活检或部分切除高级别星形细胞瘤（WHO 3级）

容易发生肿瘤细胞的播散转移，A、B. 术前MRI提示脊髓髓内肿瘤伴脊髓空洞；C、D. 术后；E、F. 随访MRI提示肿瘤沿空洞和脑脊液播散

脊髓切除术（spinectomy）是针对脊髓恶性肿瘤的一种治疗方式，因该术式太过激进，很难被患者接受，尤其是初次诊断为高级别胶质瘤且神经功能尚可的患者。自1949年首次报道以来[22]，学者们进行了多方位的尝试，只有部分患者长期获益。脊髓离断术（cordotomy）作为一种改良术式[23]，离断位置一般向头端不超过T_3节段，可选择距离肿瘤头端3个以上节段的位置切断脊髓，水密缝合硬膜端后处理肿瘤，避免术中出现肿瘤的脑脊液播散转移。影响脊髓离断术效果的因素包括肿瘤位置、是否发生播散转移、手术时机和方式，在肿瘤发生转移之前，越早行脊髓离断手术效果越好，但早期手术可能面临神经功能的完全丧失，患者需要在保留短期的部分神经功能和生存之间做出抉择。

1. 围术期管理

（1）术前需要充分掌握手术部位的解剖和功能、患者的症状和体征、影像学特点、术中和术后可能发生的问题及如何应对。

（2）术后需要监测生命体征、观察切口情况。对于延颈髓节段的病变，术后需注意患者呼吸频率、幅度及血氧饱和度变化。卧床患者需注意预防压疮、肺部感染、尿路感染的发生。

（3）术后神经功能障碍明显加重者，可用大剂量激素冲击治疗，同时使用改善微循环药物，有助于促进神经功能恢复。

（4）术后出现呼吸功能障碍者，需用呼吸机间断辅助呼吸，度过脊髓水肿缺血期，若术后1周仍不能脱机拔管，需尽早行气管切开，改善呼吸功能。

（5）患者术后3个月内在下床活动时须佩带护具。通过术后短期的康复训练，46.2%的患者神经功能稳定，38.5%的患者出现神经功能恶化，7.7%的患者出现神经功能改善[17]，若肿瘤复发，患者的神经功能状态会进一步恶化。

2. 切除肿瘤

（1）手术可采用侧卧位或俯卧位（可参考第4章"脊髓肿瘤总论"），术中需充分暴露病变的头尾两端，建议使用超声骨刀或微型磨钻切开椎板。手术入路通常选择后正中脊髓切开术和后外侧沟脊髓切开术，向头尾两端切开至病变边缘，如脊髓因病变被扭曲而无法判定，可通过脊神经后根判定需要切开的位置。部分高级别肿瘤有时突破脊髓软膜，呈外生性生长，可在已被肿瘤侵蚀区域进行切开脊髓并逐步分离肿瘤切除之。

（2）肿瘤挤压或侵蚀脊髓造成脊髓功能损失，代偿功能可能已近衰竭，避免盲目切开、牵拉脊髓，否则可能导致术后出现严重的神经功能障碍，术者需要在手术显微镜下看清肿瘤与脊髓间的相对界限，显微器械轻柔牵拉肿瘤至脊髓的对侧，操作要准确，术野要清晰，手要稳，而且要有耐心，吸引器的吸力不能过大，双极电灼功率不能过高，电灼的时间不能过久，不能直接用注射器冲洗脊髓。巨大肿瘤的手术费时间且高度集中精力的操作容易疲劳，无意中的牵拉或晃动皆有可能致患者于残疾，甚至死亡。如何判断肿瘤和脊髓的相对边界非常困难，可根据病灶的颜色、质地、血供，结合术前MRI和术中荧光显影综合判断。

（3）切除肿瘤后，瘤床小动脉出血宜用双极低电流充分止血，不建议明胶海绵压迫止血。对于高级别肿瘤，可将硬膜扩大修补，去除椎板，予以充分减压。若肿瘤明显破坏脊柱的稳定性，可考虑一期行肿瘤切除+脊柱内固定术[24]，否则不推荐一期行内固定手术，影响术后复查对于肿瘤残留和复发的评估。

3. 术中辅助技术

虽然肿瘤与脊髓存在组织学差异，但是由于肿瘤浸润性生长的特点，两者在手术显微镜下的边界并不明显，手术治疗因此常面临较高的难度和风险。目前，手术医生通常根据术前MRI并结合显微镜下所见，同时依靠术中快速冷冻病理辅助诊断，综合判断切除的范围和程度。因此，全面地获取肿瘤边界和神经传导信息，做出更加精准的判断，针对不同病变特点采取更合理的治疗措施，有助于减少术后并发症和肿瘤复发等临床亟待解决的难题。术中实时诊断、精准切除与神经功能保留相平衡的模式是未来精准外科技术的发展趋势（图16-1-3）。

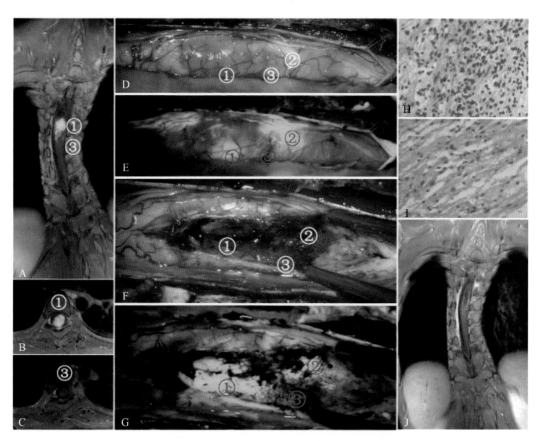

图16-1-3　脊髓弥漫性胶质瘤术中荧光成像类似术前增强MRI图像

荧光显影部分提示肿瘤细胞密集，中度异型，未见核分裂象及血管增生（①②），荧光不显影部分提示肿瘤细胞密度低，细胞轻度异型，可见少许异型细胞，间质黏液变性（③）。最终病理提示弥漫性星形细胞瘤，WHO 2级，部分WHO 3级

（1）术中光学诊断技术：外源性荧光检测技术相对比较成熟，在临床上应用较多。由于国内尚未批准5-氨基乙酰丙酸的临床应用，荧光素钠术中成像是目前临床应用最广的辅助胶质瘤切除的显影技术，荧光素钠类似于磁共振增强检查的钆对比剂，沉积于血-脑屏障被肿瘤破坏的细胞外隙，可间接显影肿瘤的浸润区域，提高手术的全切率。自2014年起，笔者已常规应用荧光素钠术中成像技术辅助脊髓胶质瘤的切除。在荧光模式下，70.93%的脊髓胶质瘤完全显影，20.26%的部分显影，

8.81%的完全不显影。同时，95.59%的脊髓胶质瘤的术中荧光显影区域与术前增强MRI相似，荧光辅助下脊髓胶质瘤的全切率达到78.85%[25]。

除此之外，自体荧光光谱检测、光学相干断层成像技术、拉曼光谱技术等因其较高的诊断敏感性、较快的诊断速度在动物模型和人体内检测肿瘤细胞方面已经显示出令人鼓舞的试验结果，近年来受到越带越多的关注，有望应用于术中指导胶质瘤的切除。

（2）术中神经电生理监测技术：神经电生理监测已成为安全切除脊髓胶质瘤不可或缺的辅助技术，主要包括SEP、MEP和EMG。SEP可监测脊髓后束的上行传入通路的功能状况，对脊髓的机械性和缺血性损伤较为敏感。SEP波幅降低＞50%和（或）潜伏期延长10%作为报警标准。MEP可经颅刺激肌肉监测脊髓手术中运动通路的完整性并判断术后运动功能恢复状态，有条件的单位可行D-波监测。临床以MEP波幅消失和（或）D-波波幅下降50%为警报标准，波幅下降超过50%意味着永久运动功能障碍。EMG可评估脊神经是否受到损伤，有效保护术中神经功能的完整性，报警标准为自由肌电出现任何形式的肌电反应说明神经受到一定程度的激惹或损伤；刺激肌电连续爆发的肌肉收缩反应通常与持续牵拉、压迫有关。合理应用神经电生理技术监测处于危险状态的神经系统功能的完整性，尤其是在边界不清的DMG手术过程中，可辅助最大限度地切除病变，减少医源性损伤，降低术后并发症的发生率。

（二）放射治疗

由于脊髓星形细胞肿瘤预后较差，且手术完全或近全切除肿瘤具有极大的挑战，因此术后辅助治疗受到越来越大的重视。放疗作为新诊断脊髓星形细胞瘤的初始治疗和低级别胶质瘤的术后辅助治疗的方案需要慎重考虑，一般可作为高级别肿瘤部分切除或活检术后的辅助治疗。针对复发后难以再次手术切除的患者，放疗也是疾病治疗的重要方式。虽然放疗是最常应用的术后辅助治疗措施，但是放疗的最佳剂量和时间尚无指南，治疗效果也存在争议。Hamilton等[14]分析了1974—2017年的文献，发现高级别肿瘤的死亡风险是低级别肿瘤的14倍，放疗与低级别星形细胞瘤患者较差的总生存率和高级别星形细胞瘤患者较好的生存率相关，其中低级别肿瘤预后较差可能与脊髓耐受放疗剂量低及辐射损伤有关。Nagoshi等[26]研究结果表明放疗和化疗并没有有效改善高级别肿瘤患者的OS，最佳治疗策略尚不清楚，需要进一步探索。

（三）药物治疗

化疗是高级别胶质瘤术后重要的辅助治疗措施，其作用机制包括干扰DNA的完整性和复制，作用于有丝分裂纺锤体中的微管，抑制有丝分裂，阻止癌细胞的增殖、浸润、转移直到最后杀灭癌症组织。化疗应该在最大限度安全切除肿瘤后，根据组织病理和分子病理检查结果，在保证安全的基础上选择合适的药物尽早开始术后的足量化疗，并制订合理的化疗疗程，同时密切关注患者的身体状况以及治疗后的耐受情况等诸多问题。

低级别的脊髓星形细胞肿瘤首选最大限度地安全切除，不推荐术后的常规化疗。高级别的胶质瘤术后可考虑化疗，但是患者获益有限[13,26]，基本参照脑胶质瘤的化疗方案，主要包括STUPP方案

（替莫唑胺同步放化疗）、替莫唑胺单药化疗等。STUPP方案为高级别星形细胞肿瘤的一线治疗方案：放疗期间，替莫唑胺75 mg/（$m^2 \cdot d$），持续口服42 d；放疗结束后停药4周，进入辅助化疗期，替莫唑胺150～200 mg/（$m^2 \cdot d$），连用5 d，间隔23 d，重复使用共6个周期。

由于化疗并不能精准地区分正常的组织细胞和肿瘤细胞，药物剂量必须受到严格的控制，剂量不足则无法有效杀灭肿瘤细胞，剂量过大则易产生严重的副作用，甚至危及生命，因此靶向治疗应运而生。靶向药物通过作用于肿瘤细胞内部的靶标，使肿瘤细胞特异性死亡，并不波及周围正常组织细胞。临床上最常应用的靶向药物是贝伐珠单抗（bevacizumab，BEV），该药是与VEGF结合的重组人源化单克隆抗体，阻止其与VEGF受体的相互作用，起到抗新生血管形成的作用，进而抑制肿瘤生长，缓解组织水肿，在某种程度上能够改善脊髓高级别胶质瘤患者的生活质量。

患者接受靶向药物治疗后，常因靶点基因发生突变而出现耐药现象，病情会进一步恶化，因此人体内部的天然抗癌战士——免疫系统得到越来越多的重视，肿瘤的免疫治疗也正在快速发展并受到极大关注。免疫治疗具有治疗时期范围广、预后好和"生存拖尾效应"显著等优点，目前肿瘤免疫治疗在淋巴瘤、黑色素瘤等恶性肿瘤上均已取得突破，对神经胶质瘤的各项临床研究正在进行中。由于CNS的独特性及其抑制性的免疫微环境，使得胶质瘤已成为免疫治疗抵抗的"典型"，随着肿瘤免疫学基础研究和科学技术不断突破，促使肿瘤免疫治疗出现飞跃式进步，成为继手术、放疗和常规化疗之后的第四种肿瘤治疗方法。

四、预后

影响脊髓星形细胞肿瘤预后的因素包括年龄、术前神经功能状态、手术切除程度、病理级别和辅助治疗等[27-29]。肿瘤的病理级别是影响预后最大的因素，级别越高，生存时间越短[26]，肿瘤为WHO 2级的患者中位OS为46.5个月、3级为25.7个月、4级为7.4个月[17]。

低级别脊髓星形细胞瘤的预后相对较好，最大限度地安全切除是手术治疗的首要目标，可有效延长OS，术前功能状态较差和接受活检的患者预后不佳，术后辅助治疗是影响患者生存预后的危险因素[30]，成人1、5、10年生存率分别为93.0%、64.8%和34.2%，但研究结果包含部分非弥漫性胶质瘤[31]。高级别胶质瘤的预后较差，手术切除程度的影响有限，但传统的术后辅助治疗也并不能有效延长患者生存期[30]，成人1年、5年和10年生存率分别为73.5%、32.5%和0%[31]。

由于高级别脊髓胶质瘤的临床进展快、预后差，且既往研究中纳入患者数量较少且肿瘤分类诊断标准不一，预后相关因素的差异较大。有研究分析美国SEER和NCDB数据库中的高级别脊髓胶质瘤患者，虽然样本量较大，但存在患者术前脊髓功能状态、肿瘤位置和大小、诊断标准、治疗方式及术后辅助治疗方案不一致等不足，研究结果仍待商议[32, 33]。笔者分析在北京清华长庚医院接受首次治疗患者的中位生存时间为（12.0±9.8）个月，术后1、2、3年的生存率分别为56.3%、16.7%、4.2%，病程＞6个月、肿瘤完全或近全切除是高级别脊髓胶质瘤患者生存预后的保护性因素，而McCormick评级为3、4级是影响其生存预后的危险因素[34]。

肿瘤复发或进展是脊髓弥漫性胶质瘤患者无法避免的情况，一般在术后中位时间187天后发生局部复发或进展，肿瘤的病理级别至关重要，WHO 2级的肿瘤中位复发或进展的时间为585日、3级为384日、4级为106日[17]。患者死亡原因通常与肿瘤向头尾两端浸润生长或通过脑脊液软脑膜播散相关[26]。

五、总结

脊髓星形细胞肿瘤是一种发病率仅次于室管膜肿瘤的第二大脊髓髓内肿瘤。由于肿瘤呈弥漫性或浸润性生长，诊断和治疗仍是难点。病理级别是星形细胞肿瘤患者预后的关键因素，手术切除是低级别肿瘤首选的治疗方式，高级别肿瘤的治疗策略仍需进一步探索。

六、典型病例

患者男性，33岁。因"右上肢乏力2年，颈背部疼痛6个月余"入院，临床表现为右上肢乏力，伴肌肉萎缩，感觉减退。6个月前出现颈背部刺痛，可放射至胸背部，程度不剧烈，右手末节指麻木感，局部理疗后无缓解。查体：右上肢触觉、痛温觉减退，右上肢肌力4级，肌张力减弱，余肢体肌力肌张力可，右侧Babinski征（＋）。McCromick分级：1级。颈椎MRI检查提示$C_2 \sim C_7$髓内异常信号，考虑低级别星形细胞瘤可能（图16-1-1 A～E），DTI提示神经纤维束未受到明显挤压和破坏（图16-1-1 F），MRS提示肿瘤可能性大（图16-1-1 G）。入院诊断：脊髓占位性病变（$C_2 \sim C_7$，星形细胞瘤？）。拟在神经电生理监测下行后正中入路脊髓髓内肿瘤切除术。

手术记录（图16-1-4）：俯卧位，头架固定。充分暴露后切开并悬吊硬脊膜，见蛛网膜变薄粘连，颈髓膨隆增粗明显（图16-1-4 A）。沿脊髓背面中线最隆起的部位选择无血管区纵行切开脊髓直达肿瘤，见灰色质软肿物，血供一般，边界不清，侵袭性生长（图16-1-4 B），显微镜下大部切除肿瘤（图16-1-4 C），扩大缝合硬脊膜（图16-1-4 D）。在$C_3 \sim C_6$两侧侧块置入8枚3.5 mm×12 mm螺钉，8个螺帽锁死固定连接棒，植骨后留置引流管，缝合切口。

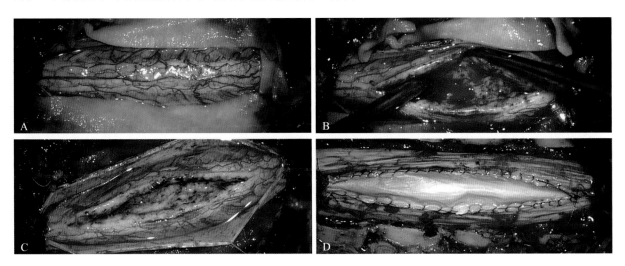

图16-1-4　手术记录

A～D.显微镜下部分切除肿瘤；E～G.术中电生理监测提示右上肢MEP波幅降低，SEP未引出

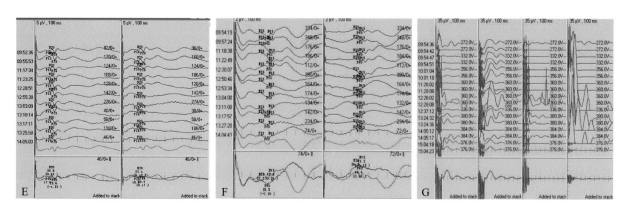

图16-1-4 （续）

病理（图16-1-5）：胶质细胞肿瘤，细胞密度中等，轻-中度异型，未见明确核分裂象，未见微血管增生及坏死。免疫组化：Olig-2（＋）、GFAP（＋）、S-100（部分+）、Vimentin（＋）、CD34（血管+）、IDH-1（－）、ATRX（少许+）、H3K27M（可疑+）、P53（－）、NEUN（神经元+）、SYN（＋）、Ki-67（5%~8%+）。综上，诊断为弥漫性星形细胞瘤（WHO 2级）。

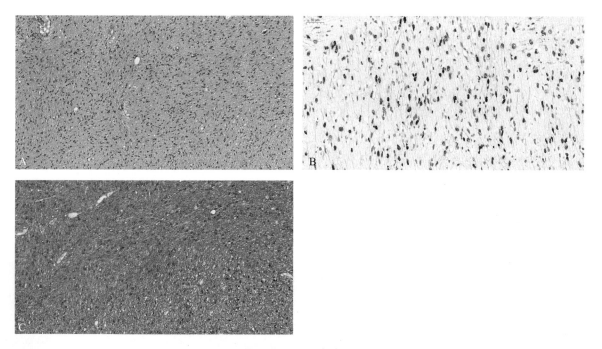

图16-1-5 病理学检查

A. 肿瘤细胞均匀弥漫分别，细胞轻-中度异型，核形不规则，短梭形、短棒状或呈角，偶见残留神经元；B. Olig-2提示肿瘤细胞细胞核强阳性标记；C. GFAP示肿瘤细胞胞质弥漫强阳性

术后情况：右侧肢体感觉减退，痛觉过敏，右上肢本体感觉障碍。右上肢近端肌力4级，远端肌力3级，肌张力降低，右下肢肌力4级，余肌力5级。术后MRI提示肿瘤部分切除（图16-1-6）。术后3年随访，患者病情基本稳定，右上肢肌力4级，余查体无特殊。

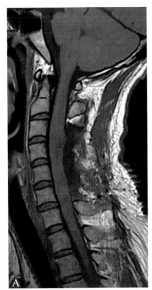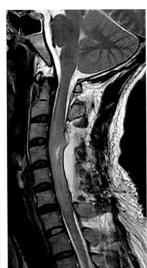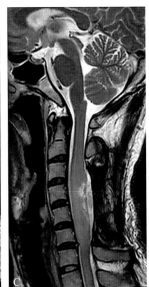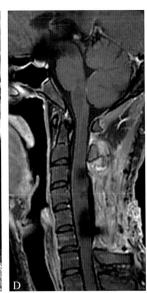

图16-1-6　术后和随访MRI提示肿瘤部分切除，未见明确进展

（荆林凯　王贵怀）

第 2 节　弥漫性中线胶质瘤

2016年，WHO修订的第四版中枢神经系统肿瘤分类首次将"弥漫性中线胶质瘤，H3K27M突变型"（diffuse midline glioma，H3K27M-mutant）作为独立肿瘤类型，将其定义为"中枢神经系统中线部位发生的侵袭性高级别胶质瘤，伴有星形细胞分化特征并发生H3F3A或HIST1H3B/C基因K27M突变"[35]。由于2016版WHO分类标准并未对弥漫性中线胶质瘤的组织学特征进行明确定义，存在较多争议，因此国际神经病理学会发起的非WHO官方组织——中枢神经系统肿瘤分类分子信息及实践方法联盟（the Consortium to Inform Molecular and Practical Approaches to CNS Tumor Taxonomy-Not Official WHO，cIMPACT-NOW）在第二次更新中进一步明确弥漫性中线胶质瘤必须满足4个条件：弥漫性（即浸润性）、中线部位（如丘脑、脑干和脊髓等）、胶质瘤和H3K27M突变，除外H3K27M突变的其他肿瘤，如室管膜瘤、毛细胞型星形细胞瘤、节细胞胶质瘤等肿瘤[36]。2021年，第五版WHO中枢神经系统肿瘤分类[1]和WHO蓝皮书将"弥漫性中线胶质瘤，H3K27M突变型"修订为"弥漫性中线胶质瘤，H3K27变异型"，更新定义为"中枢神经系统中线部位发生的伴H3 p.K28me3（K27me3）缺失的侵袭性胶质瘤，通常具有组蛋白H3变体的H3 c.83A＞T p.K28M（K27M）替换、EZHIP过表达或者EGFR突变（WHO 4级）"。

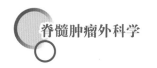

一、临床特点

（一）年龄和性别

由于脊髓弥漫性中线胶质瘤发病率极低，且在2016版WHO分类公布后才出现较多报道，目前缺乏相应的流行病学研究。DMG主要发生在儿童，部分见于成人，两者比例约为2.4∶1，中位诊断年龄为11岁[37]，成人DMG的诊断年龄明显低于其他类型的弥漫性胶质瘤（32岁和64岁）[38]。不同于常见于儿童的脑干DMG（86.5%），脊髓DMG更常见于成人（67%），诊断平均年龄为35岁[15,37,39]。DMG无明确性别差异，男女比例约为1.1∶1，成人DMG中男性偏多（1.6∶1），而儿童DMG中女性略多（1∶1.1）[37]。

（二）部位

DMG发生在中枢神经系统的中线部位，多见于脑干和丘脑，其次是脊髓[37]，比较少见的部位包括下丘脑、小脑和松果体区等[38]。儿童DMG常见部位依次是脑干、丘脑、脊髓和其他部位，而成人DMG常见的部位依次是丘脑、脑干、脊髓和其他部位[37]。脊髓DMG最常见的部位依次是胸段、颈段、颈胸交界区和胸腰交界区[15]，肿瘤平均长度为3~4个节段，好发于颈膨大和腰骶膨大区域的脊髓[39,40]。DMG容易发生软脑膜播散，一项关于脑干DMG的尸检结果表明大约38.6%（17/44）的弥漫性中线胶质瘤存在软脑膜播散[41]。

（三）临床表现

DMG最常见的症状是头痛、头晕、感觉障碍、运动障碍、恶心呕吐、视觉异常等[42]。脊髓DMG虽然被归为WHO 4级肿瘤，但部分患者早期症状并无特异性，病程缓慢进展，常见症状是感觉障碍、疼痛、运动障碍和二便障碍。

二、诊断与鉴别诊断

脊髓DMG的发病率低，临床症状不典型者或首诊科室非神经外科时容易误诊，最常误诊为脊髓炎症性疾病、颈椎病和腰椎病等。因此，对脊髓DMG要有充足的认识，注意病史和体格检查，同时行影像学检查以排除神经系统其他疾病。随着技术的进步，绝大多数病例可根据术前MRI和脑脊液检测推断出脊髓病变的性质。

（一）影像学诊断

DMG多在T1WI上呈等或低信号，T2WI上呈高信号，出血少见，瘤周水肿比WHO同级别胶质瘤轻，MRI增强扫描则表现各异，肿瘤可无强化、部分强化和完全强化[43]。肿瘤呈偏心性生长，可引起脊髓弥漫性增粗，导致相应节段的脊髓周围蛛网膜下腔缩小或消失，同时常伴有病灶两端的脊髓水肿，一般不伴有脊髓空洞或囊腔形成（图16-2-1）。DMG在终末期常见软脑膜播散，但其与原发病灶的强化程度无直接关联[43]。

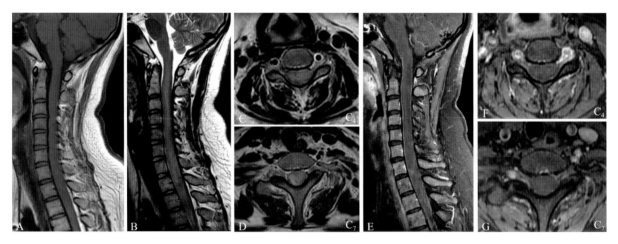

图16-2-1 脊髓弥漫性中线胶质瘤

A.T1WI等信号；B.T2WI高信号；C、D.轴位可见肿瘤偏心生长；E～G.增强扫描提示肿瘤斑片状强化

（二）病理学诊断

H3基因突变包含编码H3.1的HIST1H3B/C、编码H3.2的HIST2H3A/C和编码H3.3的H3F3A。H3突变多见第27位的赖氨酸（lysine，K）替换为甲硫氨酸（methionine，M），偶见K变为异亮氨酸（Isoleucine，I）。H3K27M突变使得H3K27me3和H3K27ac表达失调，影响组蛋白翻译后的修饰，进而改变染色质的结构与状态，致使表观遗传重编程，引发大量促癌基因的异常活化，最终驱动肿瘤的发生与恶性进展。

该类肿瘤始现于2016年第四版WHO神经系统肿瘤分类，至今仅有6年余，在2021年第五版WHO神经系统肿瘤中，由弥漫中线胶质瘤伴H3K27M突变（diffure midline glioma，H3K27M-mutant）更新为弥漫中线胶质瘤伴H3K27变异（diffuse midline glioma，H3K27-altered），被划归为最高恶性WHO Ⅳ级肿瘤[1,35,36]。依据其变异类型细分为4种亚型：DMG，H3.3 K27突变型；DMG，H3.1或H3.2 K27突变型；H3野生伴EZHIP过表达；H3K27me3缺失，EGFR突变型[1]。其中，H3.3 K27M突变型最为常见，其预后最差[41]，H3.1或H3.2 K27突变型更常见于儿童患者[37]。

既往认为H3基因突变通常与IDH1/2突变互斥[15]，但也有研究表明DMG患者可同时出现IDH/H3突变，且多为非典型的IDH突变为主[20]，可能与临床上常规只检测IDH1-R132H免疫组化相关。DMG较少出现TERT启动子突变[15,38]、MGMT启动子甲基化[38]和BRAF V600E突变[15]，可合并TP53基因突变、ATRX缺失/突变、PDGFRA扩增、ACVR1突变、PIK3CA突变，FGFR1突变和PPM1D突变[44,45]。DMG的Ki-67增殖指数较高，成人DMG的Ki-67增殖指数低于儿童患者[37]。

（三）液体活检

液体活检（liquid biopsy）包括循环肿瘤DNA（circulating tumor DNA，ctDNA）、循环肿瘤细胞（circulating tumor cell，CTC）、细胞外囊泡、循环游离RNA、蛋白质和代谢产物，其中ctDNA的临床应用最为广泛。ctDNA是DMG细胞死亡、凋亡或坏死后释放到脑脊液或血液循环中的DNA。相比于血液，中枢神经系统肿瘤患者脑脊液中ctDNA浓度更高，即使突变等位频率（variant allele frequencies，VAF）较低时，也能在其中检测到[46]，ctDNA峰度的变化对肿瘤负荷具有提示意义[47, 48]。因此，脑脊液是中枢神经系统肿瘤液体活检的首选样本来源[49]。在DMG中，由于肿瘤位于神经系统中线结构核心功能区，通过手术切除肿瘤获取病理组织、明确病理诊断的风险高、耗时长，液体活检在未来有望取代肿瘤组织活检，为患者提供微创、精准的快速诊断，监测肿瘤进展，指导治疗，意义重大。

三、治疗

由于脊髓损伤后的自我修复能力有限，肿瘤及后续治疗所致的脊髓损伤可能是永久性的，可造成巨大的经济和社会负担。脊髓DMG发病率极低，治疗策略主要参考脑胶质瘤治疗，需要神经外科、放疗、化疗、影像、病理和康复科等跨学科团队的参与和制订，以期达到最优治疗效果，延长患者的无进展生存期和总生存期。

（一）手术治疗

手术治疗是脊髓DMG首选的治疗方式，最大限度地安全切除肿瘤、解除对脊髓的压迫和明确病理诊断是其首要目标。对于复发肿瘤，若患者基本状态良好且肿瘤未发生广泛的软膜播散，再次行手术切除仍是首选的治疗方式。然而，由于脊髓DMG呈弥漫性浸润生长，终末期患者多见肿瘤的软膜播散和颅内转移，手术无法最大限度地切除，因此，手术疗效在很大程度上取决于手术时患者整体的神经功能状况和术者的临床经验。

（二）放射治疗

放疗是DMG辅助治疗重要的组成部分，DMG放疗的靶区和剂量推荐：大体肿瘤区（gross tumor volume，GTV）以MRI T_2 或FLAIR为标准，多模态影像融合技术勾画靶区，临床靶区（clinical target volume，CTV）以GTV外扩1.5～2 cm，遇天然屏障视情况予以修回，CTV外扩0.3～0.5 cm形成计划靶区（planning target volume，PTV），推荐的放疗剂量为45～54 Gy，其分割方式均为1.8～2.0 Gy/次，也可根据具体情况选择放疗剂量为54～60 Gy（1.8～2 Gy/次）或39Gy（3 Gy/次）[50]。然而，常规放疗不论是单用或是与化疗联用，均未能使患者生存期获益[51]。

（三）药物治疗

当前，针对DMG的国际治疗指南空缺。在药物治疗方面，临床上基本沿用GBM的术后辅助治疗方案，主要包括STUPP方案（替莫唑胺同步放化疗）、替莫唑胺单药化疗以及联用贝伐珠单抗等。然而，基于目前已有的研究结果，DMG与GBM不论在肿瘤发生还是恶性进展中的机制均存在巨大差异。仅以O^6-甲基鸟嘌呤-DNA-甲基转移酶（O^6-methylguanine-DNA methyltransferase，MGMT）为例，DMG因其MGMT启动子普遍低甲基化，使得现有治疗GBM的一线化疗用药替莫唑胺在DMG患者中呈显著耐药[52,53]。

相较于GBM，伴有H3K27改变的DMG独具表观遗传学景观。H3K27可以被单甲基化（K27me1）、二甲基化（K27me2）或三甲基化（K27me3）。H3K27me3在发育阶段的基因沉默中发挥着非常重要的作用，与此相应，H3K27的乙酰化修饰（H3K27ac）则标志着活跃转录。H3K27M突变可以通过影响组蛋白翻译后修饰，使得H3K27甲基化水平整体下降，H3K27乙酰化水平整体增高，进而改变染色质的构象与状态，致使表观遗传重编程。作为基因表达沉默与活跃的标志，H3K27me3和H3K27ac的表达失调会引发大量促癌相关基因的异常活化，从而导致与肿瘤恶性进展密切相关的信号通路发生紊乱，诸如PDGFRA、Ras/Raf/MEK/ERK、WNT、PI3K/AKT/mTOR、PTEN/TP53通路等，这些关键信号通路的紊乱与H3K27M突变共同驱动了肿瘤的恶性增殖与演进[54,55]。

"解铃还须系铃人"，表观遗传学治疗在该类肿瘤中的应用是目前国际上的热点领域。相比于野生型肿瘤，伴有H3.3K27M突变DMG的H3K27ac水平显著升高，并主要集中于内源反转录病毒（endogenous retrovirus，ERV）序列，从而活化其转录和表达。组蛋白去乙酰化酶抑制剂（histone deacetylase inhibitor，HDACi）和DNA甲基化抑制剂（DNA methylation inhibitor，DNMTi）可进一步加剧ERV序列的表达，从而激活细胞内干扰素信号通路，表达干扰素相关基因（interferon-stimulated genes，ISGs），激活机体对肿瘤的免疫识别与应答。与此同时，HDACi和DNMTi在伴有H3K27M突变DMG中所激活的"病毒拟态"（viral mimicry），可通过影响线粒体能量代谢，重塑肿瘤细胞代谢模式，最终驱动对其的杀伤作用[56]。在体内外实验中，伴有H3K27M突变肿瘤细胞对HDACi和DNMTi敏感，其联合用药的疗效较单药更佳[57]。

血脑屏障穿透力是药物治疗DMG的核心要素。利用高通量测序对2706种药物进行筛选，发现HDACi帕比司他（panobinostat）具有较强的血脑屏障穿透性，并在体内与体外实验中均展示出其对DMG的优势杀伤作用[58,59]。在复发高级别胶质瘤患者中，帕比司他亦显示出较好的血脑屏障穿透力与安全性[60,61]。口服帕比司他在4例DMG患者中（2例为脊髓DMG）的安全性与耐受性良好，部分患者可获得影像学上的稳定或部分缓解，但是对于已发生软脑膜播散的脊髓DMG患者，单药疗效并不理想（PFS 2个月，OS 6个月）[62]。除口服给药方式以外，其他给药方式也在积极探索之中，旨在辅助帕比司他更好地穿透血脑屏障，升高其在肿瘤中的药物作用浓度。这些方式包括对流增强给药（convection-enhanced delivery，CED）[63]，CED联合多肽纳米纤维前体给药（peptide nanofiber precursor，NFP）[64]，纳米药物递送系统[65]等。这些给药方式为帕比司他在DMG中的应用展现了可观前景，但由于其单药治疗DMG的疗效有限，且进展期DMG常见肿瘤沿神经系统中线结构的转移和（或）伴发软膜播散，高效的药物递送系统联合其他药物或疗法将是进一步值得深入探索的领域。

如前所述，尽管伴有H3K27M突变DMG细胞的基因组呈现H3K27me3整体下调趋势，但某些基因位点的甲基化水平不降反升使之表达沉默，这些基因多与编码抑癌蛋白相关，包括编码P16的Cdkn2a。EZH1/2（enhancer of zeste homolog, EZH）是多梳抑制复合物（PRC2 complex）中的甲基化转移酶，EZH2i（EZH2 inhibitor）可在DMG细胞中激活原本被沉默的Cdkn2a基因，进而诱导抑癌蛋白P16的表达[66]。与此同时，EZH2i通过刺激肿瘤抗原的释放和提呈，增加肿瘤微环境中免疫细胞的浸润并强化其杀伤功能，其与免疫检查点抑制剂的联用可逆转肿瘤免疫耐药与免疫逃避，为EZH2i治疗DMG提供了理论支持。目前，EZH2i及其与免疫检查点抑制剂在DMG患者中的应用亟待开展。

在表观遗传学药物以外，多巴胺D2/3受体选择性拮抗剂ONC201在DIPG患者中初现疗效[67]。ONC201联合其他药物治疗DIPG患者的OS可达18个月，若结合二次放疗，OS可达22个月[68]。目前对其作用机制的研究认为，ONC201通过与线粒体ClpP特异性结合使其活化，进而损伤肿瘤细胞的氧化磷酸化过程，致其线粒体结构受损，整合性应急反应（integrated stress response, ISR）被激活，启动肿瘤细胞凋亡的同时致其细胞周期抑制[69]。然而，ONC201单药在DMG儿童和成人患者中的疗效，还需进一步深入评估。

免疫治疗被誉为继外科手术、放射治疗、抗肿瘤化学药物治疗之后，癌症治疗的第四个支柱，通过主动或被动方式使机体产生肿瘤特异性免疫应答，助其发挥抑制和（或）杀伤肿瘤的治疗方法。目前，基于免疫治疗在血液系统肿瘤及黑色素瘤等实体肿瘤中的惊人疗效，针对DMG在内的高级别胶质瘤的免疫治疗是一个令人期待的领域。Majzner等[70]发布了GD2-CAR-T治疗DMG临床试验的前四位受试者，通过静脉注射或脑室注射输入CAR-T细胞，其中3位患者在临床与影像学上有改善，毒副作用通过强化的支持治疗得到有效控制。虽然受试者人数有限，但是初步的临床试验结果显示GD2-CAR-T在治疗DMG上有非常大的前景，为进一步优化治疗方案提供了宝贵的经验。然而，IL-13 receptor alpha 2（IL-13 Rα2）、GD2、EGFRVⅢ、B7-H3等靶点的嵌合抗原受体T细胞疗法（CAR-T疗法）[70-72]、肿瘤疫苗[73]、溶瘤病毒[74]和免疫检查点抑制剂等疗法的单独应用，均未能在高级别胶质瘤患者中获得显著的临床疗效[75]，这可能与该神经系统肿瘤所特有的免疫微环境密切相关，但研究中所展示出免疫疗法的较高安全性和特异性为未来联合疗法的探索与开展奠定了基础。值得注意的是，在应用肿瘤的免疫治疗时，需要密切关注免疫相关不良反应（irAEs），因其显著影响患者的生存时间和质量。

四、预后

DMG的预后极差，患者的中位总生存期（overall survival, OS）往往少于12个月[37, 42]，如果肿瘤没有发生软脑膜播散，患者的平均OS为12.2个月，反之，患者的OS只有7.9个月[41]。患者的1年OS为41.9%（成人54.5%，儿童25.3%），2年OS为26.7%（成人36.9%，儿童14.2%）[42]。然而，脊髓DMG患者的预后优于颅内MDG患者，中位OS为20.7个月[15]，1年生存率为73%、3年生存率为32%、5年生存率为8%[39]。

影响脊髓DMG的预后危险因素很多，包括年龄、肿瘤位置、肿瘤大小、术前神经功能状态、手术切除程度、辅助治疗、组织病理学分级、Ki-67和H3K27变异状态等。虽然DMG在组织病理学上是异质性的，但是目前的标准建议不论组织学特征如何，其WHO分级均为4级[1, 35, 36]。研究表明，WHO组织学级别越高的脊髓肿瘤发生H3基因突变的比例越高[40]，H3基因突变与DMG患者的不良预后密切相关[77]。然而，Yi等[40]和Akinduro等[77]均报道了H3.3K27M突变不是脊髓DMG患者不良预后的主要因素，DMG患者的OS明显长于其他WHO组织学4级的脊髓胶质瘤，其原因可能是DMG组包含有部分WHO组织学2级和3级的肿瘤。Chai等[15]进一步分析不同组织学分级DMG患者的预后，结果表明组织学2级和3级的DMG患者OS长于组织学4级的患者（分别为24个月和12个月），H3K27M突变仅在组织学分级为2级的肿瘤中与低生存率有关，而在组织学分级为3级和4级的肿瘤中则不相关。Wang等[39]的研究进一步表明不同组织学分级的DGM患者的预后并不一致，组织学为4级的DMG患者中位OS仅为8.6个月，1年和5年的生存率分别为33%和0，明显短于组织学为2级（23.9个月）和3级（26.3个月）的患者。

五、典型病例

患者女性，6岁。主因"右侧肢体无力并进行性加重2个月"入院。临床表现为右侧肢体无力，以上肢为主，上抬无力。神经系统专科查体：右侧C_2水平及以下感觉稍减退，右侧肢体肌力4级，右侧肌张力降低，腱反射减弱，右侧Babinski征（＋）。四肢共济运动障碍，Romberg征（＋）。外院颈椎MRI提示高颈髓占位性病变。McCormick分级：2级。初步诊断：脊髓占位性病变（延髓~C_4）、脊髓空洞。拟在神经电生理监测下行后正中入路脊髓髓内肿瘤切除术（图16-2-2）。

手术过程（图16-2-3）：右侧俯卧位，头架固定，显露C_1~C_5棘突，超声骨刀铣椎板，硬膜张力较高，后正中剪开并悬吊硬脊膜，脊髓肿胀明显，背侧血管迂曲，部分肿瘤突破右侧方脊髓呈外生性生长（图16-2-3 A），肿瘤色灰红，质软，沿脊髓右侧背根神经根出脊髓处分离脊髓与肿瘤界面（图16-2-3 B），向上方延伸至延髓可见肿瘤上极呈囊性，少量黄褐色囊液流出，切口向下延长至C_5水平，可见肿瘤下方囊性变。由延髓侧分离肿瘤与脊髓界面，肿瘤腹侧与脊髓粘连紧密，部分脊髓前动脉分支供血肿瘤，予以电凝后切断，分块近全切除肿瘤（图16-2-3 C）。人工硬膜扩大严密缝合硬脊膜，钛板和钛钉复位椎板，逐层缝合手术切口。

病理（图16-2-4）：脊髓实质内肿瘤细胞弥漫浸润性生长，肿瘤细胞密度较高，细胞胞核圆形或卵圆形，部分细胞可见核仁，中度异型，可见核分裂象，伴散在钙化及栅栏状、灶片状坏死，间质血管内皮细胞增生。免疫组化：GFAP（＋）、Olig-2（＋）、IDH1（－）、P53（－）、ATRX（＋）、S-100（＋）、NeuN（－）、Vimentin（－）、H3k27M（＋）、H3K27Me3（－）、Ki-67（15%＋）。综上所述，诊断为弥漫性中线胶质瘤，伴H3K27M突变（WHO 4级）。

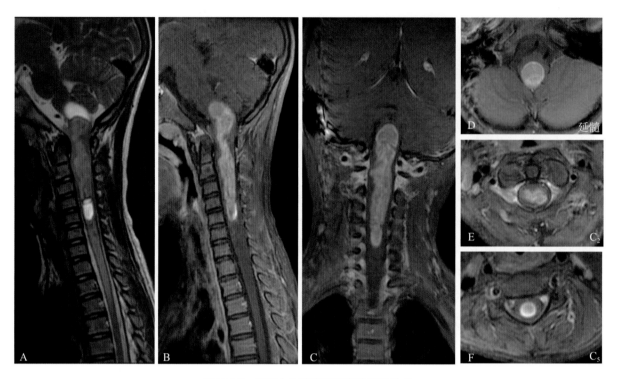

图16-2-2　后正中入路脊髓髓内肿瘤切除术

A. 术前颈椎MRI T2WI显示肿瘤位于延髓~C_4，呈等信号，两端可见空洞；B~F. T_1增强像显示肿瘤呈不均匀强化，两端空洞壁强化，轴位显示脊髓受压变薄

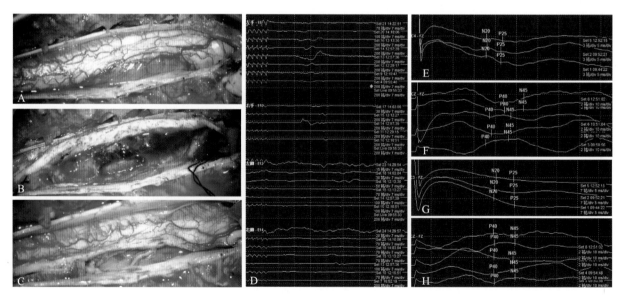

图16-2-3　手术过程

A~C. 显微镜下脊髓髓内肿瘤切除术；D~H. 术中电生理监测提示MEP未引出典型波形，SEP无明显变化

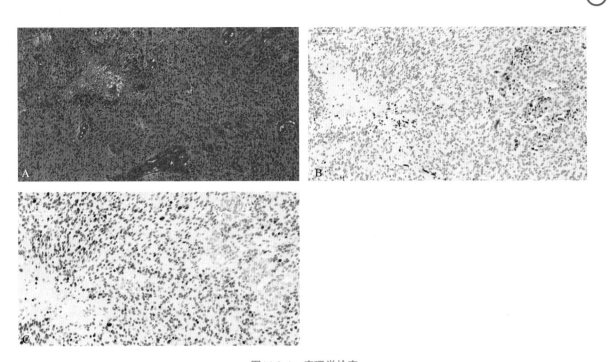

图16-2-4 病理学检查

A. HE染色提示胶质细胞肿瘤，细胞中度异型，图片左侧见栅栏状坏死，右侧及下方见微血管增生；B. 肿瘤细胞 H3K27me3失表达，血管内皮为阳性内对照；C. H3K27M着染肿瘤细胞核，增生的血管内皮未着色

术后情况（图16-2-5）：术后第1天双侧C_2水平及以下痛温觉及触觉减退，右侧较重；右上肢肌力3级，右下肢肌力4级，肌张力稍高；左上肢肌力4级，左下肢肌力5级，肌张力可；双上肢腱反射正常，双下肢腱反射活跃。术后2周右侧肢体肌力4级，左侧肢体肌力5级。患者术后未接受放化疗等辅助治疗，术后19个月复查提示颈部活动受限，右侧肢体肌力4级。

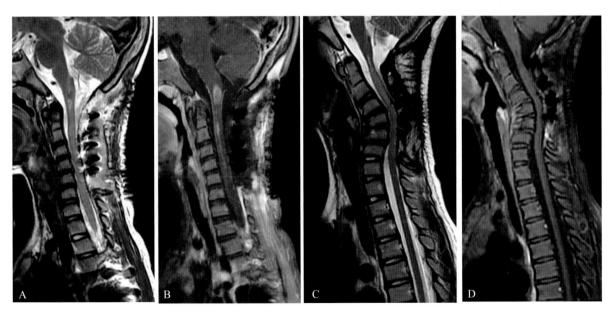

图16-2-5 术后情况

A. 术后7天的MRI T2WI像；B. T_1增强像提示肿瘤近全切除；C、D. 术后19个月的MRI提示未见肿瘤明确复发，颈椎后凸畸形

253

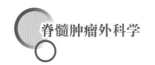

六、脊髓弥漫性胶质瘤的治疗流程

脊髓弥漫性胶质瘤的治疗流程见图16-2-6。

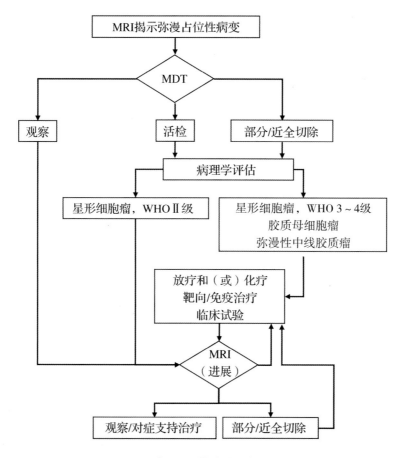

图16-2-6 脊髓弥漫性胶质瘤的治疗流程

七、总结

DMG具有独特的临床、影像和病理特点，治疗极具挑战，因此进一步将DMG分成亚组将有助于对自然病史和风险预测的重新评估。若患者一般情况允许，DMG的治疗仍应以手术为前提，联合放疗、靶向和免疫治疗，以最大限度提高胶质瘤的治疗效果。以上总结希望能给脊髓DMG的治疗带来一些有益的思路。

（荆林凯　章　薇　王贵怀）

参考文献

［1］ Louis DN, Perry A, Wesseling P, et al. The 2021 WHO classification of tumors of the central nervous system: A summary[J]. Neuro-oncology, 2021, 23(8): 1231-1251.

［2］ Ostrom Q, Patil N, Cioffi G, et al. CBTRUS statistical report: Primary brain and other central nervous system tumors diagnosed in the united states in 2013-2017[J]. Neuro-oncology, 2020, 22: 1-96.

［3］ 中国医师协会脑胶质瘤专业委员会, 上海市抗癌协会神经肿瘤分会. 中国中枢神经系统胶质瘤免疫和靶向治疗专家共识(第二版)[J]. 中华医学杂志, 2020, 100(43): 3388-3396.

［4］ 刘岩红, 国家卫生健康委员会医政医管局. 脑胶质瘤诊疗规范(2018年版)[J]. 中华神经外科杂志, 2019, 35(3): 217.

［5］ Milano M, Johnson M, Sul J, et al. Primary spinal cord glioma: A surveillance, epidemiology, and end results database study[J]. Journal of Neuro-oncology, 2010, 98(1): 83-92.

［6］ Schellinger K, Propp J, Villano J, et al. Descriptive epidemiology of primary spinal cord tumors[J]. Journal of Neuro-oncology, 2008, 87(2): 173-179.

［7］ 李德志, 孔德生, 郝淑煜, 等. 2447例椎管内肿瘤的流行病学特点[J]. 中华神经外科杂志, 2014, 30(7): 653-657.

［8］ Tobin M, Geraghty J, Engelhard H, et al. Intramedullary spinal cord tumors: a review of current and future treatment strategies[J]. Neurosurgical Focus, 2015, 39(2): E14.

［9］ Samartzis D, Gillis C, Shih P, et al. Intramedullary spinal cord tumors: Part I-epidemiology, pathophysiology, and diagnosis[J]. Global Spine Journal, 2015, 5(5): 425-435.

［10］ Li T, Chu J, Xu Y, et al. Surgical strategies and outcomes of spinal ependymomas of different lengths: analysis of 210 patients: clinical article[J]. Journal of Neurosurgery Spine, 2014, 21(2): 249-259.

［11］ Westphal M, Mende K, Eicker S. Refining the treatment of spinal cord lesions: experience from 500 cases[J]. Neurosurgical Focus, 2021, 50(5): E22.

［12］ Shao J, Jones J, Ellsworth P, et al. A comprehensive epidemiological review of spinal astrocytomas in the United States[J]. Journal of Neurosurgery Spine, 2020, 1-7.

［13］ Zhang Y, Chai R, Cao R, et al. Clinicopathological characteristics and survival of spinal cord astrocytomas[J]. Cancer Medicine, 2020, 9(19): 6996-7006.

［14］ Hamilton K, Lee S, Urquhart J, et al. A systematic review of outcome in intramedullary ependymoma and astrocytoma[J]. Journal of Clinical Neuroscience: Official Journal of the Neurosurgical Society of Australasia, 2019, 63: 168-175.

［15］ Chai R, Zhang Y, Liu Y, et al. The molecular characteristics of spinal cord gliomas with or without H3 K27M mutation[J]. Acta Neuropathologica Communications, 2020, 8(1): 40.

［16］ Mccormick P, Torres R, Post K, et al. Intramedullary ependymoma of the spinal cord[J]. Journal of Neurosurgery, 1990, 72(4): 523-532.

［17］ Butenschoen V, Hubertus V, Janssen I, et al. Surgical treatment and neurological outcome of infiltrating intramedullary astrocytoma WHO II-IV: a multicenter retrospective case series[J]. Journal of Neuro-oncology, 2021, 151(2): 181-191.

［18］ Maj E, Szemplińska B, Szeszkowski W, et al. Role of Diffusion Tensor Imaging Parameters in the Characterization and Differentiation of Infiltrating and Non-Infiltrating Spinal Cord Tumors: Preliminary Study[J]. Clinical Neuroradiology, 2020, 30(4): 739-747.

［19］ Lebrun L, Meléndez B, Blanchard O, et al. Clinical, radiological and molecular characterization of intramedullary astrocytomas[J]. Acta neuropathologica Communications, 2020, 8(1): 128.

［20］ Banan R, Stichel D, Bleck A, et al. Infratentorial IDH-mutant astrocytoma is a distinct subtype[J]. Acta Neuropathologica, 2020, 140(4): 569-581.

［21］ Hongo H, Takai K, Komori T, et al. Intramedullary spinal cord ependymoma and astrocytoma: intraoperative frozen-section diagnosis, extent of resection, and outcomes[J]. Journal of Neurosurgery Spine, 2018, 30(1): 133-139.

［22］ Maccarty C, Kiefer E. Thoracic lumbar and sacral spinal cordectomy; preliminary report[J]. Proceedings of the Staff Meetings Mayo Clinic, 1949, 24(4): 108-115.

［23］ Nakamura M, Tsuji O, Fujiyoshi K, et al. Cordotomy for patients with thoracic malignant astrocytoma[J]. Journal of

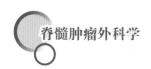
Neurosurgery Spine, 2010, 13(4): 418-423.

［24］荆林凯, 孙振兴, 郭毅, 等. O型臂3D导航辅助置钉技术在脊髓脊柱肿瘤术中重建脊柱稳定性的应用[J]. 中华神经外科杂志, 2019, 7: 676-680.

［25］Sun Z, Jing L, Fan Y, et al. Fluorescein-guided surgery for spinal gliomas: Analysis of 220 consecutive cases[J]. International Review of Neurobiology, 2020, 151: 139-154.

［26］Nagoshi N, Tsuji O, Suzuki S, et al. Clinical outcomes and a therapeutic indication of intramedullary spinal cord astrocytoma[J]. Spinal Cord, 2022, 60(3): 216-222.

［27］Golpayegani M, Edalatfar M, Ahmadi A, et al. Complete versus incomplete surgical resection in intramedullary astrocytoma: Systematic review with individual patient data meta-analysis[J]. Global Spine Journal, 2022: 21925682221094766.

［28］Hersh A, Antar A, Pennington Z, et al. Predictors of survival and time to progression following operative management of intramedullary spinal cord astrocytomas[J]. Journal of Neuro-oncology, 2022, 158(1): 117-127.

［29］Yang S, Yang X, Wang H, et al. Development and validation of a personalized prognostic prediction model for patients with spinal cord astrocytoma[J]. Frontiers in Medicine, 2021, 8: 802471.

［30］Yuan C, Yao Q, Cheng L, et al. Prognostic factors and nomogram prediction of survival probability in primary spinal cord astrocytoma patients[J]. Journal of Neurosurgery Spine, 2021: 1-12.

［31］Khalid S, Kelly R, Carlton A, et al. Adult intradural intramedullary astrocytomas: a multicenter analysis[J]. Journal of Spine Surgery (Hong Kong), 2019, 5(1): 19-30.

［32］Nunna R, Khalid S, Ryoo J, et al. Adult primary high-grade spinal glioma: a nationwide analysis of current trends in treatment and outcomes[J]. Journal of Neuro-oncology, 2020, 147(3): 633-641.

［33］Liu J, Zheng M, Yang W, et al. Impact of surgery and radiation therapy on spinal high-grade gliomas: a population-based study[J]. Journal of Neuro-oncology, 2018, 139(3): 609-616.

［34］荆林凯, 于贝贝, 张会芳, 等. 高级别脊髓胶质瘤的生存预后及其影响因素分析[J]. 中华神经外科杂志, 2021(12): 1251-1256.

［35］Louis DN, Perry A, Reifenberger G, et al. The 2016 World health organization classification of tumors of the central nervous system: A summary[J]. Acta Neuropathologica, 2016, 131(6): 803-820.

［36］Louis DN, Giannini C, Capper D, et al. cIMPACT-NOW update 2: diagnostic clarifications for diffuse midline glioma, H3 K27M-mutant and diffuse astrocytoma/anaplastic astrocytoma, IDH-mutant[J]. Acta Neuropathologica, 2018, 135(4): 639-642.

［37］Vuong H, Ngo T, Le H, et al. Prognostic Implication of Patient Age in H3K27M-Mutant Midline Gliomas[J]. Frontiers in Oncology, 2022, 12(858148.

［38］Meyronet D, Esteban-Mader M, Bonnet C, et al. Characteristics of H3 K27M-mutant gliomas in adults[J]. Neuro-oncology, 2017, 19(8): 1127-1134.

［39］Wang Y, Zhang Y, Liu W, et al. Spinal Cord Diffuse Midline Gliomas With H3 K27m-Mutant: Clinicopathological Features and Prognosis[J]. Neurosurgery, 2021, 89(2): 300-307.

［40］Yi S, Choi S, Shin D, et al. Impact of H3.3 K27M Mutation on Prognosis and Survival of Grade IV Spinal Cord Glioma on the Basis of New 2016 World Health Organization Classification of the Central Nervous System[J]. Neurosurgery, 2019, 84(5): 1072-1081.

［41］Buczkowicz P, Bartels U, Bouffet E, et al. Histopathological spectrum of paediatric diffuse intrinsic pontine glioma: diagnostic and therapeutic implications[J]. Acta Neuropathologica, 2014, 128(4): 573-581.

［42］Zheng L, Gong J, Yu T, et al. Diffuse Midline Gliomas With Histone H3 K27M Mutation in Adults and Children: A Retrospective Series of 164 Cases[J]. The American Journal of Surgical Pathology, 2022, 46(6): 863-871.

［43］Qiu T, Chanchotisatien A, Qin Z, et al. Imaging characteristics of adult H3K27M-mutant gliomas[J]. Journal of Neurosurgery, 2019, 1-9.

［44］Vuong H, Le H, Ngo T, et al. H3K27M-mutant diffuse midline gliomas should be further molecularly stratified: an integrated analysis of 669 patients[J]. Journal of Neuro-oncology, 2021, 155(3): 225-234.

［45］ Wu G, Diaz A, Paugh B, et al. The genomic landscape of diffuse intrinsic pontine glioma and pediatric non-brainstem high-grade glioma[J]. Nature Genetics, 2014, 46(5): 444-450.

［46］ De Mattos-Arruda L, Mayor R, Ng C, et al. Cerebrospinal fluid-derived circulating tumour DNA better represents the genomic alterations of brain tumours than plasma[J]. Nature Communications, 2015, 6: 8839.

［47］ Escudero L, Llort A, Arias A, et al. Circulating tumour DNA from the cerebrospinal fluid allows the characterisation and monitoring of medulloblastoma[J]. Nature Communications, 2020, 11(1): 5376.

［48］ Pentsova E, Shah R, Tang J, et al. Evaluating Cancer of the Central Nervous System Through Next-Generation Sequencing of Cerebrospinal Fluid[J]. Journal of Clinical Oncology: Official Journal of the American Society of Clinical Oncology, 2016, 34(20): 2404-2415.

［49］ Greuter L, Frank N, Guzman R, et al. The Clinical applications of liquid biopsies in pediatric brain tumors: A systematic Literature Review[J]. Cancers, 2022, 14(11): 2683.

［50］ 中华医学会放射肿瘤治疗学分会. 胶质瘤放疗中国专家共识(2017)[J]. 中华放射肿瘤学杂志, 2018(2): 123-131.

［51］ Izzuddeen Y, Gupta S, Haresh K, et al. Hypofractionated radiotherapy with temozolomide in diffuse intrinsic pontine gliomas: a randomized controlled trial[J]. Journal of Neuro-oncology, 2020, 146(1): 91-95.

［52］ Hegi M, Diserens A, Gorlia T, et al. MGMT gene silencing and benefit from temozolomide in glioblastoma[J]. The New England Journal of Medicine, 2005, 352(10): 997-1003.

［53］ Banan R, Christians A, Bartels S, et al. Absence of MGMT promoter methylation in diffuse midline glioma, H3 K27M-mutant[J]. Acta Neuropathologica Communications, 2017, 5(1): 98.

［54］ Nacev B, Feng L, Bagert J, et al. The expanding landscape of 'oncohistone' mutations in human cancers[J]. Nature, 2019, 567(7749): 473-478.

［55］ Filbin M, Tirosh I, Hovestadt V, et al. Developmental and oncogenic programs in H3K27M gliomas dissected by single-cell RNA-seq[J]. Science (New York, NY), 2018, 360(6386): 331-335.

［56］ Fresquet V, Garcia-Barchino M, Larrayoz M, et al. Endogenous Retroelement Activation by Epigenetic Therapy Reverses the Warburg Effect and Elicits Mitochondrial-Mediated Cancer Cell Death[J]. Cancer Discovery, 2021, 11(5): 1268-1285.

［57］ Krug B, De Jay N, Harutyunyan A, et al. Pervasive H3K27 Acetylation Leads to ERV Expression and a Therapeutic Vulnerability in H3K27M Gliomas[J]. Cancer Cell, 2019, 35(5): 782-797.e788.

［58］ Grasso CS, Tang Y, Truffaux N, et al. Functionally defined therapeutic targets in diffuse intrinsic pontine glioma[J]. Nat Med, 2015, 21(6): 555-559.

［59］ Lin GL, Wilson KM, Ceribelli M, et al. Therapeutic strategies for diffuse midline glioma from high-throughput combination drug screening[J]. Sci Transl Med, 2019, 11(519): eaaw0064

［60］ Lee EQ, Reardon DA, Schiff D, et al. Phase II study of panobinostat in combination with bevacizumab for recurrent glioblastoma and anaplastic glioma[J]. Neuro-oncology, 2015, 17(6): 862-867.

［61］ Drappatz J, Lee EQ, Hammond S, et al. Phase I study of panobinostat in combination with bevacizumab for recurrent high-grade glioma[J]. J Neurooncol, 2012, 107(1): 133-138.

［62］ Neth B, Balakrishnan S, Carabenciov I, et al. Panobinostat in adults with H3 K27M-mutant diffuse midline glioma: a single-center experience[J]. Journal of Neuro-oncology, 2022, 157(1): 91-100.

［63］ Singleton WGB, Bienemann AS, Woolley M, et al. The distribution, clearance, and brainstem toxicity of panobinostat administered by convection-enhanced delivery[J]. J Neurosurg Pediatr, 2018, 22(3): 288-296.

［64］ Bellat V, Alcaina Y, Tung CH, et al. A combined approach of convection-enhanced delivery of peptide nanofiber reservoir to prolong local DM1 retention for diffuse intrinsic pontine glioma treatment[J]. Neuro-oncology, 2020, 22(10): 1495-1504.

［65］ Shan S, Chen J, Sun Y, et al. Functionalized Macrophage Exosomes with Panobinostat and PPM1D-siRNA for Diffuse Intrinsic Pontine Gliomas Therapy[J]. Adv Sci, 2022, 9(21): 18.

［66］ Mohammad F, Weissmann S, Leblanc B, et al. EZH2 is a potential therapeutic target for H3K27M-mutant pediatric gliomas[J]. Nat Med, 2017, 23(4): 483-492.

［67］ Cantor E, Wierzbicki K, Tarapore RS, et al. Serial H3K27M cell-free tumor DNA (cf-tDNA) tracking predicts ONC201 treatment response and progression in diffuse midline glioma[J]. Neuro-oncology, 2022, 24(8): 1366-1374.

［68］ Duchatel RJ, Mannan A, Woldu AS, et al. Preclinical and clinical evaluation of German-sourced ONC201 for the treatment of H3K27M-mutant diffuse intrinsic pontine glioma[J]. Neurooncol Adv, 2021, 3(1): vdab169.

［69］ Bonner ER, Waszak SM, Grotzer MA, et al. Mechanisms of imipridones in targeting mitochondrial metabolism in cancer cells[J]. Neuro-oncology, 2021, 23(4): 542-556.

［70］ Majzner R, Ramakrishna S, Yeom K, et al. GD2-CAR T cell therapy for H3K27M-mutated diffuse midline gliomas[J]. Nature, 2022, 603(7903): 934-941.

［71］ Vitanza NA, Johnson AJ, Wilson AL, et al. Locoregional infusion of HER2-specific CAR T cells in children and young adults with recurrent or refractory CNS tumors: an interim analysis[J]. Nat Med, 2021, 27(9): 1544-1552.

［72］ Brown C E, Alizadeh D, Starr R, et al. Regression of Glioblastoma after Chimeric Antigen Receptor T-Cell Therapy[J]. N Engl J Med, 2016, 375(26): 2561-2569.

［73］ Mueller S, Taitt J, Villanueva-Meyer J, et al. Mass cytometry detects H3.3K27M-specific vaccine responses in diffuse midline glioma[J]. The Journal of Clinical Investigation, 2020, 130(12): 6325-6337.

［74］ Gállego Pérez-Larraya J, Garcia-Moure M, Labiano S, et al. Oncolytic DNX-2401 Virus for Pediatric Diffuse Intrinsic Pontine Glioma[J]. The New England Journal of Medicine, 2022, 386(26): 2471-2481.

［75］ Hu J, Liu T, Han B, et al. Immunotherapy: A Potential Approach for High-Grade Spinal Cord Astrocytomas[J]. Frontiers in Immunology, 2020, 11: 582828.

［76］ Yao J, Wang L, Ge H, et al. Diffuse midline glioma with H3 K27M mutation of the spinal cord: A series of 33 cases[J]. Neuropathology: Official Journal of the Japanese Society of Neuropathology, 2021, 41(3): 183-190.

［77］ Akinduro O, Garcia D, Higgins D, et al. A multicenter analysis of the prognostic value of histone H3 K27M mutation in adult high-grade spinal glioma[J]. Journal of Neurosurgery Spine, 2021, 35(6): 834-843.

脊髓局限性星形细胞胶质瘤

弥漫性、浸润性生长是中枢神经系统胶质瘤尤其是星形细胞瘤的主要生长方式，肿瘤无包膜，界限不清，无法手术完整切除，易复发和恶性变。2021年WHO中枢神经系统肿瘤分类（第五版）将"局限性（circumscribed）"一词用于具有局限性生长特性的星形细胞胶质瘤的分类，至此，"弥漫性（diffuse）"和"局限性"这种定义生长方式的描述应用于胶质瘤的命名[1,2]。局限性星形细胞胶质瘤仍是脑与脊髓实质内肿瘤，局限性生长为主要特征，但并无包膜，某些肿瘤存在侵袭甚至播散可能。第五版WHO中枢神经系统肿瘤分类（表17-0-1）在整体框架中去掉第四版修订版中的其他星形细胞肿瘤和其他胶质瘤，而将其他星形细胞肿瘤中的毛细胞型星形细胞瘤、多形性黄色瘤型星形细胞瘤和室管膜下巨细胞型星形细胞瘤、其他胶质瘤中的第三脑室脊索样胶质瘤，以及有毛细胞样特征的高级别星形细胞瘤和星形母细胞瘤，MN1变异型2种新增类型全部归入局限性星形细胞胶质瘤。

表17-0-1　2021年WHO中枢神经系统肿瘤分类（第五版）局限性星形细胞胶质瘤分类

中文名称	英文名称	WHO 分级
毛细胞型星形细胞瘤	pilocytic astrocytoma	1 级
有毛细胞样特征的高级别星形细胞瘤	high-grade astrocytoma with piloid features	建议 3 级
多形性黄色瘤型星形细胞瘤	pleomorphic xanthoastrocytoma	2 ~ 3 级
室管膜下巨细胞型星形细胞瘤	subependymal giant cell astrocytoma	1 级
脊索样胶质瘤	chordoid glioma	1 级
星形母细胞瘤，MNI 变异型	astroblastoma MN1-altered	未分级

局限性星形细胞胶质瘤，意味着此类胶质瘤的生长方式较局限，影像学可见肿瘤界限较清晰，预后相对较好，但局限性并不代表低级别。除毛细胞型星形细胞瘤、室管膜下巨细胞型星形细胞瘤和脊索样胶质瘤仍属CNS（WHO 1级）外，多形性黄色瘤型星形细胞瘤可归为CNS（WHO 2 ~ 3级）；有毛细胞样特征的高级别星形细胞瘤为高级别，建议归为CNS（WHO 3级）；星形母细胞瘤，MN1变异型的WHO分级虽暂未确定，但是第一版至第四版肿瘤分类中星形母细胞瘤均为WHO 3级。由此可见，"局限性"仅是与"弥漫性"相对应的一种描述，并不能代表肿瘤恶性程度。

与弥漫性胶质瘤相比，局限性星形细胞胶质瘤预后相对较好。其中，毛细胞型星形细胞瘤、室管膜下巨细胞型星形细胞瘤和脊索样胶质瘤的5～10年生存率均＞90%，但前提是患者有机会获得肿瘤全切除。对于未能全切除或复发的患者，仍需采取放化疗等综合治疗，且预后欠佳。

第1节　毛细胞型星形细胞瘤

毛细胞型星形细胞瘤（pilocytic astrocytoma，PA）是WHO 1级肿瘤，约占小儿脑肿瘤患者的25%，占成年脑肿瘤患者的1.5%，发病率为每年4.8/100万人，偶尔发生在椎管[3,4]。脊髓PA主要见于儿童和青少年，约占小儿脊髓髓内肿瘤的60%[3,5]。在成人中，室管膜瘤是最常见的脊髓髓内肿瘤类型，PA并不多见。它通常被认为是生长缓慢、局限性良好的病变，通常包含囊性区域，这些囊性区域在手术切除后可以治愈，但不包括较深的病变，例如丘脑和脑干的病变[6,7]。脊髓PA并不常见，仅占所有脊髓肿瘤的2%～5.2%。包括由颅内PA通过脑脊液播散引起的原发性和继发性脊髓PA[9,10]。根据美国中枢神经系统注册数据库（CBTRUS）的数据，脊髓PA占儿童和青少年（0～19岁）原发性脊髓肿瘤的12.4%，占成人（20岁以上）的0.8%[8]。尽管脊髓PA很罕见，良性居多，但通常与其他髓内肿瘤相比有其独特性，它所引起的严重神经功能缺损受到了越来越多的关注。

一、临床表现

脊髓PA是相对良性的肿瘤，其特征是生长缓慢和临床症状出现较晚，症状往往较轻，缺乏特异性，术前误诊率较高。脊髓PA症状不典型且生长隐匿，可持续数月或数年才发生进展。脊髓PA占位的节段不同，神经功能缺损症状也差异较大，主要包括疼痛、运动能力下降、肢体僵硬、感觉障碍和棘突旁肌痉挛等。此外，处于青春期的PA患者可出现进行性脊柱侧弯或步态障碍，在肿瘤发展晚期可出现括约肌功能障碍[11]。

二、诊断与鉴别诊断

（一）影像学特点

尽管脊髓PA位于大脑的影像学检查报告有很多，但髓内PA的专门影像学检查报告很少见[9,12-15]。脊髓PA起源于脊髓实质而不是中央管，呈偏心生长，好发于胸髓[16-18]。在MRI上，脊髓PA的主要特点是囊壁结节的肿块；其中实质结构在T1WI上表现为低信号和T2WI上表现为高信号[9]。大多数脊髓PA囊肿壁不增强，部分肿瘤囊壁增强明显[19,20]。脊髓PA的增强扫描表现为从局灶性结节性增强到环状增强不一，也有表现为均匀性瘤体增强。Seo等[16]报道所有脊髓PA肿瘤都显示出局灶性或弥漫性增强。

（二）病理学特点

脊髓PA确诊依赖病理学检查。PA具有典型的双相结构：密集区的梭形细胞含有Rosenthal纤维，而疏松区的多极细胞则具有微囊和嗜酸性颗粒。在组织学上，脊髓PA还需与毛黏液样型星形细胞瘤（pilomyxiod astrocytoma，PMA）鉴别。与PA相比，PMA拥有较多的黏液样背景，但缺乏典型的双相结构，通常没有Rosenthal纤维和嗜酸性颗粒[21]。

（三）鉴别诊断

脊髓PA应与其他脊髓内肿瘤（包括室管膜瘤、血管母细胞瘤和其他脊髓星形细胞瘤）区分。脊髓室管膜瘤通常发生在颈、下胸部和腰部区域，横截轴面位于脊髓的中心位置[22]。室管膜瘤通常可显示肿瘤内出血，由于随后的含铁血黄素（帽征）导致T2WI在肿瘤极点出现极度低信号。此外，脊髓空洞积水症在室管膜瘤中更常见，而造影剂增强则比脊髓PA更具异质性[9,22]。血管母细胞瘤具有类似于脊髓PA的影像学特征，但MRI显示肿瘤内和肿瘤周围的信号空洞及其血管流空影有助于鉴别诊断[23]。与脊髓PA相比，其他脊髓星形细胞瘤（如弥漫性星形细胞瘤和间变性星形细胞瘤）具有浸润性，边缘不明显[24]。

三、治疗

对于低级别脊髓PA，手术切除为首选方法，类似于其他髓内肿瘤[25]，但肿瘤切除程度是否可以提高患者总体生存率尚无明确共识。脊髓PA瘤体和正常脊髓实质之间有比较明显的边缘，因此，50%~81%的肿瘤可以获得全切除[26,27]。脊髓PA具有良好的预后，5年和10年的总生存率分别为82%~86%和74%~78%[28]。作为良性和局限性星形细胞瘤，与其他浸润性的脊髓星形细胞瘤相比，脊髓PA很少侵犯周围组织，导致恶性进展。脊髓PA的辅助治疗目前存在争议，没有明确的证据表明手术后需要辅助治疗（放疗或化疗）。因此，在神经电生理监测下，应该力求最大限度地安全切除肿瘤，以期获得长期稳定或治愈。如果未获得肿瘤全切除，建议术后定期MRI影像随访，不推荐放化疗。

四、典型病例（1）

患者男性，30岁。因"间断性左手麻木，伴左上肢无力3年"入院。临床表现为左手麻木无力，伴左上肢力量减弱，查体：右上肢肌力5级，左上肢肌力4级，双下肢肌力5级，肌张力及腱反射未见异常，痛温触觉正常；髌腱反射无明显亢进；双侧生理反射存在，双侧Hoffmann征（-），Babinski征（-）。颈椎MRI（图17-1-1）提示：胸7水平椎管内偏右前方髓外硬膜下占位性病变。考虑低级别星形细胞瘤可能性大。拟后正中入路椎板切开复位成型+髓内占位切除术。

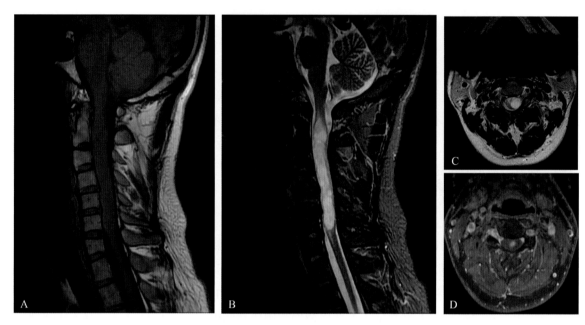

图17-1-1　术前颈椎MRI平扫

显示$C_1 \sim C_6$椎体水平脊髓明显增粗、宽约1.3 cm，脊髓内见梭形异常信号影，边界尚清，其内信号欠均匀，病灶在T1WI呈等信号，在STIR、T2WI、T1WI增强成像呈高信号

手术过程（图17-1-2、图17-1-3）：取右侧卧位，头架固定，做后正中直切口，逐层切开分离显露$C_2 \sim C_6$棘突及椎板，超声骨刀切开并取下$C_2 \sim C_6$椎板，见硬脊膜张力高，硬膜外止血后显微镜下切开硬膜并悬吊，见脊髓张力高，膨隆并向右侧旋转移位，脊髓无明显搏动，脑脊液少，做左侧后外侧沟入路，电凝后纵行切开脊髓后即可见肿瘤，小心牵开软脊膜，用激光刀分块切除肿瘤组织，见肿瘤质地软，色灰红，鱼肉状，部分较稀软，边界大部尚清，血供中等，显微镜下全切肿瘤，肿瘤切除后彻底止血，反复查无活动出血，见脊髓张力明显下降，搏动恢复，脑脊液流出畅通，予以严密缝合硬脊膜，还纳椎板以，逐层缝合肌肉及皮下各层，关闭切口。

病理：胶质细胞肿瘤，肿瘤细胞密度中等，细胞核小，圆形，间质黏液样，局部微囊变，核分裂象罕见，未见坏死。免疫组化染色结果：S-100（＋）、Vimentin（＋）、GFAP（＋）、Olig-2（＋）、NeuN（－）、IDH-1（－）、CD34（血管＋）、Ki-67（2%＋）、H3K27M（－）、EMA（－）。综上所述，考虑为毛细胞型星形细胞瘤，WHO 1级。

术后情况：患者术后左上肢肌力0 ~ 1级，左下肢肌力2 ~ 3级，右侧肢体肌力正常，肌张力腱反射未见异常，双侧Babinski征（－）。术后1周可下床站立行走，偶有背部不适，饮食睡眠可，二便可。神清语利，生命体征平稳，颈软无抵抗，双下肢肌力5级，左上肢肌力1级，手指可轻微屈曲，肌张力低，双侧Babinski征（－）。切口愈合良好。

术后影像学检查（图17-1-4）。

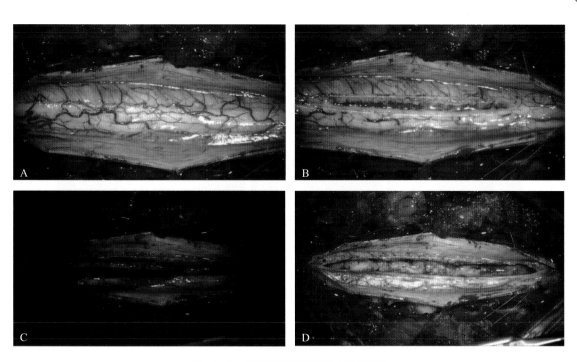

图17-1-2 显微镜下行脊髓髓内肿瘤切除

A.脊髓弥漫增粗,略有旋转、扭曲;B.后外侧沟切开;C.荧光素钠未见显影;D.肿瘤近全切

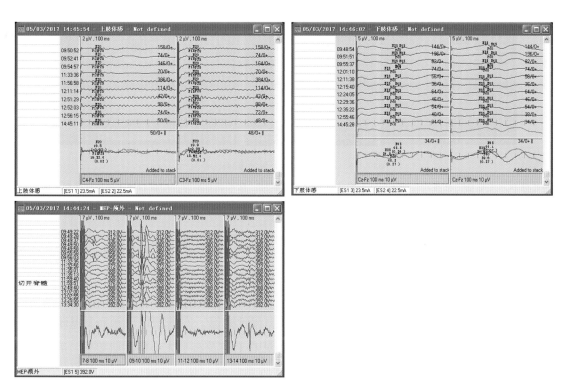

图17-1-3 术中神经电生理监测

四肢SEP波形可,未见明显异常,MEP未见明显异常

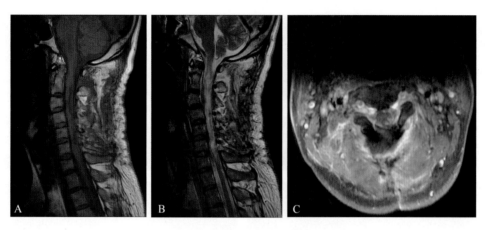

图17-1-4 术后1周MRI检查

脊髓占位术后，对比术前颈椎MR平扫C_2～C_6椎体附件骨质部分缺失，局部软组织呈术后改变，可见片状强化，边界不清；C_2～C_6椎体水平脊髓较前变细，其内见条片状长T_1、长T_2信号影，边缘模糊；增强扫描可见边缘轻度线样、片状强化

随访情况：患者术后30个月步行至门诊，无特殊不适，神清语利，四肢肌力5级（图17-1-5）。

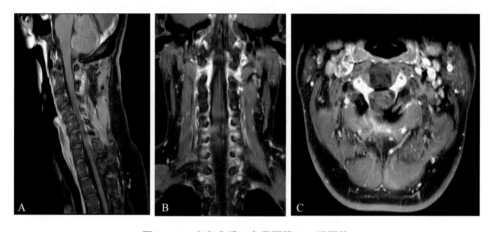

图17-1-5 患者术后30个月颈椎MRI增强片

C_2～C_6椎体水平脊髓仍见条片状稍长T_2信号影，范围及程度减轻，信号较前均匀，增强扫描未见异常强化，未见明确复发

五、典型病例（2）

患者男性，22岁。因"右侧肢体无力麻木15年"入院。临床表现为右上肢无力，伴右上肢麻木，感觉减退，查体；脊柱无压痛、叩痛，右上肢痛温觉减退，右前臂以下触痛觉基本消失，温觉减退，躯干感觉未见明显减退，右上肢肌力4级，可见右上肢及右手大小鱼际肌萎缩，右上肢肌张力大致正常，右下肢肌力4级，肌张力增高，右下肢踝阵挛阳性，双下肢腱反射稍增强，余肢体肌力5级，肌张力未见异常，右侧Babinski征阳性，轮替试验（－），指鼻试验稳准。颈椎MRI（图17-1-6）提示：C_1～T_2水平髓内占位，考虑低级别星形细胞瘤可能性大。拟后正中入路椎板切开复位成型+髓内占位切除术+脊髓和神经根粘连松解术。

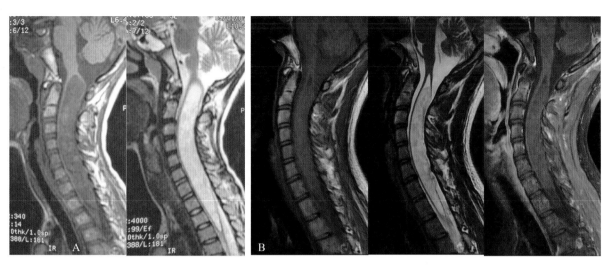

图17-1-6　颈椎MRI

A. 术前11年颈椎MRI显示C$_1$～T$_2$水平脊髓内占位，T2WI；B. 术前1周MRI显示C$_1$～T$_2$水平脊髓内可见混杂信号，增强扫描不均匀轻度强化。病灶在T1WI呈等信号，在T2WI呈高信号

手术过程（图17-1-7、图17-1-8）：左侧卧位，头架固定，充分暴露C$_4$～C$_7$棘突及椎板，超声骨刀铣除C$_4$～C$_7$棘突及部分椎板后见硬膜瘢痕粘连严重，仔细剥离暴露两端正常硬膜，剥离瘢痕组织，剪开硬膜，见脊髓形态不规则，局部肿胀明显（图17-1-7 A），脊髓与神经根粘连紧密，仔细松解粘连，在脊髓肿胀最明显部位切开脊髓，见肿瘤组织色深红，血供中等，边界不清（图17-1-7 B），在电生理监测指导下仔细分块近全切除肿瘤（图17-1-7 C），充分止血和冲洗后，人工硬膜扩大缝合（图17-1-7 D），椎板未复位，置硬膜外引流管1根，逐层缝合肌肉、筋膜、皮下组织及皮肤。

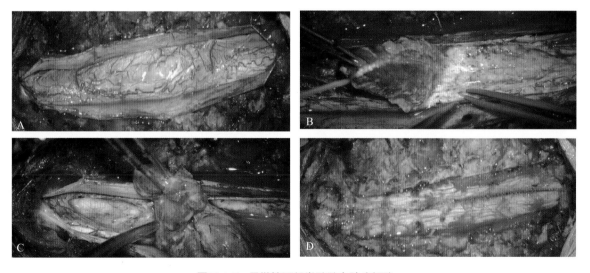

图17-1-7　显微镜下行脊髓髓内肿瘤切除

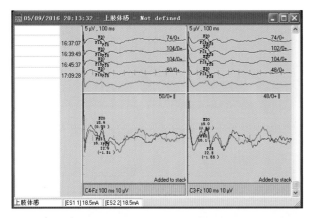
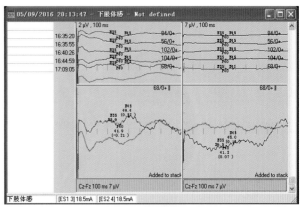
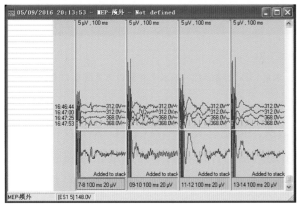
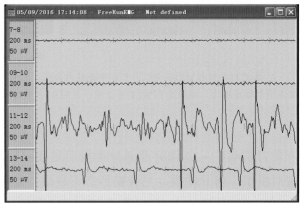

图17-1-8　术中神经电生理监测

四肢SEP波形可，未见明显异常，MEP未见明显异常

病理（图17-1-9）：胶质细胞肿瘤，富于黏液，于蜂窝状或网状分布的黏液之间见肿瘤细胞轻度异型性，胞质空亮，血管增生并扩张充血，散在钙化形成。未见坏死及微血管内皮增生。IHC：Vimentin（弱+）、GFAP（+）、S-100（+）、EMA（-）、CD34（血管+）、Bcl-2（-）、Ki-67（1%+）、Olig-2（-）、ATRX（-）、IDH-1（-）、H3K27M（-）。综上所述，诊断为毛细胞型星形细胞瘤（WHO 1级）。

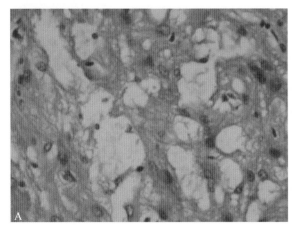
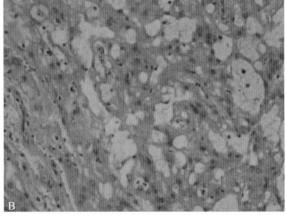

图17-1-9　病理显示

术后情况：患者术后1周，患者可下床站立行走，偶有背部不适，饮食睡眠可，二便可。神清语利，生命体征平稳，颈软无抵抗，左上肢肌力3级，右上肢肌力1级，双下肢肌力5级，手指可轻微屈曲，肌张力低，双侧Babinski征（－）。

术后影像学检查（图17-1-10）。

随访情况：患者术后4个月步行至门诊，左上肢肌力3级，右上肢肌力1级，双下肢肌力5级（图17-1-11）。

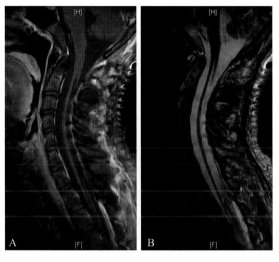

图17-1-10　术后1周MRI检查

脊髓占位术后，$C_1 \sim T_2$水平脊髓内肿瘤切除，现脊髓内未见明显异常强化影

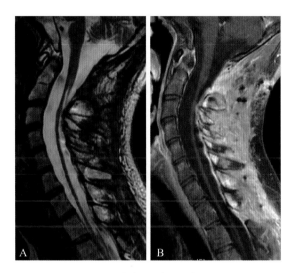

图17-1-11　患者术后4个月颈椎MRI平扫

$C_1 \sim T_2$椎体水平脊髓萎缩，信号较前均匀，增强扫描未见异常强化，未见明确复发

六、典型病例（3）

患者男性，31岁。因"颈髓星形细胞瘤术后5年复发"入院。临床表现为左侧半身麻木，右手指尖麻木，查体：左侧肢体肌力4级，右侧肢体肌力5级，左侧半身麻木，痛温觉减退，右手指尖麻木，余肢体深浅感觉未见异常，双侧膝反射亢进；双侧Hoffmann征（－），Babinski征（＋）。辅助检查：颈椎MRI（图17-1-12）：$C_4 \sim C_7$水平脊髓肿瘤术后，术区囊变伴周围含铁血黄素沉积，较前范围增大，颈背部皮下软组织内血管瘤。外院病理提示"毛细胞型星形细胞瘤"。拟后正中入路椎板切开复位成型+髓内占位切除术。

手术过程（图17-1-13、图17-1-14）：左侧卧位，头架固定，充分暴露$C_4 \sim C_7$棘突及椎板，超声骨刀铣除$C_4 \sim C_7$棘突及部分椎板后见硬膜瘢痕粘连严重，仔细剥离暴露两端正常硬膜，锐性发离瘢痕组织，剪开硬膜，见脊髓形态不规则，局部肿胀明显，脊髓与神经根粘连紧密（图17-1-13 A），肿瘤未见明确荧光显影（图17-1-13 B），仔细松解粘连，在脊髓肿胀最明显部位切开脊髓，见肿瘤组织色深红，血供中等，边界不清（图17-1-13 C、D），在电生理监测指导下仔细分块近全切除肿瘤（图17-1-13 E），充分止血和冲洗后，人工硬膜扩大缝合，椎板未复位，置硬膜外引流管1根，逐层缝合肌肉、筋膜、皮下组织及皮肤，无菌敷料覆盖。

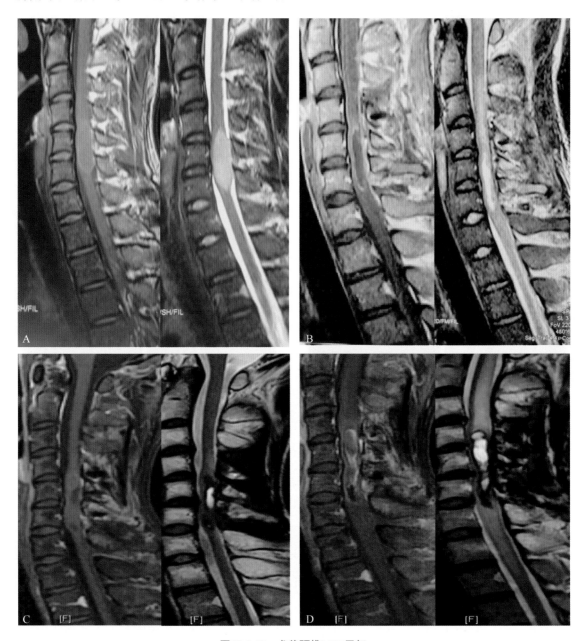

图17-1-12　术前颈椎MRI平扫

A. 显示C₄~C₆椎体水平脊髓内见梭形异常信号影，边界尚清，其内信号均匀，边界明显，病灶在T1WI呈等信号，在T2WI呈高信号；B. 初次手术后1个月，复查MRI显示肿瘤近全切除，四肢运动与感觉功能良好；C. 术后2年复查脊髓增粗，疑为肿瘤复发，予以放疗与替莫唑胺化疗；D. 术后5年复查肿瘤明显复发，感觉麻木伴肢体无力

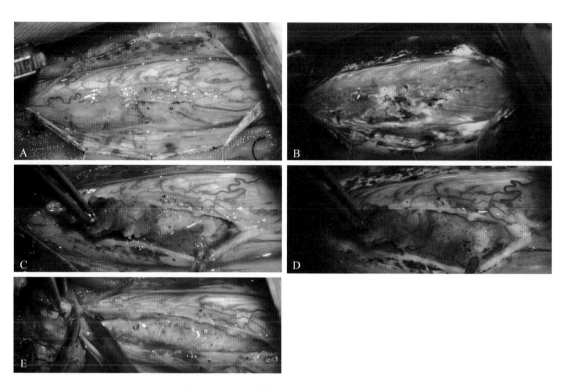

图17-1-13 显微镜下行脊髓髓内肿瘤切除

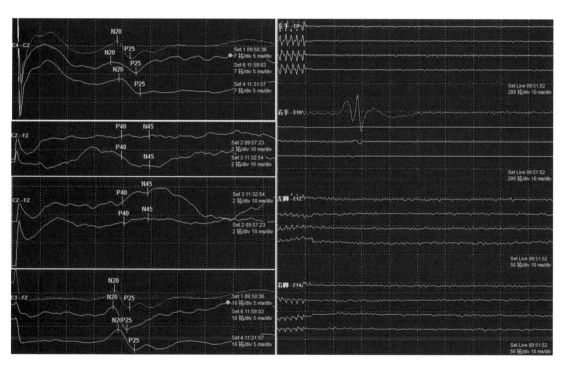

图17-1-14 术中神经电生理监测

四肢SEP波形可，未见明显异常，MEP未见明显异常

病理诊断（图17-1-15）：胶质细胞肿瘤，肿瘤细胞弥漫稀疏分布，未见核分裂象，其间散在可见Rosenthal纤维，局部微血管增生；免疫组化染色结果：GFAP（＋）、Olig-2（＋）、Vimentin（＋）、CD34（血管＋）、NeuN（－）、Syn（＋）、ATRX（＋）、IDH1（－）、H3K27M（+/-）、P53（－）、Ki-67（+3%）。综上所述，诊断为毛细胞型星形细胞瘤（WHO 1级）。

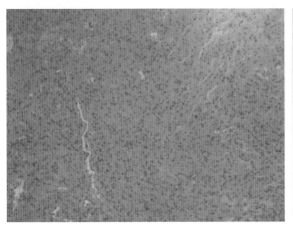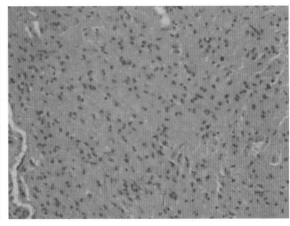

图17-1-15　病理显示

术后情况：左上肢肌力4级，其余肢体肌力5级，肌张力腱反射未见异常，双侧Babinski征（－）。术后1周可下床站立行走，偶有背部不适，饮食睡眠可，二便可。

随访情况：患者术后2个月步行至门诊，无特殊不适，神清语利，四肢肌力5级（图17-1-16）。

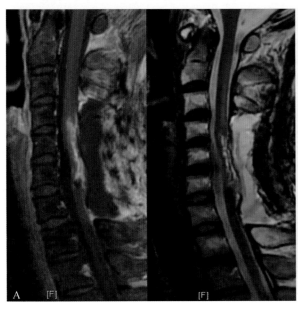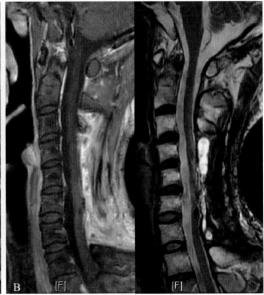

图17-1-16　MRI对比

A. 术后1周MRI检查；B. 术后2个月复查MRI，未见肿瘤复发

第 2 节　多形性黄色瘤型星形细胞瘤

多形性黄色瘤型星形细胞瘤（pleomorphic xanthoastrocytoma，PXA）是WHO 2级星形细胞胶质瘤，组织学上呈现"多形性"具有含有脂质液滴和嗜酸性粒体的多种形态的细胞质和大小各异的细胞核[2]。PXA是一种罕见的脑肿瘤，占所有星形细胞肿瘤的1%以内，通常位于幕上隔室。它通常出现在大脑皮层表面，伴有颞叶或额叶的脑膜受累，其他部位可能累及中脑、丘脑、脊髓和视网膜[29-31]。

PXA组织学形态为明显的多形性、黄色瘤样肿瘤细胞，以及血管周围淋巴细胞浸润。应注意的是，黄色瘤样改变可能仅限于小部分细胞，其命名反映出特殊的组织学特征。新版肿瘤分类不再使用"间变性"命名胶质瘤，故取消间变性PXA，直接将PXA定义为CNS（WHO 2 ~ 3级）。

一、临床表现

PXA以颅内发病居多，脑干及脊髓较少。以年轻患者多见，平均发病年龄约36岁，无性别差异，多数首发症状表现为癫痫，与好发于颞叶有关。有时预测期很长，长达数年，但大多数患者是在癫痫发作后6个月内被诊断出来的。发生在脊髓的患者出现头痛，肢体麻木乏力，但定位神经症状比较罕见。总体预后10年生存率70%。手术切除程度与肿瘤细胞核分裂指数（MI）是重要的预后因素。年轻患者及BRAF突变有良好的预后。

二、诊断与鉴别诊断

（一）影像学特点

脊髓PXA位于脊髓实质内，外生性生长脱出于浅表部，部分侵犯软脊膜。瘤体实性结节部分，结节毗邻软脊膜表面，可见有脑膜尾征附着。肿瘤呈浸润性生长，通常生长范围大于可见的肿瘤边界。

T1WI：相对比于灰质，肿瘤实质部分呈等低信号，囊性部分与脑脊液等信号。T2WI：肿瘤实质部分呈等或低信号，囊性部分与脑脊液等信号，但肿瘤周边可见轻中度高信号的血管源性水肿改变。FLAIR加权相：混杂样信号改变。T1WI增强相：可表现为明显均匀的强化改变，有时可见强化的脑膜尾征。

（二）病理特点

PXA组织学形态为明显的多形性、黄色瘤样肿瘤细胞，以及血管周围淋巴细胞浸润。应注意的是，黄色瘤样改变可能仅限于小部分细胞，其命名反映出特殊的组织学特征。PXA的特征是细长的梭形细胞，胞质嗜酸性，偶尔有巨细胞，其中一些可能表现为泡沫状或黄色改变。嗜酸性颗粒体（一种病因未知的退化性细胞现象）几乎总是存在。常见淋巴细胞和浆细胞浸润。PXA的特征是大的多核细胞，胞质呈泡沫状，通常混有一群较小的纤维细胞。肿瘤细胞的边界通常非常独特。嗜酸性颗粒体的频繁出现通常是判定肿瘤级别高低的重要线索，如PXA或毛细胞星形细胞瘤。PXA可能在诊断时显示广泛坏死区域，这一特征被世界卫生组织认为符合"具有间变性特征的PXA"的诊断标准。

1. 免疫组织化学

PXA有显示非磷酸化神经丝蛋白免疫反应细胞的强烈倾向。事实上，这些肿瘤中的一些已经被描述为神经节细胞胶质瘤的一个组成部分，但是PXA和神经节细胞胶质瘤之间不太可能有更多的关系。神经丝蛋白定位可能是区分这种肿瘤和巨细胞胶质母细胞瘤的一种有效方法，CD34也可见于这些肿瘤。

2. 分子病理学

PXA有染色体异常的报告，迄今为止最大的研究发现9号染色体缺失（9p21基因座）是最常见的，但也注意到包括17、8、18和22号染色体缺失（按频率顺序）在内的异常，X、7、9q、20、4、5和19号染色体有所增加。随后的一项研究也注意到了另外4例PXA的不规则得失，它们不一定对应上述位点。最近，在大约50%的PXA中描述了BRAFV600E突变。

三、治疗

手术切除依然是PXA的首选治疗方法。由于有较好的边界，最大限度地安全切除应为手术原则。如果术后发现肿瘤残留，局部放疗可以考虑，由于发生在脊髓的PXA病例较少，综合治疗方案可参照脑PXA治疗指南。一组资料报道72例脑部PXA患者的5年生存率为72%，10年生存率为61%。这些肿瘤如果出现侵袭性特征，包括大细胞核、活跃的有丝分裂活性和肿瘤广泛坏死区域、Ki-67增殖指数增高等，均提示预后不良。

四、典型病例

患者男性，14岁，因"左侧躯干酸痛1年余，发现髓内占位3周"入院，临床表现为左侧躯干酸痛，腹部较胸部明显。胸椎MRI（图17-2-1、图17-2-2）提示$T_2 \sim T_9$脊髓内占位性病变可能，性质不明，脊柱侧弯。查体：四肢肌力4级，肌张力腱反射未见异常；双侧生理反射存在，双侧Hoffmann征（－），Babinski征（－）。四肢肢共济运动良好。初步诊断：脊髓占位性病变（$T_2 \sim T_9$）。拟在神经电生理监测下行后正中入路脊髓髓内肿瘤切除术。

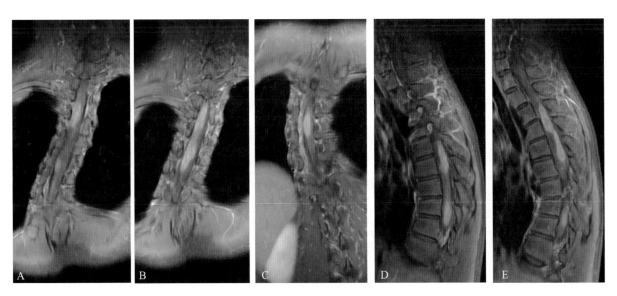

图17-2-1　术前胸椎MRI增强核磁矢状位显示T$_2$～T$_9$脊髓内多发的高信号占位

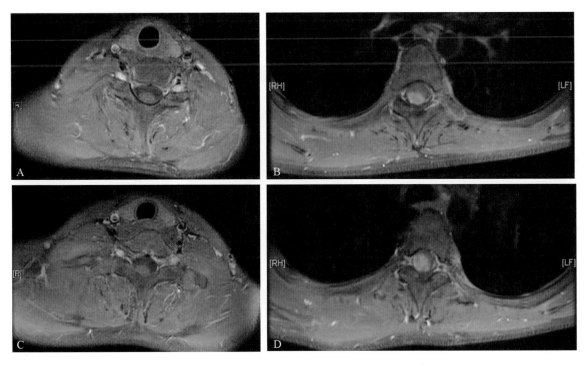

图17-2-2　术前胸椎MRI增强核磁轴位显示脊髓内偏心性的占位

手术过程（图17-2-3、图17-2-4）：俯卧位，C-ARM定位T$_3$～T$_9$棘突，超声骨刀铣下T$_3$～T$_9$椎板，显微镜下剪开硬脊膜，见蛛网膜增厚，肿瘤位于脊髓髓内，部分累及脊髓表面，层分块状。肿瘤色黄，质韧，与周围脊髓边界不清，血供丰富（图17-2-3 A）。首先处理术区尾端脊髓内肿瘤部分。低频电凝于脊髓表面薄弱处，然后镜下分块切除（图17-2-3 B、C），充分瘤内减压，期间交替使用双级电凝止血。同法处理术区头端肿瘤。显微镜下全切肿瘤（图17-2-3 D），充分止血并冲洗，严密缝合硬膜囊，复位椎板，缝合切口。

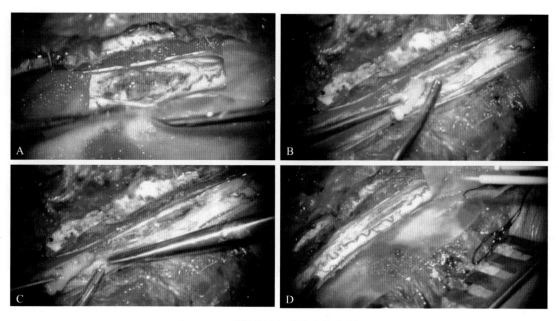

图17-2-3 显微镜下行脊髓髓内肿瘤切除

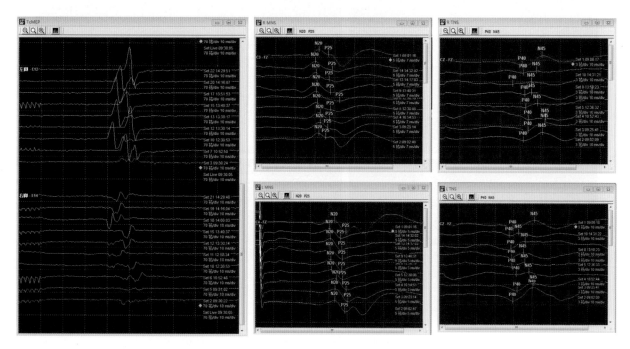

图17-2-4 术中神经电生理监测，四肢SEP波形可，未见明显异常，MEP未见明显异常

病理诊断：胶质细胞肿瘤，肿瘤细胞密集增生，部分梭形，部分上皮样，胞质丰富、泡沫状，细胞核多形，核分裂象罕见。免疫组化：GFAP（+）、NF（+）、Syn（+）、NeuN（个别+）、CD34（血管+）、Olig-2（少量+）、IDH1（-）、ATRX（+）、BRAF（-）、P53（-）、CD68（-）、Ki-67（5%+）。综上所述，结合影像，诊断为多形性黄色星形细胞瘤（WHO 2级）。

术后情况：术后第2天四肢肌力5级，肌张力腱反射未见异常，双侧Babinski征（-）。术后1周可下床站立行走，偶有背部不适，饮食睡眠可，二便可。神清语利，生命体征平稳，颈软无抵抗，四肢肌力5级，肌张力腱反射未见异常，双侧Babinski征（－）。切口愈合良好。

术后影像学检查（图17-2-5）。

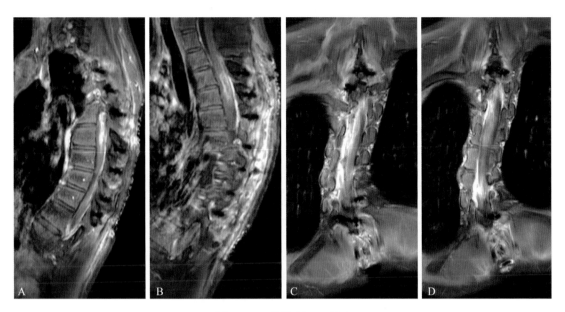

图17-2-5　术后2周MRI检查

显示T₂～T₉脊髓肿瘤近全切除，瘤床周围异常高信号影，为炎性反应

第 3 节　室管膜下巨细胞型星形细胞瘤

室管膜下巨细胞星形细胞瘤（subependymal giant cell astrocytoma，SEGA）是临床少见的生长缓慢的神经上皮组织肿瘤，由于肿瘤生长缓慢，故定义为局限性胶质瘤，属WHO 1级，仅占原发性中枢神经系统肿瘤的0.1%，好发于20岁以下儿童和青少年、偶见于成人，男性多于女性，多发生于结节性硬化症（TSC）患者，是确诊结节性硬化症的指标之一。肿瘤好发于侧脑室室间孔区，第三和第四脑室及基底节区少见，典型者可堵塞室间孔致梗阻性脑积水，极少数病例发生在脑室外，发生在脊髓内的室管膜下巨细胞型星形细胞瘤极为罕见，目前仅有少量的自颅内至脊髓的转移瘤病例[33,34]。

（马　超　王贵怀）

参考文献

［ 1 ］ Louis DN, Perry A, Reifenberger G, et al. The 2016 World Health Organization Classification of Tumors of the Central Nervous System: a summary[J]. Acta Neuropathol, 2016, 131(6): 803-820.

［ 2 ］ Louis DN, Perry A, Wesseling P, et al. The 2021 WHO Classification of Tumors of the Central Nervous System: a summary[J]. Neuro Oncol, 2021, 23(8): 1231-1251.

［ 3 ］ Burkhard C, Di Patre PL, Schüler D, et al. A population-based study of the incidence and survival rates in patients with pilocytic astrocytoma[J]. Journal of Neurosurgery, 2003, 98(6): 1170-1174.

［ 4 ］ Ostrom QT, Gittleman H, Liao P, et al. CBTRUS statistical report: primary brain and central nervous system tumors diagnosed in the United States in 2007-2011[J]. Neuro-oncology, 2014, 16(Suppl 4): iv1-i63.

［ 5 ］ Choi GH, Oh JK, Kim TY, et al. The clinical features and surgical outcomes of pediatric patients with primary spinal cord tumor[J]. Child Nerv Syst, 2012, 28(6): 897-904.

［ 6 ］ Bond KM, Hughes JD, Porter AL, et al. Adult pilocytic astrocytoma: An institutional series and systematic literature review for extent of resection and recurrence[J]. World Neurosurgery, 2018, 110: 276-283.

［ 7 ］ Horbinski C, Hamilton RL, Lovell C, et al. Impact of morphology, MIB-1, p53 and MGMT on outcome in pilocytic astrocytomas[J]. Brain Pathol, 2010, 20(3): 581-588.

［ 8 ］ Ostrom QT, Gittleman H, Liao P, et al. CBTRUS statistical report: Primary brain and other central nervous system tumors diagnosed in the united states in 2010-2014[J]. Neuro-oncology, 2017, 19(suppl_5): v1-v88

［ 9 ］ Horger M, Ritz R, Beschorner R, et al. Spinal pilocytic astrocytoma: MR imaging findings at first presentation and following surgery[J]. European Journal of Radiology, 2011, 79(3): 389-399.

［ 10 ］ Zorlu F, Selek U, Akyuz C, et al. Spinal seeding of a pilocytic astrocytoma following multiple subtotal resections[J]. Pediatr Neurosurg, 2005, 41(5): 248-252.

［ 11 ］ Jiang Y, Lv L, Yin S L, et al. Primary spinal pilocytic astrocytoma: clinical study with long-term follow-up in 16 patients and a literature review[J]. Neurosurgical Review, 2020, 43(2): 719-727.

［ 12 ］ Bansal S, Borkar S A, MAHAPATRA A K. Hydrocephalus associated with spinal intramedullary pilocytic astrocytoma[J]. Asian Journal of Neurosurgery, 2017, 12(2): 217-219.

［ 13 ］ Zhao Y, Feng L, Wei Q, et al. Adult cervicomedullary pilocytic astrocytoma: A case report[J]. Experimental and Therapeutic Medicine, 2015, 10(6): 2221-2223.

［ 14 ］ Larson DB, Hedlund GL. Non-enhancing pilocytic astrocytoma of the spinal cord[J]. Pediatr Radiol, 2006, 36(12): 1312-1315.

［ 15 ］ Gaudino S, Martucci M, Russo R, et al. MR imaging of brain pilocytic astrocytoma: beyond the stereotype of benign astrocytoma[J]. Child's Nervous System: ChNS: Official Journal of the International Society For Pediatric Neurosurgery, 2017, 33(1): 35-54.

［ 16 ］ Seo HS, Kim JH, Lee DH, et al. Nonenhancing intramedullary astrocytomas and other MR imaging features: a retrospective study and systematic review[J]. AJNR American Journal of Neuroradiology, 2010, 31(3): 498-503.

［ 17 ］ Arima H, Hasegawa T, Togawa D, et al. Feasibility of a novel diagnostic chart of intramedullary spinal cord tumors in magnetic resonance imaging[J]. Spinal Cord, 2014, 52(10): 769-773.

［ 18 ］ Samartzis D, Gillis CC, SHIH P, et al. Intramedullary Spinal Cord Tumors: Part I-Epidemiology, Pathophysiology, and Diagnosis[J]. Global Spine J, 2015, 5(5): 425-435.

［ 19 ］ Beni-Adani L, Gomori M, Spektor S, et al. Cyst wall enhancement in pilocytic astrocytoma: neoplastic or reactive phenomena[J]. Pediatr Neurosurg, 2000, 32(5): 234-239.

［ 20 ］ Kumar AJ, Leeds NE, Kumar VA, et al. Magnetic resonance imaging features of pilocytic astrocytoma of the brain mimicking high-grade gliomas[J]. Journal of Computer Assisted Tomography, 2010, 34(4): 601-611.

［ 21 ］ Kulac I, Tihan T. Pilomyxoid astrocytomas: a short review[J]. Brain Tumor Pathology, 2019, 36(2): 52-55.

［ 22 ］ Kim DH, Kim JH, Choi SH, et al. Differentiation between intramedullary spinal ependymoma and astrocytoma: comparative MRI analysis[J]. Clin Radiol, 2014, 69(1): 29-35.

［23］Koeller KK, Rosenblum RS, Morrison AL. Neoplasms of the spinal cord and filum terminale: radiologic-pathologic correlation[J]. Radiographics, 2000, 20(6): 1721-1749.

［24］Abd-El-Barr MM, Huang KT, Chi JH. Infiltrating spinal cord astrocytomas: Epidemiology, diagnosis, treatments and future directions[J]. Journal of Clinical Neuroscience: Official Journal of the Neurosurgical Society of Australasia, 2016, 29: 15-20.

［25］Rashad S, Elwany A, Farhoud A. Surgery for spinal intramedullary tumors: technique, outcome and factors affecting resectability[J]. Neurosurgical Review, 2018, 41(2): 503-511.

［26］Eroes CA, Zausinger S, Kreth FW, et al. Intramedullary low grade astrocytoma and ependymoma. Surgical results and predicting factors for clinical outcome[J]. Acta Neurochirurgica, 2010, 152(4): 611-618.

［27］Raco A, Esposito V, Lenzi J, et al. Long-term follow-up of intramedullary spinal cord tumors: a series of 202 cases[J]. Neurosurgery, 2005, 56(5): 972-981.

［28］Minehan KJ, Brown PD, Scheithauer BW, et al. Prognosis and treatment of spinal cord astrocytoma[J]. Int J Radiat Oncol Biol Phys, 2009, 73(3): 727-733.

［29］Zarate JO, Sampaolesi R. Pleomorphic xanthoastrocytoma of the retina[J]. Am J Surg Pathol, 1999, 23(1): 79-81.

［30］Yan J, Cheng J, Liu F, et al. Pleomorphic xanthoastrocytomas of adults: MRI features, molecular markers, and clinical outcomes[J]. Sci Rep, 2018, 8(1): 14275.

［31］Telemi E, Martirosyan NL, MJA, et al. Suprasellar pleomorphic xanthoastrocytoma: A case report[J]. Surg Neurol Int, 2019, 10: 72.

［32］Aguilera D, Flamini R, Mazewski C, et al. Response of subependymal giant cell astrocytoma with spinal cord metastasis to everolimus[J]. J Pediatr Hematol Oncol, 2014, 36(7): e448-451.

［33］Telfeian AE, Judkins A, Younkin D, et al. Subependymal giant cell astrocytoma with cranial and spinal metastases in a patient with tuberous sclerosis. Case report[J]. J Neurosurg, 2004, 100(5 Suppl Pediatrics): 498-500.

第18章
Chapter 18

脊髓胶质神经元和神经元肿瘤

根据2021年第五版WHO CNS肿瘤分类，胶质神经元和神经元肿瘤分为神经节细胞胶质瘤、婴儿促纤维增生型节细胞胶质瘤/婴儿促纤维增生型星形细胞瘤、胚胎发育不良性神经上皮肿瘤、乳头状胶质神经元肿瘤、形成菊形团的胶质神经元肿瘤、弥漫性软脑膜胶质神经元肿瘤、神经节细胞瘤、小脑发育不良性神经节细胞瘤（Lhermitte-Duclos病）、中枢神经细胞瘤、脑室外神经细胞瘤以及小脑脂肪神经细胞瘤，并新增3种类型：有少突胶质细胞瘤样特征和核簇的弥漫性胶质神经元肿瘤（暂定）、黏液样胶质神经元肿瘤及多结节和空泡状神经元肿瘤，共计14种类型（表18-0-1）[1]。其中，原发于脊髓的肿瘤类型和数量少见。本章通过回顾本中心相关病例资料及国内外最新文献报道，对脊髓原发的胶质神经元和神经元肿瘤相关类型进行详细阐述。

表18-0-1　2021年WHO中枢神经系统肿瘤分类（第五版）胶质神经元和神经元肿瘤

中文名称	英文名称	CNS WHO 分级
胶质神经元和神经元肿瘤	**glioneuronal and neuronal tumors**	
神经节细胞胶质瘤	ganglioglioma	1, 3
婴儿促纤维增生型节细胞胶质瘤 / 婴儿促纤维增生型星形细胞瘤	desmoplastic infantile ganglioglioma/desmoplastic infantile astrocytoma	1
胚胎发育不良性神经上皮肿瘤	dysembryoplastic neuroepithelial tumor	1
有少突胶质细胞瘤样特征和核簇的弥漫性胶质神经元肿瘤	diffuse glioneuronal tumor with oligodendroglioma-like features and nuclear clusters	2
乳头状胶质神经元肿瘤	papillary glioneuronal tumor	1
形成菊形团的胶质神经元肿瘤	rosette-forming glioneuronal tumor	1
黏液样胶质神经元肿瘤	myxoid glioneuronal tumor	1
弥漫性软脑膜胶质神经元肿瘤	diffuse leptomeningeal glioneuronal tumor	暂无明确分级
神经节细胞瘤	gangliocytoma	1
多结节和空泡状神经元肿瘤	multinodular and vacuolating neuronal tumor	1
小脑发育不良性神经节细胞瘤（Lhermitte-Duclos病）	dysplastic cerebellar gangliocytoma（Lhermitte-Duclos disease）	1
中枢神经细胞瘤	central neurocytoma	2
脑室外神经细胞瘤	extraventricular neurocytoma	2
小脑脂肪神经细胞瘤	cerebellar liponeurocytoma	1, 2

注：斜体字表示暂定的实体。

第1节　神经节细胞胶质瘤

一、流行病学

神经节细胞胶质瘤（gangliogliomas）占所有中枢神经系统肿瘤的0.4% ~ 6.25%，以及椎管内肿瘤的1.1%[2-7]。该肿瘤可发生于任何年龄段，文献报道从2.5岁到80岁均可发生，但通常在30岁以前发病，并且没有明显的性别倾向[3, 6, 8, 9]。神经节细胞胶质瘤是一种生长缓慢的肿瘤，临床过程多为良性，但据文献报道仍有不到10%的比例可能发生恶性转化。以往的研究认为是肿瘤中胶质成分发生恶变所致[10, 11]。因此，早年的WHO中枢神经系统肿瘤分类版本中将神经节细胞胶质瘤分为良性（WHO 1级）和间变性（WHO 3级）。一些专家提出了中间组织学特征，但2级的标准尚未得到WHO的正式认可[12]。间变性神经节细胞胶质瘤（WHO 3级）占所有神经节细胞胶质瘤的4% ~ 5%，平均中位生存期大约在29个月[13, 14]。其恶性转化主要包括细胞和血管增殖以及局灶性坏死。这种改变，常在肿瘤的神经胶质成分中发生[14, 15]。

二、临床表现

神经节细胞胶质瘤好发于脊髓的颈段和胸段，颅颈交界区及延髓亦可受累。由于生长缓慢，检查发现时多已体积较大，文献报道肿瘤可同时累及多个脊柱节段，纵轴长度多在4 ~ 8个椎体节段之间[3, 16, 17]。脊髓神经节细胞胶质瘤的临床表现不具特异性，通常和其他常见脊髓髓内肿瘤相似。文献报道中，运动障碍是其最常见的症状，其次是感觉障碍、步态障碍和泌尿功能障碍[5, 18-20]。部分患者以局部疼痛症状为主诉。患者从出现症状到肿瘤确诊的平均间隔时间为12个月，明显长于脊髓室管膜瘤[21-23]。而症状持续时间长短与肿瘤体积大小之间未观察到显著相关性。

除上述临床表现外，脊柱侧弯在这一惰性生长肿瘤中也不乏报道[20, 24]。脊柱侧弯的准确检查和评估不论是对神经节细胞胶质瘤的提示性诊断，还是对脊柱畸形的个性化治疗方案，乃至于对肿瘤的手术切除策略均有重要的影响，因为脊柱侧弯通常会影响中线的识别[20]。在这种情况下，应强调细致而全面的手术治疗策略，并且在术前充分使用影像辅助技术进行解剖定位和导航。研究发现，脊柱侧弯的发生似乎与肿瘤的囊变有关。

关于其产生机制，目前尚无统一定论。一项主流假说认为肿瘤性脊柱侧弯的形成是由于附着在脊柱中轴周围的躯干肌肉结构受到非对称性神经支配引起的。通常伴随其他中枢神经系统疾患出现，如脊髓空洞或神经纤维瘤病[25, 26]。除此之外，肿瘤可能会影响脊神经的神经营养功能，引起支

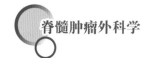

配肌肉失衡，从而导致躯干肌肉非对称性无力。

三、诊断与鉴别诊断

（一）影像学特点

脊髓神经节细胞胶质瘤的影像学表现不具特征性。在CT扫描中，可见肿瘤内的钙化，但这一表现在在颅内神经节细胞胶质瘤中更为常见[17]。对于婴幼儿，不推荐常规进行CT扫描用于肿瘤诊断和评估。MRI检查对于诊断脊髓神经节细胞胶质瘤至关重要。该类肿瘤通常完全位于脊髓髓内，呈偏心性，并循脊髓纵轴生长。MRI检查通常表现为局限性实质性病灶同时合并脊髓长节段的囊性改变。在T1WI上，肿瘤实体部分多表现为混杂信号，等、低或是高信号均可见。T2WI上肿瘤多呈高信号表现。在增强扫描中，肿瘤可表现为不同程度的非均质性强化。肿瘤周围可见水肿、囊变及空洞样改变，部分病例可合并骨质受压性破坏和脊柱侧弯等影像学表现。

（二）鉴别诊断

如果单纯根据影像学表现，几乎不可能将神经节细胞胶质瘤与其他更常见的脊髓肿瘤鉴别开来。在椎管内，星形细胞瘤和室管膜瘤是更常见的髓内肿瘤，它们与神经节细胞胶质瘤有众多相似的特征，包括T_2序列上高信号、增强扫描均可不同程度强化、肿瘤囊变和脊髓水肿等。星形细胞瘤通常与周围正常脊髓边界不清并且呈偏向性生长，囊变及出血少见，增强扫描可不强化、强化不明显或显著强化；而脊髓室管膜瘤多位于脊髓中央，肿瘤囊变及出血多见，肿瘤通常与周围正常脊髓边界清晰，增强扫描表现为均匀一致的显著强化。血管母细胞瘤在脊髓髓内肿瘤中亦较为常见。肿瘤主体多靠近脊髓表面。在T_2序列上多可见"串珠样"或"蚯蚓样"血管流空信号。肿瘤实质部分多为混杂信号，常伴随与肿瘤体积不成比例的显著的脊髓空洞或水肿。增强扫描可见实质部分显著均匀强化。部分病例合并希佩尔-林道综合征（Von Hippel-Lindau syndrome，VHLS），可表现为脊髓髓内的多发病变。

虽然脊髓神经节细胞胶质瘤的MRI表现没有特异性，但结合以下特征有助于肿瘤的明确诊断：发病年龄小；脊髓明显肿胀增粗；相应节段椎管明显扩张或局灶性椎体侵蚀破坏；病程较长以及合并脊柱侧弯[20]。但最终的明确诊断仍然依赖于病理学检查结果。

（三）病理学特点

神经节细胞胶质瘤由肿瘤性的神经元和胶质成分组成，其中的神经元成分通常为分化成熟的神经节细胞。它们不规则地散布于胶质细胞中，胞质内有丰富的Nissl物质，伴有泡状核和明显的核仁，此外也可有双核或多核的神经节细胞出现。肿瘤中的胶质成分通常为星形胶质细胞，也可见少突胶质细胞或Rosenthal纤维。瘤体中可有明显的淋巴细胞浸润、促纤维生成和钙化。免疫组化标记时神经元成分可表达神经丝蛋白（NF）、突触素（Syn）、NeuN蛋白和微管相关蛋白-2（MAP-

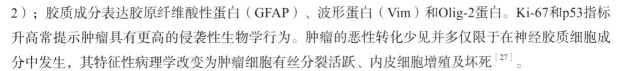

2）；胶质成分表达胶原纤维酸性蛋白（GFAP）、波形蛋白（Vim）和Olig-2蛋白。Ki-67和p53指标升高常提示肿瘤具有更高的侵袭性生物学行为。肿瘤的恶性转化少见并多仅限于在神经胶质细胞成分中发生，其特征性病理学改变为肿瘤细胞有丝分裂活跃、内皮细胞增殖及坏死[27]。

由于相对罕见，目前很少有关于脊髓神经节细胞胶质瘤分子生物学信息的相关研究。最常见的基因修饰是BRAF癌基因中的V600E突变[28]。文献报道显示，脊髓神经节细胞胶质瘤的肿瘤发生与丝裂原活化蛋白（mitogen-activated protein，MAP）激酶途径的激活密切相关。BRAF是丝裂原活化蛋白激酶（MAPK）通路中细胞内丝氨酸/苏氨酸激酶成分。Ras通过激活BRAF，从而促进下游细胞生长、存活和分化。BRAF中的一个常见突变c.1799T＞A（p.V600E）导致BRAF激活，进而引起致癌性大增。20%～25%的神经节细胞胶质瘤携带BRAF突变[29, 30]。然而，由于其罕见性，脊髓神经节细胞胶质瘤中BRAF突变的比率尚不清楚[30]。有研究提出，BRAF突变可能提示肿瘤侵袭性增加，并可以作为神经节细胞胶质瘤的不良预后指标[31, 32]。部分肿瘤表达突变的肿瘤组蛋白H3.3K27。突变的H3.3K27组蛋白与中线胶质瘤的肿瘤发生密切相关[33, 34]。尽管如此，由于文献报道有限，脊髓神经节细胞胶质瘤的分子病理学特征目前仍在很大程度上是未知的。因此，在现今肿瘤靶向治疗时代，对此类罕见肿瘤的分子生物学信息研究越发重要，并可能为今后肿瘤的综合治疗提供更佳的治疗方案。

四、治疗

根据既往文献报道，关于脊髓神经节细胞胶质瘤治疗方式，当前的主流观点仍然是提倡在显微镜下肿瘤的完全切除，从而达到良好的治疗效果[3, 18, 20]。然而在临床实际工作中我们发现，由于惰性肿瘤更长的自然病程，肿瘤在纵向上以及在延颈髓高发，以完全切除肿瘤为目标的激进手术可能会增加神经功能障碍或严重残疾的风险。肿瘤的次全切除或相对保守的减瘤手术可能获得更好的神经功能保护，然而或许会导致更高的复发风险。因此，手术切除程度成为两难选择。越来越多的学者认为应该根据患者全面的术前评估结果和术中具体情况实施个体化的治疗方案，从而达到缓解肿瘤压迫和预防严重神经功能障碍的目的。对于初次手术肿瘤全切除困难的病例，可以在肿瘤复发后考虑再次手术。越来越多的报道显示，手术效果与术前神经功能状态以及肿瘤全切的可能性密切相关[35]。关于肿瘤的放疗，研究报道，除WHO 3级间变性神经节细胞胶质瘤外，放疗未显示出显著的效果[2]。除此之外，放疗还可能会导致在数年后复发的神经节细胞胶质瘤发生恶性进展。化疗的效果同样存在争议，目前尚未有充分证据证明化疗的显著获益[36, 37]。当前的辅助化疗通常仅限于在部分间变性或复发性神经节细胞胶质瘤中使用。由于目前对脊髓神经节细胞胶质瘤的生物学特性仍然知之甚少，因此，对于肿瘤合并的脊柱侧弯的矫形手术仍然需要慎重。脊柱内植入物可能会影响术后复查MRI的观察效果，甚至可能影响复发肿瘤的二次手术。对于部分患者，佩戴支具可能是有益的。

2021年新版WHO中枢神经系统肿瘤分类根据最新的基因组测序研究结果，对肿瘤的分子生物学特征进行了相关整合，从而希望为肿瘤的靶向治疗提供帮助[38]。然而，由于脊髓神经节细胞胶质瘤的极低发病率和组织学异质性，我们对其分子生物学特征仍知之甚少。当考虑肿瘤的综合治疗，特别是靶向治疗时，更为多见的MAPK信号通路基因组改变可作为潜在的治疗靶点。当BRAF融合基因存在时，表明我们可以使用潜在的靶向药物，例如MEK抑制剂[39]；而当存在BRAF突变时，使用BRAF抑制剂可作为相关选择[30,40]。关于脊髓神经节细胞胶质瘤中NTRK改变的信息有限。即使RTK抑制剂在多种途径中有效，我们仍需要更多信息来指导其在脊髓胶质瘤中的应用[41]。磷酸肌醇3-激酶/蛋白激酶B/mTOR（PI3K/Akt/mTOR）通路突变在神经肿瘤中非常常见。因此，当该通路存在过度表达时，依维莫司已被探索作为相关的靶向治疗用药[42]。尽管已经发现IDH突变经常发生于脑胶质瘤中，但由于在脊髓胶质瘤中IDH突变的发生率相当低，我们目前仍然将IDH1/2抑制剂（enasidenib/ivosidenib）排除在用药选择之外[43]。

五、预后

脊髓神经节细胞胶质瘤是一种罕见的肿瘤类型，通过最佳安全手术切除，多数预后良好。极少数病例因发生恶性转变而预后不佳。

六、典型病例（1）

患者男性，18岁。主因"头面部多汗6年，发现颈髓占位2个月余"入院。临床表现为右侧额部、颈部多汗，紧张、激动时明显。2015年6月发现右侧颈部包块，伴右侧胸部、上肢肌肉萎缩，头面部多汗、肌肉萎缩等症状无明显变化。神经系统体格检查：肢体感觉正常，四肢肌力5级，右侧稍弱于左侧。右侧肩部、胸部肌肉萎缩明显，左肩高于右肩。颈椎MRI提示$C_7 \sim T_2$水平脊髓内见一纺锤形异常信号影（图18-1-1）。初步诊断：脊髓占位性病变（$C_7 \sim T_2$）。拟在神经电生理监测下行后正中入路脊髓髓内肿瘤切除术。

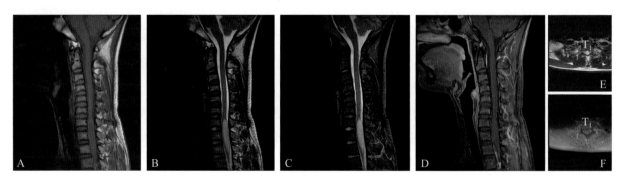

图18-1-1　颈椎MRI平扫+增强

提示$C_7 \sim T_2$水平脊髓内见一纺锤形异常信号影，边界较清楚，大小约$1.0 \, cm \times 1.1 \, cm \times 5.5 \, cm$。A. T1WI呈等信号；B. T2WI呈高信号；C.增强扫描未见明显强化，周围脊髓水肿不明显

手术过程（图18-1-2）：左侧卧位，头架固定，充分暴露后超声骨刀切开$C_7 \sim T_2$椎板，去除硬膜

外脂肪及黄韧带，显微镜下切开硬脊膜并悬吊，见脊髓表面蛛网膜增厚并与硬膜粘连明显，$C_7 \sim T_2$ 脊髓膨隆，张力高，无搏动，脊髓背侧表面血管增粗迂曲（图18-1-2 A、B），于后正中电凝后纵行切开脊髓，见肿瘤色暗红，质较韧，血供中等，瘤内部分切除肿瘤减压后，软脊膜向两侧悬吊，激光刀仔细切除肿瘤，见肿瘤无明显边界，黄荧光模式下见轻度着色，予以全切除肿瘤（图18-1-2 C ~ H），脊髓张力明显下降，搏动恢复，脑脊液通畅，缝合硬脊膜，复位椎板，缝合切口。

四肢SEP波形可，未见明显异常，MEP未见明显异常。术中电生理提示未见明确异常（图18-1-2 I ~ K）。

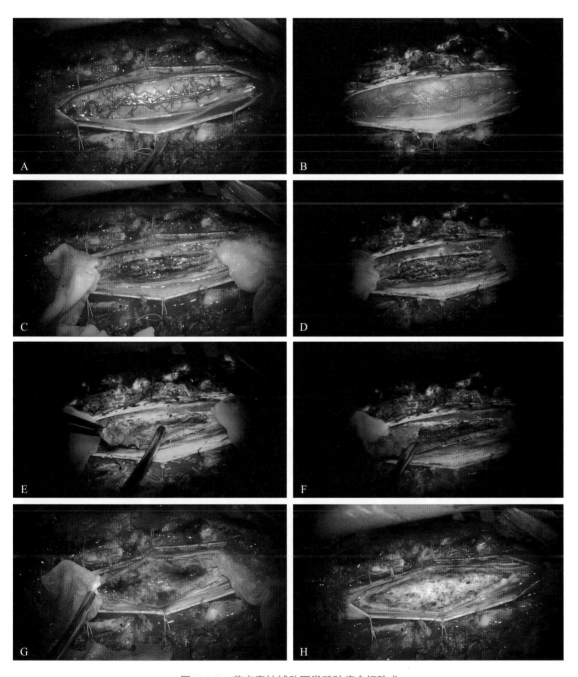

图18-1-2 荧光素钠辅助下脊髓肿瘤全切除术

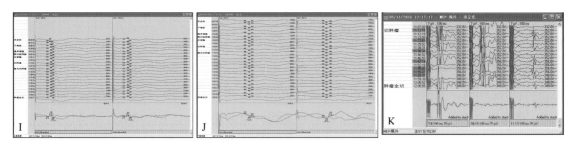

图18-1-2 （续）

病理（图18-1-3）：神经胶质细胞及神经节细胞混合生长，毛细血管壁钙盐沉积。免疫组化：S-100（＋）、NSE（＋）、SYN（＋）、GFAP（胶质细胞+）、Vimentin（＋）、Ki-67（0～1%）、NeuN（＋）、CD34（毛细血管+）。综上，诊断为节细胞胶质瘤，WHO 1级。

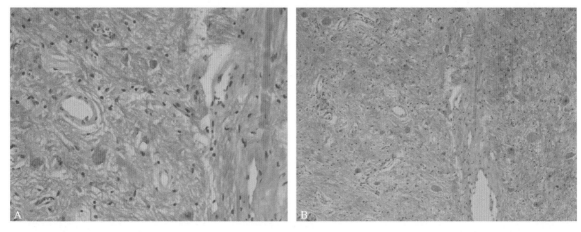

图18-1-3 病理检查

术后情况：患者状况良好，患者四肢肌力5级，术后影像复查见椎管内肿物完全切除。术后1年门诊随访，患者诉大汗缓解，无明显神经症状，术后3年复查MRI提示肿瘤全切，未见明确复发（图18-1-4）。

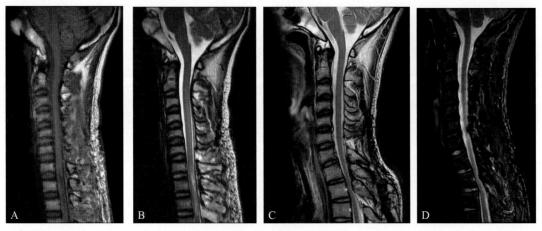

图18-1-4 手术前后MRI对比

A、B. 术后MRI提示肿瘤全切除；C、D. 复查MRI未见肿瘤复发

七、典型病例（2）

患儿男性，3岁。患儿于1年前无明显诱因出现颈部活动不利，颈椎后仰不能，有跌倒史。无明显乏力、发热、头晕等不适，四肢活动可。颈椎及胸椎MRI（2020年9月10日，外院）：颈髓及胸髓上段髓内占位，星形细胞瘤可能（图18-1-5）。为行进一步治疗，患儿于1个月前住我院治疗。完善相关检查后患儿家属因顾虑手术风险出院保守治疗。今患儿家属商议后决定手术治疗再次于我科门诊就诊，门诊以"脊髓占位性病变"收入院。专科查体：直接及间接光反应灵敏，视力粗侧无减退，眼动充分，面纹对称，伸舌居中，左侧肢体肌力4级，右侧肢体肌力5级，肌张力尚可。胸骨柄平面以下麻木，痛觉过敏，四肢腱反射减弱。双侧Babinski征（－），Hoffmann征（－）。McCormick分级：I级。拟在神经电生理监测下行脊髓肿瘤切除术。

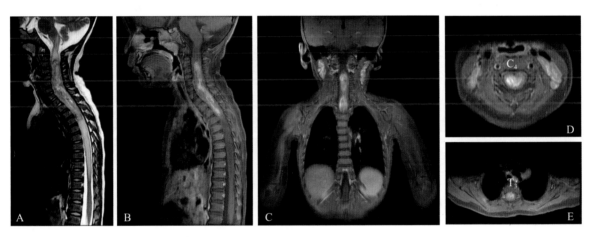

图18-1-5 $C_3 \sim T_5$水平脊髓内可见条片状异常信号影，范围约13 mm × 14 mm × 87 mm

A. 在T_2上呈混杂高信号，病灶两端可见T2WI低信号"帽征"，病变头尾两端脊髓水肿；B~E. 增强扫描可见不均匀强化

手术过程：气管插管全身麻醉后，患儿取左侧卧位，小儿头架固定，标记$C_2 \sim T_4$后正中直切口，常规消毒铺巾，依次切开皮肤、皮下、筋膜，暴露$C_2 \sim T_4$棘突。向两侧分离椎旁肌肉，超声骨刀切开$C_2 \sim T_4$椎板。清除硬膜外脂肪及韧带组织。显微镜下剪开并悬吊硬脊膜，可见脊髓肿胀明显，搏动较弱（图18-1-6 A）。沿脊髓后正中小心低频电凝并切开脊髓后见肿瘤位于髓内（图18-1-6 B）。肿瘤质软，色暗红，边界尚清，与周围脊髓粘连紧密，局部肿瘤向脊髓腹侧侵袭明显并累及腹侧软膜。显微镜下仔细分离并小心止血，最终镜下完整切除肿瘤（图18-1-6 C~F）。严密止血后取9-0不可吸收线间断缝合软脊膜，5-0不可吸收线连续锁边缝合硬脊膜。切除之$C_2 \sim T_4$椎板因骨质薄弱无法复位予以去除。逐层缝合肌层、筋膜层、皮下及皮肤。手术顺利，术中出血不多，未输血，术后返ICU。

病理（图18-1-7）：（脊髓占位）肿瘤细胞弥漫浸润性生长，大部分肿瘤细胞胞质丰富、粉染，细胞核呈空泡状，核仁明显，间质血管丰富，并可见钙化。免疫组化：CR（神经元+）、NeuN（神经元+）、NF（+）、S-100（少许+）、Syn（+）、GFAP（少许+）、Olig-2（少许+）、

CD34（－）、BRAF（－）、IDH1（－）、ATRX（＋）、P53（－）、P16（＋）、CD68-5（－）、EMA（－）、Vimentin（＋）、H3K27M（－）、H3K27Me3（＋）、Ki-67（3%+）。分子检测结果：KIAA1549-BRAF融合。综上所述，结合免疫组化及分子检测结果，诊断为神经节细胞胶质瘤，WHO Ⅰ级，伴KIAA1549-BRAF融合。根据文献（Acta Neuropathologica Communications，2020，8）肿瘤综合指数评分为4分（肿瘤部位：脊髓为1分；肿瘤类型：神经节细胞胶质瘤为1分；基因类型：KIAA1549-BRAF为1分，年龄：<3岁为1分），提示为低风险。

术后情况：术后第1天右下肢肌力1级，余四肢肌力4级。术后第15天坐位及站立平衡较前提高，右下肢肌力3级、余肢体肌力5级。术后20个月随访，家属主诉患儿目前未发现神经功能症状，二便正常，右侧上下肢变细，左侧出汗（图18-1-8）。

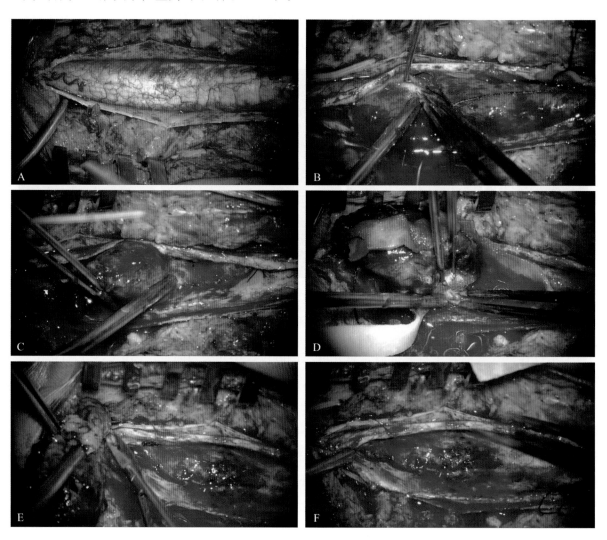

图18-1-6　脊髓肿瘤全切除术

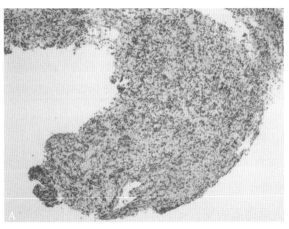
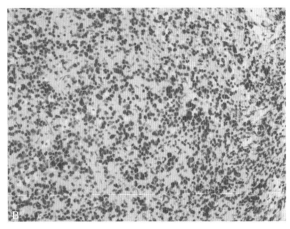

图18-1-7 病理检查

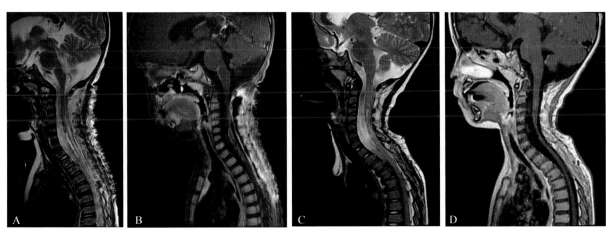

图18-1-8 术后及随访影像学检查

A、B（2021年6月15日术后）. 原C_3~T_5水平脊髓内占位术后缺如，术区脊髓T2WI不均匀增高，增强扫描椎管内未见异常强化；相应节段椎管后软组织结构及信号紊乱，增强扫描呈斑片状强化；C、D（2023年2月9日随访）. C_3~T_4节段脊髓内见条片状T2WI高信号，形态欠规整，范围基本同前，增强扫描脊髓内未见异常强化，C_5~C_7水平颈髓变细

（师 炜 高春天 荆林凯 王贵怀）

第 2 节 其他少见肿瘤

一、形成"菊形团"的胶质神经元肿瘤

形成"菊形团"的胶质神经元肿瘤（rosette-forming glioneuronal tumor，RGNT）是胶质神经元和

神经元肿瘤中以双相结构为特征的一种新分类肿瘤亚型。Komori等在2002年首次将RGNT描述为具有独特临床病理学特征的新肿瘤类型[44]，随后在2007年第四版WHO中枢神经系统肿瘤分类中将其作为一种独立的肿瘤亚型纳入分类之中。在2016年修订版WHO分类中，将其重新命名为形成菊形团的胶质神经元肿瘤并延续至今。由于该类肿瘤具有良好的生物学行为，故将其归类为WHO 1级肿瘤。

RGNT曾经一度被认为是第四脑室所特有的肿瘤亚型。近年来，开始出现肿瘤在其他部位如小脑、脑干、松果体区、第三脑室、侧脑室、下丘脑、视交叉以及脊髓等发生的零星报道。其中，脊髓RGNT发生罕见，文献报道可能不足10例。根据现有的报道，脊髓RGNT的平均发病年龄约为31岁，女性相对多见。在好发部位上，颈椎多见，胸腰椎少见。

影像学上，在CT扫描中，脊髓RGNT通常显示为低密度病变，<25%的患者合并钙化[45, 46]。在MRI中，肿瘤主体部分在T_1加权像上表现为均匀一致的低信号；在T_2加权像上表现为均匀一致的高信号；在DWI序列上无弥散受限表现[44-46]。增强扫描结果文献报道不一：在一项研究中，25%的脊髓RGNT增强扫描结果显示肿瘤无强化，而其他病例则展现出不同程度的边缘强化或局灶性强化[44]。在既往文献报道的病例中，肿瘤周边形成的脊髓空洞常见。与颅内RGNT不同，脊髓RGNT在CT扫描上钙化相对少见，而在MRI中肿瘤周边卫星灶少见。文献中仅有1例报道脊髓RGNT合并出血（这种情况在脊髓室管膜瘤的相对多见）[44, 47-52]。

组织病理学上，肿瘤由两种不同成分组成：其中神经胶质成分为主要组成部分，其形态类似于毛细胞星形细胞瘤；神经细胞成分形成神经细胞"菊形团"和（或）血管周围假"菊形团"[53]。神经细胞部分有均匀排列的神经细胞花环和血管周围的假花环。神经胶质成分通常类似于具有梭形细胞和毛状细胞的毛细胞星形细胞瘤。血栓化的血管及Rosenthal纤维少见。作为典型的低级别肿瘤，其细胞学异型性和有丝分裂活性较低[44]。

分子病理学上，在有限的7例脊髓RGNT病例报道中，仅有2例进行了分子遗传学检测。结果显示TERT启动子、IDH1/IDH2、BRAF V600E等均未发生突变。而这些突变在其他中枢神经系统肿瘤，尤其是星形细胞瘤中较为常见[54]。未来还需要更多地在基因层面上研究，来揭示脊髓RGNT的肿瘤发生及发展机制并为潜在的靶向治疗带来希望。

根据现有的文献报道，手术切除仍然是脊髓RGNT的首选治疗方法，且多数病例无需术后其他辅助治疗[47]。由于相关治疗病例数量有限，针对脊髓RGNT术后放化疗具体效果尚未可知[45, 49, 55]。

二、脑室外神经细胞瘤

中枢神经细胞瘤为好发于青年人幕上侧脑室和（或）第三脑室处的胶质神经元和神经元肿瘤，由形态一致的圆形少突胶质样细胞构成，可伴神经元分化。近年来不断有文献报道发生于脑室外的形态学上类似于中枢神经细胞瘤的肿瘤[56-61]。因此，2007年WHO中枢神经系统肿瘤分类将这些肿瘤作为一种新的肿瘤类型，归类于胶质神经元及神经元肿瘤，定义为脑室外神经细胞瘤（extraventricular neurocytoma，EVN）[62, 63]。EVN可出现在中枢神经系统除脑室外的任何部位，多发生于幕上脑室外，亦可发生于幕下，发生于脊髓者罕见[58, 64-71]。

脊髓EVN好发于脊髓颈段及胸段，肿瘤绝大多数完全位于髓内。男性多见，诊断平均年龄多在30~40岁。临床表现与其他脊髓髓内肿瘤类似，但由于肿瘤生长缓慢，症状可持续数月至数年。脊髓EVN影像学特点多变，常难以与髓内其他常见肿瘤鉴别。在脊椎MRI检查中，肿瘤在T_1WI上多为等/低信号，在T_2WI上多为等/高信号，增强扫描可见肿瘤不同程度的非均质强化。多数病例在肿瘤两端常合并脊髓空洞[72, 73]。由于以上影像学特征与脊髓室管膜瘤及少突胶质细胞瘤相似，因此，单纯通过影像学检查难以明确诊断。

组织学上，EVN肿瘤细胞呈一致性小圆形或类圆形细胞，胞质透亮，核圆居中，染色质细，核仁可见，呈片状、簇状、条索状或"菊形团"样排列，瘤细胞之间尤其在靠近血管的区域，常见到岛状、团块状分布的均质纤维性基质。脊髓EVN罕见神经节细胞分化。部分EVN病例HE切片上可见分化良好的GFAP阳性星形细胞，部分病例无星形细胞形态，但瘤细胞表达GFAP，且这些细胞同时也表达突触素，因而认为瘤细胞同时向神经元和神经胶质分化。部分病例可见Rosenthal纤维和嗜酸性颗粒小体。常见钙化，间质血管丰富，多为分支状的毛细血管，部分病例可见到玻璃样变性的血管，少数病例可见到黏液样基质。

分子病理上，7号染色体上的异常拷贝突变常可作为EVN的鉴别诊断依据[74]。BRAF V600E突变可用于鉴别EVN与其他神经上皮肿瘤。

目前，外科手术切除仍然是脊髓EVN的主要治疗方式。尽管肿瘤全切是外科手术的金标准，文献回顾分析表明，肿瘤次全切除联合或不联合辅助放疗，患者均可获得良好的长期治疗预后。并且由于肿瘤的惰性生物学特性，复发概率较低[71]。

在脊髓EVN治疗中，放射治疗效果尚不清楚。由于缺乏循证医学证据和相关临床经验，在肿瘤活检后使用放疗同样存在争议并很少在临床中普遍使用[75]。

传统的化疗药物，如依托泊苷、卡铂、顺铂、环磷酰胺、丙卡巴肼、洛莫司汀和长春新碱等已用于治疗手术不可切除、部分切除、放疗抵抗或复发性中枢神经细胞瘤的辅助治疗之中，并已经证实对于肿瘤消退和症状缓解有一定作用[76-78]。然而，对于脊髓EVN，目前尚无临床数据或病例报道描述相关化疗治疗经验。因此，化疗在复发性或残留脊髓EVN中的治疗作用仍然未知。

脊髓EVN生长缓慢，生物学特性温和，手术治疗效果令人满意。患者多数预后良好。

三、弥漫性软脑膜胶质神经元肿瘤

弥漫性软脑膜胶质神经元肿瘤（diffuse leptomeningeal glioneuronal tumor，DLGNT）是一种罕见的胶质神经元和神经元肿瘤，于2016年版WHO中枢神经系统肿瘤分类中首次定义[79]。该肿瘤常发生于软脑（脊）膜上，偶见累及脑实质或脊髓髓内[80-82]。男性相对多见，平均中位诊断年龄为4~6岁[79, 83, 84]。患者最常表现为颅高压相关症状，也可出现角弓反张，脑膜刺激征及颅神经受损的症状。实验室检查中，脑脊液中蛋白水平常升高。影像学的特征为广泛弥漫的软脑（脊）膜增厚增强影。脊椎MRI多数可见脊髓实质内结节状病灶，部分病灶可为囊实性。文献报道近一半的患者在疾病过程或之后的随访中伴发蛛网膜囊肿形成。脊髓DLGNT的级别尚未完全确定，但绝大部分为低级别病变。该肿瘤进展缓慢，文献报道生存期为3个月至21年。当肿瘤Ki-67指数＞4%和（或）出现肾小球样血管内皮增生时，常预示预后较差。

DLGNT组织病理学特点为：低倍镜下肿瘤细胞在软膜中弥漫生长或排列呈巢状，可伴促结缔组织增生及黏液样改变，细胞密度低–中等；高倍镜下呈形态一致的"少突样"细胞，核中等大，卵圆形，有核周空晕，核分裂象少见。个别病例中还可以见到以下特殊结构：节细胞分化，神经毡样岛，嗜酸性颗粒小体；Rosenthal纤维；累及脑实质或髓内的部分常表现为类似弥漫性胶质瘤的形态（大部分类似少突胶质细胞瘤）。肿瘤细胞Olig-2、MAP-2、S-100阳性，NeuN、NF、EMA、IDH1常为阴性，而GFAP和Syn表达情况不一。肿瘤主要的分子遗传学特点为KIAA 1549-BRAF基因融合、1p单独缺失或1p/19q共缺失，而无IDH和BRAF V600E突变[85-87]。最近有研究提示[88]，根据甲基化谱的特点可将DLGNT分为DLGNT-methylation class-1（DLGNT-MC-1）和DLGNT-MC-2两组，前者患者发病年龄较小，预后也更好，而后者预后稍差，常伴有染色体1q的获得。

DLGNT需要与以下肿瘤鉴别：①星形细胞瘤或少突胶质细胞瘤的软脊膜播散，IDH1和GFAP可帮助鉴别；②脑室外中枢神经细胞瘤，Olig-2和NeuN可帮助鉴别；③毛细胞型星形细胞瘤软脑膜播散，该肿瘤常有特征性的双相结构，且GFAP弥漫阳性表达，可帮助鉴别；④其他胶质神经元肿瘤，DLGNT有其特征性的影像学表现和发生部位，而其他胶质神经元肿瘤有其各自特殊的形态学特点都可帮助鉴别。

DLGNT绝大多数属于惰性，进展缓慢，总体生存时间较长，文献报道最长的病例诊断后存活时间为137个月。肿瘤对放化疗反应良好。虽然大多数DLGNT呈良性临床过程，但有少数病例可以急性进展[89]。

（师　炜　王贵怀）

参考文献

[1] Louis D N, Perry A, Wesseling P, et al. The 2021 WHO Classification of Tumors of the Central Nervous System: a summary[J]. Neuro-oncology, 2021, 23(8): 1231-1251.

[2] Satyarthee GD, Mehta VS, VAISHYA S. Ganglioglioma of the spinal cord: report of two cases and review of literature[J]. Journal of Clinical Neuroscience: Official Journal of the Neurosurgical Society of Australasia, 2004, 11(2): 199-203.

[3] Jallo GI, FreedD, Epstein FJ. Spinal cord gangliogliomas: a review of 56 patients[J]. Journal of Neuro-oncology, 2004, 68(1): 71-77.

[4] Kalyan-Raman UP, Olivero WC. Ganglioglioma: a correlative clinicopathological and radiological study of ten surgically treated cases with follow-up[J]. Neurosurgery, 1987, 20(3): 428-433.

[5] Jeffs GJ, Lee GY, Wong GT. Spinal cord ganglioglioma presenting as acute paraparesis[J]. Clinical Neurology and Neurosurgery, 2006, 108(5): 503-506.

[6] Bevilacqua G, Sarnelli R. Ganglioglioma of the spinal cord. A case with a long survival[J]. Acta Neuropathologica, 1979, 48(3): 239-242.

[7] Shi W, Zhao B, Yao J, et al. Intramedullary Spinal Cord Ganglioglioma Presenting as Hyperhidrosis: A Rare Case Report and Literature Review[J]. World Neurosurgery, 2019, 127: 232-236.

［8］ Cruz TZ, Ferreira-Pinto PHC, Brito ACG, et al. Ganglioglioma of the cervicothoracic spinal cord in a patient with neurofibromatosis type 1: A case report[J]. Surgical Neurology International, 2021, 12: 313.

［9］ Armas Melian K, Delgado Lopez FJ, Medina Imbroda J M, et al. Intramedullary spinal cord ganglioglioma: Case report and comparative literature review[J]. Neurocirugia, 2021, 32(3): 124-133.

［10］ Miller DC, Lang FF, Epstein FJ. Central nervous system gangliogliomas. Part 1: Pathology[J]. Journal of Neurosurgery, 1993, 79(6): 859-866.

［11］ Amini A, Chin SS, Schmidt MH. Malignant transformation of conus medullaris ganglioglioma: case report[J]. Journal of Neuro-oncology, 2007, 82(3): 313-315.

［12］ Selvanathan SK, Hammouche S, Salminen HJ, et al. Outcome and prognostic features in anaplastic ganglioglioma: analysis of cases from the SEER database[J]. Journal of Neuro-oncology, 2011, 105(3): 539-545.

［13］ Alexiou GA, Stefanaki K, Sfakianos G, et al. Desmoplastic infantile ganglioglioma: a report of 2 cases and a review of the literature[J]. Pediatric Neurosurgery, 2008, 44(5): 422-425.

［14］ Niemeyer B, Marchiori E. Anaplastic Ganglioglioma Involving the Entire Length of the Spinal Cord[J]. European Neurology, 2018, 79(3-4): 125.

［15］ Patel U, Pinto RS, Miller DC, et al. MR of spinal cord ganglioglioma[J]. AJNR American Journal of neuroradiology, 1998, 19(5): 879-887.

［16］ Vlachos N, Lampros MG, Zigouris A, et al. Anaplastic gangliogliomas of the spinal cord: a scoping review of the literature[J]. Neurosurgical Review, 2022, 45(1): 295-304.

［17］ Sundar IV, Jaiswal M, Purohit D, et al. Ganglioglioma of conus medullaris in a patient of neurofibromatosis type 1: A novel association?[J]. Asian Journal of Neurosurgery, 2016, 11(4): 455.

［18］ Lang FF, Epstein FJ, Ransohoff J, et al. Central nervous system gangliogliomas. Part 2: Clinical outcome[J]. Journal of Neurosurgery, 1993, 79(6): 867-873.

［19］ Epstein FJ, Farmer JP. Pediatric spinal cord tumor surgery[J]. Neurosurgery Clinics of North America, 1990, 1(3): 569-590.

［20］ Kothbauer KF. Neurosurgical management of intramedullary spinal cord tumors in children[J]. Pediatric Neurosurgery, 2007, 43(3): 222-235.

［21］ Mccormick PC, Torres R, Post KD, et al. Intramedullary ependymoma of the spinal cord[J]. Journal of Neurosurgery, 1990, 72(4): 523-532.

［22］ Gibson AM, Rosser MF, De Oliveira CR, et al. Magnetic resonance imaging findings and antemortem cytologic diagnosis of intramedullary spinal cord ependymoma in a dog[J]. Journal of the American Veterinary Medical Association, 2021, 259(12): 1446-1451.

［23］ Wang C, Yuan X, Zuo J. Individualized Prediction of Overall Survival for Primary Intramedullary Spinal Cord Grade II/III Ependymoma[J]. World Neurosurgery, 2020, 143: e149-e156.

［24］ Citron N, Edgar MA, Sheehy J, et al. Intramedullary spinal cord tumours presenting as scoliosis[J]. The Journal of Bone and Joint Surgery British Volume, 1984, 66(4): 513-517.

［25］ Akbarnia BA, Gabriel KR, Beckman E, et al. Prevalence of scoliosis in neurofibromatosis[J]. Spine, 1992, 17(8 Suppl): S244-248.

［26］ Batzdorf U, Khoo LT, Mcarthur DL. Observations on spine deformity and syringomyelia[J]. Neurosurgery, 2007, 61(2): 370-377; Discussion 377-378.

［27］ Hirose T, Scheithauer BW, Lopes MB, et al. Ganglioglioma: an ultrastructural and immunohistochemical study[J]. Cancer, 1997, 79(5): 989-1003.

［28］ Deora H, Sumitra S, Nandeesh BN, et al. Spinal Intramedullary Ganglioglioma in Children: An Unusual Location of a Common Pediatric Tumor[J]. Pediatric Neurosurgery, 2019, 54(4): 245-252.

［29］ Dougherty MJ, Santi M, Brose MS, et al. Activating mutations in BRAF characterize a spectrum of pediatric low-grade gliomas[J]. Neuro-oncology, 2010, 12(7): 621-630.

［30］ Schindler G, Capper D, Meyer J, et al. Analysis of BRAF V600E mutation in 1, 320 nervous system tumors reveals high mutation frequencies in pleomorphic xanthoastrocytoma, ganglioglioma and extra-cerebellar pilocytic astrocytoma[J]. Acta

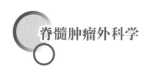

Neuropathologica, 2011, 121(3): 397-405.

[31] Dahiya S, Haydon DH, Alvarado D, et al. BRAF(V600E) mutation is a negative prognosticator in pediatric ganglioglioma[J]. Acta Neuropathologica, 2013, 125(6): 901-910.

[32] Hukin J, Siffert J, Velasquez L, et al. Leptomeningeal dissemination in children with progressive low-grade neuroepithelial tumors[J]. Neuro-oncology, 2002, 4(4): 253-260.

[33] Gessi M, Dorner E, Dreschmann V, et al. Intramedullary gangliogliomas: histopathologic and molecular features of 25 cases[J]. Human Pathology, 2016, 49: 107-113.

[34] Zanello M, Pages M, Tauziede-Espariat A, et al. Clinical, Imaging, Histopathological and Molecular Characterization of Anaplastic Ganglioglioma[J]. Journal of Neuropathology and Experimental Neurology, 2016, 75(10): 971-980.

[35] Johnson JH, Jr., Hariharan S, Berman J, et al. Clinical outcome of pediatric gangliogliomas: ninety-nine cases over 20 years[J]. Pediatric Neurosurgery, 1997, 27(4): 203-207.

[36] Truite LV, Hanel RA, Grande CV, et al. Spinal cord ganglioglioma: case report[J]. Arquivos de Neuro-psiquiatria, 2001, 59(2-B): 431-434.

[37] Araujo JF, Souza MR, Sperlescu A, et al. Malignant course of a ganglioglioma: case report[J]. Arquivos de Neuro-Psiquiatria, 1998, 56(3A): 486-490.

[38] Klonou A, Piperi C, Gargalionis AN, et al. Molecular Basis of Pediatric Brain Tumors[J]. Neuromolecular Medicine, 2017, 19(2-3): 256-270.

[39] Banerjee A, Jakacki RI, Onar-Thomas A, et al. A phase I trial of the MEK inhibitor selumetinib (AZD6244) in pediatric patients with recurrent or refractory low-grade glioma: a Pediatric Brain Tumor Consortium (PBTC) study[J]. Neuro-Oncology, 2017, 19(8): 1135-1144.

[40] Del Bufalo F, Carai A, Figa-Talamanca L, et al. Response of recurrent BRAFV600E mutated ganglioglioma to Vemurafenib as single agent[J]. Journal of Translational Medicine, 2014, 12: 356.

[41] Lassaletta A, Zapotocky M, Bouffet E, et al. An integrative molecular and genomic analysis of pediatric hemispheric low-grade gliomas: an update[J]. Child's Nervous System: ChNS: Official Journal of the International Society for Pediatric Neurosurgery, 2016, 32(10): 1789-1797.

[42] Cacchione A, Lodi M, Carai A, et al. Upfront treatment with mTOR inhibitor everolimus in pediatric low-grade gliomas: A single-center experience[J]. International Journal of Cancer, 2020.

[43] Tiong IS, Wei AH. New drugs creating new challenges in acute myeloid leukemia[J]. Genes, Chromosomes & Cancer, 2019, 58(12): 903-914.

[44] Komori T, Scheithauer BW, Hirose T. A rosette-forming glioneuronal tumor of the fourth ventricle: infratentorial form of dysembryoplastic neuroepithelial tumor?[J]. The American Journal of Surgical Pathology, 2002, 26(5): 582-591.

[45] Yang C, Fang J, Li G, et al. Histopathological, molecular, clinical and radiological characterization of rosette-forming glioneuronal tumor in the central nervous system[J]. Oncotarget, 2017, 8(65): 109175-109190.

[46] Gao L, Han F, Jin Y, et al. Imaging features of rosette-forming glioneuronal tumours[J]. Clinical Radiology, 2018, 73(3): 275-282.

[47] Hamauchi S, Tanino M, Hida K, et al. Spinal rosette-forming glioneuronal tumor: A case report[J]. Medicine, 2019, 98(49): e18271.

[48] Shibayama C, Doai M, Matoba M, et al. Spinal rosette-forming glioneuronal tumor: First case in a young child[J]. Radiology Case Reports, 2021, 16(12): 3982-3986.

[49] Silveira L, Dewitt J, Thomas A, et al. Disseminated Rosette-Forming Glioneuronal Tumor with Spinal Drop Metastasis, a Uniquely Aggressive Presentation of Rare Tumor[J]. World Neurosurgery, 2019, 132: 7-11.

[50] Collin A, Adle-Biassette H, Lecler A. Rosette-Forming Glioneuronal Tumor of Spinal Cord[J]. World Neurosurgery, 2018, 119: 242-243.

[51] Sharma S. Rosette-Forming Glioneuronal Tumor Arising from the Spinal Cord[J]. World Neurosurgery, 2017, 105: 1001.

[52] Duan L, Zhang Y, Fu W, et al. Rosette-Forming Glioneuronal Tumor Originating From the Spinal Cord: Report of 2 Cases and Literature Review[J]. World Neurosurgery, 2017, 98: 875 e871-875 e877.

［53］Rosenblum MK. The 2007 WHO Classification of Nervous System Tumors: newly recognized members of the mixed glioneuronal group[J]. Brain Pathology, 2007, 17(3): 308-313.

［54］Von Deimling A, Korshunov A, Hartmann C. The next generation of glioma biomarkers: MGMT methylation, BRAF fusions and IDH1 mutations[J]. Brain Pathology, 2011, 21(1): 74-87.

［55］Garcia Cabezas S, Serrano Blanch R, Sanchez-Sanchez R, et al. Rosette-forming glioneuronal tumour (RGNT) of the fourth ventricle: a highly aggressive case[J]. Brain Tumor Pathology, 2015, 32(2): 124-130.

［56］Wang CN, He XL, Xia ZX. Extraventricular neurocytoma of spinal cord: report of a case[J]. Zhonghua bing li xue za zhi = Chinese journal of Pathology, 2012, 41(10): 702-703.

［57］Gokhan GA, Gurer IE, Akyuz M, et al. A case of extraventricular neurocytoma of the spinal cord[J]. Neuropathology: Official Journal of the Japanese Society of Neuropathology, 2008, 28(3): 322-325.

［58］Zhao X, Li M, Zhang G, et al. Extraventricular neurocytoma at the sellar region: Report of 8 cases and literature review[J]. Journal of Clinical Neuroscience: Official Journal of the Neurosurgical Society of Australasia, 2022, 99: 379-386.

［59］Byun J, Kim M, Song S W, et al. Extraventricular Neurocytoma: Clinical Investigation of Heterogenous Prognosis[J]. Brain Tumor Research and Treatment, 2022, 10(1): 22-28.

［60］Gaggero G, Valle L, Ferro J, et al. Extraventricular neurocytoma[J]. Autopsy & case reports, 2022, 12: e2021348.

［61］Gaggiotti C, Giammalva GR, Raimondi M, et al. A rare diagnosis of an extraventricular neurocytoma[J]. Surgical Neurology International, 2021, 12: 88.

［62］THURNHER M M. 2007 World Health Organization classification of tumours of the central nervous system[J]. Cancer Imaging: The Official Publication of the International Cancer Imaging Society, 2009, 9(Spec No A): S1-3.

［63］Fuller GN, Scheithauer BW. The 2007 Revised World Health Organization (WHO) Classification of Tumours of the Central Nervous System: newly codified entities[J]. Brain Pathology, 2007, 17(3): 304-307.

［64］Zhang A, Brown DF, Colpan EM. Mesial temporal extraventricular neurocytoma (mtEVN): A case report and literature review[J]. Epilepsy & Behavior Case Reports, 2019, 11: 26-30.

［65］Liu X, Yu Y, Ma L, et al. MRI features of an atypical case of extraventricular neurocytoma: A case report[J]. Medicine, 2021, 100(51): e28207.

［66］Chen F, Jin R, Wu X, et al. Extraventricular Neurocytoma in the Left Frontal Lobe: A Case Report and Literature Review[J]. World Neurosurgery, 2018, 112: 178-181.

［67］Hu JR, Li J, Lv GH, et al. Extraventricular neurocytoma mimicking bone tumor in thoracic spinal column[J]. The spine Journal: Official Journal of the North American Spine Society, 2015, 15(12): e65-66.

［68］Yu B, Li J, Jing L, et al. A rare case of atypical spinal neurocytoma with EGFR mutation in a 12-year-old boy[J]. Child's nervous system: ChNS: official journal of the International Society for Pediatric Neurosurgery, 2021, 37(7): 2399-2403.

［69］Li Z, Gao J, Wang T, et al. Intramedullary central neurocytoma of the thoracic spinal cord: A case report and literature review[J]. Molecular and Clinical Oncology, 2018, 8(4): 539-543.

［70］Kim JE, Lim M. Neurocytoma of the spinal cord[J]. Neurosurgery clinics of North America, 2015, 26(1): 109-115.

［71］Wu L, Deng X, Yang C, et al. Primary spinal neurocytoma involving the medulla oblongata: two case reports and a literature review[J]. Neurologia Medico-chirurgica, 2014, 54(5): 417-422.

［72］Sharma S, Sarkar C, Gaikwad S, et al. Primary neurocytoma of the spinal cord: a case report and review of literature[J]. Journal of Neuro-oncology, 2005, 74(1): 47-52.

［73］Martin AJ, Sharr MM, Teddy PJ, et al. Neurocytoma of the thoracic spinal cord[J]. Acta Neurochirurgica, 2002, 144(8): 823-828.

［74］Taruscio D, Danesi R, Montaldi A, et al. Nonrandom gain of chromosome 7 in central neurocytoma: a chromosomal analysis and fluorescence in situ hybridization study[J]. Virchows Archiv: an International Journal of Pathology, 1997, 430(1): 47-51.

［75］Sharma MC, Deb P, Sharma S, et al. Neurocytoma: a comprehensive review[J]. Neurosurgical Review, 2006, 29(4): 270-285; discussion 285.

［76］Brandes AA, Amista P, Gardiman M, et al. Chemotherapy in patients with recurrent and progressive central neurocytoma[J].

Cancer, 2000, 88(1): 169-174.

［77］ Von Koch CS, Schmidt MH, Uyehara-Lock JH, et al. The role of PCV chemotherapy in the treatment of central neurocytoma: illustration of a case and review of the literature[J]. Surgical Neurology, 2003, 60(6): 560-565.

［78］ Schild SE. Benign central neurocytoma: a double misnomer?[J]. Cancer, 2002, 94(1): 284.

［79］ Louis DN, Perry A, Reifenberger G, et al. The 2016 World Health Organization Classification of Tumors of the Central Nervous System: a summary[J]. Acta Neuropathologica, 2016, 131(6): 803-820.

［80］ Louis DN, Wesseling P, Aldape K, et al. cIMPACT-NOW update 6: new entity and diagnostic principle recommendations of the cIMPACT-Utrecht meeting on future CNS tumor classification and grading[J]. Brain Pathology, 2020, 30(4): 844-856.

［81］ Figarella-Branger D, Appay R, Metais A, et al. The 2021 WHO classification of tumours of the central nervous system[J]. Annales de pathologie, 2021.

［82］ Torp SH, Solheim O, Skjulsvik AJ. The WHO 2021 Classification of Central Nervous System tumours: a practical update on what neurosurgeons need to know-a minireview[J]. Ann Pathol. 2022, 42(5):367-382.

［83］ Komori T. The 2016 WHO Classification of Tumours of the Central Nervous System: The Major Points of Revision[J]. Neurologia Medico-chirurgica, 2017, 57(7): 301-311.

［84］ Lee JK, Ko HC, Choi JG, et al. A Case of Diffuse Leptomeningeal Glioneuronal Tumor Misdiagnosed as Chronic Tuberculous Meningitis without Brain Biopsy[J]. Case Reports in Neurological Medicine, 2018, 2018: 1391943.

［85］ Schniederjan MJ, Alghamdi S, Castellano-Sanchez A, et al. Diffuse leptomeningeal neuroepithelial tumor: 9 pediatric cases with chromosome 1p/19q deletion status and IDH1 (R132H) immunohistochemistry[J]. The American Journal of Surgical Pathology, 2013, 37(5): 763-771.

［86］ Rodriguez FJ, Schniederjan MJ, Nicolaides T, et al. High rate of concurrent BRAF-KIAA1549 gene fusion and 1p deletion in disseminated oligodendroglioma-like leptomeningeal neoplasms (DOLN)[J]. Acta Neuropathologica, 2015, 129(4): 609-610.

［87］ Rodriguez FJ, Perry A, Rosenblum MK, et al. Disseminated oligodendroglial-like leptomeningeal tumor of childhood: a distinctive clinicopathologic entity[J]. Acta Neuropathologica, 2012, 124(5): 627-641.

［88］ Deng MY, Sill M, Chiang J, et al. Molecularly defined diffuse leptomeningeal glioneuronal tumor (DLGNT) comprises two subgroups with distinct clinical and genetic features[J]. Acta Neuropathologica, 2018, 136(2): 239-253.

［89］ Cai SS, Liu XY, Chen YP, et al. Diffuse leptomeningeal glioneuronal tumor: report of a case[J]. Zhonghua bing li xue za zhi = Chinese journal of pathology, 2019, 48(3): 253-255.

脊神经和椎旁神经肿瘤

脊神经肿瘤是指起源于脊椎神经根以及神经根鞘膜组织的肿瘤，脊神经出椎间孔移行在椎旁与分布在椎旁的交感及副交感神经起源的肿瘤，称为椎旁神经肿瘤，包括神经鞘瘤、神经纤维瘤、恶性外周神经鞘膜瘤、副神经节细胞瘤和神经束膜瘤等，其中最常见的是神经鞘瘤。

从肿瘤生长位置可分为椎管内肿瘤、椎管外肿瘤和椎管内外沟通性肿瘤，形态学上可表现为圆形、类圆形、哑铃形、沙漏形和不规则形。椎管内外沟通性肿瘤也称"哑铃形"肿瘤，是指肿瘤在生长的过程中突破硬脊膜、椎间孔和椎管骨性结构等，形成跨椎管内和椎管外的沟通性病变，可起源于椎管内经椎间孔向椎旁生长，亦可起源于椎旁侵袭椎间孔向椎管内生长，也可起源于椎间孔内直接向椎管内外生长。

第 1 节 神经鞘瘤

一、流行病学

神经鞘瘤是起源于神经鞘膜Schwann细胞的肿瘤，是椎管内最常见的原发性肿瘤，占椎管内肿瘤的25%～29%[1]，每年发病率为（0.3～0.5）/10万人，近年来有上升趋势[2]。男女发病率相近，也有研究认为白种人群中男性发病率略高于女性[1,3,4]。神经鞘瘤最常发生于腰椎（约占49.0%），其次是颈椎区（22.5%）和胸椎区（20.4%），骶尾部以及颈胸、胸腰交界区（8.1%）[5]。在文献中，约80%的神经鞘瘤的发生于硬膜内髓外，而约15%的肿瘤穿过椎间孔硬膜向外生长，表现为"哑铃形"[6]，4%的神经鞘瘤生长于椎旁，完全位于髓内的小于1%[6-8]。

神经鞘瘤可见于各个年龄段，发病高峰年龄为40～60岁，儿童罕见，只有0.7%的神经鞘瘤发生在儿童[5,9-11]。神经鞘瘤以散发性、孤立性肿瘤为主，约占总数的95%，而多发性神经鞘瘤与神经纤

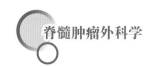

维瘤病2型（neurofibromatosis 2，NF2）和神经纤维瘤病3型（neurofibromatosis 3，NF3）相关[12]。

二、组织学分类

神经鞘瘤通常起源于神经根鞘，完全由分化良好的嗜酸性Schwann细胞组成，大体上外观呈圆形到椭圆形，分叶状，大多数肿瘤有包膜，反映其良性生物学行为，肿瘤在组织学上符合WHO I级。1920年瑞典神经科医生Antoni描述了两种不同的细胞结构的周围神经鞘肿瘤，这也是神经鞘瘤的起源，他提出了其两种病理组织学分类方式，组织A和组织B，即现在神经鞘瘤的两种典型类型：Antoni A型和Antoni B型。Antoni A型：细胞致密呈束状，多为双极细胞，细胞核呈纺锤形，细胞质界限不分明，细胞平行成行排列，排列紧密，细胞核呈明显的栅栏状排列，也称为瞭望塔状排列。Antoni B型：细胞相对不规则，相对较少，由星形状细胞组成，分散在疏松的嗜酸性基质中，含有更圆更加浓缩的细胞核，背景呈空泡样及微囊改变。此两种特征细胞的分布没有明确规律，可以表现为完全Antoni A型、完全Antoni B型或两者交错存在。在Antoni A型、Antoni B型内均可夹有胶原、出血、微囊、钙化等改变，部分病例血管周围及间质可见淋巴细胞浸润。免疫组化方面，具有典型的弥漫性S-100和SOX10、LEU-7表达。

细胞性神经鞘瘤又称非典型神经鞘瘤（非典型Schwann细胞瘤），可以认为是良性神经鞘瘤中的一类亚型，较为罕见，仅占良性神经鞘瘤的5%[13]。相较于典型神经鞘瘤，细胞性神经鞘瘤有细胞增生、有丝分裂活性高及核异形的特点，其增殖活性可能会导致相对较高的侵袭性和复发风险。囊性变在细胞性神经鞘瘤中占5%~6%[13]，其机制可能是由Antoni B型细胞发生变性或肿瘤生长引起的中央缺血性坏死引起[14]。细胞性神经鞘瘤一般预后良好，完全切除后无复发。既往研究显示，细胞性神经鞘瘤患者术后5年无进展生存率和5年无病生存率均为100%[15]。对于一些不完全切除的肿瘤，几年后可能会发生局部复发，但没有淋巴和远处转移。因此，细胞性神经鞘瘤仍归属于良性神经鞘瘤[13]。

黑色素性神经鞘瘤（melanotic schwannoma，MS），又称黑色素分裂性神经鞘瘤（黑色素性Schwann细胞瘤），是一种罕见的神经鞘肿瘤的变体，由含有黑色素保护的Schwann细胞组成。与传统的神经鞘瘤相比发病高峰年龄略小（20~50岁），没有性别倾向，占所有原发性周围神经鞘肿瘤的比例不到1%[12, 16, 17]。其特征是由Schwann细胞分泌黑色素，最常发生在脊神经根和交感神经干。一半的MS病例与Carney综合征有关，这是一种常染色体显性遗传多肿瘤综合征，由PRKAR1A基因突变引起。该基因通常编码蛋白激酶A的r1α调控亚基；结合该基因和另一个调控亚基，抑制细胞内PKA活性，限制细胞增殖。在缺乏r1α功能的情况下，过度的PKA功能会导致各种器官中不受控制的细胞增殖[18]。MS多为良性或潜在恶性，电镜下，上皮Schwann细胞和色素沉着梭形细胞呈束状或者轮状，细胞核呈圆形和椭圆形，核仁明显，核分裂象罕见。如有明显的核异型性，有丝分裂多，明显坏死，甚至转移，视为恶性。免疫组化表明，这种特殊的神经鞘肿瘤强烈表达S-100、leu-7、HMB-45，而GFAP、EMA和CK染色大多为阴性。与传统神经鞘瘤的典型包膜相比，MS是一种局限性但无包膜的肿瘤，这可能反映了其潜在的侵袭性。大约10%的病例发生伴有局部侵袭的恶性行为，在一些研究中，局部复发率接近1/3[16, 19]。

三、形态学分类

根据神经鞘瘤位置大小及累及范围的不同，很多学者都对神经鞘瘤做出分类，分类的原则大同小异，都是根据椎管内肿瘤波及节段数目、椎管外肿瘤大小及相对位置进行分类，这里简要介绍最常用的Sridhar分类。

Sridhar在2001年根据肿瘤位置和病变范围提出良性脊髓神经鞘瘤分类系统，为良性神经鞘瘤的形态分类及手术方式提供了指导[20]。分类中，Ⅱ型、Ⅳb型及Ⅴ型为巨大神经鞘瘤，其中Ⅴ型为巨大侵袭神经鞘瘤（图19-1-1）。巨大侵袭性神经鞘瘤与其他巨大神经鞘瘤的不同之处在于它们侵蚀椎体的骨质，并侵犯肌筋膜层面，但组织病理学上仍表现为良性肿瘤。巨大侵袭性神经鞘瘤由于其向周边组织生长，有时侵袭三个以上的椎体节段，侧方侵蚀椎弓根和椎旁组织导致椎间孔扩大，向后压迫硬膜囊及引起椎板变薄，偶尔延伸到后肌筋膜，向前不同程度地侵蚀椎体。这种侵袭性生长的肿瘤会在手术入路选择、切除范围方面带来困难，并可能影响脊柱的稳定性，需要行个体化治疗。

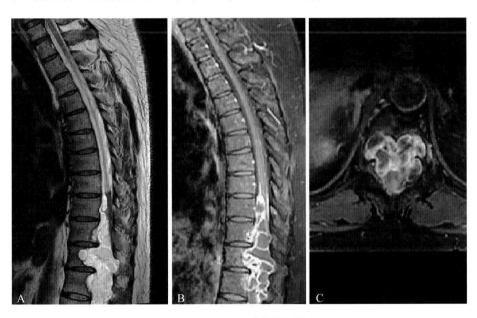

图19-1-1 巨大侵袭性神经鞘瘤

四、临床表现

患者从发病到诊断的时间为3周到6年，症状取决于肿瘤的位置及其与脊髓和神经根的关系。约70%的肿瘤来自感觉根，20%来自运动根，10%来自感觉和运动根[21]。神经根痛是最早也是最常出现的症状，72%~85%的患者会出现疼痛，且30%的患者疼痛为唯一症状，疼痛为背部局部疼痛，可放射到手臂、胸肋前部、腹部、腿部及会阴区。大部分疼痛为运动或者受压时产生的疼痛，静息痛仅占5%[22]。早期局部疼痛是由于对神经根的直接或间接刺激，或者被肿瘤压迫而导致的神经传导受损，随着肿瘤增大对脊髓的压迫明显，最终导致脊髓及神经受损。其次是感觉障碍，以感觉异常为首发症状者占20%，可分为感觉过敏和感觉减退两类，一般从身体的远端向近端发展。感觉过敏可表现为发麻、发冷、酸胀感、蚁行感，而感觉减退大多为痛、温及触觉的减退，圆锥及马尾区则表现为肛门和会阴部皮肤呈现鞍区麻木。运动障碍和括约肌功能异常多在晚期出现，尤其是位于腰骶区的肿瘤。

哑铃形肿瘤累及椎管内外，除椎管内占位引起的神经症状以外，还可以产生椎管外症状，如颈椎哑铃形肿瘤在颈部可触及包块，腰椎哑铃形肿瘤可导致腰大肌综合征，表现为患侧腰腿痛，不能向患侧卧，一侧下肢不能伸直而呈屈曲状。高位颈椎水平中，C_2神经鞘瘤最常见，占所有脊椎神经鞘瘤的15%。$C_1 \sim C_2$水平的椎间孔间隙较大，使得此位置的肿瘤更有可能向椎管外生长并延伸到狭窄的椎间孔，呈"哑铃形"，当C_1、C_2位置的肿瘤体积过大时可能会引起颅内脑积水[21, 23, 24]，有时也会压迫椎动脉出现晕厥发作、偏头痛等不常见症状，易导致误诊。

髓内神经鞘瘤罕见，由于髓内缺乏Schwann细胞，对于发生来源目前尚未有定论，主要有以下几种猜测：①起源于脊神经后根的Schwann细胞；②起源于沿髓内血管周围神经分布的Schwann细胞；③源自胚胎发育时神经嵴封闭过程中部分异位Schwann细胞[25]。主要见于颈段脊髓，其次为胸段；各个年龄段均有发生，更倾向于成人发病，无性别差异；其临床表现多为受累脊髓平面下的上运动神经元损害，包括疼痛、麻木、瘫痪等症状[26]。髓内神经鞘瘤需要与室管膜瘤、星型细胞瘤、血管母细胞瘤鉴别。

肿瘤瘤内出血的情况不常见，只有约1%的肿瘤会发生瘤内出血，大多表现为急性神经功能障碍，且进展迅速。瘤内出血的原因目前有两种主流理论，即血管理论和力学理论。根据血管理论，肿瘤可发生血管内自发性血栓形成，并可导致肿瘤远端坏死和出血。力学理论认为脊柱的运动引起肿瘤血管的牵引，导致出血，通常发生在胸腰椎病变。其他可能的出血原因包括由肿瘤生长引起的中枢性缺血性坏死或肿瘤恶变伴新生血管破裂[7, 27]。瘤内出血可伴有蛛网膜下腔出血或硬脊膜下出血，大多数位于脊髓圆锥和马尾部位，可导致括约肌功能障碍[27]。

在腰椎和马尾部位，肿瘤可能在重力作用下牵拉神经，使神经根拉长而导致肿瘤移位，产生急性神经功能障碍，需要紧急手术减压。脑脊液压力的变化、肿瘤的重量、位置和附着的神经根的弹性是影响此部位肿瘤移位的因素[28]。

第 2 节　神经纤维瘤

脊椎神经纤维瘤是起源于椎管内的脊神经或椎管外神经根的良性肿瘤。神经纤维瘤是一种异质性肿瘤，由肿瘤性Schwann细胞和非肿瘤性成纤维细胞、血管内皮细胞、肥大细胞以及致密的胶原蛋白组成，在神经纤维瘤中经常可以观察到肥大细胞浸润。神经纤维瘤病患者的年龄较神经鞘瘤小，为30～40岁[4, 29]。散发性神经纤维瘤约占椎管硬膜内肿瘤的3%，可为结节性或弥漫性，椎管内神经纤维瘤通常沿着神经根的长轴生长。相较于神经鞘瘤，神经纤维瘤更易突破硬脊膜累及硬膜外，占比为25%～66%。目前公认的有两种类型的神经纤维瘤：孤立性神经纤维瘤和丛状神经纤维瘤。丛状神经纤维瘤在一生中持续生长，有恶性变的风险，其更常见于NF1患者，因此NF1患者肿瘤恶变的发生率也更高。孤立性神经纤维瘤发病率低，可以做到手术全切除，而丛状神经纤维瘤或多发性神经纤维瘤难以全切除且预后通常较差[30]。

一、多发神经纤维瘤病分型

（一）神经纤维瘤病1型（neurofibromatosis 1，NF1）

NF1是一种复杂的常染色体显性遗传多系统疾病，由Von Recklinghausen首次记录[31, 32]，因此也称为Von Recklinghausen病或外周神经纤维瘤病。这种疾病无明显的种族和性别差异，发病率约为1/3500[33, 34]。NF1基因定位于染色体17q11.2，由57个外显子组成，分布在350kb的基因组 DNA上。NF1基因表达的改变有助于肿瘤的发生和神经纤维瘤的形成。NF1基因编码一种叫作神经纤维蛋白的蛋白质，这是一种肿瘤抑制因子，在细胞增殖的Ras通路中起重要的调节作用，神经纤维蛋白功能丧失将导致Ras过度激活，并引起细胞增殖和肿瘤发生。NF1病变由Schwann细胞、成纤维细胞和神经周细胞组成，免疫组化常显示：S-100阳性和EMA阴性[35]。

NF1可以在身体的任何地方生长，通常表现为真皮或皮下组织的包裹性肿块，也可表现为累及周围神经根的丛状神经纤维瘤[36]。大多数NF1患有皮肤神经纤维瘤，通常首先出现在青春期，在成年后变得更多。30%的患者为丛状神经纤维瘤，表现为多发性和弥漫性，累及周围神经并以网状的方式生长，在8%～13%的NF1患者中丛状神经纤维瘤发生恶变[37-39]，恶变可发生在儿童时期，但最常发生在30～40岁及以后[40]。在NF1患者中，60%属于轻症，20%为中度症状，20%为严重的病例会影响患者的生活质量，通常与进行性四肢瘫、颈部疼痛和尿失禁相关。对于NF1，约40%的肿瘤会生长在脊椎周围，72%位于髓外硬脊膜内，14%位于硬脊膜外，13%表现为椎管内外沟通的"哑铃形"，1%位于髓内。

1987年美国国立卫生院（NIH）会议声明中确立了NF1的诊断标准，共7条，符合2条或2条以上的病例可以诊断为NF1：

（1）全身6处或以上存在"牛奶咖啡斑"，在青春期前直径＞5 mm，青春期后直径＞15 mm；

（2）≥2个任何类型的神经纤维瘤或1个丛状神经纤维瘤。

（3）腋窝或腹股沟区褐斑。

（4）视神经胶质瘤。

（5）≥2个虹膜错构瘤（Lisch结节）。

（6）特征性骨性病变（蝶骨翼发育不良或长骨皮质变薄伴或不伴假关节形成）。

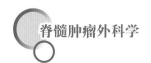

（7）NF1患者的一级亲属。

（二）神经纤维瘤病2型（neurofibromatosis 2，NF2）

NF2是一种常染色体显性遗传的肿瘤综合征，比NF1少见，约每33 000个新生儿中发现1例。男女比例为1∶1.29。平均发病年龄为18～24岁。1993年发现了NF2基因位于染色体22q11.2，它编码肿瘤抑制蛋白Merlin，而Merlin的缺失会通过Ras调节导致增殖信号通路的激活，导致肿瘤的发生[37]。尽管名称叫作神经纤维瘤病，但与NF1不同，NF2的特征是更倾向于神经鞘瘤，表现为双侧前庭神经鞘瘤[41,42]，患者也经常伴有颅内脑膜瘤和椎管内脊膜瘤、脊神经鞘瘤和脊髓室管膜瘤[43]。近年来，由于早期发现、多学科治疗和旨在保护神经功能的创新疗法，该疾病的死亡率稳步下降，工业化国家的NF2患者的平均寿命现在是超过60岁的。

NF2有多种诊断标准，Manchester标准是较为常用的标准，具备下列2条或2条以上的病例可以诊断为NF2：

（1）双侧前庭神经鞘瘤。

（2）与NF2和单侧前庭神经鞘瘤或以下任何两种疾病有关的一级亲属：脑膜瘤、神经鞘瘤、胶质瘤、神经纤维瘤、晶状体后囊混浊。

（3）单侧前庭神经鞘瘤和以下任何两种疾病：脑膜瘤、神经鞘瘤、胶质瘤、神经纤维瘤、晶状体后囊混浊。

（4）两个或多个脑膜瘤和单侧前庭神经鞘瘤，或下列任何两种疾病：神经鞘瘤、胶质瘤、神经纤维瘤、晶状体后囊混浊。

目前还没有针对NF1和NF2的指南性治疗推荐，治疗目标是缓解症状和控制局部病灶，因此，在大多数情况下，只有肿瘤压迫脊髓或神经根引起相应症状的肿瘤才被考虑手术切除[44]。有学者尝试贝伐单抗进行靶向治疗，结果显示可以抑制肿瘤生长，但是临床应用尚需要更多数据证实其有效性。临床上最重要的管理方法是早期诊断和症状导向的治疗，遗传咨询尤其重要。

（三）神经纤维瘤病3型（NF3）

NF3，即神经鞘瘤病（Schwannomatosis），是一种常染色体显性遗传的肿瘤综合征，其特征是在年轻成人（发病平均年龄28岁）中发生多发性神经鞘瘤，且没有NF1或NF2的临床和放射学证据。散发性神经鞘瘤病的个体通常比家族性患者出现的症状要晚。20%的神经鞘瘤病是家族性的常染色体显性遗传[12]。与NF2一样，神经鞘瘤病与22号染色体上的基因改变有关[45]。2%～4%的神经鞘瘤患者符合神经鞘瘤病的标准。另外，约5%的神经鞘瘤病病例可伴发脊膜瘤。

二、影像学表现

神经鞘瘤和神经纤维瘤在影像学上表现相似，因此两者合并在一起描述。

CT表现：圆形实体肿块，密度较脊髓稍高，脊髓受压移位，肿瘤上下方蛛网膜下腔增宽，对侧蛛网膜下腔变窄或消失。肿瘤沿椎间孔生长到椎旁时，肿瘤呈"哑铃形"改变。神经鞘瘤通常是结节状的，有完整包膜，包膜在CT上密度较高。CT能够显示椎间孔的扩大和椎弓根及椎体的侵蚀。当肿瘤增大引起椎管内压力增高可导致椎体后缘的正常凹度的扩大，在CT上表现为椎体呈扇形状，又称"椎体后扇形征"（图19-2-1）[46]。

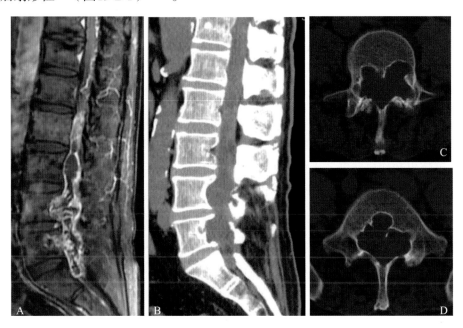

图19-2-1　神经鞘瘤椎体后扇形征

　　MRI表现：神经鞘瘤和神经纤维瘤的MRI表现相似，椎管内圆形、类圆形或哑铃形肿块，沿椎管长轴生长，边缘光滑，边界清楚。以Antoni A型为主的肿瘤，呈等稍长T_1和等稍长T_2信号，明显均匀强化。以Antoni B型为主的肿瘤，病灶内见大片状长T_1长T_2信号，早期呈明显均匀强化，其内低信号无强化，此类肿瘤中液体含量较多，使其容易发生囊性变[47]。AB型均等型，其内见片状长T_1长T_2信号，增强呈不均匀强化，高低信号区混杂分布。在某些病例中，在T_2序列中可以观察到与病灶内出血或胶原沉积相关的低信号，以及与囊性变相对应的高信号，增强后可呈均匀或非均匀强化。影像学上髓内神经鞘瘤为脊髓内非中心性生长的实性结节或肿块，多位于脊髓背侧偏外或后外方，一般不超过3个椎体节段，可见囊变坏死、脊髓空洞、钙化少见。较大的病变可能表现为侵袭到椎间孔和椎体后部，形成"哑铃征"[48]。黑色素性神经鞘瘤在MRI上具有明显的特征，由于黑色素的顺磁性作用，T_1高信号，T_2低信号，增强后均匀强化，FDG PET-CT可以区分黑色素性神经鞘瘤良恶性，并清晰地显示肿瘤恶性病变的范围和程度。

三、治疗策略

　　神经鞘瘤治疗的金标准是手术全切除，手术目的是促进患者神经功能完全恢复，降低肿瘤复发率，绝大多数神经鞘瘤可以治愈。神经纤维瘤治疗原则为手术为主的综合治疗，难以通过手术治愈此病，手术目的是切除对脊髓和神经功能影响大的肿瘤、缓解和改善患者症状，以及提高生活质量。位于椎管内的神经鞘瘤手术入路可以经后正中入路，视肿瘤位置决定采用半椎板、全椎板切开或不切开椎板（位于颈1～2水平、椎间孔处鞘瘤）的方法。脊柱稳定性无破坏时一般不需要行内固定术，如果肿瘤破坏椎体或小关节引起脊柱不稳或手术切除了过多小关节引起失稳，可以酌情行内固定术。根据肿瘤大小、部位和质地等情况，采取分块切除或完整切除肿瘤，载瘤神经可予以切断，对于粘连在肿瘤表面的过路神经予以分离保护。位于髓内的神经鞘瘤按髓内肿瘤处理原则，最大安全限度地切除肿瘤，力求全切除，大多预后良好。

Lenzi等随访了367例神经鞘瘤患者，中位随访时间10年（周期为1～20年），报道除9例患者外，绝大多数患者术后的神经根性疼痛都有缓解，功能全部或部分恢复[49]。约30%的患者术后会出现并发症，最常见的是新发和加重的感觉障碍。并发症多见于颈部和腰骶部，但与患者年龄、临床表现、症状持续时间、肿瘤大小或者肿瘤病理无关。硬膜下和"哑铃型"肿瘤术后容易发生脑脊液漏、假性脊膜膨出和切口感染。术中神经电生理监测与手术后并发症的控制是否相关目前尚存争议[49, 50]，但是依然强烈建议使用术中神经电生理监测，因其与提高总切除率有相关性。对于身体基础较差或难以全切的复杂和多发性肿瘤患者，也可行非手术治疗的方法[51]。立体定向放射手术（stereotactic radiosurgery，SRS）是一个重要的治疗方法[52]。Sachdev报道了71例神经源性肿瘤（47例神经鞘瘤和24例神经纤维瘤）的立体放疗，结果显示神经鞘瘤和神经纤维瘤的局部控制率分别为98%和100%，效果优于颅内SRS[53]。斯坦福大学癌症中心的一项研究统计了47例脊椎神经鞘瘤治疗后73个月随访结果，结果表明立体定向放疗对肿瘤的总体控制率为98%，47%的患者出现了影像学好转，其中半数缩小到原始肿瘤大小的一半以下，也有文献报道54%的患者疼痛得到改善，而只有14%的患者肿瘤有进展[53]。来自匹兹堡大学的一项研究报道了25例神经纤维瘤患者使用伽马刀的立体定向放疗的结果显示：大多数肿瘤（80%）与NF1相关，表现为疼痛（52%）和神经功能缺损（16%），患者接受平均剂量为21.3Gy，中位随访37个月，肿瘤控制率为100%，疼痛的患者中有77%得到改善或无加重，运动障碍患者中有50%得到功能改善，没有患者发生晚期脊髓损害或肿瘤恶变[54]。但目前对于神经鞘瘤放疗的远期结果和并发症控制仍有争议[49]。

第 3 节　恶性外周神经鞘膜瘤

一、概述及流行病学

恶性外周神经鞘膜瘤（malignant peripheral nerve sheath tumor，MPNST）又称恶性神经鞘瘤、恶性外周神经鞘瘤、神经源性肉瘤和恶性神经纤维肉瘤，占恶性软组织肿瘤不到5%，占所有周围神经鞘肿瘤不到1%，多数为高度恶性肉瘤，仅少数为低度恶性。它最常见于30～60岁的成年人，

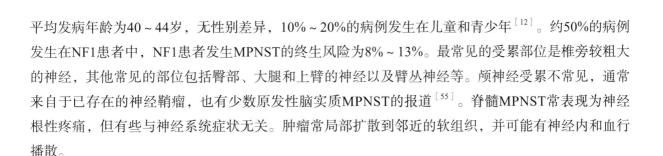

平均发病年龄为40～44岁，无性别差异，10%～20%的病例发生在儿童和青少年[12]。约50%的病例发生在NF1患者中，NF1患者发生MPNST的终生风险为8%～13%。最常见的受累部位是椎旁较粗大的神经，其他常见的部位包括臀部、大腿和上臂的神经以及臂丛神经等。颅神经受累不常见，通常来自于已存在的神经鞘瘤，也有少数原发性脑实质MPNST的报道[55]。脊髓MPNST常表现为神经根性疼痛，但有些与神经系统症状无关。肿瘤常局部扩散到邻近的软组织，并可能有神经内和血行播散。

二、组织学

大多数MPNST直径大于5 cm。组织学上，恶性周围神经鞘肿瘤缺乏结构特征，如包膜下或包膜外淋巴细胞聚集、血管周围淋巴细胞浸润和血管壁透明变性，有丝分裂象通常超过4/10 HPF。此外，蛋白标志物，如S-100、CD57和GFAP，在良性神经鞘瘤中呈弥漫性阳性和强阳性，但在大多数恶性周围神经鞘肿瘤中呈局灶性阳性或弱阳性[13]。NF1、CDKN2A和PRC2成分基因的失活发生在大多数MPNST中，H3K27me3表达的缺失对MPNST具有高度的特异性[12]。MPNST的特定组织学特征包括：①致密和稀疏神经束呈大理石样交替，即Antoni A、Antoni B交替排列；②梭形细胞细胞核不规则弯曲；③免疫组织化学或电子显微镜显示Schwann细胞分化的情况下呈纤维肉瘤样改变。

三、临床表现

MPNST临床表现不典型，最常见表现为肿块，其次是疼痛、感觉及运动障碍等。早期生长速度缓慢，疼痛可不明显，后期肿瘤体积迅速增大且疼痛加重。肿瘤局部复发率高、远处转移常见，预后较差。远处转移最常见部位为肺，其次为软组织、骨、肝脏及腹腔。

四、影像学表现

肿瘤在CT上呈孤立性或弥漫性肿块，肿瘤中心可见片状低密度影，增强实体部分呈斑块状、网格状或岛屿状强化，低密度区不强化。肿瘤在MRI上呈边界欠清晰的肿块，呈稍长T_1、长T_2信号改变，内见斑片状更长T_1、T_2信号。增强后呈明显不均匀强化，部分可见毛刺样或棘状突起样改变。

五、诊断与鉴别诊断

MPNST诊断主要基于病理，由于缺乏统一的诊断标准，MPNST病理诊断一直以来存在争议。一般认为MPNST病理诊断必须符合以下条件之一：①肿瘤起源于周围神经；②从良性神经肿瘤发展而来；③发生于伴有NF1的患者，瘤细胞形态与大多数发生于周围神经的MPNST特征相同；④患者不伴有NF1，但瘤细胞的组织学形态与大多数MPNST特征相同。

鉴别诊断主要与横纹肌肉瘤和软组织恶性纤维组织细胞瘤区分。横纹肌肉瘤肿块位于所在肌肉肌腹，沿肌纤维向两端呈浸润性生长，与肌肉分界不清。肿块较大时可出现液化坏死，钙化罕见。增强MRI呈轻度或中度不均匀强化，强化程度略高于肌肉组织。个别情况可见到假包膜影。软组织恶性纤维组织细胞瘤是成人最常见的软组织肉瘤，多见于中老年人，好发于四肢软组织和腹膜后，病变部位较深，常位于肌肉内，少数可发生–于浅表部位。MRI表现为T1WI呈稍低信号或等信号，T2WI呈均匀混杂信号，可发生囊变、坏死、部分可见假包膜及瘤周水肿，瘤内可见低信号分隔，增强扫描肿瘤实质部分呈明显强化。

六、治疗及预后

大部分MPNST患者应首选手术治疗，肿瘤浸润邻近结构造成边界不清是影响MPNST的生存期和局部复发的最重要因素，但手术完整全切除有时很难做到，因此目前建议的治疗措施仍为大部切除加局部放疗。一些研究已经证明辅助放疗有助于肿瘤的局部控制，但放疗对于控制复发和提高患者生存率的作用仍需要进一步的研究证实[56]。化疗目前无确切疗效，有研究表明，化疗后的5年生存率低于20%[37]。

影响患者预后的基因因素包括与NF1相关、p53核表达和S-100表达[57]。MPNST患者的预后较差，3年总生存率为64%，5年总生存率为35%～50%。大小超过5 cm、局部复发、组织病理学分级高、放射暴露史以及伴有NF1的患者生存率较低[57]。女性及肿瘤全切和原发性神经鞘瘤患者的预后较好[12]；在儿童MPNST患者中更具侵袭性，进展迅速，生存时间非常短。

第4节　副神经节瘤

一、概述及流行病学

副神经节瘤（paraganglioma，PG）是起源于原始的神经嵴细胞一种罕见的良性肿瘤，据报道每年的发病率约为3/100万。

PG根据功能和位置分为交感神经和副交感神经亚型。交感神经PG通常沿着胸部和腹部的交感神经链出现，肿瘤主要见于腹部，但也可起源于交感神经系统的任何部分，包括肾上腺、头颈部和后纵隔。副交感神经PG起源于副交感自主神经系统，通常发生在头颈部和颈部，并与颅神经有关。

PG是一种生长缓慢的肿瘤，危险因素尚未明确，但有证据表明NF1患者表现出更容易发生此类肿瘤[58]，主要发生在50～60岁及更高龄人群中，散发病例主要发生在女性（71%）。PG具有遗传易感性，40%的PGS发生在遗传性综合征的患者中，如多发性内分泌瘤、神经纤维瘤病1型和Von Hippel-Lindau病。90%的副神经节瘤发生于肾上腺称为嗜铬细胞瘤，在中枢神经系统中90%以上位于颈静脉球或颈动脉区域，原发性脊髓PG并不常见[59]，累及椎管的占病例的10%。脊髓PG在1970年由Miller首次报道[60]，以马尾区为多见，主要位于髓外硬膜内，肿瘤与终丝附着或粘连，少数发生于神经根。根据WHO第5版分类，所有PG都有一定的潜在转移倾向，因此，应该归类为具有潜在恶性倾向的良性肿瘤。脊柱是PG最常见的转移部位，PG患者在原发病变治疗后平均17.3年出现脊柱转移，一组15例脊柱转移性患者的队列显示，转移性PG患者的发病年龄为23～58岁（平均40.9岁），且更倾向于发生在既往有PG治疗史的患者中。转移性PG完整切除的平均无进展生存期高于分块切除联合放疗，因此，对于发生转移的PG，应尽量做到整块切除[58]。

二、组织学特征

副神经节瘤具有明显的组织学特征。镜下主要由两种细胞构成：Ⅰ型主细胞和Ⅱ型支持细胞。主细胞呈多边形、卵圆形、梭形，胞质丰富，淡红染或细颗粒状，细胞呈团状、巢片状或典型的"器官样"排列，被纤维血管间质包围。支持细胞包绕主细胞，典型图像称为Zellballen细胞巢。偶尔可见出血、含铁血黄素沉积或钙化，少数见核分裂象和异形性。肿瘤是否为恶性不能通过组织学评估来确定，但可以通过转移和侵袭来证实。

三、临床表现

副神经节瘤通常无症状，其中大多数是偶然发现的[30]。有些肿瘤会引起脊髓和神经根压迫症状，出现相应节段疼痛、伴或不伴下肢运动或感觉障碍及膀胱和直肠功能障碍。功能性副神经节瘤的临床症状与儿茶酚胺的产生有关，它们被称为"5H"；高血压、高代谢、高血糖、头痛和多汗症[61]。少数椎管内肿瘤可以引起正常压力性脑积水[62]。

四、影像学表现

副神经节瘤主要通过MRI发现和诊断。MRI表现为肿瘤在T_1上呈低信号，在T_2上为高信号，由于富含血管，在缓慢血流和肿瘤本身形成的增强信号背景中，会出现圈点样流空区域，呈现匍行性条状低信号，即"椒盐征"，是其特征之一。但大多数情况下仍需要与神经鞘瘤、神经纤维瘤和脊膜瘤鉴别。

五、治疗及预后

副神经节瘤一般预后良好。在肿瘤未扩散的情况下，行手术切除加辅助治疗能够取得令人满意的效果[63]。作为一种良性肿瘤，手术全切除能够治愈该肿瘤，据统计马尾区的副神经节瘤全切术后复发率为4%。次全切除的肿瘤复发率明显增高，因此如果患者进行了肿瘤次全切除，应进行辅助放疗以减少复发，并进行长期随访[64,65]。

第5节　神经束膜瘤

　　神经束膜瘤是一种由神经束膜细胞为主的增殖性改变的罕见良性肿瘤。通常发生于成人，好发于躯干及四肢，表现为结节性改变[66]。根据其位置，它们通常分为神经内神经束膜瘤、神经外神经束膜瘤（软组织神经束膜瘤）和硬化性神经束膜瘤[67]。

　　MRI表现为神经束呈对称性梭形膨大，边界清楚，信号均匀，呈长T_1长T_2信号，增强扫描呈明显强化，其内囊变坏死少见。由于神经束膜瘤少见，当其发生在脊神经根时，常与神经鞘瘤、神经纤维瘤难以鉴别，当影像学上发现肿瘤呈对称性梭形改变时应考虑到神经束膜瘤的可能。组织病理上神经束膜瘤为界限清楚的结节性改变，神经束膜细胞常形成编织状排列，细胞以梭形细胞为主，形态均一，无明显的异形性。

　　由于神经束膜瘤病例较少，正确治疗方法尚无共识，对于神经内神经束膜瘤，单纯行活检、手术切除后神经修复或单纯手术都有报道，应对患者具体情况制订个性化诊疗措施[68]。

第6节　手术入路选择与操作技术

　　脊神经及椎旁神经肿瘤可发生在脊椎的各个节段，有些肿瘤会跨过椎间孔形成"哑铃形"，具体的手术入路和椎板切开的范围必须考虑到肿瘤的位置及其硬膜外肿瘤的大小而决定，最常用的方法是后正中入路，如果肿瘤呈"哑铃形"或向椎旁生长，可以采用改良后入路或椎旁入路。例如，一些生长到胸腔的"哑铃形"肿瘤中，可以通过肋骨及横突部分切除，充分暴露肿瘤以便切除。对于肿瘤位于椎体前方可以采用颈前、经胸、经腹及盆腔入路切除肿瘤。如果肿瘤多发，原则上优先处理责任节段肿瘤和高节段肿瘤。

　　手术目的是在不损伤脊髓与周围神经结构的情况下全切肿瘤，同时保证脊柱稳定性。虽然椎板成形术可以在一定程度上减少脊柱不稳定性，但仍不能完全避免术后脊柱不稳定的情况发生。因此，在允许的情况下，应尽量采用破坏性较小的方式来切除肿瘤，如半椎板切除术。术前应完善脊柱脊髓检查，详细了解肿瘤位置，评价脊柱稳定性。若术前存在椎体和关节突关节的侵袭破坏，以

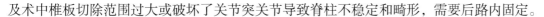

及术中椎板切除范围过大或破坏了关节突关节导致脊柱不稳定和畸形，需要后路内固定。

患者的预后取决于早期诊断和充分的手术干预，以及肿瘤位置和组织学特征。总的来说，手术切除肿瘤预后良好，绝大多数获得治愈。但由于出血、炎症或硬膜侵犯往往导致肿瘤和脊髓之间存在致密粘连，以及巨大肿瘤侵袭到硬膜外的大血管，如椎动脉、腹主动脉[30]，肿瘤很难做到完全切除。术后复发通常与肿瘤的次全切除有关，但也有极少数肿瘤全切除后会复发[6]。

一、硬膜内髓外肿瘤

硬膜内髓外神经鞘瘤是最常见的类型，占所有神经鞘瘤的70%～80%[6]。一般情况下，使用常规后路椎板切除术或半椎板切除术足以实现肿瘤全切除[69]。体位可采用侧俯卧位，病变侧在上方；若肿瘤基本位于中线，取左侧卧位，上方肩部用约束带牵拉固定。如果肿瘤位于颈部，一般使用三钉头架固定头颅，保持颈椎中立位，轻度屈曲。防止眼球及其面部在较长时间的操作中受压。胸部和腹部中央应该悬空保持最佳通气状况并减少硬膜外静脉丛的压力。在颈部操作过程中，手术床的头部可轻度提高，有助于静脉回流。术中监测感觉及运动诱发电可减少甚至避免损伤脊髓功能具有一定价值。

肿瘤常位于脊髓侧方，部分位于脊髓背侧和腹侧。位于椎管侧方的较小病变，可以通过单侧椎板切开，完成肿瘤的切除。脊椎侧块及其关节突关节应保留，除非需要做椎间孔探查时，才有可能做部分切除。在剪开硬膜之前，充分止血，避免血流入硬膜下和蛛网膜下腔，同时便于显微操作。沿肿瘤生长的长轴切开硬膜，大多取中线切口，椎间孔的硬膜可采用T形切口。硬膜切开范围，应超过肿瘤两极，仔细缝合固定于椎旁肌肉将有利于硬膜外的止血。用较小的棉片分别置入肿瘤两极处的硬膜下腔，减少硬膜下腔的刺激。肿瘤不断生长侵入侧方及侧前方的硬膜下腔，蛛网膜产生粘连增厚反应，包裹肿瘤，应尽力保留蛛网膜的完整。一般很容易找到肿瘤与脊髓的界面，如果肿瘤与脊髓粘连紧密，可以先在瘤内分块切除，待有足够空间后再分离与脊髓的界面，尽量减少对脊髓的牵拉及旋转。如果肿瘤位于脊髓腹侧，先剪开齿状韧带，松解游离脊髓再分块或完整切除肿瘤，有时可以用7-0丝线牵拉齿状韧带，增加暴露空间，切忌对脊髓过度牵拉，以免造成功能损害。对于附着在肿瘤表面的脊神经以显微剪刀锐性分离，予以保护。

载瘤神经的处理是手术的重要步骤之一。对于较小的肿瘤，可仅切除受累的神经束，不必切断整个神经根，但当肿瘤较大、载瘤神经根嵌入肿瘤内时，为保证肿瘤全切，必要时可切断神经根。腰椎椎管的肿瘤移动度大，往往可牵出硬脊膜外，可在肿瘤两端清楚地看到载瘤神经。肿瘤常起源于后根感觉神经，因此对于未受累且电刺激正常的运动根要保留，背侧神经根进入肿瘤时，需要切断。较大的肿瘤或粘连紧的肿瘤可以使用吸引、电凝、超声波及激光等技术，先做瘤内切除，再分离肿瘤与脊髓之间的粘连。术中神经电生理监测有助于区分运动根和感觉根，术中使用神经刺激器直接刺激神经根，有助于对有功能的神经辨认，当刺激神经根无反应时切断神经根是安全的。此外，术前神经根的功能也是术后神经功能缺损的重要预测因素。术前神经根临床功能正常，肌电图无神经损伤，提示受累神经的功能正常或由邻近神经根功能代偿，此类患者的神经根切除后损伤的风险较低。

如果为了保留神经根而选择次全切除肿瘤，容易导致肿瘤术后复发[6,70]。文献表明，38%的患者在切除肿瘤和切断载瘤神经后出现了短暂的感觉或运动功能的障碍，但大多很快就可以恢复，只有5%遗留神经切断后遗症[71]。Celli对26例切断神经根的肿瘤患者的研究表明，神经根切断后功能障碍的发生率很低，尤其是腰骶部位置，术后发生神经功能缺损的风险显著低于胸段[72]。位于颈椎、胸椎的操作需小心，处置不当可能引发术后呼吸功能障碍或四肢功能障碍。

二、哑铃形肿瘤

（一）概述及分型

1952年，Love和Dodge首次使用"哑铃形肿瘤"来描述一种生长跨椎管内外的神经源性肿瘤[73]，这些肿瘤可广泛生长在椎管外，并压迫椎管旁、髂腰肌和腹膜后血管结构。现代哑铃形肿瘤定义是由于肿瘤向两个方向生长，进入椎管和椎旁，在硬膜内、硬膜外和椎旁这三个空间内至少占据两个，导致形态呈哑铃状，其发生率为5%～25%[74-76]，哑铃形肿瘤以神经鞘瘤和神经纤维瘤为主，也有少部分为脊膜瘤。由于肿瘤的椎管外部分可以生长得很大，与邻近的血管和神经结构紧密附着，导致哑铃形肿瘤的手术难度较大[74]。与单纯硬膜内、单纯硬膜外病变相比，哑铃形肿瘤术后并发症发生率最高（48%）且总切除率最低（60%）[50]。因此，有学者主张对于高龄、手术耐受性差且无症状的哑铃形肿瘤患者可以保守治疗，需要定期进行影像学检查和随访[77]。很多机构和学者都提出了哑铃形肿瘤的分类系统，目前较为常用的是Sridhar分型和Toyama分型。

1. Sridhar 分型（表 19-6-1、图 19-6-1）

按照MRI影像将椎管内外巨大良性神经鞘瘤分为五型。该分型根据肿瘤在轴位上表现进行分类，但对椎管内外沟通肿瘤的三维结构分类，尤其是肿瘤在矢状位上侵袭范围和程度上分类不甚全面，对脊柱稳定性评估和是否一期内固定欠缺指导意义。

表19-6-1　Sridhar分型

分型	规格
Ⅰ型	椎管内肿瘤，不超过两个椎体高度 Ⅰa亚型：硬脊膜内；Ⅰb亚型：硬脊膜外
Ⅱ型	椎管内肿瘤，超过两个椎体高度（巨大肿瘤）
Ⅲ型	椎管内肿瘤侵袭到神经根孔
Ⅳ型	椎管内＋椎管外肿瘤 Ⅳa亚型：椎管外＜2.5 cm；Ⅳb亚型：椎管外＞2.5 cm
Ⅴ型	肿瘤侵袭椎体、椎板和肌肉组织等

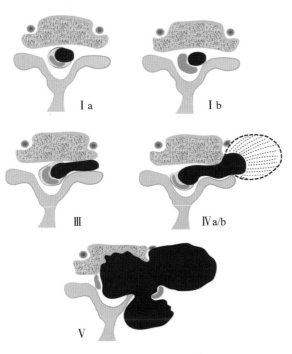

图19-6-1 Sridhar分型示意图

2. Toyama 分型（表 19-6-2、图 19-6-2）

Toyama分型结合了CT及MRI的影像学特点，根据肿瘤与硬脊膜的关系进行分型，同时根据肿瘤在脊髓纵向的延伸也指定了具体的标准，在临床上也较为常用[78]。

表19-6-2 Toyama分型

Ⅰ型	椎管内硬膜外哑铃形肿瘤
Ⅱ型	肿瘤位于硬膜外，并累及椎间孔 Ⅱa：位于椎管内，向外局限在椎间孔内；Ⅱb：穿过椎间孔，至椎旁；Ⅱc：椎管内未累及
Ⅲ型	肿瘤累及硬膜内，沿椎间孔生长 Ⅲa：位于椎管和椎间孔内；Ⅲb：穿出椎间孔，形成椎旁肿块
Ⅳ型	肿瘤侵犯前方椎体
Ⅴ型	肿瘤侵犯椎板等后方结构
Ⅵ型	肿瘤对前后方结构均有侵犯，并穿过神经孔至椎旁

根据累及椎间孔情况分为3级；IF1 累及单一椎间孔；IF2 累及2个椎间孔；IF3 累及3个及以上椎间孔

根据是否累及横突孔分3级：不累及横突孔为 TF1 级；累及1个横突孔为 TF2 级；累及2个及以上横突孔为 TF3 级

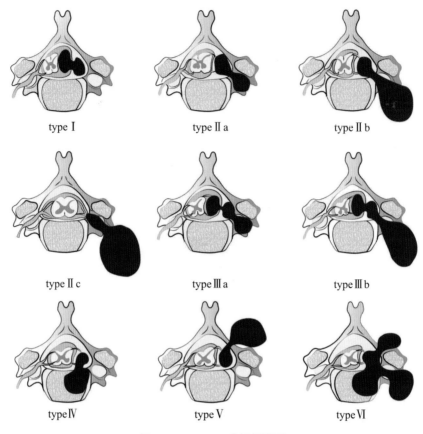

图19-6-2　Toyama分型示意图

（二）手术入路

1. 颈椎哑铃形肿瘤

颈椎约占所有哑铃形肿瘤的40%[79]。颈椎活动度较大，同时有椎动脉伴行，因此手术需要考虑保护椎动脉和颈椎稳定性[80]。

椎动脉走行在横突孔，在寰椎椎动脉切迹处向内前方穿过枕骨大孔区硬膜进入颅内。颈神经根向远端行走通过横突，通过椎动脉内侧，神经根和椎动脉的近端极易受损，术前应仔细了解椎动脉解剖，防止椎动脉损伤。术中切除肿瘤应严格限制在肿瘤包膜内操作，当肿瘤切除邻近椎体侧前方时，操作应轻柔，若能显露或观察到椎动脉并予以保护，这样更能有效避免损伤到椎动脉。

半椎板入路或全椎板切开行椎管内肿瘤切除是常用的方法，适用于大部分椎管内和椎管内外沟通性肿瘤，根据肿瘤大小及椎管外病变的范围，可以选择切除一定范围的小关节。当椎管内肿瘤体积过大时，一般要做全椎板切开，以减少脊髓损伤的风险，位于脊髓腹侧的肿瘤，可以先切开齿状韧带，用7-0细丝线牵引固定于硬膜上，以扩大显露空间利于肿瘤切除。椎旁肿瘤和大部分哑铃形肿瘤在手术中尽量保护关节突关节，肿瘤在椎旁生长过程中会扩大椎间孔，这会形成有利的手术操作空间，随着肿瘤体积的缩小，操作空间会越来越大，最终全切除肿瘤，而使小关节得以保留。肿瘤对侧的椎板可以保留一部分，残留的椎板和黄韧带也可以起到一定的稳定脊柱的作用。如果关节切除同时切除了棘突和椎板，要考虑行颈椎内固定术以防止术后出现的颈椎不稳定。

颈椎哑铃形肿瘤硬脊膜外的肿瘤往往体积较大，由于神经根和椎动脉周围有广泛的椎静脉丛，可能会导致出血较多而影响手术视野，需要耐心止血并寻找肿瘤与正常组织的分界，尤其是颈2神经鞘瘤，往往出血比较凶险，双极电凝难以奏效，通常用明胶海绵卷和棉条压迫止血，切忌在出血的术野中盲目使用锐器剥离或牵拉肿瘤，以免损伤椎动脉。椎管外部分长径在2 cm以内的肿瘤，一般可保留或部分切除小关节就能全切肿瘤。2～3 cm的肿瘤则尽量保留1/2以上小关节的情况下完全切除，同时要剥离部分附着在横突上的肌肉。而3 cm以上的肿瘤应根据患者具体情况行个体化治疗，采用后路联合前路或侧方入路手术。若脊椎部位肿瘤向椎管外侵犯较大，传统的后正中入路难以做到肿瘤全切时，可以先选择侧方入路切除椎管外部分，以减少创伤，避免影响颈椎稳定性，在全部切除椎管外肿瘤后，再采用后正中入路切除椎管内肿瘤。如果单纯后路无法全切除颈前部分肿瘤，可以分期经前路切除剩余肿瘤。当椎管外肿瘤切除后，常规应该探查硬膜内是否有肿瘤残留。椎间孔处硬膜必需严密修补防止术后脑脊液漏。是否行内固定视脊柱稳定性有无破坏而定。

2. 胸椎哑铃形肿瘤

胸椎由于有肋骨的存在相对较为稳定，但胸椎管相对较窄，因此，在切除胸椎哑铃形肿瘤时，半椎板入路难以充分暴露肿瘤[81]，改良后外侧入路可以帮助扩大显露范围，减少手术难度[82]。克利夫兰医院2015年的一项研究比较了椎板切除、50%内侧关节面切除、经椎弓根、肋横突切除、胸膜外这5种入路在胸椎手术中的显露范围，结果表明相较于其他入路，经椎弓根入路及50%内侧关节面切除入路，能在所有的胸椎节段区域显著扩大暴露范围；与经椎弓根入路相比，肋骨横突切除术能够显著扩大T_3～T_{12}节段的暴露范围。胸膜外入路，能在T_7～T_{10}节段显著扩大暴露范围[83]。切除胸椎小关节对稳定性影响相对较小，但如果是下胸椎，有时也需要做内固定[84]。胸椎节段的肿瘤大多数情况下与相邻结构之间有明确的边界，即使是在缺乏肿瘤包膜的副神经节瘤，也很容易将肿瘤与胸膜和周围组织分离出来，因此应可能进行椎管外成分的整体切除。由于肿瘤长期受到压迫，胸膜通常像一个口袋一样包裹着肿瘤，胸膜损伤常发生在"口袋"的开口，在此位置胸膜形成反向褶皱，胸部的负压会导致脑脊液持续漏出，因此对相邻的胸膜要仔细保护，如果胸膜破损，应在显微镜下缝合，这样做可以减少胸腔脑脊液漏，尤其是对于Eden Ⅲ型肿瘤[85]。缝合硬膜后采用椎旁组织（脂肪或肌肉）联合生物胶封闭椎间孔，减少呼吸运动引起的负压吸引，防止术后胸腔积液产生。侵袭入椎体内的肿瘤可以使用剥离子将肿瘤完全刮除，可采用椎旁的直或弧形切口，有利于显露。如果椎管外肿瘤巨大，如压迫胸腔内的肺和主动脉，这使得手术难度增大，此时可采用联合入路，传统的联合入路包括后路椎板切除术和开胸手术，通常是分期进行，但创伤较大，目前已较少应用。微创入路的方法是先用后正中入路切除椎管内和椎间孔区的肿瘤，再在胸腔镜下切除胸腔内的肿瘤[85]。内镜经胸手术（video-assisted thoracic surgery，VATS）在20世纪90年代初开始发展，起初一些学者认为哑铃形肿瘤是胸腔镜技术的禁忌证，随着技术的发展与进步，我们认识到当椎管内或椎间孔肿瘤体积较小时，可以完全切除哑铃形肿瘤。联合使用胸腔镜和后椎板切除术可以直接显示肿瘤脊柱界面，降低肿瘤操作时脊髓损伤的可能性，并且可以大大减少对胸腔的创伤，减少术中出血量，降低了肺部并发症的发病率[74, 86, 87]。如果术后患者发生呼吸困难要认真评估是否有胸腔脑脊液漏，如果漏出液量大，往往先胸腔闭式引流，如果长时间引流液较多，需要再修补漏口。

3. 腰椎哑铃形肿瘤

腰椎的活动度也较大，需要保持脊椎稳定性，同时腰椎管较宽，传统的方法是采用半椎板入路切除肿瘤，切除一侧小关节，扩大椎间孔并进行内固定和融合手术[88]。腰椎旁病变可以采用后腹膜外入路，但由于椎旁肌肉深，髂骨覆盖，对腰骶部肿瘤的暴露显得较为困难。通过仔细分离椎旁肌肉能够保证其内侧及侧方肌肉的牵开，并且适当地切除部分髂嵴骨增大暴露范围，就可以采用直接后路暴露椎管内及椎间孔内外哑铃形的肿瘤进行手术切除。对于较大的椎旁肿物，可采用联合的后腹膜入路。通常首先进行后正中入路操作切除椎管内肿瘤及其完成相应的脊柱固定术。然后将患者去除消毒敷料，重新摆体位，侧屈俯位，保持椎旁肿瘤位于最高点。这入路可以直视上、中腰椎区域病变，将腰大肌向后游离，便于暴露椎体前侧方和椎间孔。腰丛通常位于腰大肌深面，如果椎旁肌肉与肿瘤粘连紧密或者分离困难，通常容易引起神经损伤。如果肿瘤浸润在腰大肌，则通过囊内切除与囊外分离，阻断肿瘤与腰大肌的粘连结构。

4. 微创手术

近年来，随着微创脊椎外科的发展，微创脊椎手术（minimally invasive spine surgery，MISS）在很大程度上减少了手术的创伤，降低并发症的发生率，在临床上的越发推广。最初微创手术多应用于退行性脊柱疾病，比如椎间盘突出和椎管狭窄的患者，近年来在脊椎肿瘤上应用的趋势不断增加[89-91]。经皮椎间孔内镜下肿瘤切除术（percutaneous transforaminal endoscopic tumorectomy，PTET）、椎旁入路微通道显微镜肿瘤切除术（paravertebral approach and micro-tubular tumorectomy，PAMT）两种术式已经得到了开展并取得了一定的成果。PTET是通过术前影像学检查设计穿刺入路，在X线透视下置入工作套管，在内镜下进行肿瘤切除。手术步骤：①在工作套管内分离神经根、肿瘤包膜和正常肌肉组织后，电凝切断供瘤的血供，切除椎旁肿瘤组织和载瘤神经根；②如果椎间孔较小，则内镜下进行椎间孔成形术；③调整工作套管方向，使用内镜切除椎间孔内和椎管内肿瘤。穿刺部位、穿刺路径和椎间孔成形术是PTET成功的关键。PTET手术肿瘤切除中，椎旁肿瘤直径>3 cm时，内镜下肿瘤切除存在一定难度，可能需要较长时间，而内镜处理硬膜内肿瘤时手术风险较大，容易损伤正常神经根且硬脊膜修补较困难。内镜下有时很难区分肿瘤的供血血管和椎间孔内静脉丛。此时交替关闭和打开灌洗的生理盐水开关，可以更方便地比较血管的形态学特征，有助于区分不同的血管和神经根分支。PTET创伤小，皮肤切口一般在7 cm左右，但内镜下切除肿瘤有较长的学习曲线，即使是经验丰富的术者也需要较长的学习时间。

PAMT是通过扩张器在皮肤到椎体之间建立管状手术路径，通过显微镜切除肿瘤。切除顺序是先切除椎管内肿瘤，然后切除椎旁肿瘤。扩张器到达椎板后，用高速钻头磨除部分椎板，切开黄韧带，切除椎管内和椎间孔肿瘤。随后调整扩张器方向，使其到达椎间孔外侧，暴露并切除椎旁肿瘤。如果在胸椎水平，可能需要使用微钻磨除肋横关节外侧的部分骨和下肋骨上缘的骨以获得充分的操作空间[85]。如果椎旁肿瘤的直径≥2 cm，则需要重新插入管道，到达横突之间的区域，建立第二个管状路径（双套管路径）；如有必要，切除部分横突，暴露并切除椎间孔外肿瘤和椎旁肿瘤。切除椎管内和椎旁肿瘤时，尽量利用椎间孔骨间隙进行肿瘤切除，可保留大部分椎板和关节突关节，避免肌肉过度牵引和分离，减少脊柱不稳的危险因素。由于使用单个切口不同肌肉间隙入路，不需要像联合入路一样重新定位、重新摆体位，对椎体外结构，如椎动脉、颈动脉鞘、主动脉及邻近的内脏结构或者神经也能起到更好的保护作用[89]。

PAMT和PTET在目前的临床实践中均取得了相对满意的手术疗效，在现有的手术病例中可以做到与传统手术入路相近似的全切率，且不需要融合及内固定，手术带来的创伤更小[91-93]。但是对于直径>5 cm的肿瘤，仍然建议传统开放手术治疗[88]。

三、椎旁和椎管外肿瘤

椎旁和椎间孔内肿瘤通过正中、旁正中入路和椎间孔切开均能有效地获得手术切除。肿瘤侵及颈部、胸腔或后腹膜时需要前侧方、侧方，或扩大的侧后方入路进行。如果较大的硬膜下肿瘤同时合并存在椎旁肿瘤，则可考虑联合入路或分期手术切除。一般而言，对绝大多数病例，我们选择常规后正中入路，首先切除硬膜内病变，这样保证脊髓和神经根能和残留的肿瘤分开，这样可减少随后的椎管外肿瘤手术切除时所造成的牵拉损伤。位于颈椎的椎旁肿瘤，可以采用正中或旁正中切口，以获得较好的暴露，必要时可使用侧方入路全切肿瘤；胸椎旁肿瘤，可用经胸腔入路、胸膜外入路或改良的肋骨横突部分切除的后侧方入路进行肿瘤切除；腰椎旁病变可以采用后腹膜外入路，对于椎旁肌肉应仔细分离以利于牵引，必要时可切除部分髂骨棘骨质。

四、骶尾部神经鞘瘤

骶尾部神经鞘瘤不常见，占所有椎管内神经鞘瘤的1%~5%，由于临床表现无特异性，主要表现为臀部疼痛、下肢疼痛或麻木，诊断容易延误，出现症状到手术的平均病程为5~11年，肿瘤会逐渐增大长入椎管和骨盆而变得巨大。一些肿瘤在椎管内生长，另一些通过骶孔延伸到骶前间隙，有些肿瘤会破坏骶骨骨质。大体上，骶尾部神经鞘瘤可分为三种类型：骨内型、腹膜后型和哑铃形。骨内型可通过后入路切除，而腹膜后型患者采用前入路，因为前入路有助于保护腹腔和盆腔血管或脏器；对于骶尾部哑铃形肿瘤，通常采用前后联合入路[94]。对于巨大肿瘤，可行术前栓塞肿瘤的供血动脉，以减少术中出血量，但当肿瘤供血动脉为双侧髂内动脉时禁止使用血管栓塞，以避免组织缺血[95]。如肿瘤偏大，可先做瘤内切除，再分块或整块切下瘤壁。如肿瘤与神经根、圆锥等粘连紧密，可在显微镜下尽可能小心分离。位于圆锥马尾腹侧的肿瘤，术中勿压迫脊髓、粗暴牵拉，以避免造成圆锥马尾损伤，加重症状。另外，术中应注意有无多发肿瘤，尤其是影像学上证明多发者，术中容易遗漏。如果肿瘤复发，由于解剖结构的改变和粘连，第二次手术可能会更加困难。因此，最好在第一次手术时做到全切。

五、髓内神经鞘瘤

髓内神经鞘瘤由于比较罕见，术前难以诊断，因此在手术方法上并无明确共识，一般采用后入路椎板切开术。肿瘤多起源于背侧神经并嵌入脊髓内，可以先切开肿瘤表面，再分离髓内肿瘤边界，切开邻近的脊髓软膜，利于分离肿瘤，逐步分块切除肿瘤，绝大多数病例能获得肿瘤安全全切。如果肿瘤单纯起源于脊髓髓内时，则必须切开脊髓软膜，按髓内肿瘤处理原则切除，应选取距肿瘤最薄处的后正中沟或后外侧沟，纵行切开脊髓后，再行肿瘤切除。为避免脊髓损伤，可先瘤内切除部分肿瘤，缩小肿瘤体积，再分离肿瘤与脊髓的边界。若肿瘤自髓内偏向一侧生长至软脊膜下，可以沿肿瘤边缘锐性分离软脊膜后切除肿瘤。文献中报道的大多数肿瘤与脊髓之间都有一个边界清楚的界面，很少与脊髓粘连，全切肿瘤难度不大[96]，预后良好。

第 7 节　典型病例

一、C_2神经鞘瘤

患者女性，55岁。因"突发恶心、呕吐、头晕3个月"入院。临床表现为突然出现头晕、恶心、呕吐，呕吐物为胃内容物。神经系统查体（-）。MRI检查提示椎管内占位性病变（图19-7-1）。入院诊断：椎管内占位性病变：神经鞘瘤（C_2）。拟在神经电生理监测下行椎管内肿瘤切除术。

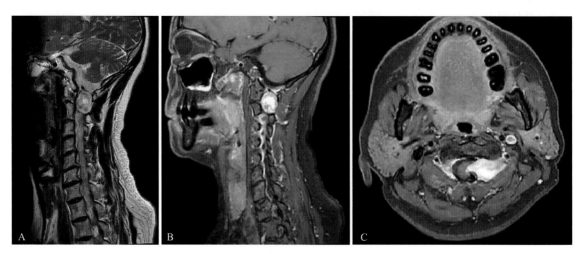

图19-7-1　左侧C_2椎间孔处占位性病变

手术过程（图19-7-2、图19-7-3）：右侧卧位，头架固定头部，标记$C_1 \sim C_2$后正中切口，依次切开皮肤、皮下、筋膜层，暴露C_2棘突，沿左侧椎板向外分离肌肉，暴露左侧$C_1 \sim C_2$椎板，见肿瘤位于C_1和C_2之间，显微镜下切开肿瘤外包膜并向四周分离（图19-7-2 A），见肿瘤色白、血供一般、边界清楚，质软（图19-7-2 B），周围静脉丛较多，双极电凝肿瘤远端和近端神经根后剪断，完整切除肿瘤（图19-7-2 C），以5-0线缝合近端神经根出口处硬膜，用脂肪生物胶封堵严密，无脑脊液漏。

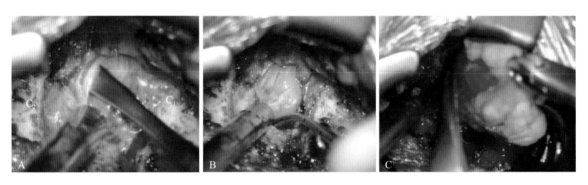

图19-7-2　显微镜辅助通道下$C_2 \sim C_3$椎间孔占位切除术

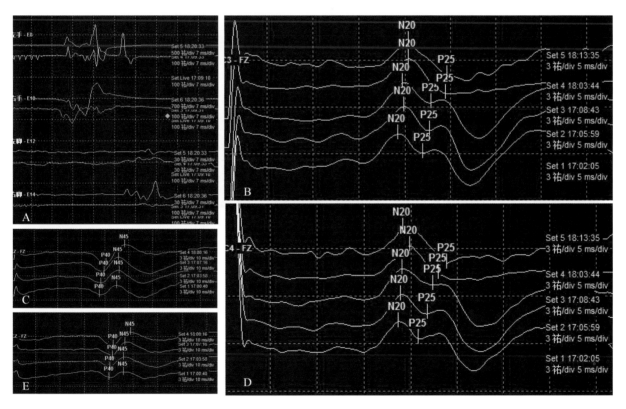

图19-7-3　术中电生理示四肢MEP、SEP均可诱发出稳定波形

病理（图19-7-4）：梭形细胞肿瘤，可见细胞稀疏区与细胞密集区，瘤细胞轻度异型，间质散在厚壁小血管。免疫组化：SOX10（＋）、S-100（＋）、Vimentin（＋）、MBP（－）、CD34（部分＋）、NF（－）、Ki-67（3%＋）。综上所述，诊断为神经鞘瘤。

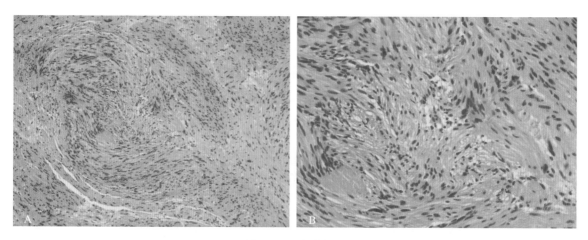

图19-7-4　术后病理

术后情况：患者术后恢复良好，无明确神经功能损伤，MRI提示肿瘤完全切除（图19-7-5）。

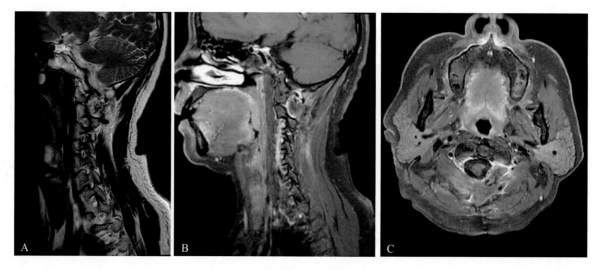

图19-7-5　术后MRI示肿瘤完全切除

二、哑铃形神经鞘瘤

患者女性，50岁，主因"间断背部疼痛2年余"入院。临床表现为间断背部疼痛，多于劳累后发作，位于背部胸11椎体水平正中线左侧约2 cm，时有"放电感"、左侧背部及肤疼痛，持续时间短，约几分钟后自行缓解。神经系统专科查体（－）。MRI提示$T_{10} \sim T_{12}$水平神经源性肿瘤伴骨质破坏（图19-7-6）。入院诊断：椎管内外占位性病变：神经鞘瘤，$T_{10} \sim T_{12}$。拟在神经电生理监测下行哑铃形肿物切除术。

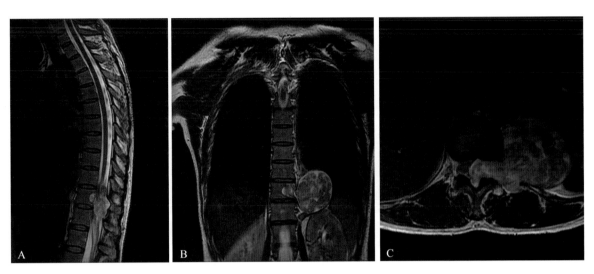

图19-7-6 术前MRI

$T_{11} \sim T_{12}$水平椎管内见一软组织肿块，T2WI呈混杂信号，肿块通过左侧扩大的椎间孔突入椎旁胸腔内，T_{11}椎体邻近骨质、硬膜囊受压，肿块大小约7.0 cm×4.6 cm×5.2 cm

手术过程：俯卧位，O形臂定位后导航确定病变范围，取旁正中直切口。切开皮肤与皮下组织，自肌间隙分离，显露出左侧椎旁区域。牵开器牵开肌肉，暴露第11肋骨，见肿瘤位于肋骨前方，切断肋骨横突部约2 cm，见肿瘤自T_{11}椎间孔长出，主体位于T_{11}左侧椎旁，突入胸腔，有完整包膜，显微镜下瘤内分块切除减压缩小肿瘤体积后，沿肿瘤包膜仔细分离肿瘤与胸膜粘连，胸膜保护完好，然后自椎间孔处将椎管内肿瘤分离切除，见肿瘤起自T_{11}神经根，予以电凝切断，完整切除肿瘤，见硬膜囊完整，脊膜囊出现搏动良好，椎体有破坏，肿瘤色黄白，质硬，血供较丰富。

病理（图19-7-7）：梭形细胞肿瘤，细胞排列疏密不均，可见栅栏状结构，局灶可见核大深染细胞。免疫组化结果：S-100（＋）、Vimentin（＋）、GFAP（－）、EMA（－）、Bcl-2（＋）、CD34血管（＋）、P53（－）、Ki-67增殖指数（1%）、SMA（－）。综上所述，诊断为神经鞘瘤。

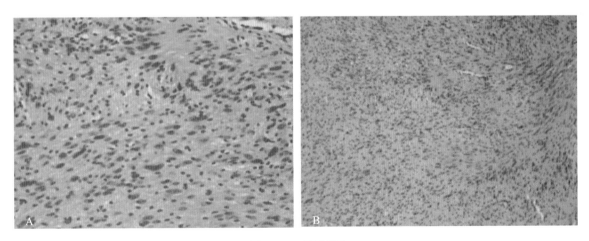

图19-7-7 术后病理

术后情况：患者术后恢复良好，无明确神经功能损伤，MRI提示肿瘤完全切除（图19-7-8）。

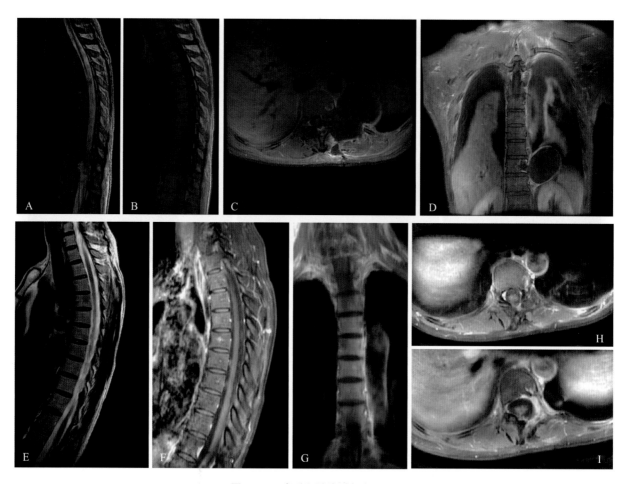

图19-7-8　术后和随访时复查MRI

三、盆腔神经鞘瘤

患者女性，57岁。主因"腰痛伴右下肢疼痛3年余"入院。临床表现为腰部和右下肢疼痛，伴尿频、尿急、排便困难。神经系统专科查体（－）。外院行腹盆腔增强CT：骶前肿物伴骶骨骨质破坏，考虑神经源性肿瘤；右肾盂及右侧输尿管扩张积水，右肾灌注减低（图19-7-9）。入院诊断：盆腔占位性病变：神经鞘瘤。拟在神经电生理监测下行盆腔肿物切除术。

手术过程（图19-7-10）：仰卧位，腹部正中切口，上缘至平脐上2 cm，下缘至耻骨联合下缘，进入腹腔，上腹腔自动牵开器，保护好肠管，可见肿瘤位于盆腔及下腹部，肿瘤包膜完整表面与腹膜粘连紧密，可见异常血管网充盈，以20 ml注射器穿刺囊壁，抽吸出咖啡样液体约100 ml，瘤体缩小，沿腹膜与肿瘤包膜分离，双侧输尿管及髂总及髂内动脉游离保护良好，分块切除肿瘤，瘤蒂位于右侧$S_1 \sim S_2$骶前孔，予以分离并离断，右侧髂内静脉分支出血，予以缝扎，骶前静脉丛出血汹涌，反复予以压迫止血，难以奏效，无法确定出血处，术中出血约10 000 ml，最终决定予以明胶海绵及止血纱布压迫并覆盖17块宫纱连成一长条，压迫瘤腔，术中输液15 000 ml，输注悬浮江细胞12 u，血浆2 400 ml，术中血压一过性下降至70/50 mmHg，冲洗腹腔，未见活动性出血，清点纱布及辅料无误后，逐层缝合手术切口。

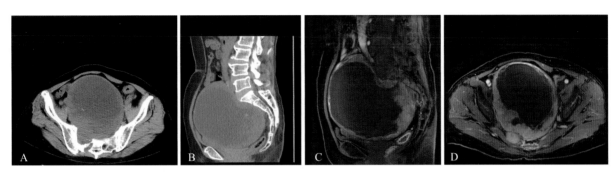

图19-7-9 巨大骶前神经鞘瘤

盆腔巨大囊实性肿块影，病变边界较清，大小约12.4 cm × 16.4 cm × 13.0 cm。CT提示实性成分密度尚均匀，囊性成分内可见点、条状高密度影，部分实性成分位于右半骶骨内、在骶孔中塑形生长，邻近骨质呈压迫性骨吸收改变；MRI增强扫描呈不均匀明显延迟强化，部分实性成分位于右半骶骨内

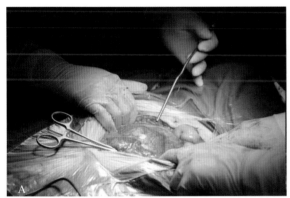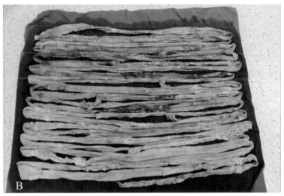

图19-7-10 手术过程

A. 手术切除巨大盆腔肿瘤，术中出血较多，部分压迫止血的纱布（17块）；B. 术后第5天，再次全麻下进腹腔取出压迫纱布，患者无特殊不适，功能恢复良好

病理（图19-7-11）：梭形细胞肿瘤，部分细胞呈轻度异型性，可见细胞稀疏区及致密区，局部见玻璃样变性及出血，部分血管壁玻璃样变性，混杂较多淋巴细胞。免疫组化染色：S-100（＋）、Vimentin（＋）、GFAP（部分+）、MBP（局灶+）、NF（－）、Ki-67（＜3%+）。综上所述，诊断为符合神经鞘瘤伴囊性变。

术后情况：患者术后一般情况可，无明显不适主诉，生命体征平稳，神经系统查体阴性，MRI提示肿瘤全部切除（图19-7-12）。

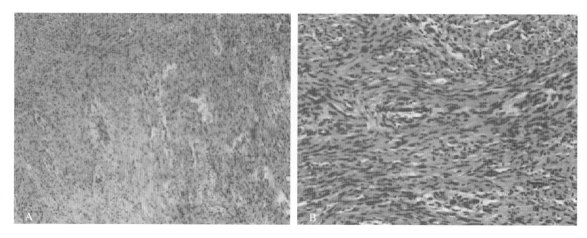

图19-7-11　术后病理

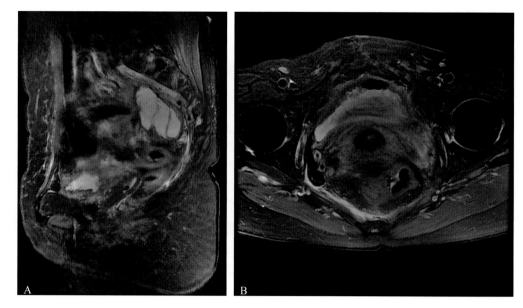

图19-7-12　术后MRI提示肿瘤全部切除

四、脊髓髓内神经鞘瘤

患者女性，6岁。主因"肩胛间区疼痛1个月余，加重伴肢体瘫痪1周余"入院。临床表现为间断性夜间肩胛间区疼痛，可疼醒，1~2次/夜，局部按摩后消失，但疼痛频率、持续时间和程度进行性加重。2周前患者出现颈部活动受限，偏向一侧，双上肢无力、皮温低，右手尺侧两指痛觉过敏，伴便秘、尿潴留。近3天出现头痛。查体：双侧C_2水平及以下感觉减退，右上肢肌力2级，左上肢肌力3级，双下肢肌力4级，双上肢肌张力低，双下肢肌张力正常，Babinski征（＋）。MRI检查提示脊髓占位性病变，环形强化，伴脊髓水肿（图19-7-13）。初步诊断：脊髓占位性病变（C_4~C_6）。拟在神经电生理监测下行后正中入路脊髓髓内肿瘤切除术。

手术过程（图19-7-14、图19-7-15）：左侧卧位，头架固定。超声骨刀切开并取下C_3~C_6椎板。

切开硬脊膜，细线向两侧悬吊。显微镜下见肿瘤位于脊髓髓内，肿胀明显，表面血管杂乱（图19-7-14 A），脊髓后正中纵行电凝后切开脊髓，可见脊髓内肿瘤组织。肿瘤色灰红，质软，鱼肉状，血供极丰富，边界不清（图19-7-14 B）。充分暴露肿瘤组织，间断使用显微剪刀和双极从尾端向头端小心沿肿瘤与正常脊髓潜在边界游离肿瘤组织（图19-7-14 C），显微镜下分块全切肿瘤（图19-7-14 D）。止血充分后，逐层缝合软膜，硬脊膜，复位椎板，缝合肌肉、皮下、皮肤。

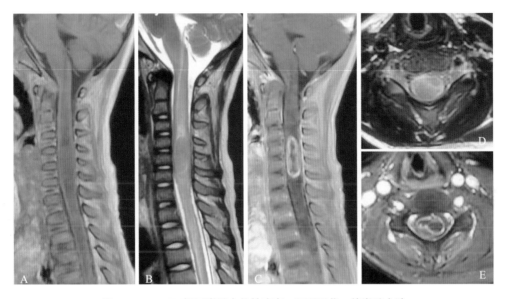

图19-7-13　MRI提示脊髓占位性病变，环形强化，伴脊髓水肿

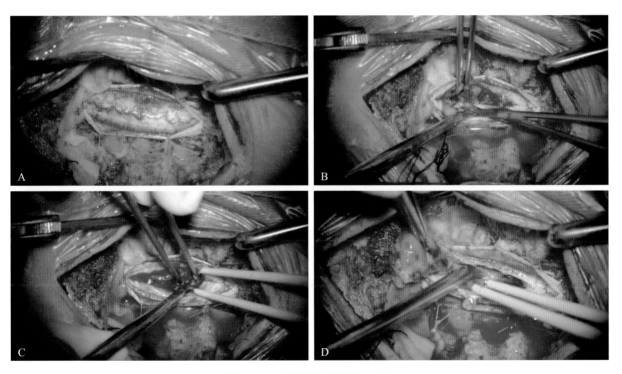

图19-7-14　显微镜下切除髓内占位

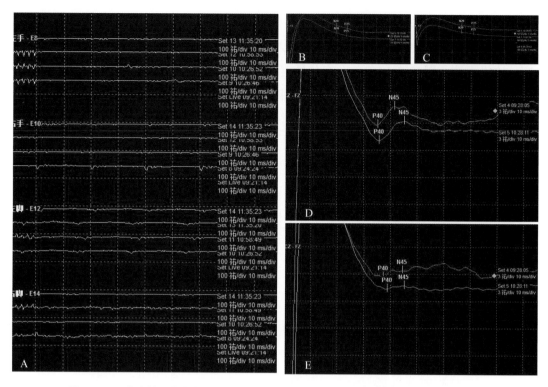

图19-7-15　术中神经电生理示四肢MEP未引出，SEP双上肢未引出，双下肢波形正常

病理（图19-7-16）：梭形细胞肿瘤，可见细胞密集区与稀疏区，瘤细胞轻度异型，散在砂砾体样钙化，间质内可见大片凝固性坏死。免疫组化：GFAP（胶质+）、Olig-2（胶质细胞+）、S-100（+）、SOX10（+）、STAT6（-）、NeuN（-）、IDH1（-）、P53（-）、ATRX（+）、Ki-67（5%+）。综上所述，诊断为神经鞘瘤。

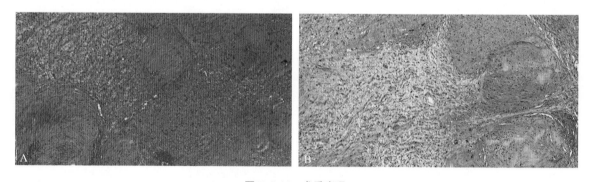

图19-7-16　术后病理

术后情况：患者术后双下肢和左上肢肌力4级，右上肢肌力3级，MRI提示肿瘤完全切除（图19-7-17）。术后2年随访，四肢肌力5级，恢复良好，MRI提示肿瘤无复发（图19-7-18）。

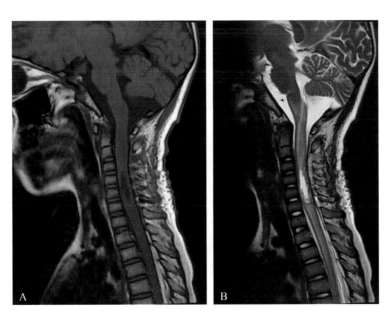

图19-7-17 术后MRI提示肿瘤完全切除

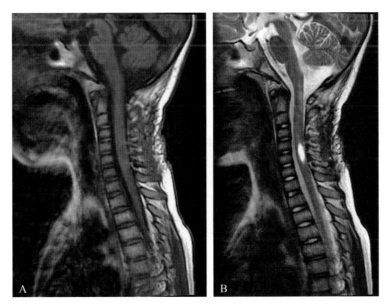

图19-7-18 术后2年随访MRI

五、NF1

患者男性，44岁。主因"腰痛6个月余"入院。临床表现为腰部疼痛，酸胀为主，平卧加重，服用止疼药后缓解，自觉疼痛症状逐渐加重。神经系统专科查体：双下肢肌力4级，双下肢腱反射减弱。腰骶椎MRI提示T_{12}～L_5椎管内多发占位性病变（图19-7-19）。既往史：2009年行腰椎神经纤维瘤切除术，2013年行腰骶椎神经纤维瘤切除术，2021年行颈椎神经纤维瘤切除术。入院诊断：椎管内占位性病变，神经纤维瘤，T_{12}～L_5。拟在神经电生理监测下行后正中入路椎管内肿瘤切除术。

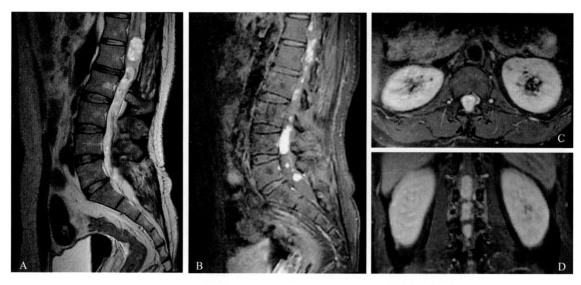

图19-7-19　腰骶部多发异常强化占位

　　手术过程（图19-7-20、图19-7-21）：俯卧位，逐层切开，仔细分离硬膜外粘连的人工硬膜，显微镜下仔细止血后剪开并悬吊硬脊膜，见硬膜下神经和肿瘤膨隆（图19-7-20 A），从头端开始切除肿瘤，仔细分离脊髓和神经根间的粘连，见肿瘤位于脊髓和神经根腹侧，包膜完整，质软，血供丰富，易碎（图19-7-20 B），分块切除肿瘤后仔细止血，以同样的方式向尾端逐个切除肿瘤，同时保护好神经根。显微镜下近全切除硬膜下多发肿瘤后（图19-7-20 C），人工硬膜扩大修补硬膜，复位椎板，缝合手术切口。

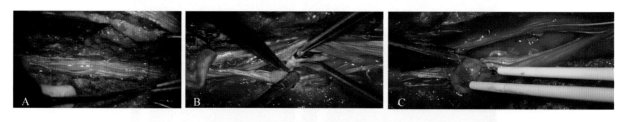

图19-7-20　显微镜下切除多发占位

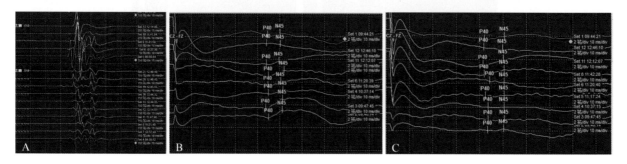

图19-7-21　术中神经电生理双下肢MEP、SEP均可诱发出稳定波形

　　病理（图19-7-22）：肿瘤细胞短梭形，可见散在分布核大深染细胞，核分裂象罕见，间质疏松水肿，血管丰富，伴管壁玻璃样变性，可见较多淋巴细胞浸润。免疫组化：Vimentin（＋）、NF（－）、SOX10（＋）、S-100（＋）、MBP（－）、CD34（部分＋）、Ki-67（3%＋）。综上所述，诊

断为神经纤维瘤。

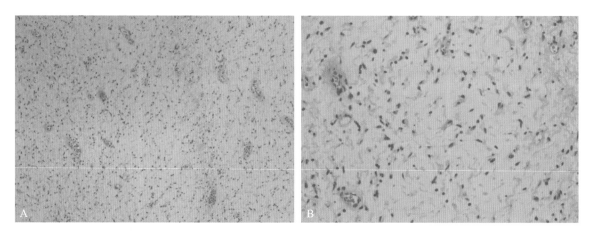

图19-7-22 术后病理

术后情况：术后患者病情基本稳定，恢复良好，MRI提示椎管内仍残留少量异常强化结节影（图19-7-23）。

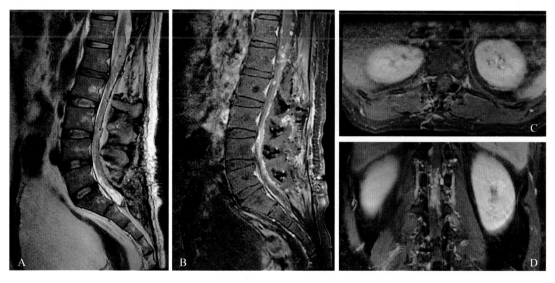

图19-7-23 术后MRI

六、NF2

患者女性，45岁，因"双下肢麻木无力10年余"入院，患者近10年出现双下肢麻木（自足部开始），伴有步态不稳，无肢体抽搐、大小便障碍，肢体活动障碍等。患者就诊于当地医院行脊髓MRI提示：多发神经鞘瘤。我院颈椎+胸椎+腰椎MRI示：$C_7 \sim T_1$右侧椎间孔内外见一梭形软组织信号影，增强较明显强化，T_8椎体水平，椎管左侧见一类圆形结节，大小约0.6 cm×0.5 cm（图19-7-24）。查体左侧听力消失，右侧听力减退。既往史：患者16年前因"左侧听神经瘤"接受手术治疗，术后左侧听力丧失，右侧听力逐渐减退，术后先后接受两次伽马刀治疗（右侧听神经瘤+脑膜瘤；及左侧残余肿瘤）。家族史：患者自述其母亲曾患有"脊髓肿瘤"，具体情况不详。初步诊断：椎管内占位性病变；多发神经纤维瘤病；脑膜瘤；左侧听神经瘤术后。拟行脊髓肿瘤切除术+脊髓和神经根粘连松解术。

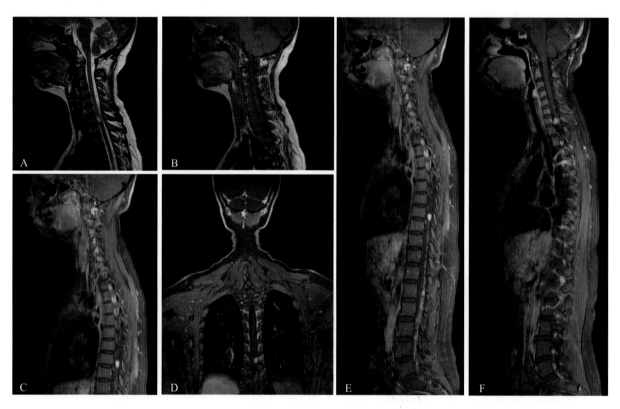

图19-7-24　脊柱MRI

A、B. $C_7 \sim T_1$右侧椎间孔内外见一梭形软组织信号影；C、D. T_8椎体水平，椎管左侧见一类圆形结节，大小约0.6 cm×0.5 cm；E、F. C_7、T_{12}及L_1水占位，增强示明显强化

手术经过：患者取俯卧位，O型臂扫描定位确定手术切口，以$C_7 \sim T_1$为中心做后正中直切口，显露$C_7 \sim T_1$棘突及椎板，超声骨刀切开$C_7 \sim T_1$椎板并取下，椎板咬骨钳向右侧扩大骨窗范围，见硬脊膜张力偏高，C_7神经根穿出部位饱满，显微镜下见肿瘤起源自右侧C_7神经根，呈哑铃形自神经根袖鞘突出硬膜外，肿瘤主体位于椎管外，予以切除硬膜内部分肿瘤，然后分块切除椎管外部分，肿瘤边界清楚，质软，血供极为丰富，予以全切除肿瘤后，严密缝合硬脊膜，还纳椎板并固定。然后以T_8为中心做后正中直切口，显露T_8及T_9棘突及椎板，超声骨刀切开T_8椎板，见T_9棘突下硬膜外有肿瘤样病变，故超声骨刀切开T_9椎板并取下，硬膜外肿瘤样病变延续至T_{10}棘突下，故延长皮肤切口，显露T_{10}半椎板，超声骨刀切开T_{10}棘突及双侧椎板的一半并取下，见$T_9 \sim T_{10}$硬膜外偏左侧有肿瘤样病变，沙砾样，与硬膜有粘连，予以切除留取病理标本。然后切开硬脊膜并悬吊，见硬膜内肿瘤位于T_8水平，与神经根和脊髓背侧有粘连，边界清楚，质地稍韧，仔细分离完整切除肿瘤，复位椎板，缝合。

病理（图19-7-25）：①（$T_9 \sim T_{10}$硬膜外病变）梭形细胞肿瘤，瘤细胞密集，部分排列呈旋涡样，伴沙砾体形成，符合过渡型脑膜瘤（WHO 1级）伴沙砾体形成。IHC：EMA（＋）、PR（弱＋）、S-100（弱＋）、CD34（脉管＋）、Ki-67（1%）。②（T$_8$硬膜内肿瘤）梭形细胞肿瘤，可见栅栏状结构，并散在淋巴细胞浸润，符合神经鞘瘤。IHC：S-100（＋）、EMA（－）、PR（－）、CD34（脉管＋）、Ki-67（1%）。③（C$_7$椎管内外肿瘤）梭形细胞肿瘤，细胞排列疏密不均，可见栅栏状结构，血管壁玻璃样变性，并散在淋巴细胞浸润，符合神经鞘瘤。IHC：S-100（＋）、EMA（－）、PR（－）、CD34（脉管＋）、Ki-67（1%）。综上所述，诊断为神经纤维瘤病。

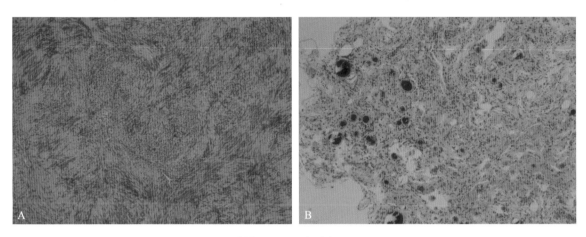

图19-7-25　术后病理

术后情况：患者一般情况可，各生命体征平稳。四肢肌力5级。复查MRI示肿瘤完全切除（图19-7-26）。

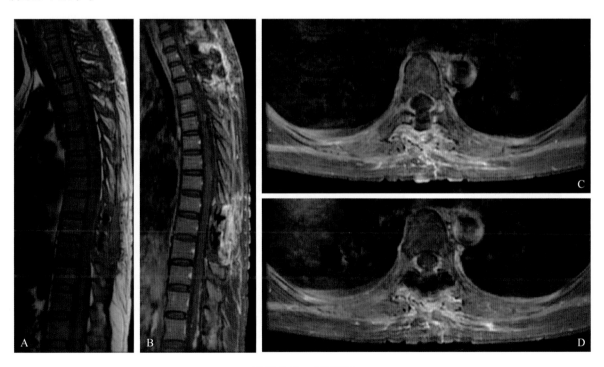

图19-7-26　术后MRI

七、神经鞘瘤伴椎体骨质破坏

患者男性，70岁，因"左腰部及左下肢疼痛麻木20年，加重伴右腰部及右下肢疼痛麻木20天"入院。患者20年前无明显诱因出现左腰部及左下肢后部疼痛、麻木，伴走路不稳，保守治疗后效果不佳。20天前，患者上述症状加重，伴右腰部及右下肢疼痛、麻木，二便异常。当地医院MRI：椎管内占位性病变。神经系统查体：左足粗略触觉明显减退。腰椎CT检查提示（图19-2-1）：腰椎管内占位性病变，L_4、L_5椎体及附件骨质吸收。初步诊断：椎管内占位性病变。拟行椎管内肿瘤切除术+脊柱融合术。

手术过程（图19-7-27）：切开皮肤、皮下及筋膜，分别向两侧分离至暴露双侧横突，见关节突关节增生明显，超声骨刀铣下L_2~S_1全椎板，暴露硬脊膜，见肿瘤已侵蚀硬脊膜，肿瘤位于椎管内并破坏骨质，局部突入椎体及椎板内，肿瘤血供丰富，色灰红，边界清，双极和显微剪刀大部切除肿瘤，边切除边止血。再次O-arm 3D扫描，并转入导航系统，根据脊柱导航系统指引，分别于L_3、L_4和L_5两侧椎板与横突交界处沿L_3、L_4和L_5椎弓根打入6枚万向螺钉，O-arm再次扫描见螺钉位置良好。仔细止血后两侧置入连接杆2根，硬膜被肿瘤破坏严重，数枚连接片将人工硬脊膜固定于两侧椎板，并在硬膜外放置外引流管一根，另口引出。严密缝合肌肉、筋膜、皮下及皮肤。术后安返ICU监护。

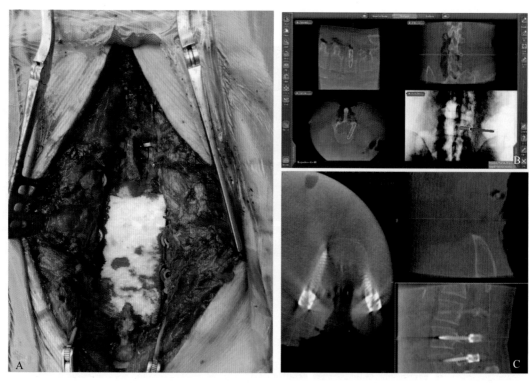

图19-7-27　手术切除肿瘤和内固定术

病理（图19-7-28）：梭形细胞肿瘤，部分细胞轻度异型性，可见细胞稀疏区及致密区，部分区域黏液样变，血管增生，扩张充血、出血并管壁玻璃样变性、淋巴细胞浸润，伴囊性变。免疫组化：S-100（＋）、Vimentin（＋）、MBP（－）、GFAP（－）、Ki-67（局灶5%＋）。综上所述，诊断为神经鞘瘤伴囊性变。

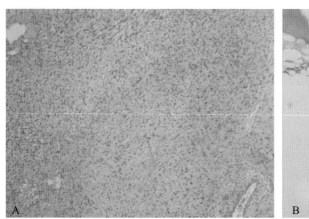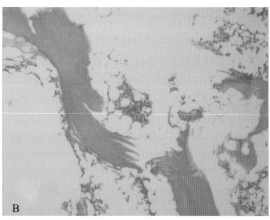

图19-7-28　术后病理提示神经鞘瘤

术后情况：患者术后恢复良好，无明确神经功能损伤，查体：双下肢肌力5级，肌张力及腱反射未见异常，CT及MRI提示肿瘤完全切除，腰椎固定在位（图19-7-29）。

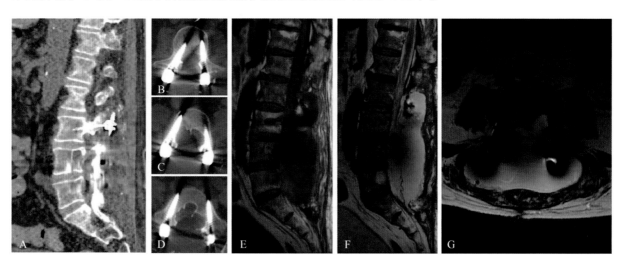

图19-7-29　术后影像

A～D. 腰椎CT示L_3～L_5椎体附件部分缺如，局部见金属固定物；E～G. 腰椎MRI示椎管内肿瘤全切除，术中硬膜受肿瘤侵袭破坏，无法严密修复，术野积液，伤口愈合良好

（刘耀赛　苏柏谚　孙振兴　王贵怀）

参考文献

［1］Tish S, Habboub G, Lang M, et al. The epidemiology of spinal schwannoma in the United States between 2006 and 2014[J]. J Neurosurg Spine, 2019: 1-6.

［2］ Sun I, Pamir M N. Non-Syndromic Spinal Schwannomas: A Novel Classification[J]. Front Neurol, 2017, 8: 318.

［3］ Patel P, Mehendiratta D, Bhambhu V, et al. Clinical outcome of intradural extramedullary spinal cord tumors: A single-center retrospective analytical study[J]. Surg Neurol Int, 2021, 12: 145.

［4］ Apostolov G, Kitov B, Poryazova E, et al. Sporadic spinal schwannomas and neurofibromas - a review[J]. Folia Med (Plovdiv), 2021, 63(3): 309-314.

［5］ Gong F, Chen Y, Yu N, et al. A ventral midline primary schwannoma of the cervical spinal cord: A case report[J]. Medicine (Baltimore), 2020, 99(40): e21433.

［6］ Emel E, Abdallah A, Sofuoglu OE, et al. Long-term Surgical Outcomes of Spinal Schwannomas: Retrospective Analysis of 49 Consecutive Cases[J]. Turk Neurosurg, 2017, 27(2): 217-225.

［7］ Gotecha S, Punia P, Patil A, et al. A Rare Chronic Presentation of Schwannoma with Hemorrhage[J]. Asian J Neurosurg, 2019, 14(3): 897-900.

［8］ Ahmed G, Sheikh U, Dawson T, et al. Rare Case of Multiple Intradural Extramedullary Spinal Schwannomas With Intramedullary Extension[J]. Cureus, 2021, 13(2): e13228.

［9］ Shaikh ST, Thareja V, Mohanty CB, et al. Giant extradural spinal schwannoma in a non-neurofibromatosis child-case report and review of literature[J]. Childs Nerv Syst, 2021, 37(4): 1327-1331.

［10］ Hirano K, Imagama S, Sato K, et al. Primary spinal cord tumors: review of 678 surgically treated patients in Japan. A multicenter study[J]. Eur Spine J, 2012, 21(10): 2019-2026.

［11］ Li B, Li J, Miao W, et al. Prognostic Analysis of Clinical and Immunohistochemical Factors for Patients with Spinal Schwannoma[J]. World Neurosurg, 2018, 120: e617-e627.

［12］ Koeller K K, Shih R Y. Intradural Extramedullary Spinal Neoplasms: Radiologic-Pathologic Correlation[J]. Radiographics, 2019, 39(2): 468-490.

［13］ Zhang E, Zhang J, Lang N, et al. Spinal cellular schwannoma: An analysis of imaging manifestation and clinicopathological findings[J]. Eur J Radiol, 2018, 105: 81-86.

［14］ Lak AM, Abunimer AM, Segar D, et al. Partially Cystic Lumbar Schwannoma with Atypical Histopathologic Features[J]. World Neurosurg, 2020, 138: 440-443.

［15］ Pekmezci M, Reuss DE, Hirbe AC, et al. Morphologic and immunohistochemical features of malignant peripheral nerve sheath tumors and cellular schwannomas[J]. Mod Pathol, 2015, 28(2): 187-200.

［16］ Shen XZ, Wang W, Luo ZY. 18F-FDG PET/CT imaging for aggressive melanotic schwannoma of the L3 spinal root: A case report[J]. Medicine (Baltimore), 2021, 100(8): e24803.

［17］ Choi SE, Cha YJ, Kim J, et al. A Rare Case of Aggressive Melanotic Schwannoma Occurred in Spinal Nerve of a 59-Year-Old Male[J]. J Pathol Transl Med, 2017, 51(5): 505-508.

［18］ Soyland DJ, Goehner DR, Hoerschgen KM, et al. Hemorrhagic spinal melanotic schwannoma presenting as acute chest pain: A case report and literature review[J]. Surg Neurol Int, 2021, 12: 164.

［19］ Torres-Mora J, Dry S, Li X, et al. Malignant melanotic schwannian tumor: a clinicopathologic, immunohistochemical, and gene expression profiling study of 40 cases, with a proposal for the reclassification of "melanotic schwannoma"[J]. Am J Surg Pathol, 2014, 38(1): 94-105.

［20］ Sridhar K, Ramamurthi R, Vasudevan MC, et al. Giant invasive spinal schwannomas: definition and surgical management[J]. J Neurosurg, 2001, 94(2 Suppl): 210-215.

［21］ Pokharel A, Rao TS, Basnet P, et al. Extradural cervical spinal schwannoma in a child: a case report and review of the literature[J]. J Med Case Rep, 2019, 13(1): 230.

［22］ Olex-Zarychta D. Clinical Significance of Pain in Differential Diagnosis between Spinal Meningioma and Schwannoma[J]. Case Rep Oncol Med, 2020, 2020: 7947242.

［23］ Matsui Y, Fukumura M, Toda M. Cystic Dumbbell-Shaped C1 Schwannoma with Intracranial Extension and Hydrocephalus[J]. World Neurosurg, 2021, 148: 24-28.

［24］ Zheng GB, Hong Z, Wang Z. Diagnostic value of MRI in coexistence of schwannoma and meningioma mimicking a single dumbbell-shaped tumor in high cervical level. Case series and literature review[J]. J Spinal Cord Med, 2021: 1-6.

［25］Decharin P, Suvithayasiri S, Nivatpumin P, et al. Subpial Schwannoma of the Cervical Spinal Cord: A Case Report and Its Intraoperative Finding Supporting a Theory of the Pathogenesis of an Intramedullary Schwannoma[J]. Asian J Neurosurg, 2022, 17(1): 108-111.

［26］Samochernykh N, Sysoev K, Kim A, et al. C2 spinal nerve tumors in young adults: report of two cases and review of the literature[J]. Childs Nerv Syst, 2021, 37(2): 691-694.

［27］Shiraishi K, Tomita T, Akai T, et al. Cauda equina schwannoma presenting with subarachnoid and subdural hemorrhage: Its underlying mechanism[J]. Surg Neurol Int, 2021, 12: 462.

［28］Sarikaya C, Varol E, Cakici Y E, et al. Acute Neurologic Deterioration in Mobile Spinal Schwannoma[J]. World Neurosurg, 2021, 146: 270-273.

［29］Poriazova EG, Boykinova OB, Ivanov IS, et al. A Technical Problem in Diagnosis Clarity of Solitary Spinal Cord Neurofibroma in an Eleven-month-old Boy[J]. Folia Med (Plovdiv), 2017, 59(3): 357-361.

［30］Lee MT, Panbehchi S, Sinha P, et al. Giant spinal nerve sheath tumours - Surgical challenges: case series and literature review[J]. Br J Neurosurg, 2019, 33(5): 541-549.

［31］Costa RM, Silva AJ. Molecular and cellular mechanisms underlying the cognitive deficits associated with neurofibromatosis 1[J]. J Child Neurol, 2002, 17(8): 622-626; discussion 627-629, 646-651.

［32］Crump T. Translation of case reports in Ueber die multiplen Fibrome der Haut und ihre Beziehung zu den multiplen Neuromen by F. v. Recklinghausen[J]. Adv Neurol, 1981, 29: 259-275.

［33］Liao CP, Booker RC, Brosseau JP, et al. Contributions of inflammation and tumor microenvironment to neurofibroma tumorigenesis[J]. J Clin Invest, 2018, 128(7): 2848-2861.

［34］Shofty B, Mauda-Havakuk M, Ben-Sira L, et al. Surgical Management of "Kissing" Spinal Plexiform Neurofibromas in Neurofibromatosis Type 1 Patients[J]. World Neurosurg, 2020, 134: e1143-e1147.

［35］Serrano JPM, Neves MWF, Marchi C, et al. Giant dumbbell C2C3 neurofibroma invading prebulbar cistern: Case report and literature review[J]. Surg Neurol Int, 2019, 10: 77.

［36］Campian J, Gutmann D H. CNS Tumors in Neurofibromatosis[J]. J Clin Oncol, 2017, 35(21): 2378-2385.

［37］Farschtschi S, Mautner VF, Mclean ACL, et al. The Neurofibromatoses[J]. Dtsch Arztebl Int, 2020, 117(20): 354-360.

［38］Nix JS, Blakeley J, Rodriguez FJ. An update on the central nervous system manifestations of neurofibromatosis type 1[J]. Acta Neuropathol, 2020, 139(4): 625-641.

［39］Bergqvist C, Servy A, Valeyrie-Allanore L, et al. Neurofibromatosis 1 French national guidelines based on an extensive literature review since 1966[J]. Orphanet J Rare Dis, 2020, 15(1): 37.

［40］Miettinen MM, Antonescu CR, Fletcher CDM, et al. Histopathologic evaluation of atypical neurofibromatous tumors and their transformation into malignant peripheral nerve sheath tumor in patients with neurofibromatosis 1-a consensus overview[J]. Hum Pathol, 2017, 67: 1-10.

［41］Coy S, Rashid R, Stemmer-Rachamimov A, et al. An update on the CNS manifestations of neurofibromatosis type 2[J]. Acta Neuropathol, 2020, 139(4): 643-665.

［42］Tamura R. Current Understanding of Neurofibromatosis Type 1, 2, and Schwannomatosis[J]. Int J Mol Sci, 2021, 22(11): 5850.

［43］STROWD R E, 3RD. Available Therapies for Patients with Neurofibromatosis-Related Nervous System Tumors[J]. Curr Treat Options Oncol, 2020, 21(10): 81.

［44］Ottenhausen M, Ntoulias G, Bodhinayake I, et al. Intradural spinal tumors in adults-update on management and outcome[J]. Neurosurg Rev, 2019, 42(2): 371-388.

［45］Evans DG, Bowers NL, Tobi S, et al. Schwannomatosis: a genetic and epidemiological study[J]. J Neurol Neurosurg Psychiatry, 2018, 89(11): 1215-1219.

［46］Oyemolade TA, Adeolu AA. Extensive vertebral scalloping in a thoracolumbar junction spinal schwannoma[J]. Surg Neurol Int, 2020, 11: 183.

［47］Asano K, Kubo O, Tajika Y, et al. A clinico-pathological study of cystic spinal Schwannomas[J]. No To Shinkei, 1996, 48(3): 245-251.

［48］Nguyen TKL, Vo NQ, Ngo DHA, et al. Giant lumbar spinal schwannoma: a case report and literature review[J]. Radiol Case Rep, 2021, 16(9): 2388-2392.

［49］Lenzi J, Anichini G, Landi A, et al. Spinal Nerves Schwannomas: Experience on 367 Cases-Historic Overview on How Clinical, Radiological, and Surgical Practices Have Changed over a Course of 60 Years[J]. Neurol Res Int, 2017, 2017: 3568359.

［50］Safaee MM, Lyon R, Barbaro NM, et al. Neurological outcomes and surgical complications in 221 spinal nerve sheath tumors[J]. J Neurosurg Spine, 2017, 26(1): 103-111.

［51］Meola A, Soltys S, Schmitt A, et al. Stereotactic Radiosurgery for Benign Spinal Tumors[J]. Neurosurg Clin N Am. 2020, 31(2): 231-235.

［52］Azad TD, Jiang B, Bettegowda C. Molecular foundations of primary spinal tumors-implications for surgical management[J]. Ann Transl Med, 2019, 7(10): 222.

［53］Sachdev S, Dodd RL, Chang SD, et al. Stereotactic radiosurgery yields long-term control for benign intradural, extramedullary spinal tumors[J]. Neurosurgery, 2011, 69(3): 533-539; discussion 539.

［54］Gerszten PC, Burton SA. Clinical assessment of stereotactic IGRT: spinal radiosurgery[J]. Med Dosim, 2008, 33(2): 107-116.

［55］Barnard ZR, Agarwalla PK, Jeyaretna DS, et al. Sporadic primary malignant intracerebral nerve sheath tumors: case report and literature review[J]. J Neurooncol, 2011, 104(2): 605-610.

［56］Chen J, Zheng Y, Chen Z, et al. Clinical presentation and long-term outcome of primary spinal intradural malignant peripheral nerve sheath tumors[J]. Clin Neurol Neurosurg, 2019, 185: 105484.

［57］Shin DW, Sohn MJ, Kim HS, et al. Clinical analysis of spinal stereotactic radiosurgery in the treatment of neurogenic tumors[J]. J Neurosurg Spine, 2015, 23(4): 429-437.

［58］Jia Q, Yin H, Yang J, et al. Treatment and outcome of metastatic paraganglioma of the spine[J]. Eur Spine J, 2018, 27(4): 859-867.

［59］May G, Hegde A, Murphy C, et al. Spinal paraganglioma presenting with raised intracranial pressure: a note on the diagnosis and post-operative management[J]. Br J Neurosurg, 2021: 1-4.

［60］Miller CA, Torack RM. Secretory ependymoma of the filum terminale[J]. Acta Neuropathol, 1970, 15(3): 240-250.

［61］Tsushima M, Imagama S, Ando K, et al. Thoracic dumbbell-shaped paraganglioma arising in extra-adrenal area: A case report and literature review[J]. J Orthop Sci, 2020, 25(3): 525-528.

［62］Vats A, Prasad M. Spinal paraganglioma presenting as normal pressure hydrocephalus: a rare occurrence[J]. Br J Neurosurg, 2020, 34(6): 616-618.

［63］Pipola V, Boriani S, Bandiera S, et al. Paraganglioma of the spine: A twenty-years clinical experience of a high volume tumor center[J]. J Clin Neurosci, 2019, 66: 7-11.

［64］Santaella FJ, Hamamoto Filho PT, Poliseli GB, et al. Giant Thoracolumbar Dumbbell Ganglioneuroma[J]. Pediatr Neurosurg, 2018, 53(4): 288-289.

［65］Yi Chen B, Jose Mizrahi C, Yang Y, et al. Locally invasive giant spinal paraganglioma[J]. J Clin Neurosci, 2020, 78: 430-432.

［66］Alkhaili J, Cambon-Binder A, Belkheyar Z. Intraneural perineurioma: a retrospective study of 19 patients[J]. Pan Afr Med J, 2018, 30: 275.

［67］Pendleton C, Spinner RJ, Dyck PJB, et al. Association of intraneural perineurioma with neurofibromatosis type 2[J]. Acta Neurochir (Wien), 2020, 162(8): 1891-1897.

［68］Scheller C, Richter HP, Scheuerle A, et al. Intraneural perineuriomas; a rare entity. Clinical, surgical and neuropathological details in the management of these lesions[J]. Zentralbl Neurochir, 2008, 69(3): 134-138.

［69］Dobran M, Paracino R, Nasi D, et al. Laminectomy versus Unilateral Hemilaminectomy for the Removal of Intraspinal Schwannoma: Experience of a Single Institution and Review of Literature[J]. J Neurol Surg A Cent Eur Neurosurg, 2021, 82(6): 552-555.

［70］Matsumoto Y, Kawaguchi K, Fukushi JI, et al. Clinical Outcome and Prognostic Factors of Malignant Spinal Dumbbell

Tumors[J]. Spine Surg Relat Res, 2018, 2(4): 317-323.

[71] Butenschoen V M, Kogl N, Meyer B, et al. A Case Series of Surgically Treated Spinal Dumbbell Tumors of Critical Parent Nerve Roots: To Cut or Not to Cut?[J]. Oper Neurosurg (Hagerstown), 2021, 20(3): 260-267.

[72] Celli P. Treatment of relevant nerve roots involved in nerve sheath tumors: removal or preservation?[J]. Neurosurgery, 2002, 51(3): 684-692; discussion 692.

[73] Love JG, Dodge HW, Jr. Dumbbell (hourglass) neurofibromas affecting the spinal cord[J]. Surg Gynecol Obstet, 1952, 94(2): 161-172.

[74] Prieto R, Santander X, Naranjo JM, et al. Giant Dumbbell-Shaped Thoracic Schwannoma in an Elderly Patient Resected Through a Single-Stage Combined Laminectomy and Video-Assisted Thoracoscopy: Surgical Strategy and Technical Nuances[J]. World Neurosurg, 2018, 119: 155-162.

[75] Muther M, Luthge S, Gerwing M, et al. Management of Spinal Dumbbell Tumors via a Minimally Invasive Posterolateral Approach and Carbon Fiber-Reinforced Polyether Ether Ketone Instrumentation: Technical Note and Surgical Case Series[J]. World Neurosurg, 2021, 151: 277-283 e271.

[76] Xu J, Liu CH, Lin Y, et al. Microscopic Minimally Invasive Keyhole Technique for Surgical Resection of Spinal Dumbbell Tumors[J]. World Neurosurg, 2018, 109: e110-e117.

[77] Sweeney J, Zyck S, Crye M, et al. Novel Single-Staged Posterior Retropleural Approach with Thoracoscopic Guidance for Resection of a Thoracic Dumbbell Schwannoma[J]. Cureus, 2020, 12(1): e6548.

[78] Asazuma T, Toyama Y, Maruiwa H, et al. Surgical strategy for cervical dumbbell tumors based on a three-dimensional classification[J]. Spine (Phila Pa 1976), 2004, 29(1): E10-14.

[79] Sharma RK, Yamada Y, Tanaka R, et al. Minimally Invasive Anterolateral Approach for C2 Neurofibroma in Elderly Patient[J]. Asian J Neurosurg, 2020, 15(3): 759-762.

[80] Zhang J, Zhang XH, Wang ZF, et al. Transforaminal Resection of Cervical Dumbbell Schwannomas in Patients with Additional Tumors[J]. World Neurosurg, 2017, 98: 768-773.

[81] Cabrera JP, Torche E, Luna F, et al. Upper thoracic dumbbell-shaped tumor resected in one stage posterior approach: case report[J]. AME Case Rep, 2019, 3: 25.

[82] Rong HT, Fan YS, Li SP, et al. Management of Dumbbell and Paraspinal Tumors of the Thoracic Spine Using a Single-stage Posterolateral Approach: Case Series[J]. Orthop Surg, 2018, 10(4): 343-349.

[83] Kshettry VR, Healy AT, Jones NG, et al. A quantitative analysis of posterolateral approaches to the ventral thoracic spinal canal[J]. Spine J, 2015, 15(10): 2228-2238.

[84] Ishikawa Y, Ohashi M, Hirano T, et al. Mid- to Long-Term Outcomes After Resection of Thoracic Dumbbell Tumors Managed by Laminectomy and Unilateral Total Facetectomy Without Instrumented Fusion[J]. Global Spine J, 2021: 21925682211008836.

[85] Wang R, Chen Y, Liang Z, et al. Efficacy of One-stage Paravertebral Approach using a Micro-Tubular Technique in Treating Thoracic Dumbbell Tumors[J]. Orthop Surg, 2021, 13(4): 1227-1235.

[86] Li Y, Wang B, Li L, et al. Posterior surgery versus combined laminectomy and thoracoscopic surgery for treatment of dumbbell-type thoracic cord tumor: A long-term follow-up[J]. Clin Neurol Neurosurg, 2018, 166: 31-35.

[87] Yang K, Ji C, Luo D, et al. Percutaneous Spinal Endoscopic Combined with Thoracoscopic Surgery for Treatment of Thoracic Eden IV Dumbbell Tumors[J]. World Neurosurg, 2022, 157: e492-e496.

[88] Wang R, Liang ZY, Chen Y, et al. Comparison of the Clinical Efficacy of Transforaminal Endoscopy and Microtubular Technology for the Treatment of Lumbar Dumbbell-Shaped Tumors[J]. Neurospine, 2022:

[89] Srikantha U, Hari A, Lokanath YK, et al. Complete Excision of Intradural-Extraforaminal Spinal Tumors Using a Minimally Invasive 2-Incision Technique With Fixed Tubular Retractors[J]. Clin Spine Surg, 2021, 34(3): 92-102.

[90] Calvanese F, Boari N, Spina A, et al. MIS removal of extraforaminal lumbar spine schwannoma using MAS-TLIF retractor: technical note[J]. Br J Neurosurg, 2021: 1-3.

[91] Zairi F, Troux C, Sunna T, et al. Minimally invasive resection of large dumbbell tumors of the lumbar spine: Advantages and pitfalls[J]. Clin Neurol Neurosurg, 2018, 168: 91-96.

［92］Kerimbayev TT, Tuigynov ZM, Aleinikov VG, et al. Minimally Invasive Posterolateral Approach for Surgical Resection of Dumbbell Tumors of the Lumbar Spine[J]. Front Surg, 2022, 9: 792922.

［93］Poblete J, Martinez Anda JJ, Mendoza AAR, et al. Minimally Invasive Surgical Technique for the Management of Giant Dumbbell Spinal Schwannoma[J]. J Neurol Surg A Cent Eur Neurosurg, 2023, 84(3): 219-226.

［94］Handa K, Ozawa H, Aizawa T, et al. Surgical Management of Giant Sacral Schwannoma: A Case Series and Literature Review[J]. World Neurosurg, 2019, 129: e216-e223.

［95］Shi J, Gomes A, Lee E, et al. Complications after transcatheter arterial embolization for pelvic trauma: relationship to level and laterality of embolization[J]. Eur J Orthop Surg Traumatol, 2016, 26(8): 877-883.

［96］Navarro Fernandez JO, Monroy Sosa A, Cacho Diaz B, et al. Cervical Intramedullary Schwannoma: Case Report and Review of the Literature[J]. Case Rep Neurol, 2018, 10(1): 18-24.

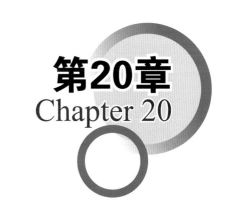

脊膜瘤

一、概述

（一）流行病学

脊膜瘤是指起源于椎管内蛛网膜帽状细胞或硬脊膜的纤维细胞的肿瘤，是椎管内常见的实性肿瘤，发病率为每年0.3/10万~2/10万[1,2]，约占原发性椎管内肿瘤的25%，占所有脑-脊膜瘤的1.2%~12%[3]。女性患病率显著高于男性，患病比例约为4∶1，这种性别差异大于颅内脑膜瘤，推测肿瘤生长可能与女性激素有关，因为在月经周期的黄体期可以观察到瘤体增大，而抗孕酮药物可以一定程度上使肿瘤体积缩小。男性恶性脊膜瘤的发病率高于女性，其机制尚不清楚[4-7]。在年龄分布上，大多数患者年龄集中在50~69岁[8]，发病中位年龄为64岁，老年患者更为常见，儿童患者仅占1.5%[9]。高级别脊膜瘤（WHO 2~3级）患者的平均发病年龄略小于低级别脊膜瘤[10]。绝经后的女性对脊膜瘤表现出较强的易感性，有研究认为，绝经后由于骨质疏松产生的微小骨折碎片会导致脊膜损伤，触发修复性增殖过程，从而增加脊膜瘤的患病率[11]。电离辐射是脊膜瘤发生的危险因素，儿童暴露者的风险更高[12]。北美的一项流行病调查显示，中高收入人群的脊膜瘤患病率更高[7]。

（二）常见部位

脊膜瘤可发生于椎管任何水平，但以胸椎最为常见，占64%~84%，颈椎占14%~27%，腰椎最少，仅占2%~14%。研究表明，脊膜瘤的部位分布也存在性别差异，在颈椎及腰椎脊膜瘤中，男性的发病率高于女性。脊膜瘤在胸椎多生长在脊髓侧方，而在上颈椎及枕骨大孔区多位于腹侧或侧方，有时与椎动脉紧密相连[2]。脊膜瘤大多位于髓外硬脊膜下[13]，位于髓内或硬脊膜外比较少见，占5%~6%。位于硬脊膜外的脊膜瘤更具侵袭性，容易与恶性肿瘤混淆，但此种脊膜瘤的发病年龄较小，平均诊断年龄为37岁，约47%的患者发病年龄小于30岁[14,15]。

（三）组织分型

1. 脊膜瘤大多数肿瘤有广泛的附着区，其血供来源于硬脊膜血管。肿瘤一般为单发，少见多发病灶。大体病理：肿瘤外形多为圆形或椭圆形，边界清楚，质地较软，呈纤维状或鱼肉样外观，大小为1~10 cm。

2. 脊膜瘤组织学分类参照脑膜瘤，根据第五版中枢神经系统肿瘤分类，脑膜瘤有15个组织学亚型，分为：WHO 1级（良性）、WHO 2级（透明细胞、脊索样型、脉络膜和非典型）和WHO Ⅲ级（横纹肌样、间变型和乳头状）[10]。脊膜瘤中WHO 1级占96.1%，WHO 2级占2.5%，WHO Ⅲ级占1.4%[3]。脊膜瘤最常见的三种组织学分型为砂砾型、内皮型和纤维型，其中砂粒型脊膜瘤最常见，约占53%[8]。间变型和透明细胞型较少见。另外，与颅内脑膜瘤不同的是，透明细胞组织学亚型（CCM）是脊膜瘤WHO 2级中的一个主要亚群（42.9%）[3]，多发生于青少年（平均患病年龄24岁），男女患病比约为1:1，侵袭性高，易复发，约10.9%的病例表现为多发[16]，常见于腰椎，约1/3的肿瘤累及脊柱节段>3个[17,18]。多数研究者认为，由于脑脊液细胞学检查阳性，CCM通过脑脊液转移的可能性很高，这可能是引起肿瘤呈多发表现的原因[19]。

3. 钙化：脊膜瘤钙化并不常见，占所有脊膜瘤的1%~5%，根据术中观察可分为轻微钙化、肉眼钙化、完全钙化（骨化），钙化是脊膜瘤骨化的前身。肿瘤钙化的程度越高，患者预后越差。脊膜瘤钙化的发病机制尚不确定。除了砂砾转化外，一些理论认为脊膜瘤钙化可继发于蛛网膜或间质细胞的化生[20,21]。术前症状持续时间过长可能促进细胞中钙离子沉积，因此细胞内钙化会随时间推移而增加[22]。钙化的脊膜瘤中可见分化未成熟的蛛网膜细胞，其可能参与骨相关细胞因子和蛋白的刺激和产生，从而促进脊膜瘤的骨化过程。与正常脊膜瘤相比，钙化的脊膜瘤更倾向于向周围组织浸润，容易产生粘连，邻近的蛛网膜也可能发生纤维化或钙化，致使手术难度增大。

（四）预后

脊膜瘤总体上预后良好，大多数患者症状会在术后得到改善[23]，伴有运动功能损伤的患者约75%可恢复。脊膜瘤整体复发率较低，为1.3%~6.4%[24]，小于颅内脑膜瘤[25]。组织学分型和切除程度是影响复发的重要因素[26]。肿瘤向脊髓背外侧生长、在C_4位置以下、年龄小于60岁是与预后良好的相关因素[27]，而肿瘤向腹侧生长、复发性肿瘤、有括约肌受累和发病时神经功能分级较差与预后较差相关[28]。

二、临床表现

（一）症状

常见症状为肿瘤缓慢生长引起的压迫症状，表现为背部疼痛和神经放射痛，但由于疼痛并不严重反而常常被患者忽视，直到产生运动障碍才就诊，因此下肢无力或瘫痪是就诊时最常见的症状，约占38%[29]，下肢运动无力和感觉障碍在胸椎脊膜瘤中更常见。由于椎管内空间有限，较小的脊膜瘤即可引起症状，因此就诊时脊膜瘤患者的肿瘤直径一般<3 cm，肿瘤占脊髓横截面占比为20%~96%[30]，当肿瘤占脊髓横截面占比>65%时，运动障碍、步态异常的发生率较高[31]。疼痛的产生与肿瘤的体积有关，而感觉异常、括约肌功能障碍的发生与体积大小无明显关联[6]。15%~40%的患者随着疾病进展可发生括约肌功能障碍。脊膜瘤偶尔可引起颅内压增高的症状和体征，表现为头痛和眼底视神经乳头水肿，推测可能是肿瘤引起脑脊液中的蛋白含量增高，阻碍了蛛网膜颗粒对脑脊液的吸收，导致脑积水从而引起颅内压增高，此外，静脉血管阻塞或反复性微出血也可能是颅内压增高的原因。若脊膜瘤位于颅颈交界区或枕骨大孔处，可出现枕骨大孔区综合征，即由于枕大孔区病变引起后组颅神经（Ⅸ~Ⅻ）损害、延髓–高颈髓损害、颈神经根损害以及小脑受损的症状。

（二）查体

多数患者的神经系统检查可无阳性体征，只有肿瘤发展到一定程度才可表现为感觉减退或过敏、肌力下降、肌张力增高、腱反射亢进和病理征阳性等体征，有些严重患者可出现强迫体位、病理性后凸畸形和侧弯畸形等，甚至可出现肌痉挛性偏瘫或四肢瘫。脊髓半切综合征在临床中并不常见，只有在肿瘤偏心生长，脊髓受到重度压迫时才出现[24]。

三、诊断与鉴别诊断

（一）影像学特点

1. X 线检查

通常无异常表现，骨质破坏不常见。脊髓造影术对肿瘤钙化的显示具有一定的价值。

2. CT 表现

CT对脊膜瘤的显示效果不如MRI，可作为MRI结果的补充，或在患者不能进行MRI检查时进行。脊膜瘤CT平扫密度稍高于脊髓，有完整包膜，肿瘤内可见不均匀钙化灶（HU值>60），为瘤内砂粒体，此为脊膜瘤的显著CT特点。邻近的骨质可有增生改变。增强扫描见肿块均匀强化。

3. MRI 表现（图 20-0-1）

MRI平扫及增强是脊膜瘤的首选诊断方法，它可以清楚地显示肿瘤边界及肿瘤与脊髓、神经根、脊椎等结构的位置关系，以及可能存在的脊髓水肿和脊髓形态改变[33]。平扫：T_1多呈等信号或略低信号，T_2呈等信号，也可为低信号或稍高信号（文献统计约47%的患者呈等信号，28%低信号，25%为高信号[30]），呈椭圆形或半圆形，钙化在T1WI上均为低信号，瘤内囊变坏死不常见。有时肿瘤与脊髓之间存在低信号环，脊髓可受压变形，或向对侧移位。典型的脊膜瘤多以宽基底与硬膜相连，其夹角呈钝角，增强后肿瘤呈现明显均匀强化，与脊髓界限清楚，50%~60%的病例可见"脊膜尾征"。少数恶性脊膜瘤可突破硬脊膜长入硬脊膜外。肿瘤附着的硬脊膜表现出条状强化带，可能是因肿瘤浸润而造成的硬膜反应性增生[34]。

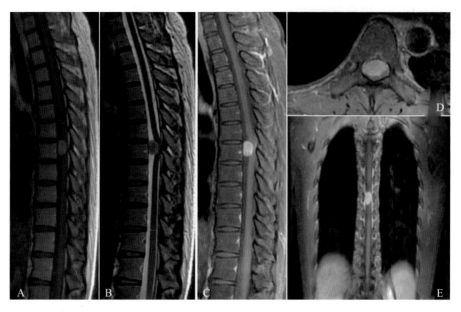

图20-0-1　脊膜瘤MRI特点

Yamaguchi在2015年报道了一种脊膜瘤的特异性MRI影像，称为"银杏叶征"（图20-0-2）：在横断位增强T1WI上，脊髓受压变形呈分叶状，在其中可见一条线残留在肿瘤内，为齿状韧带牵拉造成。"银杏叶征"诊断脊膜瘤敏感性58%，特异性100%[35]。

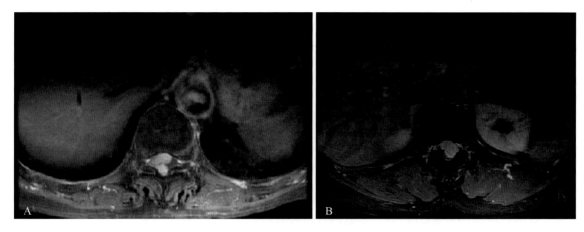

图20-0-2　脊膜瘤的"银杏叶征"

4. 脊髓血管造影

可以显示血管与肿瘤的关系，也可用于术前栓塞肿瘤供血血管，以缩小肿瘤体积和减少术中出血[2]。

5. 实验室检查

（1）腰椎穿刺压颈试验：腰椎穿刺成功后，接测压管，测得压力后，助手先分别压迫双侧颈静脉15 s，再同时压迫双侧颈静脉15 s，正常人会表现为脑脊液压力迅速上升至300～400 mmH$_2$O，松手后又会降至原水平，表示蛛网膜下腔通畅。脊膜瘤导致蛛网膜下腔梗阻时，脑脊液压力上升下降均不明显，称压颈试验不通。但脊膜瘤患者行脑脊液穿刺有颅内压增高的风险，故此项检查目前已较少在临床上应用。

（2）脑脊液化验：蛋白含量可中度增加，一般不作为常规检查。

（二）诊断

根据临床症状和MRI的典型表现，可以对患者做出脊膜瘤的初步诊断。但是，脊膜瘤患者从首次发现症状到确诊的平均时间为12～24个月，老年人的时间更长，因为可能会受到脑动脉粥样硬化、帕金森病、糖尿病神经病变、脊椎病、骨质疏松等相似症状的干扰[2]。

（三）鉴别诊断

1. 神经鞘瘤

早期可无症状，肿瘤引起占位效应可产生神经根痛、感觉受损、肢体运动障碍，可伴随脊髓半切综合征，主要见于颈段脊髓，其次为胸段。影像学表现有时与脊膜瘤相似。神经鞘瘤CT上很少表现为钙化，MRI表现为T_1呈低信号，少数高信号，T_2多数高信号，内部信号多不均匀，常可见中心囊变和出血信号，中心囊变时可呈"靶征"（即周围高信号环围绕中心的低信号囊变区）。增强扫描肿瘤明显强化，强化可不均匀。神经鞘瘤一般不与硬脊膜相连，但可跨膜生长导致椎间孔扩大而呈"哑铃形"，而脊膜瘤很少引起椎间孔扩大，"哑铃形"脊膜瘤明显少于神经鞘瘤。

2. 脊索瘤

好发于50～60岁的成年男性，生长缓慢，病程较长，晚期可表现为局部疼痛和神经受压症状，斜坡、高颈椎和骶骨部位常见。CT表现肿瘤呈溶骨性改变，有时伴有边缘硬化。病变常起源于椎体，侵犯骨皮质和周围软组织。肿块内密度不均匀，可见不规则瘤内钙化（死骨片）。MRI表现为T_1上呈低信号，T_2上呈混杂中高信号，可有特征性"肥皂泡征"。增强扫描呈"蜂房样"或"颗粒样"强化。

3. 椎管内硬膜下蛛网膜囊肿

多与先天发育或外伤、炎症造成此处蛛网膜增厚和粘连有关，常见于胸段脊髓后方及侧方，40～50岁多见。常表现为轻瘫、疼痛、步态共济失调和感觉迟钝。占位效应与脊膜瘤表现相同，由于囊性信号与脑脊液信号相一致，CT和MRI常不易分辨边界，但可观察到脊髓受压现象。矢状位可见脊髓受压变细。增强扫描囊液无强化。

4. 表皮样囊肿

椎管内少见，病变内成分不固定，因此MRI信号多变。T_1可为低信号、等信号或高信号，T_2可见高信号或等低信号，病变周围有完整包膜，边缘清楚，其内可见分隔多腔表现，增强扫描囊内不强化，部分病变周边可见炎性反应性的囊壁强化。

5. 室管膜瘤

成人髓内最常见的肿瘤，颈髓、胸髓、马尾或终丝均可累及，主要症状为疼痛、感觉及运动障碍和括约肌功能障碍。MRI上肿块位于脊髓中央，T_1呈等低信号，T_2呈等高信号，肿瘤实体部分边界清楚，易出血、囊变，增强后明显均匀强化。

6. 淋巴瘤

好发于50~70岁男性，主要表现为腰背疼痛、感觉及运动障碍，病情进展较迅速，多数淋巴瘤累及范围较广，可以累及椎旁组织，因此肿瘤可位于髓内、髓外硬膜内或硬膜外等部位。MRI表现为T_1上表现为等或略低信号，T_2上为等或略高信号，信号均匀，增强扫描瘤体中度或明显增强。

7. 畸胎瘤

椎管内畸胎瘤发病年龄较轻，常发生在脊髓圆锥位置，最常见的症状为下肢无力、感觉异常、神经根压迫和大小便功能障碍症状，严重者可出现大小便失禁和截瘫。肿瘤通常带有包膜，在MRI表现为边界清楚、信号混杂的占位性病变，瘤内可同时存在液性成分和脂肪成分，呈"脂-液平面"。

8. 转移瘤

转移瘤是硬膜外最常见的肿瘤，患者有恶性肿瘤病史，可能以骨痛或神经根压迫为起始症状，可以多发，形态不规则，信号不均匀，增强扫面后明显不均匀强化。若无已知原发肿瘤信息，可以使用PET-CT寻找原发肿瘤。

9. 多发性硬化

此病为脑和脊髓自身免疫性疾病，可累及脑室周围白质、脊髓、脑干和小脑等，T_1上脊髓呈局限性增粗或信号不均匀，T_2伴有斑片状高信号；活动期病灶呈条状或片状增强；脊髓内病灶呈间断分布，与脊髓长轴一致，病灶呈偏心分布。

四、治疗

（一）手术治疗

1. 适应证与禁忌证

与颅腔相比，椎管内的空间更小，脊膜瘤相比同等大小脑膜瘤的症状更加明显，需要及早及时的手术治疗。早在1938年，库欣就认为脊膜瘤是一种预后良好的典型肿瘤，肿瘤包膜完整，全切率高，术后恢复良好，因此一旦确诊后应积极手术治疗。禁忌证：心肺等重要脏器功能不全，一般情况较差的患者应慎重考虑手术。

2. Simpson 分级

判断脊（脑）膜瘤切除程度的分级标准。Simpson分级与术后复发率之间存在相关性（表20-0-1）。

表20-0-1　Simpson分级

分级	切除程度
Ⅰ级	肉眼下全切除，硬脑膜附着处及异常颅骨一并切除
Ⅱ级	肉眼下全切除，硬脑膜附着处电凝或者激光处理
Ⅲ级	肉眼下全切除，硬脑膜附着处及骨质未处理
Ⅳ级	肿瘤部分切除
Ⅴ级	单纯减压或肿瘤活检

3. 切除范围

脊膜瘤生长缓慢，易于根治性手术切除。Simpson Ⅰ和Ⅱ级切除率在82%~97%，近年来由于显微技术和超声吸引器的应用，脊膜瘤的全切率几乎均在90%以上。背侧及背外侧肿瘤更容易实现Simpson Ⅰ级切除，腹侧肿瘤大多数行Simpson Ⅱ级切除[36]。影响肿瘤全切的因素包括复发性肿瘤或钙化肿瘤[27]。Simpson分级与手术复发的风险有一定相关性，Simpson Ⅰ~Ⅲ级切除的总体复发率在6%~9.7%，多数观点认为Simpson Ⅲ级切除的复发风险明显高于Ⅰ级和Ⅱ级切除[2]，而Simpson Ⅰ级和Ⅱ级切除之间复发率的差异尚有争论，但Simpson Ⅰ级切除导致术后脑脊液漏的风险会增大[3,37]。因此，考虑到脊膜瘤的复发率及术后并发症，对于大多数肿瘤并不追求Simpson Ⅰ级切除，推荐Simpson Ⅱ级切除已经足够[38,39]。但WHO 2级和WHO 3级脊膜瘤应尽量做到最大限度切除以减少复发。

4. 术前准备

影像学准备：术前应准备好患者CT、MRI平扫和增强图像，便于术前及术中核对。肠道准备：术前6 h禁水8 h禁食，必要时可行灌肠以清理肠道。备血：根据患者术前是否贫血、肿瘤大小以及预判术中出血情况，酌情进行备异体血或术中输自体血。术前一天或当天及术后早期使用糖皮质激素，有助于保护脊髓功能，减轻水肿（地塞米松10 mg/d，或甲泼尼龙琥珀酸钠40~80 mg/d）。

5. 麻醉与体位

脊膜瘤患者手术时应采用气管内插管全身麻醉。由于不同麻醉药物可能会对术中神经电生理监测产生干扰，如吸入性麻醉药呈剂量依赖性抑制诱发电位信号，咪达唑仑可显著抑制运动诱发电位等，因此应选用对感觉诱发电位及运动诱发电位抑制较小的药物，采用全静脉麻醉，避免使用吸入性麻醉药，仅在诱导时使用小剂量咪达唑仑，并加用依托咪酯等可增强监测信号的药物，若预估手术时间长于4 h，则应尽量避免全静脉麻醉，考虑静–吸入复合麻醉。在椎板切开后，手术医生要与麻醉师和电生理技师保持实时互动，如果患者麻醉过浅，可以适当使用起效快、代谢快的药物。手术体位可采用侧卧或俯卧位。大多数病例采取侧卧位，腰部脊膜瘤应将着床侧腰部适当垫高，枕骨大孔区或上颈椎水平的脊膜瘤，用头架固定头部并屈曲颈部，以保持颈椎前屈后仰位，便于手术操作。侧卧位时应使肿瘤侧在上方，依靠自然重力使脊髓下移而显露肿瘤，减少脊髓的医源性牵拉。约1%的肿瘤侵犯椎体或椎板附属结构，影响到脊柱稳定性，需要行一期后路固定的，此时则宜采用俯卧位[29]。

6. 手术步骤

（1）切口：肿瘤平面的确定主要依据棘突的解剖特征：上胸段可通过C$_7$棘突定位，下腰段可通过髂前上棘来判断L$_3$~L$_4$间隙来定位腰段病变，中下胸段及上腰段节段较难判断，可在术前用曲别针或其他金属物在X线下定位标识。在切开椎板时，术中C形臂、G形臂或O形臂定位，力求精准。通常于背部中线棘突上做纵行切口，由于重力原因，当切开皮肤以后，皮肤、皮下和肌肉层后，软组织会有一定程度的下垂，因此侧卧位切口可以适当高于中线。切口长度要超过肿瘤上极和下极各一个椎板。切开皮肤、皮下组织，暴露肌层后，沿中线用单极电凝分开肌层，暴露棘突及椎板。

（2）椎板切开：可行后正中入路椎板切开复位成形术，即用超声骨刀或高速微钻在两侧椎关节面内侧，铣开椎板，切断上下端的棘上韧带，将几个椎板连同黄韧带整块掀起，切除肿瘤后，再将其复位固定，称为椎板切开复位成形术。切忌反复切割，容易造成出血多，且复位困难。行椎板切开时，肿瘤侧应尽量向外侧扩宽，椎关节面尽量保留，有时为了增加侧方暴露，可以用高速磨钻或超声骨刀磨除部分椎关节内侧面。如果肿瘤完全位于腹侧面，可行侧后方入路，向侧方尽量显露椎板，切除半侧椎板和关节面及部分椎弓根，为防止脊柱稳定性受破坏，有时需行一期后路内固定手术。

（3）硬脊膜和蛛网膜切开：椎板切除后，观察硬脊膜搏动、张力大小和硬膜外脂肪及静脉丛情况，如遇硬膜外出血，一般以明胶海绵压迫和双极电凝止血。一般正中或偏肿瘤侧旁正中剪开硬膜，小针细线悬吊硬脊膜并向两侧翻转固定于肌肉。如与蛛网膜粘连，以神经剥离子钝性分离，力求不撕破蛛网膜。硬膜切开的范围以能将肿瘤完全显露出来为宜，若显露不够，应扩大椎板切除范围后再延长硬脊膜切口。剪开硬膜后可见透明蛛网膜，在显微镜下，将肿瘤表面的蛛网膜纵行切开，可用盐水棉片放在肿瘤的上下两端轻轻填塞，以防止术中出血进入蛛网膜下腔。

（4）切除肿瘤：脊膜瘤在胸椎好发于侧方，在上颈椎枕骨大孔区多位于侧前方，打开蛛网膜后可见肿瘤。肿瘤通常会使脊髓发生推挤移位。若肿瘤明显位于腹侧，向肿瘤上下两极探明相应节段的齿状韧带，并予以剪开，此时脊髓与肿瘤交界处的蛛网膜可以完全游离。用骨剥轻轻拉开脊髓，可见肿瘤。应避免使用窄脑压板将脊髓牵向一侧，此举有损伤脊髓造成术后肌力下降甚至截瘫的可能。在切断齿状韧带前，先用镊子夹住附着于硬脊膜内面的齿状韧带尖，紧贴硬脊膜附着处切断齿状韧带，然后移动镊子将脊髓牵向一侧。为了减少术中对脊髓的牵拉，可以用7-0细丝线将肿瘤侧的齿状韧带缝起，轻轻牵拉脊髓并固定于对侧的硬膜缘，有利于暴露肿瘤。随后，探查肿瘤基底处硬膜，一般神经根位于肿瘤两端或腹侧面，肿瘤血供来源于根动脉的分支，可以双极电凝对肿瘤基底处予以电灼，以减少血供。如果肿瘤较小，局限于1~2个椎体水平，可以做到完整切除。如果肿瘤较大、基底附着处较宽，不能完全游离，不必追求完整切除，在阻断部分血供后行肿瘤包膜内分块切除，当肿瘤缩小后，再处理基底处，以减少对正常脊髓组织的牵拉。如果肿瘤质地韧或钙化，使用超声吸引刀（CUSA），将有利于肿瘤分块切除，并减小对脊髓的损伤。肿瘤完全切除后，应处理受累硬脊膜。位于脊髓背侧的脊膜瘤可将肿瘤附着硬脊膜同时切除，取人工硬脊膜或筋膜修复，对于脊髓侧方、腹侧脊膜瘤，可将肿瘤附着处硬脊膜内层切除，保留硬脊膜外层，用双极电凝反复灼烧硬脊膜外层。有时腹侧基底部受累硬膜切除后，硬膜外或局部骨质有破坏处，出血不易止，需要用明胶海绵放置在硬膜外与骨质之间压迫，或少量骨蜡封堵，或单极电凝止血。如果止血不彻底，非常危险，术中对有骨质破坏的处理一定要慎重。

（5）缝合：肿瘤完全切除后，观察受压变薄的脊髓是否恢复搏动。严密缝合硬膜，如果缝合困难，可用人工硬膜或自体筋膜扩大缝合。椎板复位，可以钛片固定，有助于减少硬膜外瘢痕形成和加强脊柱稳定性。

7. 脊膜瘤钙化

脊膜瘤钙化由于质地较硬，难以从中央切开减压，且与周围组织粘连较重，蛛网膜的纤维化或钙化使得肿瘤和软脊膜之间缺少安全的解剖平面，因此需要在肿瘤表面和软脊膜之间进行细致的显微外科解剖，以获得完整的肿瘤切除。在处理肿瘤周围时可以使用超声吸引刀，有助于内部减压，减少对神经组织的牵拉，但是要注意避免神经血管损伤。对于完全骨化的肿瘤可使用超声刀或高速钻头慢慢磨除钙化肿瘤组织，直至肿瘤完全剥离，在使用磨钻过程中可用人工硬脑膜或者橡胶手套覆盖在肿瘤边缘以保护周围神经组织。全椎板切开较半椎板切开术更安全，能提供更充分的手术空间，特别是胸髓，它比颈脊髓和腰神经根更容易受到损伤。脊膜瘤钙化在术中进行神经电生理监测是必不可少的[40,41]。

（二）放射治疗

不能完全切除的脊膜瘤，辅助放疗可以在一定程度上防止肿瘤复发[42,43]。当患者一般状况较差不能耐受手术且病理级别较低时，放疗可作为首选治疗方法，一般应用于WHO 3级脊膜瘤或次全切除的WHO 2级脊膜瘤[10]，但是高级别脊膜瘤术后放疗的作用并不明确[44]。外放射治疗（EBRT）及立体定向放射治疗（SRS）均有应用报道，近年来立体定向技术在脊膜瘤治疗中的应用呈上升趋势[45]。单独放疗的患者接受EBRT的更多，而术后辅助放疗的患者更多使用SRS。目前放疗过程中的主要困难是如何控制呼吸运动对靶向肿瘤的影响。

（三）其他治疗

化疗在脊膜瘤治疗中的应用和研究并不多，羟基脲是一种可行的化疗方案，可能延缓良性脑膜瘤的进展，一般用量为20 mg/（kg·d），但是其治疗效果尚存争议。

五、术后管理

（一）并发症及处理

1. 硬膜外血肿

脊柱术后硬膜外血肿的发生率在0.1%～1%，多节段脊柱手术、二次手术以及饮酒史是可能的危险因素。早期硬膜外血肿发生于术后24 h内，中位发生时间为术后2.7 h，常以疼痛和肢体运动障碍为首发症状，6 h之内发现并行急诊手术对患者功能恢复十分重要。迟发性硬膜外血肿（术后＞3天后出现）较少见，平均发生时间为5.3天，57%的患者有多次脊柱手术病史，可能是既往手术瘢痕导致血块不能及时吸收所引起的。一旦发生，也应尽早手术干预[46-48]。

2. 脑脊液漏

脑脊液漏是术后常见并发症，术中紧密缝合硬膜及肌肉可以减少脑脊液漏的发生概率，但对于二次或多次手术患者，由于前次手术可能导致肌肉一定程度的萎缩，不能提供良好的屏障作用，术后脑脊液漏的发生概率会增加。Bakhsheshian等在新鲜人尸体标本中进行硬膜内颈部脊髓置管重建脑脊液系统，结果表明：在缝合硬膜时使用6-0聚丙烯缝线预防脑脊液漏的效果优于4-0尼龙线，且使用水凝胶密封剂均能显著改善两种缝合线预防脑脊液漏的效果[49]。术后脑脊液漏发生后，应嘱患者卧床，可以俯卧位和侧卧位交替使用，俯卧位时脑脊液因重力作用聚集于硬脊膜腔腹侧，可减少渗出。切口处可给予盐袋压迫，使脊柱后侧肌肉紧贴硬膜，减轻切口张力。避免咳嗽、打喷嚏、用力排便等突然增加颅内压的动作，同时预防性使用抗生素防止感染。若脑脊液持续渗漏，可考虑腰椎穿刺行间断或持续性腰大池引流，每小时持续引流5～15 ml，根据患者体重及渗漏情况调整引流量。待脑脊液漏停止后，继续保持治疗体位48 h以上。若引流后仍无效，应考虑手术修补。

（二）功能评分

1. McCormick 脊髓肿瘤患者神经功能评分[50]

脊膜瘤术后神经功能恢复的时间在6个月至1年。为了便于评价患者术前病情严重程度与手术疗效，国际上多采用McCormick分级。术前分级较高的患者术后症状改善率要低于较低分级患者。

2. Nurick 步态分级（表20-0-2）

Nurick步态分级指用步态来大致判断脊髓损伤程度。脊膜瘤术前Nurick分级较高的患者常合并括约肌功能障碍（约80%）。Nurick步态分级4～5级患者术后神经功能恢复迅速，在术后1周后，大部分术前Nurick步态分级在4～5级的患者可至少提高一个等级（80%以上）[51]。

表20-0-2　Nurick步态分级

分级	临床表现
0级	有神经根症状或体征但没有脊髓损伤证据
1级	有脊髓损伤体征，但没有步态异常
2级	轻度步态异常，但不影响日常工作
3级	步态不稳，但不需要辅助，影像日常工作或日常家务劳动
4级	在帮助下行走
5级	不能离开轮椅或卧床

（三）复发及随访

脊膜瘤总体的复发率小于颅内脑膜瘤，国外一项包含脊膜瘤不同组织学分级和不同手术级别的回顾性研究表明，脊膜瘤的总体复发率为0～18%[52]。男性患者的复发率高于女性患者，推测可能与男性恶性脊膜瘤以及性激素水平有关。WHO 1级的复发脊膜瘤在最初诊断时的平均Ki-67值明显高于未复发肿瘤。WHO 2级脊膜瘤复发率明显高于1级，尤其是透明细胞瘤，复发率高达61%[10]。在颅内脑膜瘤研究中，复发脑膜瘤的原始肿瘤体积显著大于非复发的脑膜瘤，因为较大体积的肿瘤可能会导致更深、更广泛的硬脑膜浸润，且较长的生长时间也为肿瘤分子学改变提供了机会。但在脊膜瘤的研究中，肿瘤体积对于复发率并无显著影响，可能与椎管内空间有限、肿瘤体积普遍小且压迫症状出现较早以及肿瘤生长时间较短有关[52]。

也有文献统计表明，肿瘤全切除（Simpson Ⅰ～Ⅲ级）术后5年、10年和15年后未复发的概率分别为93%、80%和68%，而次全切除（Simpson Ⅳ～Ⅴ级）后的无进展率仅为63%、45%和9%。即便行Simpson Ⅰ级和Ⅱ级切除后，复发率也会随着随访时间逐渐增加，5年、10年和15年分别为0%、

3.2%和8%。有观点认为，Simpson Ⅱ级切除后的肿瘤复发是由于硬脊膜壁层和脏层之间存在残留的肿瘤细胞继续生长[53]。腹侧脊膜瘤的复发率略高于背侧和侧方生长的脊膜瘤。与神经功能预后较差的相关因素包括症状持续时间长、肿瘤复发、术前神经功能差、肿瘤分级高和肿瘤Ki-67增殖指数高等[3, 26, 54]。

术前影像学上的"硬脊膜尾征"得可能与肿瘤复发有一定的关系，因此，在预测复发时应仔细分析硬脑膜尾征的存在，而在影像学上有硬脑膜尾的患者应进行仔细的长期随访。因此，目前建议的随访时间为术后3个月、6个月、1年和之后的每3年，并根据患者的影像学检查、WHO分级、神经系统状态和预期寿命调整随访时间[28]。

转移：脊膜瘤总转移率约为0.76%，WHO 3型转移率可高达42.8%，恶性脊膜瘤可转移至肺、肝、淋巴结和骨，但脊柱转移并不常见。脊膜瘤转移以男性更为多见，这与高级别脊膜瘤（WHO 2~3级）的男性患者居多有关[32]。

六、典型病例

（一）延髓~T_2脊膜瘤

患者女性，60岁。主因"颈痛7年"入院。临床表现为颈部疼痛，伴肩部疼痛（左侧较重）、四肢麻木、胸部束带感及胸闷，1年前患者双下肢出现发凉感，1个月前患者出现头部皮肤麻木感。神经系统专科查体：双上肢肌力5级，双下肢肌力4级，双下肢共济运动减退。外院颈椎MRI提示椎管内髓外硬膜下占位，神经源性肿瘤可能，血管源性肿瘤不除外。入院诊断：椎管内占位性病变（延髓~T_2）。拟在神经电生理监测下行后正中入路椎管内肿瘤切除术（图20-0-3）。

手术过程：右侧俯卧位，头架固定，标记后枕部倒勾形手术切口，后正中切口下方达T_2水平，充分暴露后超声骨刀铣C_1~T_2椎板，寰椎向左外侧磨除至椎动脉切迹，咬除枕骨大孔周围枕骨形成约5 cm×3 cm骨窗，左侧枕骨向外磨除至枕髁。沿后正中纵行剪开硬脊膜，后颅窝硬膜呈"Y"形剪开，见肿瘤主体位于延髓背侧方，向下方沿脊髓腹侧延伸至胸2水平，肿瘤色灰白，血供中等，有完整包膜，颈1、2、3、4神经根穿行于肿瘤内部。沿肿瘤外膜分离肿瘤，延髓背侧肿瘤与延髓轻度粘连，锐性分离止血，切断颈1、2、3神经后根，推挤肿瘤向上于颈1、2、3水平取出下方肿瘤，环绕延髓肿瘤向下方分离，最后于颈1、2、3处完整分离切除肿瘤。缝合硬膜，复位椎板，缝合切口。

病理：肿瘤细胞中等密度，圆形及多角形，胞质透明，富含糖原（特染：PAS阳性、D-PAS阴性），血管周围及间质见大量胶原纤维。免疫组化：Vimentin（+）、EMA（局灶+）、AE1/AE3（-）、PR（散在+）、CEA（-）、S-100（-）、P53（-）、Ki-67（5%+）。综上所述，诊断为脊膜瘤，透明细胞型（WHO 2级）。

术后情况：术后第2天左上肢肌力2级，双下肢肌力3级，肌张力良好。术后1周左上肢肌力2级，双下肢肌力3~4级，感觉减退。患者术后1年复查，颈背部异常感觉，左上肢上举无力，左手灵活度较前好转，右侧肢体肌力正常。

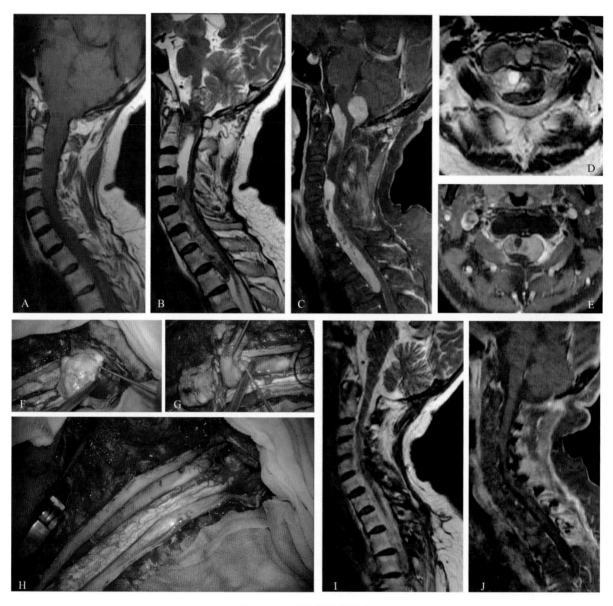

图20-0-3 延髓-颈髓脊膜瘤

A～E. 在延髓水平，肿瘤包绕延髓腹侧与背侧大部，颈髓部分肿瘤位于脊髓腹侧；F～H. 显微镜下分块切除肿瘤；I、J术后复查显示肿瘤全切除

（二）透明细胞型脊膜瘤

患者女性，45岁，因"间断腰、腿痛1个月"入院。患者1个月前无明显诱因出现腰痛伴双下肢疼痛，性质为钝痛，每次发作持续时间为1～2 min，改变体位后加重，可自行缓解。查MRI提示：L_3椎管内占位，腰椎退行性变（图20-0-4）。神经系统查体（－）。初步诊断：脊膜瘤（L_3）。拟在神经电生理监测下行后正中入路脊膜瘤切除术。

手术过程（图20-0-5）：切开皮肤与皮下组织直至L_3棘上韧带，显微镜下使用超声骨刀铣开L_3椎板，于术野头端可见硬膜下肿瘤，与左侧L_3神经根关系紧密。仔细探查后示肿瘤起源于左侧L_3脊神经背根，远端向椎间孔方向生长。小心沿肿瘤与神经根主干边界游离肿瘤，肿瘤于神经根起源处予以低频双极电凝后使用显微剪刀将肿瘤完整切除。被肿瘤完全浸润的一支神经分支予以电凝后切断，降低肿瘤复发风险。保留神经根出椎间孔一分支。严密止血后连续锁边缝合硬脊膜。复位椎板，缝合。

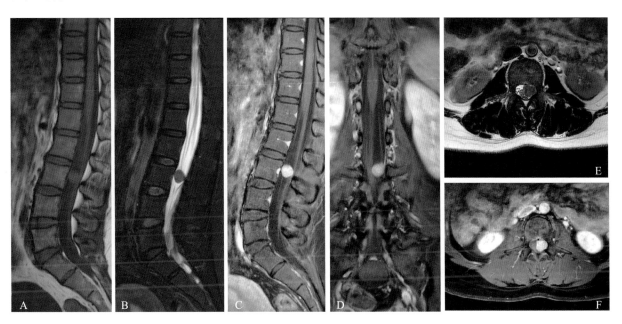

图20-0-4 术前腰椎MRI

A、B. 矢状位T_1、T_2平扫可见L_3水平椎管内类圆形等T_1等T_2信号影，边界清晰；C、D. 矢状位及冠状位增强可见肿瘤明显均匀强化，邻近脊神经受压移位；E、F. 轴位T_2及增强可见肿瘤位于椎管左侧，椎间孔未见异常增宽

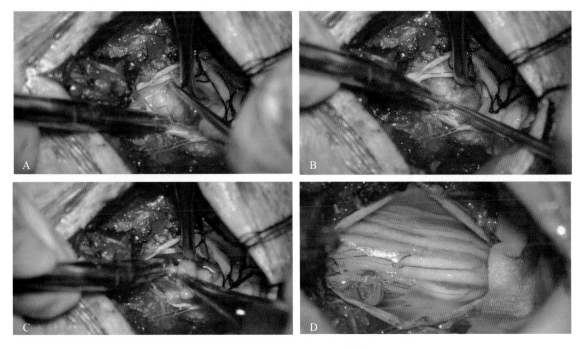

图20-0-5 显微镜下切除肿瘤

A. 肿瘤位于神经根腹侧；B. 肿瘤质软、易碎；C. 分块切除肿瘤；D. 肿瘤全切，受压神经损伤

病理（图20-0-6）：（肿瘤组织）异型细胞呈巢团状生长，细胞核大，核仁可见，核分裂象可见，胞质透明，其间可见纤维及血管间隔。免疫组化：GFAP（−）、S-100（−）、Olig-2（−）、P53（5%+）、Ki-67（20%+）、VIM（+）、EMA（−）、PR（+）、SYN（−）、CGA（−）。特殊染色：网织纤维（+）、PAS（+）、D-PAS（−）。综上所述，考虑透明细胞脑膜瘤，WHO 2级。

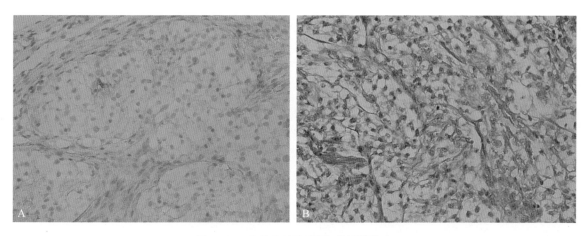

图20-0-6　术后病理示透明细胞型脊膜瘤

术后情况：患者术后恢复良好，无明确神经功能损伤，查体：双下肢肌力5级，肌张力及腱反射未见异常，MRI提示肿瘤完全切除（图20-0-7）。

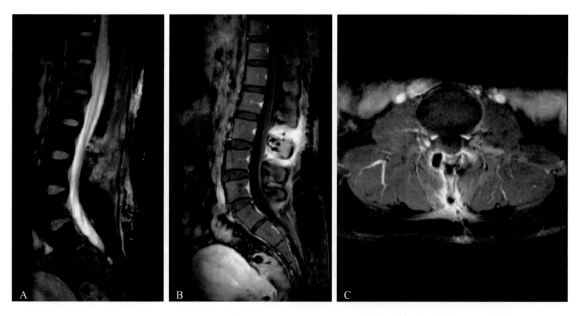

图20-0-7　肿瘤完全切除，L₃附件部分缺如，术区见金属固定物影

（刘耀赛　孙振兴　王贵怀）

参考文献

［1］ Kshettry VR, Hsieh JK, Ostrom QT, et al. Descriptive Epidemiology of Spinal Meningiomas in the United States[J]. Spine (Phila Pa 1976), 2015, 40(15): 886-889.

［2］ Apostolov G, Kehayov I, Kitov B. Clinical Aspects of Spinal Meningiomas: a Review[J]. Folia Med (Plovdiv), 2021, 63(1): 24-29.

［3］ Hua L, Zhu H, Deng J, et al. Clinical and prognostic features of spinal meningioma: a thorough analysis from a single neurosurgical center[J]. J Neurooncol, 2018, 140(3): 639-647.

［4］ Preston-Martin S. Descriptive epidemiology of primary tumors of the spinal cord and spinal meninges in Los Angeles County, 1972-1985[J]. Neuroepidemiology, 1990, 9(2): 106-111.

［5］ Westwick HJ, Shamji MF. Effects of sex on the incidence and prognosis of spinal meningiomas: a Surveillance, Epidemiology, and End Results study[J]. J Neurosurg Spine, 2015, 23(3): 368-373.

［6］ Yamaguchi S, Menezes AH, Shimizu K, et al. Differences and characteristics of symptoms by tumor location, size, and degree of spinal cord compression: a retrospective study on 53 surgically treated, symptomatic spinal meningiomas[J]. J Neurosurg Spine, 2020: 1-10.

［7］ Ghaffari-Rafi A, Mehdizadeh R, Ghaffari-Rafi S, et al. Demographic and socioeconomic disparities of benign and malignant spinal meningiomas in the United States[J]. Neurochirurgie, 2021, 67(2): 112-118.

［8］ Cao Y, Jiang Y, Liu C, et al. Epidemiology and survival of patients with spinal meningiomas: A SEER analysis[J]. Eur J Surg Oncol, 2021, 47(9): 2340-2345.

［9］ Maiuri F, De Caro ML, De Divitiis O, et al. Spinal meningiomas: age-related features[J]. Clin Neurol Neurosurg, 2011, 113(1): 34-38.

［10］ Louis DN, Perry A, Wesseling P, et al. The 2021 WHO Classification of Tumors of the Central Nervous System: a summary[J]. Neuro Oncol, 2021, 23(8): 1231-1251.

［11］ Preston-Martin S, Monroe K, Lee PJ, et al. Spinal meningiomas in women in Los Angeles County: investigation of an etiological hypothesis[J]. Cancer Epidemiol Biomarkers Prev, 1995, 4(4): 333-339.

［12］ Koeller KK, Shih RY. Intradural Extramedullary Spinal Neoplasms: Radiologic-Pathologic Correlation[J]. Radiographics, 2019, 39(2): 468-490.

［13］ 王贵怀. 目前我国脊髓肿瘤诊断及治疗技术的进展[J]. 中华医学杂志, 2014, 94(19): 1441-1443.

［14］ Lai AL, Salkade PR, Chuah KL, et al. Extradural cervical spinal meningioma mimicking malignancy[J]. J Radiol Case Rep, 2018, 12(10): 1-10.

［15］ Zhang LH, Yuan HS. Imaging Appearances and Pathologic Characteristics of Spinal Epidural Meningioma[J]. AJNR Am J Neuroradiol, 2018, 39(1): 199-204.

［16］ Inoue T, Shitara S, Ozeki M, et al. Hereditary clear cell meningiomas in a single family: three-cases report[J]. Acta Neurochir (Wien), 2018, 160(12): 2321-2325.

［17］ Zhang H, Ma L, Shu C, et al. Spinal Clear Cell Meningiomas: Clinical Features and Factors Predicting Recurrence[J]. World Neurosurg, 2020, 134: e1062-e1076.

［18］ Yang J, Wan W, Liu W, et al. Two novel cases of spinal clear cell meningioma with vertebra involvement[J]. J Orthop Sci, 2021, 26(5): 919-925.

［19］ Li J, Zhang S, Wang Q, et al. Spinal Clear Cell Meningioma: Clinical Study with Long-Term Follow-Up in 12 Patients[J]. World Neurosurg, 2019, 122: e415-e426.

［20］ Grasso G, Alafaci C. Calcified Spinal Meningioma: A Lurking Danger[J]. World Neurosurg, 2017, 107: 579-580.

［21］ Aoyama T, Ogiwara T, Ito K, et al. Correlations Among Consistency, Computed Tomography Values, and Histopathological Subtypes of Spinal Meningioma[J]. Acta Med Okayama, 2021, 75(6): 713-718.

［22］ Kobayashi K, Ando K, Nakashima H, et al. Characteristics of cases with and without calcification in spinal meningiomas[J]. J Clin Neurosci, 2021, 89: 20-25.

［23］ Ampie L, Snyder MH, Dominguez JF, et al. Clinical characteristics and long-term outcomes for patients who undergo

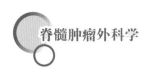

cytoreductive surgery for thoracic meningiomas: a retrospective analysis[J]. Neurosurg Focus, 2021, 50(5): E18.

[24] Jamilson Araujo Pereira B, Nogueira De Almeida A, Silva Paiva W, et al. Neuro-oncological features of spinal meningiomas: Systematic review[J]. Neurochirurgie, 2020, 66(1): 41-44.

[25] Moussalem C, Massaad E, Minassian G B, et al. Meningioma genomics: a therapeutic challenge for clinicians[J]. J Integr Neurosci, 2021, 20(2): 463-469.

[26] Raco A, Pesce A, Toccaceli G, et al. Factors Leading to a Poor Functional Outcome in Spinal Meningioma Surgery: Remarks on 173 Cases[J]. Neurosurgery, 2017, 80(4): 602-609.

[27] Gilard V, Goia A, Ferracci FX, et al. Spinal meningioma and factors predictive of post-operative deterioration[J]. J Neurooncol, 2018, 140(1): 49-54.

[28] Kwee LE, Harhangi BS, Ponne G A, et al. Spinal meningiomas: Treatment outcome and long-term follow-up[J]. Clin Neurol Neurosurg, 2020, 198: 106238.

[29] Champeaux-Depond C, Penet N, Weller J, et al. Functional Outcome After Spinal Meningioma Surgery. A Nationwide Population-Based Study[J]. Neurospine, 2022, 19(1): 96-107.

[30] Bayoumi AB, Laviv Y, Karaali C N, et al. Spinal meningiomas: 61 cases with predictors of early postoperative surgical outcomes[J]. J Neurosurg Sci, 2020, 64(5): 446-451.

[31] Corell A, Cerbach C, Hoefling N, et al. Spinal cord compression in relation to clinical symptoms in patients with spinal meningiomas[J]. Clin Neurol Neurosurg, 2021, 211: 107018.

[32] Jia Q, Wu Z, Chu R, et al. Surgical management of de novo metastatic meningioma of the spine: An underestimated issue for WHO grade II/III meningiomas[J]. Clin Neurol Neurosurg, 2021, 210: 106995.

[33] Yeo Y, Park C, Lee J W, et al. Magnetic resonance imaging spectrum of spinal meningioma[J]. Clin Imaging, 2019, 55: 100-106.

[34] Anno M, Hara N, Yamazaki T. Arachnoid isolation sign: A predictive imaging feature of spinal meningioma on CT-myelogram[J]. Clin Neurol Neurosurg, 2018, 168: 124-126.

[35] Yamaguchi S, Takeda M, Takahashi T, et al. Ginkgo leaf sign: a highly predictive imaging feature of spinal meningioma[J]. J Neurosurg Spine, 2015, 23(5): 642-646.

[36] Tominaga H, Kawamura I, Ijiri K, et al. Surgical results of the resection of spinal meningioma with the inner layer of dura more than 10 years after surgery[J]. Sci Rep, 2021, 11(1): 4050.

[37] Saiwai H, Okada S, Hayashida M, et al. Long-term outcomes of spinal meningioma resection with outer layer of dura preservation technique[J]. J Clin Neurosci, 2021, 83: 68-70.

[38] Onken J, Obermuller K, Staub-Bartelt F, et al. Surgical management of spinal meningiomas: focus on unilateral posterior approach and anterior localization[J]. J Neurosurg Spine, 2018, 30(3): 308-313.

[39] Naito K, Yamagata T, Arima H, et al. Low recurrence after Simpson grade Ⅱ resection of spinal benign meningiomas in a single-institute 10-year retrospective study[J]. J Clin Neurosci, 2020, 77: 168-174.

[40] Ruggeri AG, Fazzolari B, Colistra D, et al. Calcified Spinal Meningiomas[J]. World Neurosurg, 2017, 102: 406-412.

[41] Thakur J, Ulrich C T, Schar R T, et al. The surgical challenge of ossified ventrolateral spinal meningiomas: tricks and pearls for managing large ossified meningiomas of the thoracic spine[J]. J Neurosurg Spine, 2021, 35(4): 516-526.

[42] Krauss W E, Yolcu YU, Alvi MA, et al. Clinical characteristics and management differences for grade II and III spinal meningiomas[J]. J Neurooncol, 2021, 153(2): 313-320.

[43] Meola A, Soltys S, Schmitt A, et al. Stereotactic Radiosurgery for Benign Spinal Tumors[J]. Neurosurg Clin N Am, 2020, 31(2): 231-235.

[44] Noh SH, Kim KH, Shin D A, et al. Treatment outcomes of 17 patients with atypical spinal meningioma, including 4 with metastases: a retrospective observational study[J]. Spine J, 2019, 19(2): 276-284.

[45] Yolcu YU, Goyal A, Alvi MA, et al. Trends in the utilization of radiotherapy for spinal meningiomas: insights from the 2004-2015 National Cancer Database[J]. Neurosurg Focus, 2019, 46(6): E6.

[46] Amiri A R, Fouyas IP, Cro S, et al. Postoperative spinal epidural hematoma (SEH): incidence, risk factors, onset, and management[J]. Spine J, 2013, 13(2): 134-140.

［47］ Anno M, Yamazaki T, Hara N, et al. The Incidence, Clinical Features, and a Comparison Between Early and Delayed Onset of Postoperative Spinal Epidural Hematoma[J]. Spine (Phila Pa 1976), 2019, 44(6): 420-423.

［48］ Uribe J, Moza K, Jimenez O, et al. Delayed postoperative spinal epidural hematomas[J]. Spine J, 2003, 3(2): 125-129.

［49］ Bakhsheshian J, Strickland BA, Patel N N, et al. The use of a novel perfusion-based cadaveric simulation model with cerebrospinal fluid reconstitution comparing dural repair techniques: a pilot study[J]. Spine J, 2017, 17(9): 1335-1341.

［50］ Maiuri F, Del Basso De Caro M, De Divitiis O, et al. Recurrence of spinal meningiomas: analysis of the risk factors[J]. Br J Neurosurg, 2020, 34(5): 569-574.

［51］ Kobayashi K, Ando K, Matsumoto T, et al. Clinical features and prognostic factors in spinal meningioma surgery from a multicenter study[J]. Sci Rep, 2021, 11(1): 11630.

［52］ Kilinc F, Setzer M, Marquardt G, et al. Functional outcome and morbidity after microsurgical resection of spinal meningiomas[J]. Neurosurg Focus, 2021, 50(5): E20.

［53］ Mccormick PC, Torres R, Post KD, et al. Intramedullary ependymoma of the spinal cord[J]. J Neurosurg, 1990, 72(4): 523-532.

［54］ Subramanian A, Nair BR, Rajshekhar V. Functional Outcomes and Temporal Profile of Recovery in Patients with Intradural Extramedullary Spinal Cord Tumors with Poor Nurick Grade[J]. World Neurosurg, 2021, 146: e691-e700.

第21章
Chapter 21

间叶性非脑膜上皮来源的脊髓肿瘤

第 1 节　脊髓血管母细胞瘤

脊髓血管母细胞瘤（hemangioblastoma，HB）起源于中胚叶形成血管的细胞，是仅次于室管膜瘤和星形细胞瘤的第三大常见的脊髓髓内肿瘤，其中15%～25%与VHL（Von Hippel-Lindau）病有关。常见临床表现为肢体麻木、感觉减退、无力、大小便障碍等。诊断主要依据MRI特征。治疗首选电生理监测下显微手术切除，术中如果处理不当，可导致难以控制的出血或脊髓损伤。

一、概述

（一）发病率

脊髓血管母细胞瘤较少见，占笔者所在中心脊髓肿瘤的4.58%（76/1660），是室管膜瘤、星形细胞瘤之外第三常见的脊髓髓内肿瘤。日本58个中心回顾性研究了1033例髓内肿瘤，其中196例肿瘤是血管母细胞瘤，占比18.97%[1]。

（二）VHL病

脊髓血管母细胞瘤有15%～25%合并VHL病。VHL病是一种常染色体遗传病，因VHL基因的突变引发。VHL基因是抑癌基因，位于染色体3p25-26，编码VHL蛋白，此蛋白可降解下游的缺氧诱导因子-α（HIF-α），进而抑制血管内皮生长因子（VEGF）表达。VHL基因突变，造成VHL蛋白功能丧失，导致VEGF表达升高，促使富含血管的血管母细胞瘤发生。VHL综合征表现为中枢神经系统或视网膜多发血管母细胞瘤外，腹腔脏器多发囊肿或肿瘤，部分患者有家族史。如怀疑患者是VHL

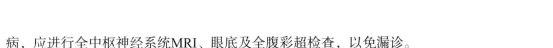

病，应进行全中枢神经系统MRI、眼底及全腹彩超检查，以免漏诊。

二、临床表现

脊髓血管母细胞瘤的临床症状与其他髓内肿瘤相似，多表现为肢体麻木、感觉减退、共济失调、无力、大小便障碍等。症状主要与肿瘤直接压迫脊髓及伴随脊髓空洞有关。<10 mm的肿瘤所表现的症状多与肿瘤伴随的空洞相关。>10 mm的肿瘤所表现的症状则与肿瘤压迫及伴随的空洞相关。脊髓血管母细胞瘤虽是血管性肿瘤，但少有出血病史，出血一般表现为蛛网膜下腔出血，可能与肿瘤多位于脊髓背侧，甚至突出髓外，出血后直接破入蛛网膜下腔有关。

三、影像学检查

脊髓血管母细胞瘤影像学检查首选MRI。MRI的特征与肿瘤的大小有关。肿瘤最大径不大于10 mm的肿瘤，多位于脊髓背侧或侧方，等T_1等T_2信号，可伴有大小不等脊髓空洞，无明显血管流空影，明显均匀强化。最大径在10~20 mm的肿瘤，肿瘤偏于脊髓背侧，呈等T_1等T_2信号或混杂信号，常伴有较大空洞，甚至全脊髓空洞，部分肿瘤周围可见血管流空影，强化明显，多数强化较均匀。最大径>20 mm的肿瘤，因大量血管流空影或偶有囊变的影响在T_1、T_2上多为混杂信号，一般伴有较大空洞或全脊髓空洞，肿瘤内或瘤周可见大量血管流空影，明显强化，强化可均匀或不均匀。可见随着肿瘤的增大，伴随脊髓空洞逐渐扩大、血管流空影逐渐增多。

术前CTA或DSA可以了解肿瘤的引流静脉和供血动脉的数目、部位、来源，尤其是与脊髓前动脉的关系，有利于手术方案的制订和实施。对于血供极丰富的巨大肿瘤，可进行术前栓塞，肿瘤的血供减少，术中出血减少，视野较清楚，而且肿瘤体积缩小、张力减低，有利于手术操作，便于肿瘤完整切除。

脊髓血管母细胞瘤多数合并脊髓空洞，部分症状跟脊髓空洞密切相关。研究认为空洞形成是肿瘤产生的VEGF使肿瘤血管通透性的增加致血浆纤维蛋白渗出或肿瘤直接外分泌物质，使肿瘤周围间质渗透压增高促使局部水分蓄积所致。有些肿瘤虽然小，因持续产生VEGF作用，即使肿瘤不增大，空洞也将逐渐增大。

四、诊断

脊髓血管母细胞瘤诊断主要依据MRI。如果肿瘤的最大径不大于15 mm：①明显均匀强化，且边界清楚；②脊髓有空洞形成；③肿瘤位于脊髓背侧，且无髓内出血病史。如果肿瘤的最大径大于15 mm：①明显强化，且边界清楚；②脊髓有空洞形成（除圆锥外，余位置肿瘤空洞总长度至少超过8 cm）；③肿瘤内部或表面有血管流空影，且无髓内出血病史。一般满足①②③中两个条件要考虑血管母细胞瘤可能，如果满足全部三个条件可诊断。

病理学检查：血管母细胞瘤，又称血管网织细胞瘤，是一种少见的中枢神经系统肿瘤，其生长缓慢，较为局限，常合并囊性变，属于WHO 1级。组织学主要由两种成分构成，一种是不同成熟阶段的毛细血管网样的结构，另一种是血管网之间的胞质丰富透明的间质细胞。肿瘤的组织来源至今仍有争议，一般认为血管母细胞瘤是血管源性肿瘤。也有研究怀疑血管母细胞瘤是一种神经内分泌肿瘤，因其组织学与神经内分泌肿瘤有很多相似处，如肿瘤细胞大小形态比较一致，形态温和，Ki-67增殖指数不高，都有丰富的毛细血管网，且间质细胞的神经内分泌标志物阳性率较高（NSE阳性率56%，S-100阳性率50%）；但是HB不表达内分泌肿瘤的典型标志物CgA、Syn。

五、分型

脊髓血管母细胞瘤依据有无合并VHL病，分为VHL病型和散发型。依据肿瘤与脊髓关系，分为髓内型、髓内外沟通型、髓外硬膜内型和硬膜外型（图21-1-1）。依据肿瘤是否合并囊肿，分为囊肿型和实体型。实体型表现为明显强化的结节，不伴有囊肿或空洞。囊肿型依据囊肿的形态，再细分为大囊小结节型及空洞型。圆锥处、延颈交界处肿瘤早期表现为囊小结节型，其他位置肿瘤多表现为空洞型。

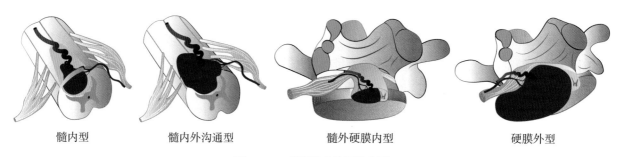

| 髓内型 | 髓内外沟通型 | 髓外硬膜内型 | 硬膜外型 |

图21-1-1　根据肿瘤位置的分型

六、治疗方法

（一）手术治疗

1. 手术时机

脊髓血管母细胞瘤，首选电生理监测下，显微手术切除肿瘤。因肿瘤增大或脊髓空洞增大，都可能加重脊髓损害，手术难度、风险也会增加，预后可能欠佳，所以对有症状的脊髓血管母细胞瘤宜早期手术切除肿瘤。对于完全位于髓内且无明显脊髓空洞的患者，如无明显症状，可先定期随访。有些小肿瘤，合并较大脊髓空洞，如有临床症状，也建议早期手术治疗。多发脊髓血管母细胞瘤患者，一般为VHL病，目前尚无有效方法将其治愈，反复手术治疗有损伤脊髓风险；所以对于与症状相关的肿瘤，建议手术切除；而与症状无关的小肿瘤，可先给予定期随诊。

2. 操作要点

（1）定位：术前或术中应准确定位，尤其是完全位于髓内小型肿瘤，可减少不必要脊髓损伤。术中电生理监测可减少脊髓不必要损伤，应常规应用。

（2）供血血管辨认：脊髓血管母细胞瘤绝大多数位于脊髓内，脊髓表面分布异常丰富的血管，故在显微镜下剪开硬脊膜时要格外小心，以免损伤血管引起蛛网膜下腔出血。根据术前的MRA或CTA或DSA结果，判别供血动脉及引流静脉、实体瘤大致位置。如果有ICG荧光造影显微镜，术中可实时显示血管动态影像，手术更加安全。

（3）脊髓切开，显露肿瘤：一般在瘤体表面软膜最薄处剪开，沿瘤体边缘逐步分离，如果有空洞，则从空洞处开始分离，更便于操作。如肿瘤完全位于髓内，一般瘤体会偏向一侧，是否沿中线或偏向肿瘤表面剪开脊髓软膜显露肿瘤，需要根据具体情况而定。

（4）肿瘤切除：先电凝肿瘤表面异常小血管及其供血动脉，保留引流静脉，用小棉片覆盖在瘤体上，用骨剥轻轻牵提，防止瘤体破裂。肿瘤较大时，如果瘤体破裂出血，以明胶海绵和棉片压迫止血，减少使用双极电凝。再沿肿瘤与脊髓界面继续分离，注意保护来自脊髓腹侧面的供血血管分支，待肿瘤与周围组织完全游离后再离断引流静脉，最后完整切除肿瘤。

（5）血管处理：先处理供血动脉，完整分离瘤体，最后处理引流静脉。特别是对于较大脊髓血管母细胞瘤，引流静脉往往较为粗大，如先切断引流静脉，可能会使肿瘤进一步膨大，甚至出现难以控制的出血。术中利用荧光显微镜，有助于判断肿瘤供血动脉、引流静脉，便于先切断肿瘤供血动脉；肿瘤切除后，再次使用荧光显微镜显影，还能了解肿瘤切除程度、脊髓血供情况。肿瘤应尽量完整切除，如分块切除，出血较多，视野模糊，易误伤脊髓。术中要注意保护贴附在肿瘤上滋养脊髓的血管，尤其是肿瘤腹侧起源于脊髓前动脉分支，防止损伤这些血管以避免术后脊髓缺血坏死。

（6）空洞处理：脊髓空洞是因肿瘤所致，肿瘤完全切除后，空洞多数在半年内逐渐消退，术中无须引流或分流或其他处置。如空洞较大，术中切除肿瘤上下级的纤维隔膜释放脊髓空洞液，减小空洞张力，有助于术后症状尽快恢复。手术操作要熟练，牵拉脊髓要轻柔，尽量避免脊髓的损伤。

（二）放射治疗

脊髓血管母细胞瘤首选手术治疗，如果不适宜手术或多发病灶，也可考虑行立体定向放疗。有28例患者的46个脊髓血管母细胞瘤接受机器人放射外科手术系统（射波刀）治疗，肿瘤周边的平均辐射剂量为21.6Gy（范围15～35Gy），1年、3年和5年的控制率分别为96.1%、92.3%和92.3%，患者均未出现任何与放射治疗相关的并发症[2]。VHL病患者的多发病灶通常难以完全手术切除，立体定向放疗后肿瘤均有不同程度消退，一年等效肿瘤体积减小为0.2 ml，中位体积显著减少28%（P=0.012）；肿瘤体积减小与平均剂量（P=0.19）或最大剂量（P=0.16）无关；也未发生放疗相关并发症[3]。

（三）药物治疗

由于VHL可异常激活缺氧诱导因子（HIF-2α），从而在患者体内蓄积并导致肿瘤的形成。

belzutifan是一款强效、选择性口服HIF-2α抑制剂，为控制VHL病相关肿瘤提供了新的治疗选择，降低了患者的手术负担[4,5]。

七、预后

脊髓血管母细胞瘤预后与肿瘤的位置、大小、术前脊髓功能状态、是否合并VHL病等因素有关。肿瘤位于脊髓背侧突出髓外预后比完全位于髓内好。胸髓较细、代偿能力较差，胸髓肿瘤预后相对差。肿瘤越大或术前症状越重，手术难度与风险越高，预后可能欠佳。合并VHL病，目前尚无治愈方法；中枢神经系统多发血管母细胞瘤，往往需要多次手术治疗，每次手术都有症状加重的风险，所以预后也较差。

八、典型病例（1）

患者女性，22岁。因"发现小脑、脊髓多发占位"入院（图21-1-2）。患者既往2013年因"发现脊柱侧弯，右下肢行走拖步"于当地医院检查发现髓内占位性病变，外院行T1-5髓内肿瘤切除术，术后出现二便失禁；后于我院2015年行延髓肿瘤切除术（图21-1-3）和T9-12髓内肿瘤切除（图21-1-4和5），2018行T7-9（图21-1-6）及C5-7（图21-1-7）髓内肿瘤切除术，病理报告均为血管母细胞瘤，考虑VHL综合征。1年前患者出现下肢疼痛，间断头晕、头痛，坐立和站立后加重，下肢无力较前加重，只能扶立，复查MRI提示小脑及脊髓多发占位病变（图21-1-2）。神经专科检查：双侧T5水平以下浅感觉减退，双下肢深感觉减退。双上肢肌力Ⅴ级，双下肢肌力Ⅲ级，左下肢肌张力增高，左侧膝腱反射亢进，左侧踝阵挛（＋）；右侧Hoffmann征（＋），双侧Babinski征（＋）。家族史：父亲和姐姐有Von Hipple-Lindau（VHL）综合征病史。

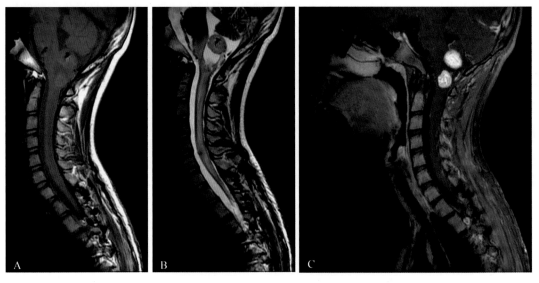

图21-1-2　第2次手术切除延颈髓多发占位

A. T1WI呈等信号；B. 在T2WI呈不均匀稍高信号；C～F. 增强扫描明显强化，病灶内可见迂曲走行的血管影

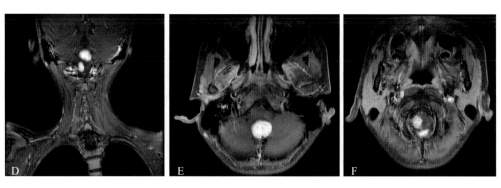

图21-1-2　（续）

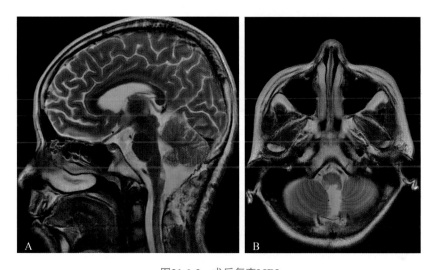

图21-1-3　术后复查MRI

患者术后双上肢肌力5级，双下肢肌力2级，肌张力增高。复查MRI提示"幕下肿瘤切除术"后，未见残留肿瘤

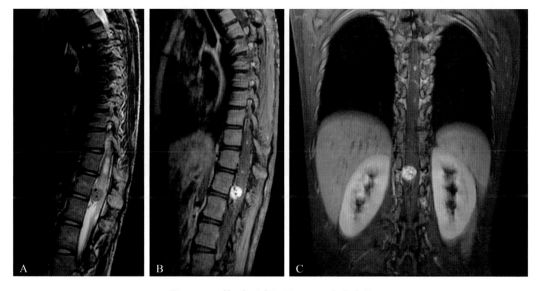

图21-1-4　第3次手术切除$T_9 \sim T_{11}$多发占位

A. T_2信号不均匀增高，并见多发大小不等的等信号结节影，较大者直径约1.3 cm；B、C. 增强扫描明显不均匀强化，其内见低信号流空的血管影

357

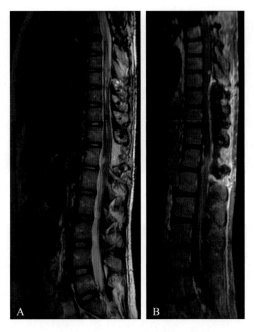

图21-1-5　术后平扫和增强MRI

术后双上肢肌力5级，双下肢肌力2级，二便失禁。平扫和增强MRI未见明确残留肿瘤

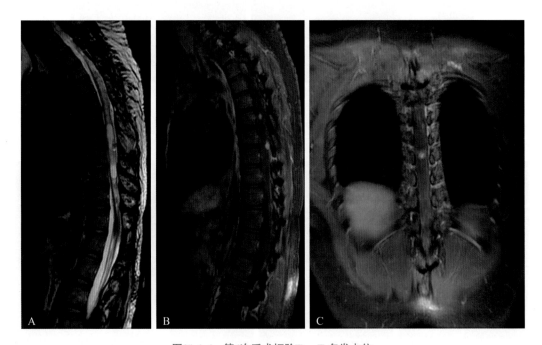

图21-1-6　第4次手术切除$T_7 \sim T_8$多发占位

MRI提示胸髓内多发明显强化结节，较前增多、增大，较大者位于T_7/T_8椎间隙水平，直径约7 mm，周边可见囊变

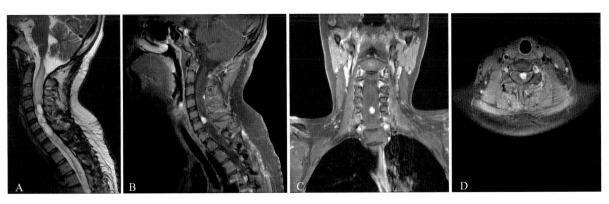

图21-1-7 第5次手术切除C₆脊髓腹侧占位

MRI可见颈髓增粗、水肿，内见多个明显强化结节，较大者位于C₆上缘水平，直径约8 mm，周边可见囊变

第二次手术过程：全身麻醉，左侧卧位，头架固定。枕后正中直切口，上起枕外粗隆，下达第2颈椎棘突。显露枕骨鳞部和寰椎后弓，见后弓发育畸形。超声骨刀磨除枕骨鳞部并扩大成5 cm × 5 cm大小骨窗，并切除寰椎后弓。"Y"形切开硬脑膜和硬脊膜，边切开边分离，保持蛛网膜完整。见3个血管母细胞瘤，分别位于延髓背侧、延髓右侧方、小脑扁桃体深部，色红，圆形，生长入脊髓中，可见大量畸形血管迂曲，术中吲哚青绿血管造影见供血动脉来自右侧椎动脉，电凝供血动脉和畸形引流血管，仔细分离肿瘤与脊髓边界，完整全切除三个肿瘤后缝合手术切口。

第三次手术方案：全身麻醉，右侧卧位。后正中直切口，上起T₈，下达T₁₁棘突。逐层切开皮肤、皮下和肌肉层，显露第T₉~T₁₁椎板。超声骨刀切开T₉~T₁₁椎板。纵形切开硬脑膜，硬脊膜，蛛网膜保留完整，边切开边分离，见病变分别位于T₉、T₁₀、T₁₁脊髓偏右背侧，病变与硬脊膜有血管沟通，色红，可见大量粗大的畸形血管，血供丰富，血管母细胞瘤表现，首先双极电凝阻断病变血供，仔细剥离病变，见病变侵入脊髓，仔细分离肿瘤与脊髓的相对边界，双极电凝、显微剪刀和吸引器交替使用全切病变，充分止血，显微剪刀和吸引器交替使用全切病变，充分止血严密缝合硬脊膜。钛钉12枚、钛片6枚复位椎板，椎板外放置引流管1根，充分止血，清点器械、纱布、棉条无误后，逐层缝合肌肉、皮下和皮肤。

第四次手术方案：全身麻醉，右侧卧位。后正中直切口，上起T₇，下达T₈棘突。逐层切开皮肤、皮下和肌肉层，显露第T₇~T₈椎板。超声骨刀切开T₇~T₈椎板。纵形切开硬脑膜和硬脊膜，蛛网膜保留完整，边切开边分离，见病变分别位于T₇~T₈，病变侵入髓内，色红，可见大量粗大的畸形血管，血供丰富，血管母细胞瘤表现，首先双极电凝阻断病变血供，仔细剥离病变，见病变侵入脊髓，仔细分离肿瘤与脊髓的相对边界，双极电凝、显微剪刀和吸引器交替使用全切病变，充分止血，显微剪刀和吸引器交替使用全切病变，充分止血严密缝合硬脊膜。钛钉8枚、钛片4枚复位椎板，充分止血，清点器械、纱布、棉条无误后，逐层缝合肌肉、皮下和皮肤。术后患者双上肢肢体肌力同术前，双下肢肌力2级。

第五次手术过程（图21-1-8）：沿右侧胸锁乳突肌内缘设计皮肤斜切口，充分显露并利用术中O-arm定位C₆椎体后，显微镜下切开C₅~C₆和C₆~C₇纤维环，摘除髓核组织，显露椎间隙的硬脊膜，采用超声骨刀次全切除C₆椎体，充分止血后剪开并悬吊硬脊膜，分离蛛网膜后可见血供丰富的病灶嵌入脊髓，边界尚清（图21-1-8 A）。术中吲哚菁绿荧光造影可见供血动脉位于病灶头端，来自脊髓前动脉，引流静脉位于病灶尾端。首先电凝并切断供血动脉，可见病灶血流量下降，沿肿瘤边界仔细分离，最后电凝并切断引流静脉（图21-1-8 B~E）。再次应用吲哚菁绿造影可见脊髓前动脉血运良好且未见残留肿瘤（图21-1-8 F）。缝合硬脊膜，试模后置入合适的钛笼，覆盖并固定钛板（图21-1-8 G、H），再次利用术中O-arm扫描确定钛笼和钛板位置，电生理未提示明确异常（图21-1-8 I~K），缝合切口。

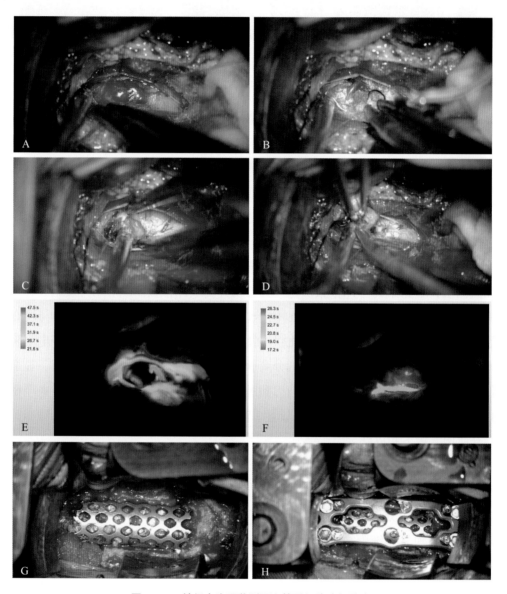

图21-1-8　神经电生理监测下血管母细胞瘤切除术

左上肢SEP波幅可，右上肢及双下肢SEP未引出典型波形。左上肢及右下肢MEP未引出，右上肢及左下肢MEP未见明显异常。术中有肌电图牵拉反应

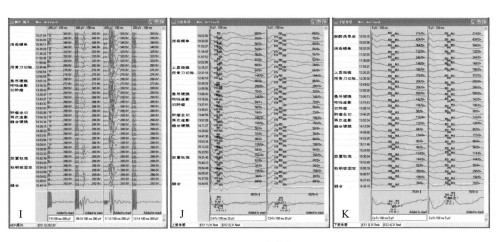

图21-1-8 （续）

病理（图21-1-9）：肿瘤由毛细血管和间质细胞构成，毛细血管弥漫增生，部分间质细胞核大、不规则并深染，并见散在增生的薄壁血管，管腔扩张、局灶出血，并见散在淋巴细胞浸润。免疫组织化学染色：血管CD31（＋）、CD34（＋）；间质细胞S-100（＋）、Vimentin（＋）、CD56（弱+）、CD57（－）、NSE（－）、AE1/AE3（－），Ki-67增殖指数为3%。诊断为血管母细胞瘤（WHO 1级）。

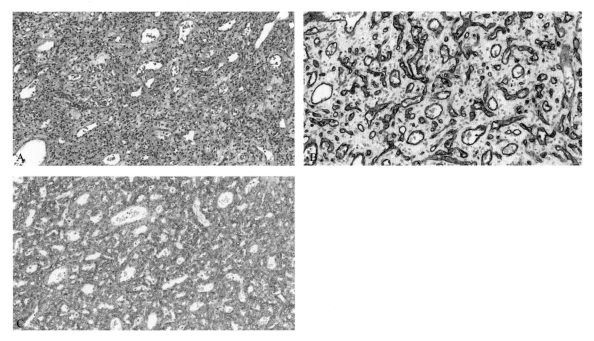

图21-1-9 病理学检查

术后颈椎MRI和CT显示完全切除病灶且置入物位置良好（图21-1-10 A、B）。术后8个月随访，患者经康复训练后可在助行器辅助下行走。术后34个月MRI随访，手术部位未见肿瘤复发（图21-1-10 C、D），患者可在搀扶下行走。

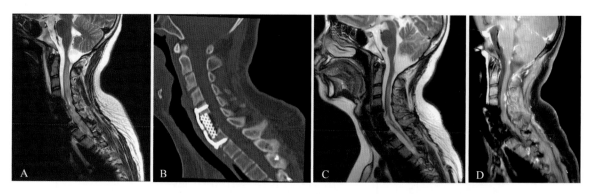

图21-1-10　术后颈椎CT和MRI显示无残余病灶、脊髓空洞缩小且植入物位置良好

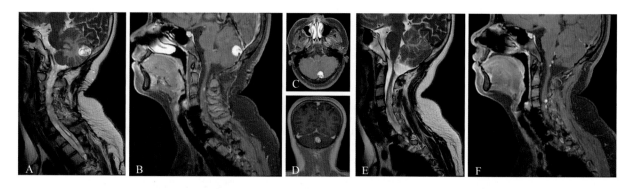

图21-1-11　第6次手术切除小脑和延髓多发占位

MRI平扫和增强扫描左侧小脑、延髓、颈髓见多发明显强化结节影

第六次手术过程（图21-1-12）：气管插管全身麻醉，右侧卧位，标记枕外粗隆上方2 cm处至C_5后正中直切口，常规消毒铺巾，依次切开皮肤皮下筋膜，暴露颅骨至C_5棘突，向两侧分离肌肉，超声骨刀切开$C_2 \sim C_5$椎板，沿原枕骨缺损处向头端磨除2 cm×3 cm颅骨。显微镜下剪开并悬吊硬膜（图21-1-12 A），见肿物多发，位于小脑、脑干、脊髓，色红，质软，血供丰富，边界尚可。首先处理小脑后上方肿物，充分暴露病灶后电凝供血动脉，病灶嵌入小脑，沿病灶边缘仔细分离后电凝并剪断引流静脉（图21-1-12 B~E）；以同样的方式切除延髓背侧3处较小肿物和脊髓背侧5处较小肿物（图21-1-12 F~H）。显微镜下全切肿物后，神经内镜探查术区未见明确肿物，使用人工硬膜扩大修补硬膜，覆盖免缝硬膜防止粘连，8枚钛板和16枚钛钉复位椎板，1枚钛网和8枚钛钉覆盖后颅窝骨质缺损区域预防小脑下垂。充分止血后，放置16号引流管，依次缝合肌肉、筋膜、皮下和皮肤。手术顺利，术后返ICU。

术后情况（图21-1-13）：右侧C_5水平和左侧T_2水平及以下痛温觉及粗略触觉减退，局部消失。双上肢肌力4级，双下肢肌力3级，双上肢肌张力可，双下肢肌张力高，双下肢肌张力增高，右侧Hoffmann征和双侧Babinski征（＋）。

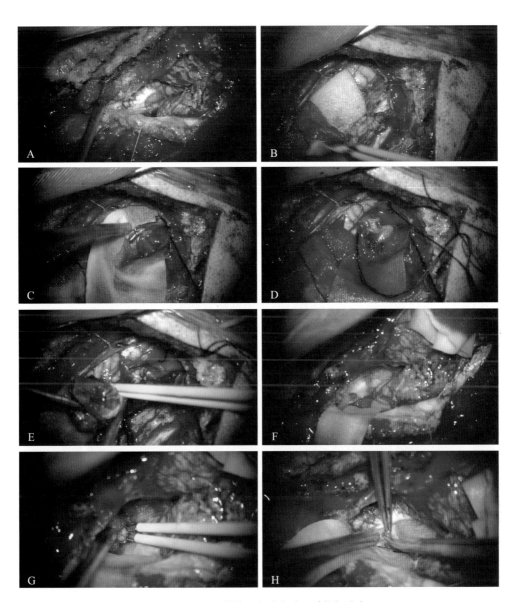

图21-1-12　显微镜下小脑和脑干肿物切除术

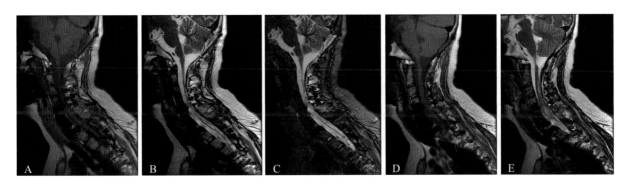

图21-1-13　小脑和脑干肿瘤切除术后

患者出现呼吸衰竭，5天后脱机拔管。复查MRI提示肿瘤全切，未见残留

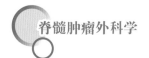
九、典型病例（2）

患者女性，15岁。主因"颈部疼痛伴双上肢麻木1年，进行性双上肢无力6个月"入院。临床表现为颈部疼痛，伴双上肢麻木、恶心呕吐。6个月前，患者出现四肢无力，双上肢明显且进行性加重。目前，患者小便失禁且尿管留置状态，便秘，近1年体重下降10 kg。家族史：爷爷和叔叔有多发血管母细胞瘤病史。神经系统专科查体：咽反射减弱，呼吸力弱，双上肢近端肌力1级，远端肌力2级，双下肢肌力4级，腱反射亢进，双侧Babinski征（–）。颈椎和胸椎MRI（图21-1-14 A～F）：颅内及脊髓多发占位性病变，主体位于延髓～C_5，符合血管母细胞瘤，脊髓空洞。DSA（图21-1-14 G～J）：延颈髓主体肿瘤染色；约C_7附近小肿瘤染色；左侧小脑上动脉染色；右侧小脑上动脉染色；脑干肿瘤染色。McCromick分级：Ⅲ级。本次入院诊断：VHL病（小脑、第四脑室、脑干、延髓～C_5，T_1～T_{12}）。拟在神经电生理监测下行后正中入路脊髓髓内肿瘤切除术。

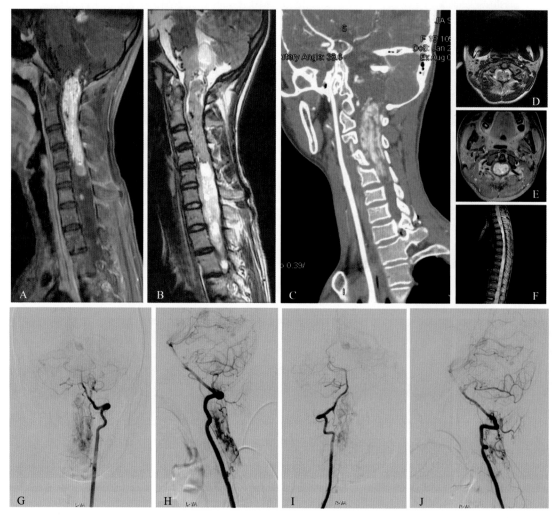

图21-1-14　术前MRI提示颈髓巨大占位，DSA提示脊髓前/后动脉和椎动脉供血

手术过程（图21-1-15）：右侧俯卧位，头架固定，延髓~C_5后正中手术切口。充分暴露后超声骨刀铣开C_1~C_6椎板，磨除部分枕大孔周围枕骨，大小约2.0 cm×2.0 cm。后正中剪开硬膜，向两侧悬吊。显微镜下见脑干及脊髓髓内多发肿瘤。其中较大者主体位于延髓~C_4之间，色暗红，血供丰富，部分突出于脊髓表面（图21-1-15 A）。ICG荧光造影辨别肿瘤供血动脉及引流静脉后首先切断肿瘤表面供血动脉（图21-1-15 B）。然后仔细分离肿瘤，电凝周围血管，全切除肿瘤（图21-1-15 C~E）。C_5水平另一较小肿瘤采用同法完整切除。人工硬膜扩大修补、复位椎板，缝合切口。

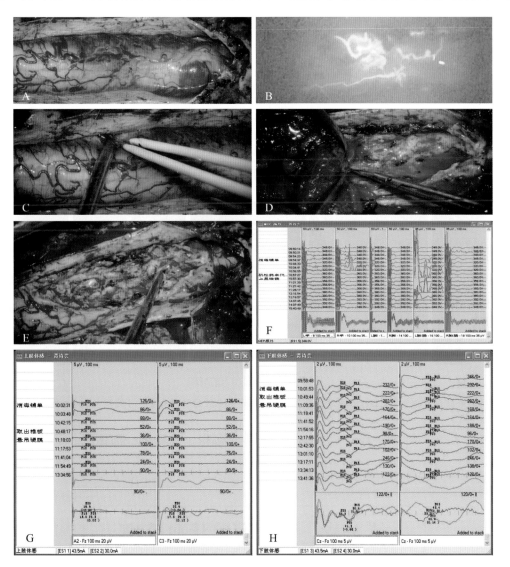

图21-1-15　神经电生理辅助下脊髓肿瘤切除术

双上肢及右下肢SEP未引出典型波形；左下肢SEP波幅可，四肢MEP未引出典型波形

病理（图21-1-16）：肿瘤由大量毛细血管和间质细胞构成，毛细血管弥漫增生，间质细胞胞质空泡状，部分核大不规则并深染，局灶出血，并见散在及灶状分布的动、静脉血管，部分管壁玻璃样变性，散在淋巴细胞浸润。免疫组化结果：血管CD31（＋）、CD34（＋）；间质细胞S-100（散在＋）、Vimentin（＋）、CD57（弱＋）、CD56（－）、GFAP（－）、NSE（＋）、AE1/AE3（－）、

EMA（－）、Ki-67（3%＋）。综上所述，诊断为血管母细胞瘤，WHO 1级。

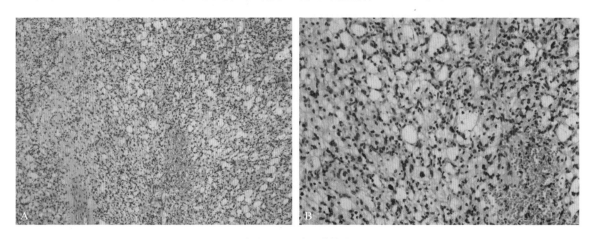

图21-1-16　病理学检查

术后情况：术后患者恢复良好，双侧C_2水平以下感觉减退，双侧C_6水平以下感觉消失，部分保留区T_1和$S_4 \sim S_5$，四肢肌力4级，复查MRI提示肿瘤完全切除，延髓背侧新发肿瘤（图21-1-17）。

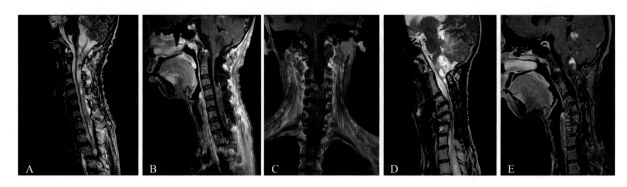

图21-1-17　术后10天的MRI

A～C.提示颈部肿瘤近全切除；D、E.术后21个月的MRI提示未见肿瘤明确复发，可见颈椎反弓，颈椎管狭窄

（王硕彬　高春天　荆林凯　王贵怀）

第2节　脊髓海绵状血管瘤

在WHO中枢神经系统肿瘤分类中，CT技术出现之前，海绵状血管瘤（cavernoma，CM）作为四种脑血管畸形分类之一，被划分为间叶性非脑膜皮肿瘤[6]。直到CT技术出现后，中枢神经系统的海绵状血管瘤一直被认为是极罕见的疾病，但CT也只能看到钙化或者出血的病灶。正因为缺乏敏感性高的检查手段，在磁共振普及前对于海绵状血管瘤的报道多充满了矛盾和错误，如与隐匿性脑血管畸形、血管梗死或炎症混淆。随着磁共振在1980年中期应用于临床，越来越多的临床专家对于中枢

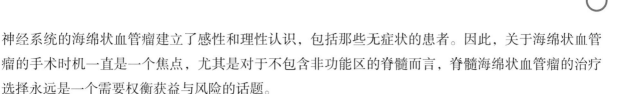

神经系统的海绵状血管瘤建立了感性和理性认识，包括那些无症状的患者。因此，关于海绵状血管瘤的手术时机一直是一个焦点，尤其是对于不包含非功能区的脊髓而言，脊髓海绵状血管瘤的治疗选择永远是一个需要权衡获益与风险的话题。

一、概述

（一）定义

海绵状血管瘤是指由众多薄壁血管组成的海绵状异常血管团，但血管造影检查时常无异常血管团的发现。实际上该病并非真正的肿瘤，而是一种缺乏动脉成分的血管畸形。

（二）遗传学

脊髓CM大多为散发型，小部分具有家族遗传性。目前已发现三个相关致病基因：CCM1（KRIT1）、CCM2（MGC4607）、CCM3（PDCD10）[7]，三个基因中，任一基因发生功能缺失型胚系突变，即可导致内皮细胞功能障碍，引发CM，其中CCM3突变型的病变临床表型最重[8]。虽然一些研究表明，可能存在第四个尚未确定的基因，但最近发现的CCM2大基因组倒置质疑了这一观点[9]。研究发现CCM1、CCM2、CCM3在一个异构适应体复合物（CCM复合物）中相互作用，在斑马鱼、小鼠培养的内皮细胞实验中，发现了许多表型和分子途径，其中ROCK（Rho-激酶）信号传导是重要的发病机制之一[10, 11]。

家族性CM占所有CM的15%～20%，是一类常染色体显性遗传病，每个患病的父母有50%的概率将疾病遗传给后代，伴发相关血管痣及颅内病变倾向。一项Meta分析纳入40篇文献中的632例脊髓CM患者，其中389例对颅内情况进行评估，16.5%有1个或多个的颅内CM，11.9%有家族病史[12]。一项单中心队列研究对40例脊髓CM患者进行头颅MRI筛查，发现15%的患者伴发颅内CM[13]。另外脊髓CM伴发KTW病患者也有报道[14, 15]。一般认为，CM为一种先天性疾病，但近年来也有一些出生后新发脊髓CM的报道[16]。散发CM约占所有CM的85%，其致病基因尚不明确。近期研究对散发中枢神经系统CM进行基因测序，检出MAP3K3和（或）PIK3CA致病性体细胞突变，且不同基因型在出血风险和临床表型上有显著差异[17, 18]，有文章表明90%的散发型患者检出MAP3K3和（或）PIK3CA致病性体细胞突变，且PIK3CA突变提示有更高的出血风险[19]。

（三）自然史

中枢神经系统海绵状血管瘤的发病率为0.4%～0.6%，病变常发生在颅内，发生在脊髓内尤为罕见。脊髓海绵状血管瘤占椎管内血管畸形的5%[2, 3]。脊髓CM自然病史方面的相关资料不多，文献中报道的年出血率一般为2.5%～5.5%[4-6]，儿童脊髓CM的出血风险可能高于成人[4]，但因为快速进展的患者往往接受了手术，因此纳入统计的患者是本身只有轻微出血的倾向，这可能导致了年出血率的降低。

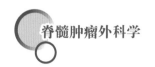

二、临床表现

在临床上，在症状出现前往往难以发现脊髓CM，患者发病时可表现为：①突发的神经功能障碍，然后反复出血，症状进行性加重，有既往出血史的脊髓CM患者再出血风险比较高[7]；②缓慢进展的神经功能障碍，这往往意味着每次少量的出血，疼痛为主的感觉异常常是这类患者的主诉。在诊疗过程中，需要注意部分脊髓CM患者也同时带有颅内CM，有研究通过MRI证实了大约一半的患者合并颅内和脊髓的CM，因此为脊髓CM患者做颅脑MRI筛查是有必要的[8,9]。

三、诊断与鉴别诊断

（一）影像学特点

MRI是CM现阶段最重要的诊断技术，可用于直接诊断[20]。CM反复出血后可形成不同时期的出血灶及含铁血黄素沉积和钙化，是MRI诊断的基础，其影像学表现为病变周围含铁血黄素沉积形成的低信号环。病灶范围较大时，影像学结果可呈现典型的网状或"爆米花样"混杂信号，病灶周围显示含铁血黄素网格状T1WI高信号、T2WI低信号，其中T2WI低信号环围绕高信号病灶是其特征。CM在血管造影中往往呈阴性发现，因此不推荐行造影检查。

（二）病理特点

诊疗过程中，应首先询问患者是否具有CM家族史[21]，病理检查结果是脊髓CM确诊主要依据。病变常见单发、边界清楚的分叶状血管团，呈桑葚状，切面海绵状，病变内可见大量的小血管伴有小出血灶[22]。镜下可见大小不一的薄壁血管，部分血管扩张，管壁发生玻璃样变，伴钙化或骨化，部分管腔可见血栓或血栓机化[20]。管壁周围组织伴不同程度的胶质细胞增生，多见吞噬含铁血黄素的巨噬细胞聚集。

（三）鉴别诊断

在进行影像学检查时含有血液成分或导致磁场不均匀及磁敏感效应的病变可被误诊为CM。出血性肿瘤发生肿瘤内出血和形成少见的含铁血黄素环时与CM颇为相似。T1WI上呈"爆米花样"外观及缺乏"肿瘤样"强化、占位效应和脑水肿等表现有助于CM与出血性肿瘤的鉴别。

四、治疗

（一）外科治疗

目前，手术切除仍是临床上治疗脊髓CM的主要手段[22,23]，治疗效果较明显。尤其是对于症状明显的患者，因此类患者二次出血的风险较高[20]，全切可以有效预防患者再次出血[22]。

关于手术时机，是急性出血期手术或出血稳定后恢复期再手术，存有不同选择。笔者的经验是：①一般脊髓CM出血量不大，症状往往以局部疼痛为首发，继发运动、感觉及二便功能下降等，如果使用脱水或激素治疗，症状缓解稳定，可暂缓手术，保持MRI影像复查，2~3周内病变出血吸收较为充分，如果症状基本消失，神经功能恢复到发病前状态，可以与患者共同决定是否手术或出院随诊；如果症状改善不明显，建议手治疗，此时手术创伤比急性期小。②少数脊髓CM病灶较大，出血量较大，出血时症状重，神经功能障碍明显，甚至波及呼吸循环等重要功能，建议急性期手术。

大多数学者认为，显微切除病变是最佳治疗方案[24]。Choi等[25]对21例患者进行手术治疗，其中20例患者进行全切，平均随访22个月显示14名患者神经功能有所改善，6名保持不变，1名情况恶化。Badhiwala[22]采用Meta分析手术切除患者的随访结果显示，51.5%的患者神经功能相较于手术前更好，37.8%的患者保持不变，10.7%的患者情况恶化。其中接受晚期切除手术（>3个月）的患者中，13.4%神经功能下降，而接受早期切除的患者没有出现以上情况。Yu等[26]分析了进行微创手术的患者，采用后正中入路，进行平均5年的随访，显示87%的患者情况好转，10%的患者情况不变，3%的患者术后三年肿瘤复发并重新手术。

脊髓CM手术入路，主要以后正中椎板切开为主，很少选用前方入路。切开脊髓的方式取决于病变部位。病变较小，一般选择病变表面脊髓最薄处进入。病变较大，为了减少手术对脊髓的损伤，后外侧沟、后正中及侧方脊髓，可以作为进入区，但最薄处始终可以考虑为突破口，陈旧的血性液体从此溢出，脊髓减压后利于分离病变。对位于偏向一侧腹侧的脊髓CM，在神经前根与后根之间切开脊髓侧方，进入病变，同时可以将齿状韧带及其切开的软膜以7-0丝线悬吊，轻轻牵拉至对侧以实现脊髓半旋转，利于切除腹侧的病变。Mitha等[20]的技术报告详细介绍了脊髓CM的3种主要手术方法：后侧、后外侧和外侧。其中后侧的方法是最常用的，尤其是背侧或中央的海绵状畸形。在切除的过程中，通常要进术中神经电生理检测，在适当的脊柱水平进行全椎板切除术或半椎板切除术。也可以使用各种定位技术来指导切除，包括术中超声检查[27]或术中导航；腹侧或外侧病变也可以采用通过背根入髓区进行切除[20]。与完全切除相比，半椎板切除术具有更好的疗效，可能是由于微创手术对脊髓的损伤较小，术后反应更轻，脊柱稳定性更好[22]，故有些医生更倾向于采用半椎板切除术来切除椎管内病变[22, 26]。但是对于位于髓内腹侧深部的CM，手术对正常脊髓结构有严重的潜在损伤风险。一项研究报道了针对髓内深部病变的新术式：脊髓后根入髓区前方入路，为安全切除腹侧、深部髓内病变提供了新的治疗方案。另外，对于深在的病变，根据具体情况可在术中超声的引导下，沿中线行脊髓切开或背侧神经根连接处暴露病变，然后在畸形团与含铁血黄素带之间分离，不断以生理盐水冲洗术野，以显微剪刀锐性分离病变周边纤维粘连带，完整切除病变，对病灶两端陈旧性血性液体予以冲洗吸引。

与脑CM类似，脊髓CM常合并发育性静脉畸形（developmental venous anomalies，DVAs）。DVAs是所在区域神经组织的重要静脉引流通道，其损伤能导致严重的术后水肿或梗死。因此，CM手术时需妥善保护DVAs。但由于CM位于脊髓内，DVAs位于髓质静脉内，两者间常有细小的髓静脉相连，DVAs的终末静脉分支可能是CM的一部分，有研究建议电凝和分离DVAs的终末静脉以防止

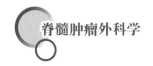

CM的复发[28]。

（二）保守治疗

关于脊髓CM手术治疗及保守治疗的对比分析结果尚不充分[5]。虽然手术治疗为公认的脊髓CM有效的治疗方式，但对于无症状或无出血史的脊髓CM，其出血风险较低，可进行保守观察，尤其是当病变位于脊髓腹侧且位置深在时[20, 22]。而对于有症状性的脊髓CM，既往有出血史或儿童脊髓CM，考虑到其高再出血风险[29]，则应予以积极手术治疗[30]，但因为脊髓不包含非功能区，对于生活质量要求高且预期较高的患者，脊髓CM的切除相比颅内CM更需要权衡利弊，以及需要与患者和家属同步预期。患者在保守观察期间，应定期复查脊髓MRI，可考虑每半年到1年复查一次。对无症状患者，应告知患者可能出现的症状，如出现症状立刻到医院进行MRI检查。一旦脊髓MRI复查有新发出血，建议积极手术治疗。Badhiwala等[22]的Meta分析显示，接受保守治疗的患者中，30.2%的患者神经功能得到改善，58.5%的患者保持不变，11.3%的患者神经功能恶化。

（三）康复治疗

脊髓CM发病可造成不同程度的脊髓损伤，在病程中，虽有不同程度的恢复，但总体上仍是一个进行性加重的过程[29]。在外科治疗方面，脊髓CM术后短期神经功能损伤加重率为10.3%，但长期随访脊髓功能加重率仅为3.7%[30]。对于术后脊髓功能损伤加重的患者，建议积极行康复治疗。脊髓CM的康复治疗需要兼顾心理护理、饮食护理、呼吸系统护理及训练、肢体功能护理及训练、预防尿路感染、进行膀胱功能训练、排便功能障碍的康复及护理[31]。

五、典型病例（1）

患者女性，69岁，因"背部疼痛20年，伴下肢乏力3年"入院，临床表现：背部疼痛，双下肢无力，左侧为重。20年前无明显诱因出现后背部疼痛，伴有束带感，双下肢无力、感觉减退。外院2002年行胸椎MRI检查示T_2脊髓髓内占位，疑为海绵状血管瘤。当时由于对手术治疗风险犹豫，拒绝手术，一直保守治疗至今。查体：右侧T_6以下浅感觉减退，左侧T_{10}以下浅感觉明显减退。双下肢肌力4级，肌张力正常。右下肢腱反射亢进，蹒跚步态，左侧Babinski征（＋）。McCormick分级：Ⅱ级。入院诊断：脊髓占位性病变（$T_2 \sim T_3$）（图21-2-1）。

手术过程（图21-2-2）：患者俯卧位。C型臂定位T_2棘突。暴露$T_1 \sim T_3$棘突及椎板。剪开硬膜并悬吊，切开脊髓后在$T_2 \sim T_3$交界区偏左方可见暗红色形态不规则占位，边界较清晰（图21-2-2 A），分离占位可见脊髓交界区淡黄色组织（图21-2-2 B）。吸引器配合显微剪刀完整切除占位（图21-2-2 C、D），电凝止血周围小血管。水密缝合硬膜。钛连接片3片，钛钉6枚固定还纳的T_2椎板。逐层缝合切口。

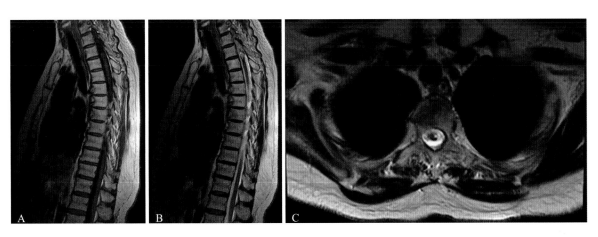

图21-2-1　术前MRI

　　$T_2 \sim T_3$水平脊髓偏左侧可见卵圆形结节，大小约13 mm×6 mm，在T1WI（A）上呈等信号、在T2WI（B、C）上呈高信号，其内信号欠均匀，边缘见线状T2WI低信号

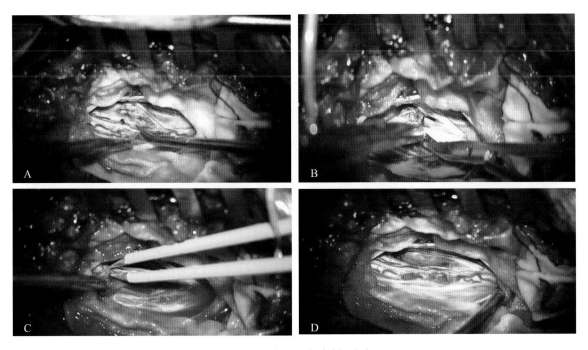

图21-2-2　脊髓髓内肿瘤切除术

　　病理（图21-2-3）：髓内占位：灰白小组织2块，直径0.1 ~ 0.2 cm，少许扩张、充血的血管，管腔不规则，大小不一，管壁厚薄不一，另见少许胶质。免疫组化结果：SMA（管壁平滑肌+）、CD34（＋）、CD31（＋）。综上所述，诊断为海绵状血管瘤。

　　术后情况（图21-2-4）：术后返回病房。患者生命体征平稳，诉仍有左侧下肢麻木感，神清语利，四肢肌力肌张力正常。术后3天下床活动。术后3个月随访：未见明显复发。

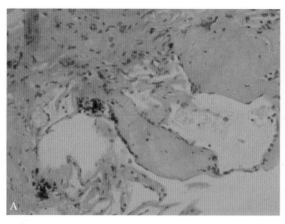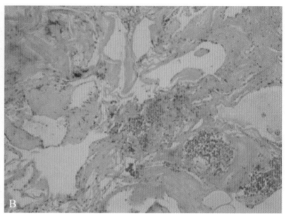

图21-2-3　病理学检查

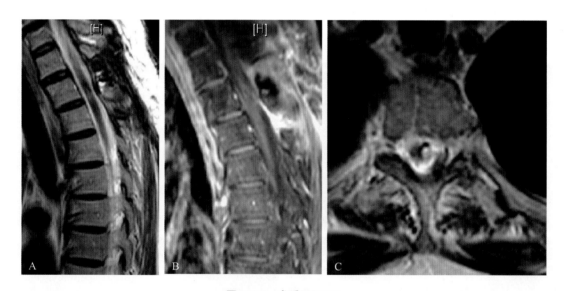

图21-2-4　术后2天MRI

提示T₂（A）、T₁增强（B、C）：原T₂~T₃椎管内结节已切除，邻近脊髓轻度水肿、强化

六、典型病例（2）

患者男性，43岁，因"枕项部疼痛、右侧肢体麻木无力20余天"入院。临床表现：后颈部疼痛，右侧肢体麻木无力，右手持握不稳，右下肢无力，无法长时间行走伴走路不稳。20余天前无明显诱因出现后枕部及颈项部疼痛，随即出现右上肢无力，伴麻木不适，右手持握不稳，右下肢无力，无法长时间行走，走路不稳。查体：右上肢肌力5级，右下肢4级，右侧肱二及肱三头肌腱反射活跃，桡骨膜反射活跃，跟、膝腱反射活跃，Hoffmann征（+）。McCormick评分：Ⅱ级。入院诊断：脊髓占位性病变（图21-2-5）。

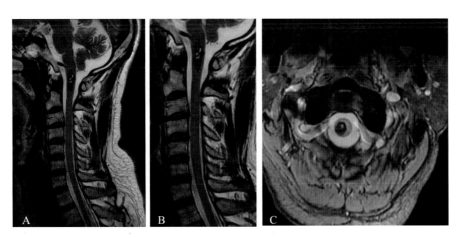

图21-2-5　术前颈椎MRI示T₁（A）、T₂（B、C）

　　C₁节段脊髓内见不规则混杂T₁及T₂信号影，范围约8 mm×8 mm×19 mm，病变内呈点状T2WI高信号，边缘见T₂低信号及T₁高低混杂信号

　　手术过程（图21-2-6、图21-2-7）：左侧俯卧位，头架固定。沿中线暴露C₁～C₂棘突，分离软组织、肌肉。超声骨刀切除C₁椎板，咬除部分C₂椎板，切开硬脊膜后悬吊，可见脊髓右侧暗紫色色素沉着（图21-2-6 A），沿脊髓右后外侧沟纵行切开脊髓4 mm直达肿瘤，肿瘤色红，质软，血供丰富，周围含铁血黄素沉积（图21-2-6 B、C），全切病变（图21-2-6 D），双极电凝止血。水密缝合硬膜。还纳第一颈椎椎板，以2枚钛片和4枚钛钉固定，按层次缝合切口。

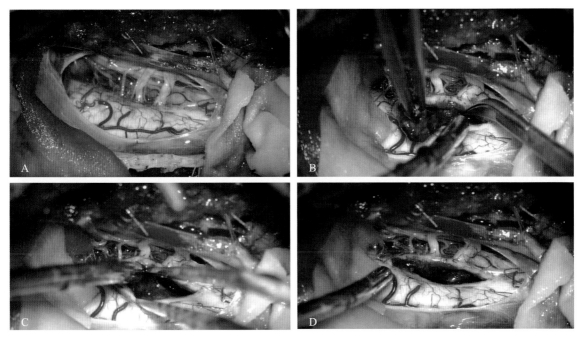

图21-2-6　脊髓髓内肿瘤切除术

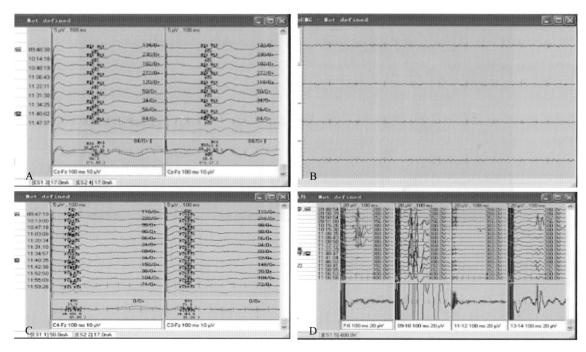

图21-2-7　术中电生理：双下肢SEP（A）、肌电图（B）、双上肢SEP（C）、四肢MEP（D）

病理（图21-2-8）：少许神经胶质，其内可见增生的不规则管腔，管壁薄厚不均，部分管腔扩张、形态不规则，周围组织局灶出血，伴含铁血黄素沉积。免疫组化结果：CD31（＋）、CD34（＋）、GFAP（神经胶质+）、D2-40（神经胶质+）；综上，诊断为海绵状血管瘤。

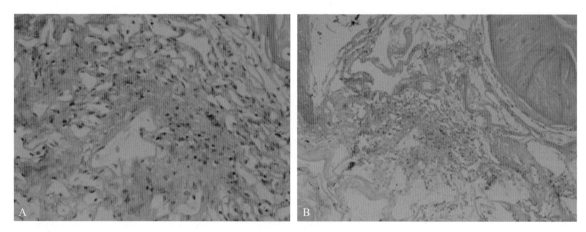

图21-2-8　病理学检查

术后情况（图21-2-9）：神清语利，颅神经（－），右侧肌力5级，Hoffmann征（－），右下肢肌力稍缓解，右上肢同前，新出现右侧前臂内侧感觉异常，双侧Babinski征（－），McCormick分级：Ⅱ级。手术隔日，患者神清，双侧瞳孔等大正圆，转出ICU。术后10天出院。

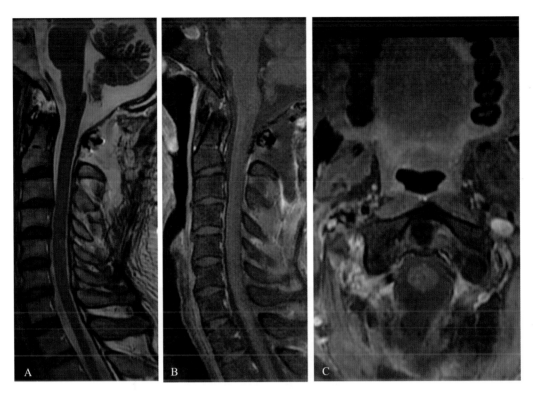

图21-2-9　术后颈椎MRI

A. 术区脊髓见条状T$_2$高信号伴边缘低信号；B、C. T$_1$呈低信号伴边缘稍高信号。C$_1$椎体呈术后改变，术区周围软组织紊乱，边缘强化，原延髓至C$_1$椎体水平脊髓内异常信号未见

七、典型病例（3）

患者男性，36岁，因"颈痛、双腿无力3个月"入院。临床表现为颈后疼痛，并有肩胛间区疼痛，双侧指尖发凉，双手无力，下肢无力，站立不稳。患者3个月前无明显诱因出现颈后疼痛，呈轻度，伴行走无力，头晕。2个月半前情绪激动后颈后疼痛加重，并有肩胛间区疼痛，双侧指尖发凉，双手无力，左侧为著，下肢无力加重，站立不稳，左下肢较右侧严重。2个月前行DSA未见明显异常，出院后颈部不定时轻度酸痛，右踝、足略感无力，再次入院治疗。查体：肢体肌力4级，右侧肌张力稍高。感觉检查未见明显异常，双下肢腱反射阳性，Babinski征（＋）。McCromick分级：Ⅱ级。入院诊断：脊髓占位性病变（图21-2-10）。

手术过程（图21-2-11）：左侧俯卧位，头架固定。沿中线暴露C$_2$~C$_3$棘突，沿中线分离软组织、肌肉。超声骨刀铣开C$_2$~C$_3$椎板，切开并悬吊硬脊膜，切断右侧C$_2$齿状韧带、C$_2$前根及后根，7-0线悬吊齿状韧带残端，将脊髓稍向左侧旋转。调整显微镜角度，见脊髓腹侧面桑葚样占位（图21-2-11 A）。血供丰富，质较软，与脊髓间有不甚清晰的结缔组织分界。分块切除占位（图21-2-11 B、C），配合双极电凝止血，近全切占位组织（图21-2-11 D）。缝合硬膜，4枚钛片和8枚钛钉复位椎板，逐层缝合切口。

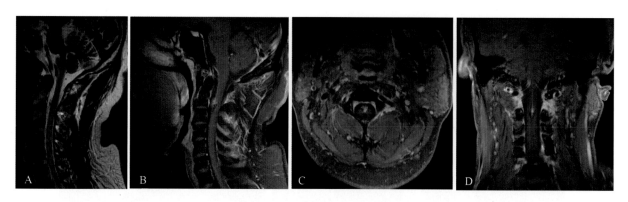

图21-2-10 脊髓占位性病变

术前：T₂（A）、T₁增强（B~D）：C₂水平脊髓腹侧见卵圆形结节，大小约12 mm×7 mm增强后见不均匀轻度强化；环周见T2WI低信号，考虑陈旧性出血

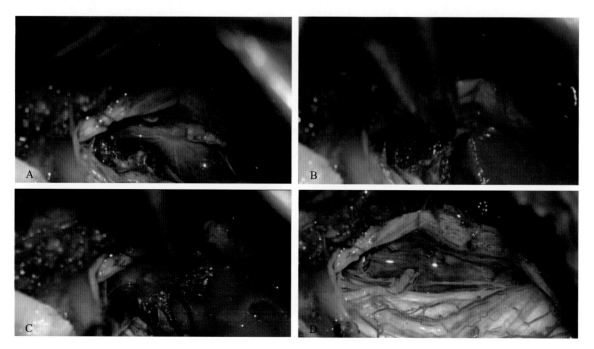

图21-2-11 脊髓髓内肿瘤切除术

病理（图21-2-12）：灰红色不整形组织一块，最大径0.5 cm，质韧，纤维组织中可见少许增生的血管，管腔大小不等，管壁厚薄不均，可见出血及含铁血黄素沉着。组织烧灼变形显著，形态不清。免疫组化染色：CD31（血管+）、CD34（血管+）、GFAP（－）、SMA（－）。综上所述，诊断为符合海绵状血管瘤。

术后情况（图21-2-13）：术毕安返ICU，隔日转入普通病房，生命体征平稳，神清，诉右侧肢体麻木，运动正常，四肢肌力、肌张力如前，术后2周出院。

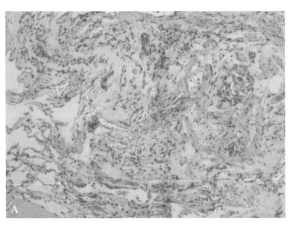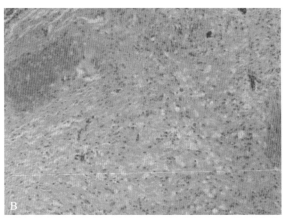

图21-2-12　病理学检查

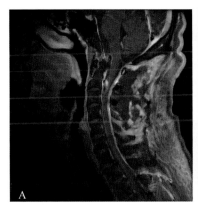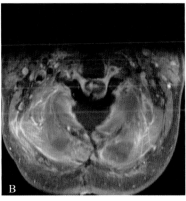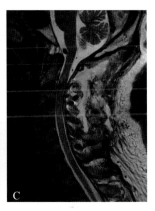

图21-2-13　术后T_1和T_2

A、B、C：T_1；C：T_2。颈椎MR增强，$C_2 \sim C_3$椎板不连，见金属固定物；椎体后方见少量积液。$C_2 \sim C_3$水平脊髓腹侧见强化斑片影，T2WI上呈高信号。其下方见T2WI低信号，无强化，考虑陈旧性出血。颈后部软组织见条片状强化及无强化液性区

八、典型病例（4）

患者男性，62岁，因"左下肢感觉异常6年，左侧躯干感觉异常2年"入院。临床表现：左脚趾感觉异常，有异物感，偶有麻木，伴有左侧胸腹部束缚感，偶伴有心慌。患者6年前左脚趾感觉异常，有异物感，偶有麻木。2年前因左脚感觉异常加重，异常感觉扩散至左腿，伴有左侧胸腹部束缚感，偶伴有心慌，于当地医院行脊椎磁共振提示胸髓T_2髓内占位性病变。查体：四肢肌力5级，肌张力正常；左侧肢体乳头平面以下浅感觉稍减退，双侧生理反射存在，病理征阴性，闭目难立征阴性。McCormick分级：Ⅰ级。入院诊断：胸髓血管畸形（图21-2-14）。

手术过程（图21-2-15、图21-2-16）：俯卧位，O-arm融合术前薄层MRI于CT扫描（图21-2-15A）。在导航指引下做后正中直切口，超声骨刀切开椎板并取下T_2棘突及椎板，显微镜下切开硬膜并悬吊，见脊髓微肢隆，张力高，搏动微弱，脊髓背侧表面血管迂曲，导航辅助下定位占位（图21-2-

15 B），切开脊髓，见髓内病变色红，质地软韧不均匀，血供丰富，边界清楚，予以肿瘤全切除后彻底止血（图21-2-15 C、D），予以严密缝合硬脊膜。回置T$_2$椎板及棘突，钛钉钛板固定，逐层缝合关闭切口。

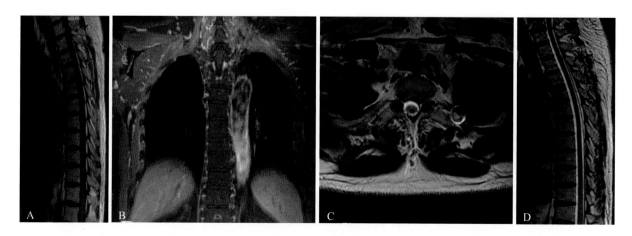

图21-2-14　术前MRI

T$_2$椎体节段椎管内脊髓背侧见6 mm×4 mm异常信号影，T1WI（A、B）及T2WI（C、D）均呈低信号影

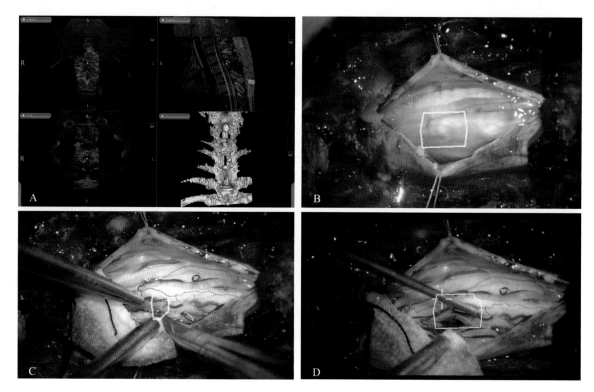

图21-2-15　脊髓髓内肿瘤切除术

A. 术中O-arm扫描图像融合术前MRI，精准定位病变所在区域；B. 显微镜导航显示病灶所在的脊髓区域；C. 剪开增厚的蛛网膜后见病灶处的含铁血黄素沉积；D. 完整切除病灶

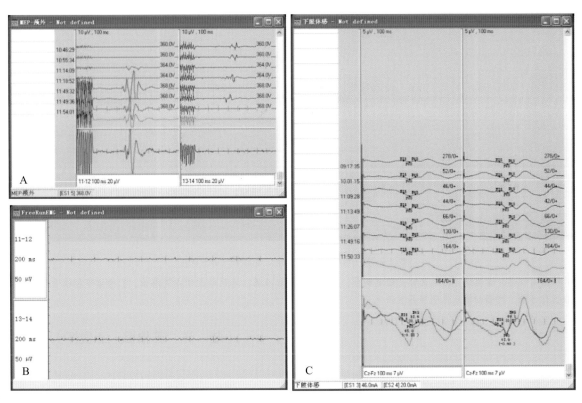

图21-2-16 术中电生理双下肢MEP（A）、自由肌电（B）、双下肢EP（C）

病理（图21-2-17）：髓内占位：直径0.1～0.2 cm。管腔不规则，大小不一，管壁厚薄不一，另见少许胶质。免疫组化结果：SMA（管壁平滑肌+）、CD34（＋）、CD31（＋）。综上所述，诊断为海绵状血管瘤。

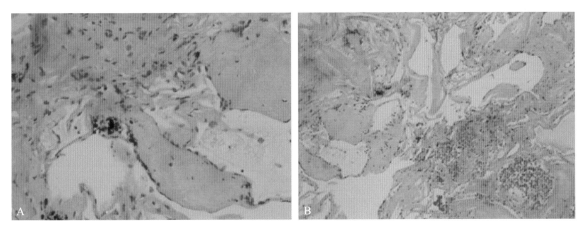

图21-2-17 病理学检查

术后情况（图21-2-18）：术后返回病房，患者神清语利，四肢肌力肌张力正常。术后1周患者出现寒战，体温间断性升高，最高39℃，结合血培养及尿常规结果，考虑泌尿系感染，对症处理。术后10天体温正常，患者神清语利，诉仍有左侧下肢麻木感，已下床活动。术后4个月随访：未见明显复发。

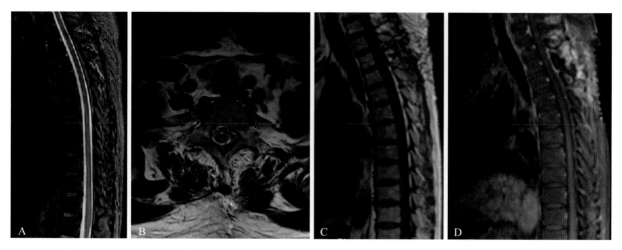

图21-2-18 术后1周T₂（A）、T₁增强（B～D）

T$_2$椎体附件部分骨质缺如，术区可见固定物影，未见明确脱位征象，术区软组织内见渗出，T$_2$椎体节段椎管内脊髓背侧见条状低信号影，增强扫描未见明显异常强化

（陆　洋　苏柏谚　王贵怀）

第3节　椎管内脂肪瘤

椎管内脂肪瘤（spinal cord lipomas）是一类良性肿瘤，发病率较低，不足椎管内肿瘤的1%。但椎管内脂肪瘤与脊髓和脊神经关系密切，极易导致神经系统功能障碍，如双下肢感觉/运动障碍、大小便功能障碍、性功能障碍等，严重影响患者的生活质量，因此应对椎管内脂肪瘤的诊治加以重视。

一、相关的胚胎发育

椎管内脂肪瘤的发生机制尚未完全研究清楚，但已有的研究均表明它与胚胎发育过程中神经管发育障碍密切相关。由于存在共同的胚胎起源，椎管内脂肪瘤和先天性脊柱裂常相伴发生，其中以合并脊柱裂的椎管内脂肪瘤更为多见，多见于儿童患者，而不合并脊柱裂的单纯脂肪瘤相对少见，因其早期症状轻微，起病隐匿，故在儿童期常未能及时诊治，直至青壮年才出现症状而就诊。为了解该疾病的发生机制，首先简单介绍本病相关的胚胎学。

在排卵后17～18天，人体胚胎上开始出现神经沟和神经褶，标志着初级神经胚发育（primary neurulation）开始[32, 33]。随着神经沟不断加深，两侧神经褶不断靠近。排卵后22天左右，两侧神经褶开始发生相互融合，此即神经沟向神经管发育的开端。在整个神经褶上，可以同时有多个点位发生融合，每个点位的融合可以是单向的，也可以是双向的[34]。至排卵后26天，在S$_2$椎体水平，神经管的尾侧神经孔开始闭合，初级神经胚发育即结束，同时即标志着进入次级神经胚发育过程。两侧神经褶全部融合，神经管的背侧闭合后，原来在神经管背侧以外的皮肤外胚层开始逐渐和神经外胚层"解离"。

次级神经胚的发育（secondary neurulation）[33, 35, 36]起始于一团叫作"尾端隆起（或称为尾芽）"的多能性组织。尾端隆起在排卵后20～22天，即神经褶发生融合的时候，开始在尾侧神经孔的远端出现。它是由神经组织和中胚层组织组成的。在排卵后26天，尾端隆起就与初级神经胚末端的尾侧神经孔相融合，形成神经索（neural cord）。神经索逐渐空腔化，发育成中空的次级神经管，并与已经存在的初级神经管的中央管融合成一个连续的管道。排卵后28～32天，中空的次级神经管开始发生退化，大约至排卵后7周最终退化成为纤维质地的终丝。

初级神经胚与次级神经胚的发育是序贯的，在时间延续上没有明显分界[36]。但近来在研究椎管内脂肪瘤时发现一些脂肪瘤在头端粘连脊髓圆锥末端，又向尾侧累计终丝，似乎在空间上横跨初级神经胚和次级神经胚的区域，故提出一个新的概念称为"连接神经胚（junctional neurulation）"[33, 37]，衔接初级神经胚与次级神经胚之间的过渡过程。

在初级和次级神经胚发育过程中，皮肤外胚层与神经管之间存在连接，该连接可以将神经管的闭合面与外侧的中胚层组织隔绝开，阻挡中胚层组织（包括脂肪）进入神经管。如果皮肤外胚层与神经管之间的连接发生过早的"解离"，就会导致阻挡失效，中胚层的组织进入神经管就可能形成椎管内脂肪瘤。

二、分型

椎管内脂肪瘤最初的分型是基于形态学观察提出的。1982年，Chapman[38]按照手术中发现的脂肪瘤与脊髓之间的附着点位置和与脊神经根之间的关系，将脂肪瘤分为三型：①背侧型；②尾型；③过渡型。2001年，Arai等[39]基于脂肪瘤在MRI上的影像表现，提出在Chapman的分型基础上，增加两个类型，即④终丝脂肪瘤；⑤脂肪脊髓脊膜膨出。

2009年，Pang等[40, 41]引入脊髓的胚胎发育学观点，结合形态学特征，提出了新的椎管内脂肪瘤的分型。

（1）背侧型（dorsal lipoma）：主要与初级神经胚发育障碍有关。脂肪瘤完全在脊髓背侧，圆锥不受累。

（2）过渡型（transitional lipoma）：也与初级神经胚发育障碍有关。脂肪瘤上极的形态类似背侧型，下极则逐渐转向腹侧包绕圆锥，但此型的大部分脂肪瘤并不累计两侧的脊神经。

（3）尾型（terminal lipoma）：与次级神经胚发育障碍有关。脂肪瘤完全位于圆锥下方，脂肪瘤与圆锥的界面在圆锥下方，不累及脊髓背侧，也不累及神经根。其中一些病例的脂肪仅仅浸润终丝，而未与脊髓圆锥相连。

（4）混杂型（chaotic lipoma）：脂肪瘤与脊髓之间没有明确的分界，脂肪可能从背侧一直浸润至腹侧，并将神经根包裹在内，瘤-髓间的基板不完整或不规则，手术难度最大。

这种分型方法提出后，获得很多学者的赞同，因为它从胚胎病理学的角度解释了不同类型脂肪瘤之间差异的原因，同时能很好地指导手术，获得较为满意的临床疗效。

Pang的分型中混杂型脂肪瘤未能很好地解释为什么瘤-髓界面不清晰，脂肪组织浸润脊髓圆锥可到达腹侧面，且将马尾神经包绕在内。2017年，Morota等[32]重新分析胚胎发育和胚胎病理，在Pang的分型的理论基础上提出新的分型。

1型（图21-3-1）：初级神经胚发育障碍。此型的发生与神经外胚层和皮肤外胚层过早解离有关。脂肪瘤的全部或主体在脊髓背侧，脊髓圆锥未受累，但可能被挤压得很薄或几不可见。这一型可与脊柱裂相关联，大致相当于Pang分型的背侧型和过渡型。

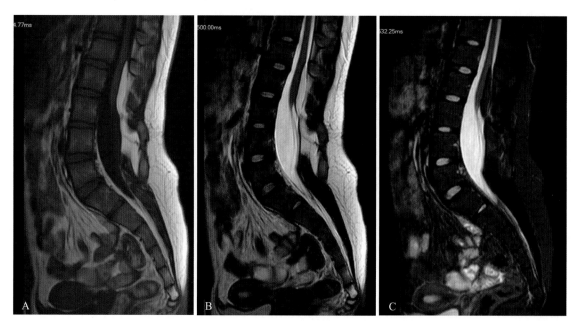

图21-3-1　1型脂肪瘤

2型（图21-3-2）：初级神经胚和次级神经胚交界融合时障碍，即连接神经胚发育障碍。大致相当于Pang分型的混杂型，还包含既往分型中的过渡型和脂肪脊髓脊膜膨出。由于这一型的发育障碍起始于初级神经胚的末期，因此脂肪瘤可以附着在脊髓背侧，也可以与脊柱裂相关联，与1型类似；由于这一型的发育障碍还延续至连接神经胚期间，因此可能造成尾端隆起发育障碍以及次级神经管连接障碍，脂肪瘤可以向外侧或腹侧延伸直至脊髓腹侧，并包裹马尾神经，从而没有形成清晰的瘤-髓界面；最后，由于这一型的发育障碍还延伸到次级神经胚发育期，因此圆锥受累及，在MRI上看不到圆锥形态，同时脂肪瘤还向尾端椎管延伸。故2型能够很好地解释混杂型的发生。

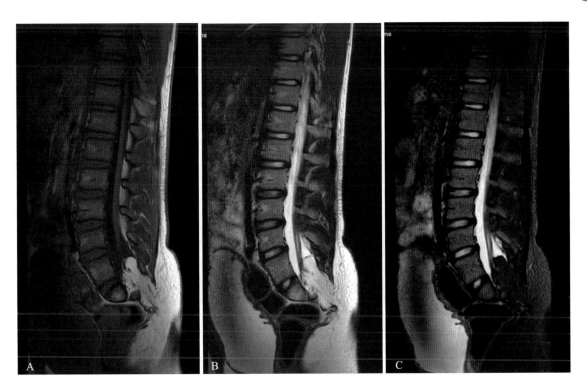

图21-3-2　2型脂肪瘤

3型（图21-3-3）：次级神经胚早期发育障碍。从尾端隆起开始发育时就存在发育不良的可能。脂肪瘤与圆锥直接相连，并向椎管远端延伸，部分病例仅表现为完全增粗脂肪化的终丝。相当于Pang分型的尾型的一部分。

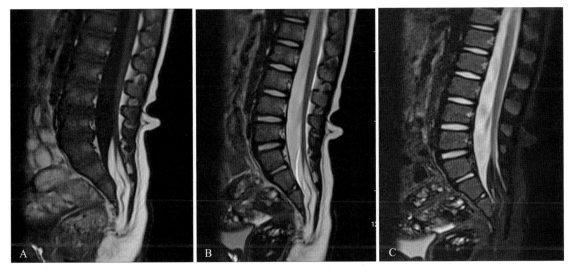

图21-3-3　3型脂肪瘤

4型（图21-3-4）：次级神经胚晚期发育障碍，即次级神经管退化障碍。脂肪瘤沉着在终丝内，不与圆锥接触，表现为终丝中段至末端的脂肪化，常称为"终丝脂肪瘤"。本型与3型一起，相当于Pang的尾型。

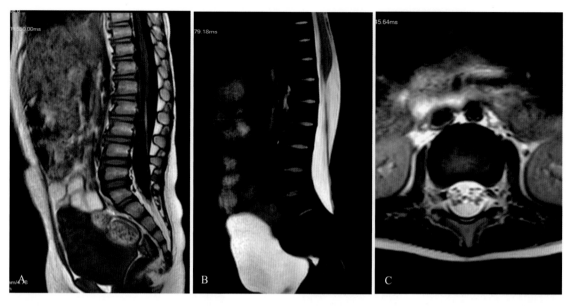

图21-3-4 4型脂肪瘤

三、临床表现

（一）无脊柱裂的椎管内脂肪瘤

该类以颈胸段椎管内好发，病灶多位于脊髓背侧，临床多见于青壮年。起病隐匿，病程较长，初起时可能表现为相应节段的背部隐痛，可自行缓解，逐渐出现下肢步态异常或行走乏力，如迁延不就诊，可能导致双下肢截瘫、大小便功能障碍等。如病变节段位于颈段，可出现颈部疼痛，被动后仰位，严重时可能导致四肢瘫痪，呼吸功能障碍。

（二）合并脊柱裂的椎管内脂肪瘤

这类患者多见于儿童。由于合并有脊柱裂畸形，患儿腰骶部皮肤常可见色素沉着、血管瘤、异常毛发、皮肤凹陷/窦道、皮下脂肪堆积等异常，因此出生后即可能来医院就诊，从而获得诊治。由于发现早，患儿常没有明显的临床症状。如出生时未获得诊治，随着患儿生长发育，脊柱伸长，而脊髓和神经根由于受脂肪瘤牵拉形成脊髓栓系，可产生相应的临床症状，主要包括：进行性双下肢无力及感觉障碍，双踝、足发育畸形，呈马蹄内翻足，双下肢不对称（一侧变短变细），大小便功能障碍等。近年来由于孕产期体检及新生儿体检普及面广且规范性高，此类患儿在宫内或刚出生即可发现，迁延就诊导致严重症状的患儿越来越少。

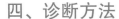

四、诊断方法

由于脂肪瘤具有特征性的MRI影像表现，故椎管内脂肪瘤最有效的检查方法就是椎管磁共振检查。其典型MRI表现呈T1WI高信号、T2WI高信号改变，瘤体两极边缘可呈高和低信号带状影，系化学位移效应所致，压脂像可见病灶内高信号脂肪区域被抑制，呈极低或无信号，是脂肪瘤特征性表现，增强扫描时病变无强化。

MRI不仅能诊断椎管内脂肪瘤，对于合并脊柱裂的椎管内脂肪瘤还能提供一些重要的信息，以作为手术治疗的参考：①脊髓受牵拉表现为脊髓低位；②脂肪瘤与脊髓之间的融合线，即瘤–髓界面，这是手术中重要的参考；③脂肪瘤向硬脊膜、椎板及皮下延伸的情况。

五、治疗

椎管内脂肪瘤首选手术治疗。对于有症状的椎管内脂肪瘤，一经诊断明确就应该尽快手术治疗。而对于无症状的椎管内脂肪瘤，尤其是Pang分型的混杂型（或Morota分型的2型），曾有学者不建议在无症状时做手术，因为手术效果不好，反而可能导致患者出现神经功能障碍。也有学者认为手术可以延缓或者阻断脂肪瘤对脊髓或神经牵拉所产生的症状，其意义更在于预防疾病的进展。近年来的研究认为，在严密的电生理监护下，手术安全性大大提高，因此仍建议早期手术治疗。

（一）手术前评估检查

手术前应评估患者的神经系统功能状态，全面掌握患者受累节段的脊髓及神经功能状况。

1. CT检查

对于合并脊柱裂的患者应行病变节段的CT平扫+三维重建，明确是否合并有脊柱裂、椎体发育畸形（融合椎、楔形椎、半椎体等）、尾端退化综合征、Currarino综合征等。

2. 泌尿系B超及膀胱残余尿测定

评估泌尿系功能状态，可提示是否合并膀胱残余尿量增多、膀胱壁毛糙、增厚、输尿管反流、肾盂积水等泌尿系功能障碍。

3. 尿流动力学测定

评估膀胱容量、顺应性改变、逼尿肌功能以及逼尿肌–括约肌协调功能。

4. 直肠肛门测压

评估排便功能，可提供肛门括约肌功能及协调性等信息。

5. 双下肢肌电图及体感诱发电位

评估术前双下肢神经肌肉电活动及感觉传导通路的基础状况，便于术中电生理监测及术后功能评价的对比。

（二）手术方式

1.1 型脂肪瘤椎板的情况及处理

采用后正中椎板切开入路，对于不合并脊柱裂的脂肪瘤，即沿后正中线打开硬脊膜，暴露脂肪瘤；对于合并脊柱裂的脂肪瘤，则应自皮肤切口起循皮下脂肪柄进入椎管，打开相应的硬脊膜，暴露脂肪瘤。1型脂肪瘤的瘤-髓界面较清晰，应在电生理监测的辅助下，仔细分离脂肪瘤，力争全切或近全切除脂肪瘤。脂肪瘤血供较为丰富，质地较韧，单纯使用剪刀与吸引器切除较困难，使用CUSA或激光刀等器械可使切除效率大大提高。应当注意的是，使用CUSA或激光刀时设备的刀头应尽可能远离瘤-髓界面和神经根组织。CUSA刀头会有较大的震荡，而激光刀刀头会有产热，这种震荡和热能对神经组织有较大的损伤，因此当术者能确保刀头在脂肪组织里时可以使用CUSA或激光刀，当触底时则应改用显微剪刀慢慢修剪残余的脂肪。术者应仔细感受剪刀剪切时传来的反馈，当剪刀剪切脂肪时手感非常松软，当剪刀逐渐抵近瘤-髓界面时，刀刃处会传来类似沙砾样的感觉，尽可能保持剪刀刀刃在这个层次里剪切，如再加深极有可能伤及脊髓。在切除过程中可以使用同心圆电极在疑似神经组织的位置给予一定的电刺激，观察有无效应器的电活动，如果没有效应器电活动，即可继续切除，以尽可能达到全切除或近全切除脂肪瘤。切除后脊髓背侧形成的创面容易发生再粘连、再拴系，可将创面边缘的软脊膜做缘-缘缝合以封闭创面。硬脊膜囊采用硬膜补片行扩大缝合，使脊髓背侧的创面尽可能远离硬脊膜囊，减少术后再次粘连。1型脂肪瘤中有一部分椎板是完整的，可将椎板复位，恢复椎管完整性，减少术后脊柱畸形的发生。

2.2 型脂肪瘤

此型的手术入路同1型，但此型脂肪瘤的瘤-髓界面混杂，甚至有马尾神经被包裹在脂肪瘤内，分离脊髓和神经根时需谨慎操作，并注意与神经电生理监测医生密切配合，全切或次全切除脂肪瘤，解除脂肪瘤对脊髓的压迫，松解圆锥及马尾神经的粘连，最大限度地保留神经功能。局部硬脊膜囊同1型一样，用硬膜补片辅助，行硬脊膜扩大缝合，使硬脊膜尽可能远离脊髓的手术创面，避免术后粘连。

3.3 型脂肪瘤

根据术前MRI影像确定圆锥末端的位置，后正中椎板切开入路找到脂肪瘤与脊髓圆锥的粘连处，该型脂肪瘤的瘤-髓界面清晰，此型手术目的是将脊髓圆锥及受累神经根从脂肪瘤上分离下来，大部切除脂肪瘤。

4.4 型脂肪瘤

现多采用$L_5 \sim S_1$椎板间隙入路或半侧椎板间隙入路，切开硬脊膜，在马尾神经丛中找到终丝，这类终丝大多明显增粗绷直，呈黄色脂肪样变，提起终丝时可明显发现终丝紧张，电凝离断后，其近心端往往快速缩回硬脊膜囊内，提示这一型的脂肪瘤可造成脊髓圆锥部位的明显牵拉拴系，同时也预示手术效果良好。

（三）手术并发症及预防

手术后神经系统出现新的神经功能损失概率在0.6%～10%，故术中注意保护脊髓和神经根显得尤为重要，尤其注意在分离瘤–髓界面时动作轻柔，减少牵拉、电凝、热灼等动作，对小的出血点尽可能采用压迫止血方法。如术中采用超声刀切割脂肪，则尽可能在远离脊髓及神经根的地方使用，越是邻近脊髓和神经根的位置，越应该采用锐性分离，避免高频的震荡或热能伤及神经。

术后出现脑脊液漏的概率为2%～30%，相应地发生伤口裂开及感染的概率为2%～26%。其预防因素如下：①在处理硬脊膜和脂肪的粘连时，将分离的边缘靠近脂肪侧，多保留硬脊膜备用；②在用硬膜补片扩大缝合硬脊膜囊时，要尽可能缝在健康结实的硬脊膜边缘上；③硬脊膜囊内远端的脂肪，在确保与脊髓和神经根无粘连的情况下，可以多保留一些，这一部分充填在硬脊膜囊内的脂肪是最好的挡水条；④分离皮下的脂肪柄时，要多保留脂肪柄两侧的正常皮下脂肪，避免切除脂肪柄后在皮下层内留下较大的组织空腔，导致愈合延迟。术后如出现脑脊液漏，初期可嘱患者取俯卧位，加强换药，如脑脊液漏持续，应尽早再行清创修补，避免感染。

六、治疗效果及预后

总体来说，椎管内脂肪瘤的手术疗效是良好的。在显微神经外科技术和术中神经电生理监测的双重保护下，患者术后的临床症状能得到改善或不再进展，症状无进展生存期延长。但仍有部分患者因瘢痕增生、创面粘连等原因发生再拴系的情况。如再次手术，则手术难度和神经发生继发损伤的风险大大增加，故对椎管内脂肪瘤患者的初次手术治疗显得尤为重要。

七、典型病例

患者男性，11岁。主因"发现椎管内肿瘤10年，四肢肌力下降且加重3个月余"入院。临床表现为患儿6个月时，四肢肌张力高，肌力差，肌肉僵硬，精细动作差，头颈部MRI提示延髓至C_7背侧巨大占位性病变，未治疗。3个月前，患儿突发高热，体温峰值39℃，热退后四肢肌力明显减退，双上肢不能高举，双手不能持物，双下肢内收夹紧，呈剪刀样步态，踝阵挛加重，且伴有大便失禁、小便等待、排尿困难。神经系统专科查体：四肢皮肤浅感觉减退，图形辨别觉、精细触觉减退，手指和足趾的本体感觉减退，双上肢肌张力稍增高，双上肢上举时肌力4级，双手大小鱼际肌及掌骨间肌萎缩，握拳无力，大拇指对掌功能可，双下肢肌张力明显增高，曲髋曲膝时肌力4级，双侧大腿内收肌紧张，双侧膝腱、跟腱反射亢进，双踝关节僵硬，右足呈轻度马蹄足样改变，双踝跖曲和背曲不能，双侧踝阵挛阳性，双侧病理征阳性。颈椎MRI提示延髓～C_7背侧巨大占位，脂肪瘤可能性大（图21-3-5）。入院诊断：脊髓占位性病变（延髓～C_7）。拟在神经电生理监测下行后正中入路脊髓肿瘤切除术。

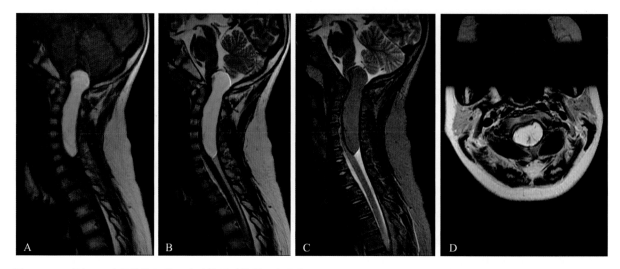

图21-3-5　延髓至C$_6$水平椎管可见一脂肪信号肿物影，大小约8.6 cm×1.9 cm×2.8 cm，相应水平延髓及颈髓受压、骨性椎管增宽

　　手术过程（图21-3-6）：右侧卧位，标记手术切口并充分显露，超声骨刀切除枕骨大孔后方部分枕骨及切开C$_1$～C$_7$椎板，切开硬膜并悬吊，见肿瘤位于延髓至C$_7$水平脑干及颈髓背侧，有白色纤维包膜包裹呈黄色脂肪样（图21-3-6 A），荧光模式下显影（图21-3-6 B），以宝石激光及超声吸引分块切除肿瘤，见肿瘤质地硬韧，血供中等，与脊髓分界不清，无法分离，故大部切除肿瘤（图21-3-6 C），扩大缝合硬脊膜（图21-3-6 D），复位椎板，缝合手术切口。

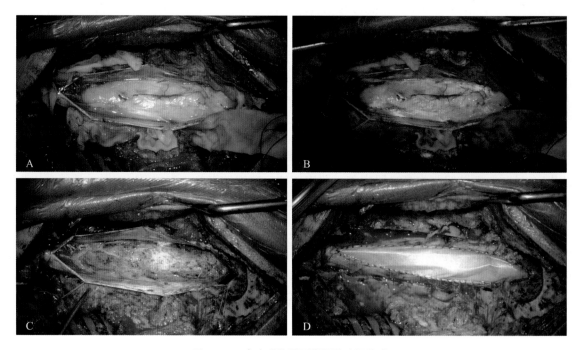

图21-3-6　电生理监测下脊髓肿瘤切除术

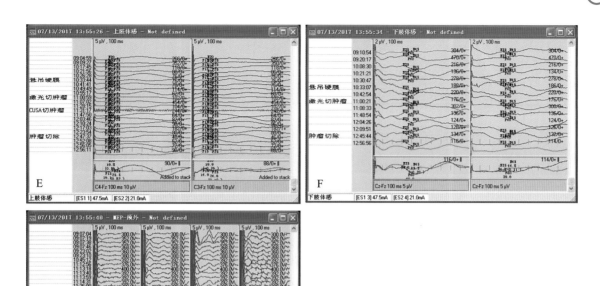

图21-3-6 （续）

病理（图21-3-7）：成熟脂肪组织，细胞大小不一，局部可见包膜及纤维间隔，周围见神经根。综上，诊断为椎管内脂肪瘤。

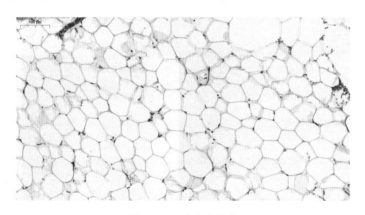

图21-3-7 病理学检查

术后情况：神清，精神反应可，双瞳等大，对光反应灵敏，颈软无抵抗，双上肢可动，肌张力高，肌力4级，双下肢可动，肌张力高，左下肢肌力4级−，右下肢肌力4级，双侧病理征阳性，MRI提示肿瘤大部分切除（图21-3-8）。

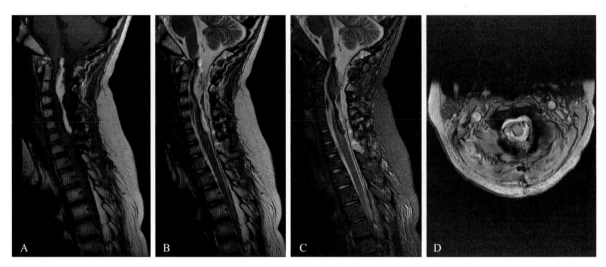

图21-3-8　术后MRI提示肿瘤大部分切除

（祝永杰　高春天　荆林凯　王贵怀）

第4节　脊索瘤

脊索瘤是一种由脊索起源的罕见恶性肿瘤。最常见于中轴骨，手术全切目前是首选的治疗方式。但由于肿瘤解剖结构关系复杂，很难进行全切，术后复发率非常高。肿瘤对放化疗不敏感，靶向治疗以及免疫治疗也正在实验当中。

一、定义

脊索瘤可以追溯到1846年，Virchow发现斜坡上黏软的赘生物，于1857年发表了关于这一病变的描述，并将其命名为外生性蝶枕部软骨瘤（ecchondrosis physaliphora spheno-occipitalis）[42]。如同命名中的描述，当时人们认为该病变起源于软骨。1895年Ribbert在动物实验中证明了该病变起源于脊索，至此学术界才一致认可"脊索瘤"的名称[43]。目前普遍认为脊索瘤起源于脊索组织。脊索在胚胎发育至第3周初期形成。它的主要作用就是形成中轴骨，并在支持体轴、中胚层和外胚层包括神经管和体节形成以及塑造中发挥作用。脊索由富含液泡的脊索细胞组成，外边围富含胶原蛋白，层粘连蛋白和蛋白聚糖的脊索鞘。脊索周围的间叶组织分节后形成锥体。在椎体形成过程中脊索慢慢退化消失，部分脊索细胞形成髓核[44]。出生后髓核内的脊索细胞逐渐被小软骨样髓核细胞替代，这个过程通常在成年以前完成[45]。包括人类在内的许多物种都有椎体内脊索残余的报道。普遍认

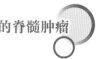

为这些残余细胞是构成脊索瘤的来源。但是，四肢骨以及软组织内脊索瘤也偶有报道，这些肿瘤的发生部位并非脊索的生成部位，所以脊索残余组织是脊索瘤的原始细胞这一说法也存在质疑[46]。

二、分子机制

研究证实转录因子Brachyury的过度表达是脊索瘤形成的关键事件[47]。细胞核免疫组化Brachyury阳性也是病理学诊断脊索瘤的重要标准之一。Brachyury 是T-box家族转录因子成员之一，基因位于6q27号染色体，是脊索瘤形成的关键调节因子。大部分脊索瘤是散发的，有小部分呈家族性发病。早期在具有常染色体显性遗传模式的3个脊索瘤家庭（16个家庭成员）中发现了TBXT基因（编码Brachyury的基因）的种系串联重复。后续研究中证实所有被评估的家族性病例中都出现 TBXT 基因的变异，而且TBXT 基因的变异与非家族性、散发性脊索瘤的发生相关[48]。散发群体中27%出现体细胞TBXT基因重复[49]。1号染色单体，2、6、7号染色体增益是脊索瘤最常见的细胞遗传学变异[50]。

三、流行病学特点

脊索瘤发病率不高，为每年（0.8～1）/100万[51]。男性多发，平均发病年龄为50～60岁[52]。其发病率远低于其他骨源性肿瘤的发病率，骨肉瘤［每年（1.7～4.4）/100万］、尤文肉瘤（每年3/100万）、软骨肉瘤［每年（2.9～8.8）/100万］[53]。脊索瘤绝大部分（约95%）是骨内生长，多发生于中轴骨。脊索瘤可占脊柱原发肿瘤的20%[52]，骶尾骨占50%，颅底占35%，椎体占15%。在脊柱以及骶尾部男性多于女性，约为2∶1。但颅底部未见明显性别差异[54]。只有不到5%的患者于20岁以前发病，而且这部分病例多见于颅底部位[55]。四肢骨和软组织也有偶有报道，这部分脊索瘤也通常被称为外周脊索瘤。这些外周脊索瘤在组织学和免疫组化上与骨肿瘤极为相似，并且与后者转移率也极为相似[46]。

四、分型

总体来说，脊索瘤是一个呈膨胀性生长骨内分叶状肿瘤，也可以侵袭邻近结构。大小不一，肿瘤切面呈灰褐色凝胶状。2021年第五版WHO分类将脊索瘤分为三类：经典型脊索瘤、去分化型脊索瘤和低分化型脊索瘤。比较第四版WHO分型标准，新的分型将以往的软骨样脊索瘤和经典型脊索瘤统一归为经典型脊索瘤，同时新增加低分化型脊索瘤这一新的分型[56]。

①经典型脊索瘤约占脊索瘤的95%，多发于成年人，男性多见，骶尾部高发；②低分化型脊索瘤多发于儿童和青少年，平均发病年龄为10岁，女性多于男性，斜坡和颈椎多见（91%），该类型肿瘤的特点是由于杂合或者纯合缺失导致的SMARCB1/INI基因的表达缺失；③去分化型脊索瘤是一种双向性肿瘤，由普通型脊索瘤和高级别肉瘤样成分构成[57]。尽管该类型多见于复发脊索瘤或者放疗后脊索瘤，但也有报道初次切除就已诊断去分化型脊索瘤[58]。

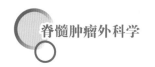

五、临床表现

脊索瘤根据发生部位不同，临床表现也有所不同。

（1）骶骨脊索瘤患者主要以骶神经功能障碍为主，体积较大时也可压迫盆腔脏器出现相应症状。多以背痛、泌尿和（或）肠道功能障碍、下肢神经功能障碍和（或）步态障碍为主要表现。

（2）脊柱脊索瘤早期多出现相应节段或者节段以下躯体感觉异常，多表现为刺痛或麻木。后期可出现肢体的无力。颈椎脊索瘤还可以压迫周围食管气管引起气管梗阻或吞咽困难，外观也可能表现为口咽部肿块。

（3）斜坡脊索瘤可出现高颅压和颅神经功能障碍表现。其中颅神经功能障碍多以外展神经麻痹引发复视以及末组颅神经功能障碍较为多见。部分肿瘤也可侵犯垂体引发内分泌学改变。

六、诊断与鉴别诊断

（一）影像学特点

影像学检查应包括原发部位的MRI，全脊柱的MRI和胸部CT（脊索瘤可发生种植性转移）。脊索瘤在CT上椎体呈现溶骨模式或者膨胀性骨质破坏，肿瘤与正常骨分界不清，内部可见被破坏的残存骨碎片。磁共振T_1加权像呈等信号；T_2加权像中普通型脊索瘤呈高信号，低分化脊索瘤和去分化型脊索瘤可呈现等低信号。增强扫面不均匀轻度或中度强化。

（二）病理特点

病理学脊索瘤根据不同分型，其病理学特点也有所不同。

（1）经典型脊索瘤镜下可见纤维束将肿瘤分割呈分叶状。具有丰富的细胞外黏液样基质，其中可见柱状、条索状和簇状排列的轻度呈嗜酸性染色的大圆形上皮细胞。细胞核呈现异质性，部分细胞核可能改变级别较低，部分可能出现高度改变，呈现多形性或者梭形。大细胞空泡状嗜酸性染色和细胞核可以出现假包涵体，是肿瘤细胞的特点。坏死常见。在许多病例中可见核分裂象，尤其在细胞核高度改变的区域内。软骨样脊索瘤，是经典型脊索瘤的一种。在肿瘤基质内散在或者广泛含有软骨成分。

（2）低分化型脊索瘤发病率较低，含有粘连的片状或巢状上皮样细胞，胞质嗜酸性，胞质内散在空泡，呈印戒状。细胞核呈圆形至卵圆形，具有轻中度异型性，常可见局灶性横纹肌样形态，符合SMARCB1/INI表达缺失的肿瘤的典型特征。核分裂象和局灶性坏死常见。缺乏普通型脊索瘤典型的空泡样细胞，而且胞外黏液样基质消失或者仅散在局灶分布。

（3）去分化型脊索瘤是一种双向性肿瘤，由普通型脊索瘤和高级别肉瘤样成分构成。高级别肉瘤样成分表现为高级别未分化的梭形细胞和多形性肉瘤，或者高级别骨肉瘤的特点。这两种成分可以发生快速转变，也可以同时存在。免疫组化上脊索瘤均表达角蛋白（CK8，CK18，CK19），大部分病例表达上皮膜抗原（EMA）和S-100，而CK7，CK20呈阴性[57]。Brachyury都呈现细胞核内表达。去分化脊索瘤中除脊索瘤样成分以外可出现高级别肉瘤样成分，表现为高级别未分化的梭形细胞和多形性肉瘤的特点。其中肉瘤样成分可以不表达CK、Brachyury、EMA和S-100[59]。

（三）鉴别诊断

脊柱以及骶尾部脊索瘤需要与紧邻的骨源性肿瘤和神经源性肿瘤相鉴别。

（1）骨源性肿瘤主要包括骨巨细胞瘤、软骨肉瘤、骨肉瘤、尤文肉瘤。骨巨细胞瘤好发于青壮年，多发于骶髂关节面下方，一般呈膨胀性生长，皂泡征为其特点。磁共振T_2加权像呈高信号，有时可见液平面。椎体常见恶性肿瘤软骨肉瘤、骨肉瘤和尤文肉瘤多见于20岁以前的青少年，而脊索瘤好发于50～60岁中老年患者。80%的骨肉瘤在CT上呈现成骨性改变，而几乎所有的脊索瘤都呈溶骨性破坏。软骨肉瘤多起源于椎体侧后方，CT可见环形或者弓形钙化。磁共振增强扫面呈花环状或蜂窝状强化。DWI序列有助于鉴别脊索瘤和软骨肉瘤，软骨肉瘤DWI信号偏低。但总体上软骨肉瘤与脊索瘤在影像学上十分相似，需要病理进行鉴别。尤文肉瘤也呈现溶骨性生长，骨质破坏后出现新生骨是尤文肉瘤的一个典型特点。由于肿瘤可出现缺血坏死，所以T_2像可出现高低混杂信号，增强也呈不规则强化。

（2）神经源性肿瘤主要发生于神经管内外神经根，以神经鞘瘤和神经纤维瘤最为常见。病变多累及椎间孔或者骶孔，可呈哑铃形生长，较大者压迫骨质导致周围骨质缺损，磁共振强化明显，可呈囊实性强化。

七、治疗

治疗手段包括手术治疗、辅助放疗、药物治疗。目前，脊索瘤的主要治疗方式是肿瘤全切，但是由于大部分肿瘤好发于中轴骨，使肿瘤全切变得十分困难。对于绝大多数术后残存肿瘤推荐辅助放疗。对于无法耐受手术的患者也可尝试单纯的姑息性放疗。目前FDA尚未批准脊索瘤的有效治疗药物，许多药物治疗仍处于尝试或者实验阶段。

（一）手术治疗

目前，手术全切依然是脊柱和骶骨部脊索瘤的首选治疗方式[60]。椎体脊索瘤的手术十分具有挑战性。由于椎体周围神经结构损伤会带来难以恢复的术后神经功能障碍，所以椎体脊索瘤的手术受到多方面的制约。尤其在切除颈丛和腰丛神经根周围的脊索瘤时，应注意保护相应的神经根。因为损伤该区域的神经根容易引发重大的神经功能障碍。笔者所在中心认为，随着辅助放疗的飞速发展，过度追求肿瘤全切带来的益处并不能为因全切而发生术后神经功能障碍提供合理的依据。对于未发生局部或者远隔部位转移的脊索瘤争取R0级切除，即将病灶切除为具有>1 mm健康组织边缘的单一、完整的样本。当肿瘤完全位于椎体内时，可通过后方入路脊髓侧方进行切除。如肿瘤累及多个节段或者椎体前方组织，可能需要分期，不同入路进行手术切除：①颈椎脊索瘤向前方生长时，可先进行后路经椎管脊髓侧方切除椎管和椎体部分肿瘤，分期进行经口椎体前方肿瘤切除；②肿瘤位于胸椎并突入胸腔时，分期经胸腔入路切除椎体前方肿瘤；③肿瘤位于腰骶椎并累及腹盆腔时，可分期经腹盆或者腹膜后入路进行腹盆腔部分肿瘤切除手术。对于椎体切除术后患者，脊柱稳定性受到影响，应进行椎体固定手术。目前对固定手术尚无统一标准，笔者所在中心做法是前方进行人工椎体替换，后方进行病变上方和下方椎弓根钉融合固定。椎体固定范围应至少包含病变上下各两个节段的椎体。

骶尾部脊索瘤由于邻近结构相对少，而且术后神经功能障碍发生概率低，因此获得全切可能性比较大。当肿瘤侵犯骶髂关节时肿瘤难以全切，因过度追求全切可能损伤骶髂关节，术后产生严重的骶髂不稳，进而影响患者生存质量。S_2水平以上的骶骨切除可以引发严重的局部力学结构不稳。S_2水平以下骶骨部分切除对骨盆稳定性影响较小，也无需进一步固定手术[61]。骶髂关节重建时髂骨双螺钉固定相比单螺钉固定具有更好的力学稳定性。对于骨质质量较差的患者，腰椎螺钉应至少包括3个节段以上的椎体，以确保能应对脊柱骨盆分离导致的机械应力增高[62]（图21-4-1）。

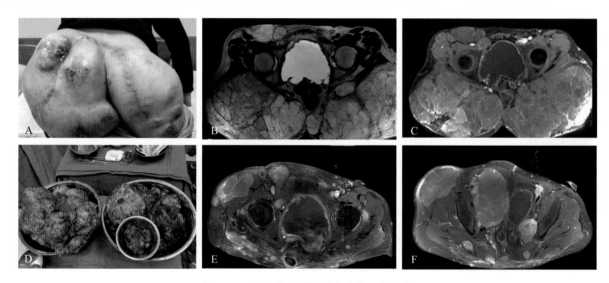

图21-4-1　巨大复发骶骨脊索瘤的手术治疗

A. 患者外院术后肿瘤复发；B、C. MRI提示巨大骶尾部肿物伴转移；D. 手术近全切除肿瘤；E、F. 术后1年复查提示转移部位肿瘤较前明显增大

（二）放射治疗

对于肿瘤突破骨质累及邻近结构导致手术无法进行全切时，我们推荐术后进行辅助放疗。对于脊柱和骶尾部脊索瘤患者，原发灶的控制与其总生存期密切相关。现有明确证据表明术后放疗可以提高局部病灶的控制[63, 64]。光子放疗是目前应用最广泛的放疗方式。由于具有脱靶效应低、较高的生物学效应、穿透组织过程中能量丢失少等优点，质子放疗和碳离子放疗被许多中心推荐为首选放疗方式。有证据表明接受高剂量中子/质子治疗后，患者的5年局部肿瘤控制率达到85%[65]。有研究表明光子放疗后患者的5年和10年总生存率最低，分别为46%和21%。质子刀、立体定向放疗

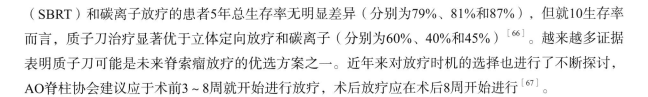

（SBRT）和碳离子放疗的患者5年总生存率无明显差异（分别为79%、81%和87%），但就10生存率而言，质子刀治疗显著优于立体定向放疗和碳离子（分别为60%、40%和45%）[66]。越来越多证据表明质子刀可能是未来脊索瘤放疗的优选方案之一。近年来对放疗时机的选择也进行了不断探讨，AO脊柱协会建议应于术前3～8周就开始进行放疗，术后放疗应在术后8周开始进行[67]。

（三）药物治疗

对于不能耐受手术的患者也可以考虑单纯的姑息性放疗。目前对于选择单纯的姑息性放疗的指证尚无统一标准。一般当神经结构受累明显和已产生严重不可逆神经功能障碍时，或者且患者不愿意或不能耐受肿瘤切除时，我们才会考虑推荐非手术治疗。

化疗药对经典型脊索瘤作用极为有限，仅应用为复发性脊索瘤放疗的增敏剂。但对于低分化型和去分化型脊索瘤，化疗药物相对比较敏感。蒽环类药物以及烷化剂被经常用来治疗低分化型和去分化型脊索瘤。

目前越来越多的中心开始尝试靶向治疗。研究表明细胞周期蛋白依赖性激酶抑制剂2A/B（CDKN2A/B）、磷脂酰肌醇3-激酶（PI3K）/哺乳动物雷帕霉素靶蛋白（mTOR）的过度表达，SWI/SNF成员（如SWI/SNF染色质亚家族B成员1（SMARCB1）的失表达，表皮生长因子受体（EGFR）、血小板衍生生长因子受体β（PDGFRB）的过度表达，同源重组修复（HRD）缺陷都与肿瘤的形成和进展密切相关，这些发现也为肿瘤的药物治疗提供了潜在的靶点[68-71]。针对PDGFR和EGFR的酪氨酸激酶抑制剂在体外实验中被证实可以抑制脊索瘤细胞系的生长。包括舒尼替尼、拉帕替尼、伊马替尼、索拉非尼和厄洛替尼都被应用于脊索瘤治疗的探索中，其中PDGFR抑制剂伊马替尼和EGFR抑制剂厄洛替尼被证实存在一定的临床治疗价值[72,73]。体外实验发现mTOR通路被激活可能与依马替尼耐药相关，所以依马替尼联合mTOR抑制剂依维莫司治疗脊索瘤也被广泛论证[70]。有学者证实同源重组缺陷也存在于脊索瘤标本中。奥拉帕尼是一种（ADP-核糖）聚合酶（PARP）抑制剂，对同源重组缺陷的细胞具有致死作用，因此在脊索瘤的治疗中也正在被进一步论证[74]。他泽司他（tazemetostat）是一种EZH2（组蛋白赖氨酸N-甲基转移酶）抑制剂，最近已被FDA批准用于治疗SMARCB1/INI1缺缺失型上皮样肉瘤。如上所述，低分化型脊索瘤亚以SMARCB1/INI1缺失为特征。所以他泽司他目前被用于INI-1缺陷型肿瘤患者的试验，包括儿童脊索瘤或INI-1阴性脊索瘤患者[75,76]。

免疫疗法，特别是抗PD-1抗体纳武单抗和抗CTLA4抗体伊匹单抗已开始应用于临床试验中[76]。最具创新性的是抗Brachyury疫苗，它旨在产生针对脊索瘤发生的关键转录因子Brachyury的基因产物发生免疫反应[77]。

八、术后管理

尽管经过系统治疗，但脊索瘤局部复发和远隔转移发生率仍高达30%～40%。中位生存期6～7年[69,78]。低分化型和去分化型生物学行为远比普通型脊索瘤差。低分化型脊索中约46%的患者在诊断时就已经发生转移，总生存期仅20个月[57]。去分化型脊索瘤总生存期只有16个月[79]。

因为脊索瘤复发率较高，建议进行终身随访。随访和监测包括体格检查、临床手术部位的影像学检查（CT和MRI），因晚期脊索瘤可发生胸腹腔转移，所以胸部和腹部CT也应作为复查项目。

九、典型病例

患者男性，59岁，主因"骶尾部疼痛并逐渐加重3年"入院。临床表现为间断性骶尾部疼痛，大便时加重，稍微影响行走。神经系统专科查体（–）。McCormick分级：Ⅰ级。盆腔CT：骶骨$S_2 \sim S_5$节段见不规则团块状软组织密度影，邻近骨质破坏，脊索瘤可能性大。腰骶椎MRI：骶尾部占位，$S_2 \sim S_5$骨质破坏，局部见不规则肿块，T2WI呈不均匀高信号，T1WI呈低信号，内见片状高信号，边界较清楚，大小约8.5 cm × 7.0 cm × 5.7 cm；脊索瘤可能性大（图21-4-2）。入院诊断：骶尾部占位性病变。拟在神经电生理监测下行后正中入路骶尾部肿瘤切除术。

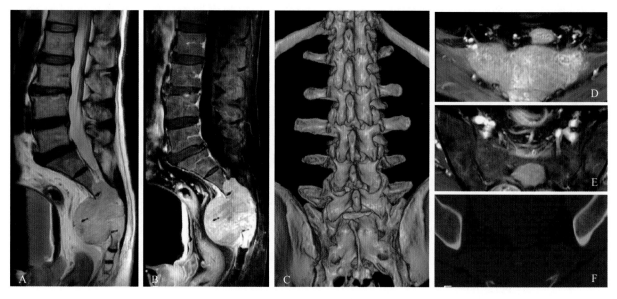

图21-4-2　术前MRI和CT

手术过程（图21-4-3）：俯卧位，标记$L_4 \sim S_5$的手术直切口，充分暴露后见$S_2 \sim S_5$后壁菲薄，按压可动，棘突右侧可见肿瘤突出至肌层。仔细分离$L_5 \sim S_1$棘突两侧椎旁肌，充分暴露L_5、S_1及髂后上嵴，根据解剖标志分别植入双侧L_5、双侧S_1和双侧髂骨螺钉6枚，术中O-arm透视显示螺钉位置尚可，选择连接杆2枚，并用6枚螺帽锁紧。去除骶骨后壁骨质，见肿瘤色暗红、分块状，包膜完整，压迫双侧的S_2、S_3等神经根，神经根与肿瘤粘连较重，仔细分离双侧S_2神经根，但肿瘤已破坏双侧S_3神经根，未能分离并保留（图21-4-3 A）。沿肿瘤包膜仔细分离后分块切除肿瘤，肿瘤基底面与前方组织粘连较重，出血较多，钝性分离并切除肿瘤组织（图21-4-3 B），放置瘤腔引流管一根，缝合切口。

病理（图21-4-4）：肿瘤呈分叶状生长，肿瘤细胞团片状及条索样排列，轻–中度异型性，部分胞质空泡状，间质黏液样，局部出血、坏死。并见少许骨组织伴钙化。免疫组化染色：AE1/AE3

（＋）、EMA（＋）、CK8/18（＋）、Vimentin（＋）、S-100（－）、D2-40（－）、GFAP（－）、Ki-67（局灶10%＋）。综上所述，诊断为脊索瘤。

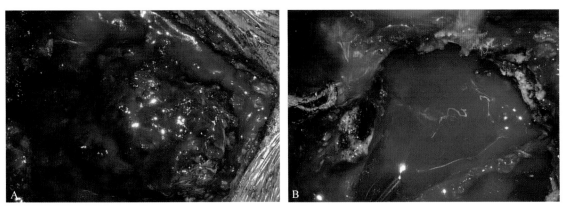

图21-4-3　显微镜下肿瘤切除术

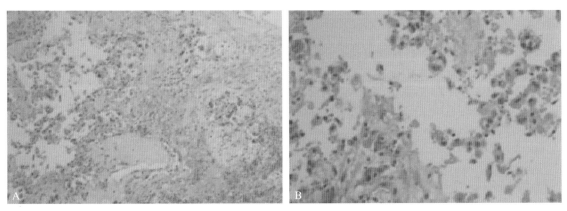

图21-4-4　病理学检查

术后情况：患者术后病情稳定，疼痛明显改善，神经功能恢复良好，手术切口愈合良好，二便尚可。术后MRI和CT提示肿瘤近全切除（图21-4-5）。

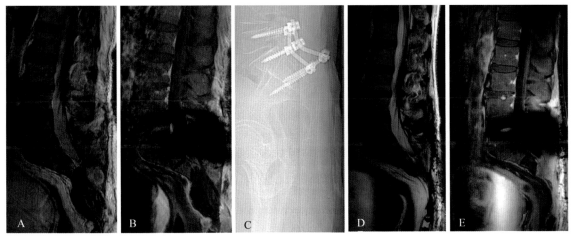

图21-4-5　术后和复查提示肿瘤近全切除，未见明确复发

（乌优图　苏柏谚　王贵怀）

参考文献

［1］ Endo T, Inoue T, Mizuno M, et al. Current Trends in the Surgical Management of Intramedullary Tumors: A Multicenter Study of 1, 033 Patients by the Neurospinal Society of Japan[J]. Neurospine, 2022, 19(2): 441-452.

［2］ Pan J, Ho A, D'astous M, et al. Image-guided stereotactic radiosurgery for treatment of spinal hemangioblastoma[J]. Neurosurgical focus, 2017, 42(1): E12.

［3］ Cvek J, Knybel L, Reguli S, et al. Stereotactic radiothrapy for spinal hemangioblastoma - disease control and volume analysis in long-term follow up[J]. Reports of Practical Oncology and Radiotherapy: Journal of Greatpoland Cancer Center in Poznan and Polish Society of Radiation Oncology, 2022, 27(1): 134-141.

［4］ Jonasch E, Donskov F, Iliopoulos O, et al. Belzutifan for Renal Cell Carcinoma in von Hippel-Lindau Disease[J]. The New England Journal of Medicine, 2021, 385(22): 2036-2046.

［5］ Zhang Y, Nguyen C, Zhang N, et al. Neurological Applications of Belzutifan in von Hippel Lindau Disease[J]. Neuro Oncol, 2023, 25(5): 827-838.

［6］ Kurokawa R, Kurokawa M, Baba A, et al. Major Changes in 2021 World Health Organization Classification of Central Nervous System Tumors[J]. Radiographics, 2022, 42(5)1474-1493.

［7］ Zafar A, Quadri S A, Farooqui M, et al. Familial Cerebral Cavernous Malformations[J]. Stroke, 2019, 50(5): 1294-1301.

［8］ Denier C, Labauge P, Bergametti F, et al. Genotype-phenotype correlations in cerebral cavernous malformations patients[J]. Ann Neurol, 2006, 60(5): 550-556.

［9］ Spiegler S, Rath M, Hoffjan S, et al. First large genomic inversion in familial cerebral cavernous malformation identified by whole genome sequencing[J]. Neurogenetics, 2018, 19(1): 55-59.

［10］ Fisher OS, Boggon TJ. Signaling pathways and the cerebral cavernous malformations proteins: lessons from structural biology[J]. Cell Mol Life Sci, 2014, 71(10): 1881-1892.

［11］ Li X, Zhang R, Zhang H, et al. Crystal structure of CCM3, a cerebral cavernous malformation protein critical for vascular integrity[J]. J Biol Chem, 2010, 285(31): 24099-24107.

［12］ Bergametti F, Denier C, Labauge P, et al. Mutations within the programmed cell death 10 gene cause cerebral cavernous malformations[J]. Am J Hum Genet, 2005, 76(1): 42-51.

［13］ De Souza JM, Domingues RC, Cruz LC, Jr., et al. Susceptibility-weighted imaging for the evaluation of patients with familial cerebral cavernous malformations: a comparison with t2-weighted fast spin-echo and gradient-echo sequences[J]. AJNR Am J Neuroradiol, 2008, 29(1): 154-158.

［14］ Detter MR, Snellings DA, Marchuk DA. Cerebral Cavernous Malformations Develop Through Clonal Expansion of Mutant Endothelial Cells[J]. Circ Res, 2018, 123(10): 1143-1151.

［15］ Distefano PV, Kuebel JM, Sarelius IH, et al. KRIT1 protein depletion modifies endothelial cell behavior via increased vascular endothelial growth factor (VEGF) signaling[J]. J Biol Chem, 2014, 289(47): 33054-33065.

［16］ Gallione CJ, Solatycki A, Awad IA, et al. A founder mutation in the Ashkenazi Jewish population affecting messenger RNA splicing of the CCM2 gene causes cerebral cavernous malformations[J]. Genet Med, 2011, 13(7): 662-666.

［17］ Gault J, Sain S, Hu LJ, et al. Spectrum of genotype and clinical manifestations in cerebral cavernous malformations[J]. Neurosurgery, 2006, 59(6): 1278-1284; discussion 1284-1275.

［18］ Zhou Z, Tang AT, Wong WY, et al. Cerebral cavernous malformations arise from endothelial gain of MEKK3-KLF2/4 signalling[J]. Nature, 2016, 532(7597): 122-126.

［19］ Hong T, Xiao X, Ren J, et al. Somatic MAP3K3 and PIK3CA mutations in sporadic cerebral and spinal cord cavernous malformations[J]. Brain, 2021, 144(9): 2648-2658.

［20］ Mitha AP, Turner JD, Spetzler RF. Surgical approaches to intramedullary cavernous malformations of the spinal cord[J]. Neurosurgery, 2011, 68(2 Suppl Operative): 317-324; discussion 324.

［21］ Mabray MC, Starcevich J, Hallstrom J, et al. High Prevalence of Spinal Cord Cavernous Malformations in the Familial Cerebral Cavernous Malformations Type 1 Cohort[J]. AJNR American journal of neuroradiology, 2020, 41(6): 1126-1130.

［22］ Badhiwala JH, Farrokhyar F, Alhazzani W, et al. Surgical outcomes and natural history of intramedullary spinal cord cavernous malformations: a single-center series and meta-analysis of individual patient data: Clinic article[J]. J Neurosurg Spine, 2014, 21(4): 662-676.

[23] Ogilvy CS, Louis DN, Ojemann RG. Intramedullary cavernous angiomas of the spinal cord: clinical presentation, pathological features, and surgical management[J]. Neurosurgery, 1992, 31(2): 219-229; discussion 229-230.

[24] Ardeshiri A, Özkan N, Chen B, et al. A retrospective and consecutive analysis of the epidemiology and management of spinal cavernomas over the last 20 years in a single center[J]. Neurosurg Rev, 2016, 39(2): 269-276; discussion 276.

[25] Choi GH, Kim KN, Lee S, et al. The clinical features and surgical outcomes of patients with intramedullary spinal cord cavernous malformations[J]. Acta Neurochirurgica, 2011, 153(8): 1677-1685.

[26] Yu Y, Zhang X, Hu F, et al. Minimally invasive microsurgical treatment of cervical intraspinal extramedullary tumors[J]. J Clin Neurosci, 2011, 18(9): 1168-1173.

[27] Winkler D, Lindner D, Strauss G, et al. Surgery of cavernous malformations with and without navigational support--a comparative study[J]. Minim Invasive Neurosurg, 2006, 49(1): 15-19.

[28] Pearl MS, Chen JX, Gregg L, et al. Angiographic detection and characterization of "cryptic venous anomalies" associated with spinal cord cavernous malformations using flat-panel catheter angiotomography[J]. Neurosurgery, 2012, 71(1 Suppl Operative): 125-132.

[29] Goyal A, Rinaldo L, Alkhataybeh R, et al. Clinical presentation, natural history and outcomes of intramedullary spinal cord cavernous malformations[J]. J Neurol Neurosurg Psychiatry, 2019, 90(6): 695-703.

[30] Ren J, Hong T, He C, et al. Coexistence of Intracranial and Spinal Cord Cavernous Malformations Predict Aggressive Clinical Presentation[J]. Front Neurol, 2019, 10: 618.

[31] Flores BC, Whittemore AR, Samson DS, et al. The utility of preoperative diffusion tensor imaging in the surgical management of brainstem cavernous malformations[J]. J Neurosurg, 2015, 122(3): 653-662.

[32] Morota N, Ihara S, Ogiwara H. New classification of spinal lipomas based on embryonic stage[J]. Journal of Neurosurgery Pediatrics, 2017, 19(4): 428-439.

[33] Kim K, Lee J. Junctional Neurulation: A Junction between Primary and Secondary Neural Tubes[J]. Journal of Korean Neurosurgical Society, 2021, 64(3): 374-379.

[34] Van Allen M, Kalousek D, Chernoff G, et al. Evidence for multi-site closure of the neural tube in humans[J]. American journal of medical genetics, 1993, 47(5): 723-743.

[35] Catala M. Overview of Secondary Neurulation[J]. Journal of Korean Neurosurgical Society, 2021, 64(3): 346-358.

[36] Yang J, Lee J, Kim K, et al. Disorders of Secondary Neurulation: Mainly Focused on Pathoembryogenesis[J]. Journal of Korean Neurosurgical Society, 2021, 64(3): 386-405.

[37] Eibach S, Moes G, Hou Y, et al. Unjoined primary and secondary neural tubes: junctional neural tube defect, a new form of spinal dysraphism caused by disturbance of junctional neurulation[J]. Child's Nervous System: ChNS: Official Journal of the International Society for Pediatric Neurosurgery, 2017, 33(10): 1633-1647.

[38] Chapman P. Congenital intraspinal lipomas: anatomic considerations and surgical treatment[J]. Child's Brain, 1982, 9(1): 37-47.

[39] Arai H, Sato K, Okuda O, et al. Surgical experience of 120 patients with lumbosacral lipomas[J]. Acta Neurochirurgica, 2001, 143(9): 857-864.

[40] Pang D, Zovickian J, Oviedo A. Long-term outcome of total and near-total resection of spinal cord lipomas and radical reconstruction of the neural placode, part II: outcome analysis and preoperative profiling[J]. Neurosurgery, 2010, 66(2): 253-272; discussion 272-253.

[41] Pang D, Zovickian J, Oviedo A. Long-term outcome of total and near-total resection of spinal cord lipomas and radical reconstruction of the neural placode: part I-surgical technique[J]. Neurosurgery, 2009, 65(3): 511-528; discussion 528-519.

[42] Bailey P, Bagdasar D. Intracranial Chordoblastoma[J]. Am J Pathol, 1929, 5(5): 439-450 435.

[43] Sahyouni R, Goshtasbi K, Mahmoodi A, et al. A historical recount of chordoma[J]. J Neurosurg Spine, 2018, 28(4): 422-428.

[44] Risbud MV, Schaer TP, Shapiro IM. Toward an understanding of the role of notochordal cells in the adult intervertebral

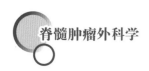
disc: from discord to accord[J]. Dev Dyn, 2010, 239(8): 2141-2148.

［45］Mccann MR, Seguin CA. Notochord Cells in Intervertebral Disc Development and Degeneration[J]. J Dev Biol, 2016, 4(1): 3.

［46］Lauer SR, Edgar MA, Gardner JM, et al. Soft tissue chordomas: a clinicopathologic analysis of 11 cases[J]. Am J Surg Pathol, 2013, 37(5): 719-726.

［47］Vujovic S, Henderson S, Presneau N, et al. Brachyury, a crucial regulator of notochordal development, is a novel biomarker for chordomas[J]. J Pathol, 2006, 209(2): 157-165.

［48］Kelley MJ, Shi J, Ballew B, et al. Characterization of T gene sequence variants and germline duplications in familial and sporadic chordoma[J]. Hum Genet, 2014, 133(10): 1289-1297.

［49］Tarpey PS, Behjati S, Young MD, et al. The driver landscape of sporadic chordoma[J]. Nat Commun, 2017, 8(1): 890.

［50］Presneau N, Shalaby A, Ye H, et al. Role of the transcription factor T (brachyury) in the pathogenesis of sporadic chordoma: a genetic and functional-based study[J]. J Pathol, 2011, 223(3): 327-335.

［51］Ulici V, Hart J. Chordoma[J]. Arch Pathol Lab Med, 2022, 146(3): 386-395.

［52］Zuckerman SL, Bilsky MH, Laufer I. Chordomas of the Skull Base, Mobile Spine, and Sacrum: An Epidemiologic Investigation of Presentation, Treatment, and Survival[J]. World Neurosurg, 2018, 113: e618-e627.

［53］Van Praag Veroniek VM, Rueten-Budde AJ, Ho V, et al. Incidence, outcomes and prognostic factors during 25 years of treatment of chondrosarcomas[J]. Surg Oncol, 2018, 27(3): 402-408.

［54］Wasserman JK, Gravel D, Purgina B. Chordoma of the Head and Neck: A Review[J]. Head Neck Pathol, 2018, 12(2): 261-268.

［55］Hoch BL, Nielsen GP, Liebsch NJ, et al. Base of skull chordomas in children and adolescents: a clinicopathologic study of 73 cases[J]. Am J Surg Pathol, 2006, 30(7): 811-818.

［56］Arvind V, Nevzati E, Ghaly M, et al. Primary extradural tumors of the spinal column: A comprehensive treatment guide for the spine surgeon based on the 5(th) Edition of the World Health Organization bone and soft-tissue tumor classification[J]. J Craniovertebr Junction Spine, 2021, 12(4): 336-360.

［57］Hung YP, Diaz-Perez JA, Cote GM, et al. Dedifferentiated Chordoma: Clinicopathologic and Molecular Characteristics With Integrative Analysis[J]. Am J Surg Pathol, 2020, 44(9): 1213-1223.

［58］Hanna SA, Tirabosco R, Amin A, et al. Dedifferentiated chordoma: a report of four cases arising 'de novo'[J]. J Bone Joint Surg Br, 2008, 90(5): 652-656.

［59］Choi JH, Ro JY. The 2020 WHO Classification of Tumors of Bone: An Updated Review[J]. Adv Anat Pathol, 2021, 28(3): 119-138.

［60］Stacchiotti S, Sommer J, Chordoma Global Consensus G. Building a global consensus approach to chordoma: a position paper from the medical and patient community[J]. Lancet Oncol, 2015, 16(2): e71-83.

［61］Hugate RR, Jr., Dickey ID, Phimolsarnti R, et al. Mechanical effects of partial sacrectomy: when is reconstruction necessary?[J]. Clin Orthop Relat Res, 2006, 450: 82-88.

［62］Macki M, De La Garza-Ramos R, Murgatroyd AA, et al. Comprehensive biomechanical analysis of three reconstruction techniques following total sacrectomy: an in vitro human cadaveric model[J]. J Neurosurg Spine, 2017, 27(5): 570-577.

［63］Konieczkowski DJ, Delaney TF, Yamada YJ. Radiation Strategies for Spine Chordoma: Proton Beam, Carbon Ions, and Stereotactic Body Radiation Therapy[J]. Neurosurg Clin N Am, 2020, 31(2): 263-288.

［64］Dial BL, Kerr DL, Lazarides AL, et al. The Role of Radiotherapy for Chordoma Patients Managed With Surgery: Analysis of the National Cancer Database[J]. Spine (Phila Pa 1976), 2020, 45(12): E742-E751.

［65］Kabolizadeh P, Chen YL, Liebsch N, et al. Updated Outcome and Analysis of Tumor Response in Mobile Spine and Sacral Chordoma Treated With Definitive High-Dose Photon/Proton Radiation Therapy[J]. Int J Radiat Oncol Biol Phys, 2017, 97(2): 254-262.

［66］Zhou J, Yang B, Wang X, et al. Comparison of the Effectiveness of Radiotherapy with Photons and Particles for Chordoma After Surgery: A Meta-Analysis[J]. World Neurosurg, 2018, 117: 46-53.

［67］Dea N, Fisher CG, Reynolds JJ, et al. Current treatment strategy for newly diagnosed chordoma of the mobile spine and sacrum: results of an international survey[J]. J Neurosurg Spine, 2018, 30(1): 119-125.

[68] Heery CR. Chordoma: The Quest for Better Treatment Options[J]. Oncol Ther, 2016, 4(1): 35-51.

[69] Colia V, Stacchiotti S. Medical treatment of advanced chordomas[J]. Eur J Cancer, 2017, 83: 220-228.

[70] Ozair MZ, Shah PP, Mathios D, et al. New Prospects for Molecular Targets for Chordomas[J]. Neurosurg Clin N Am, 2020, 31(2): 289-300.

[71] Gill CM, Fowkes M, Shrivastava RK. Emerging Therapeutic Targets in Chordomas: A Review of the Literature in the Genomic Era[J]. Neurosurgery, 2020, 86(2): E118-E123.

[72] Hindi N, Casali PG, Morosi C, et al. Imatinib in advanced chordoma: A retrospective case series analysis[J]. Eur J Cancer, 2015, 51(17): 2609-2614.

[73] Singhal N, Kotasek D, Parnis FX. Response to erlotinib in a patient with treatment refractory chordoma[J]. Anticancer Drugs, 2009, 20(10): 953-955.

[74] Groschel S, Hubschmann D, Raimondi F, et al. Defective homologous recombination DNA repair as therapeutic target in advanced chordoma[J]. Nat Commun, 2019, 10(1): 1635.

[75] Gounder MM, Zhu G, Roshal L, et al. Immunologic Correlates of the Abscopal Effect in a SMARCB1/INI1-negative Poorly Differentiated Chordoma after EZH2 Inhibition and Radiotherapy[J]. Clin Cancer Res, 2019, 25(7): 2064-2071.

[76] Meng T, Jin J, Jiang C, et al. Molecular Targeted Therapy in the Treatment of Chordoma: A Systematic Review[J]. Front Oncol, 2019, 9: 30.

[77] Demaria PJ, Bilusic M, Park DM, et al. Randomized, Double-Blind, Placebo-Controlled Phase II Study of Yeast-Brachyury Vaccine (GI-6301) in Combination with Standard-of-Care Radiotherapy in Locally Advanced, Unresectable Chordoma[J]. Oncologist, 2021, 26(5): e847-e858.

[78] Stacchiotti S, Gronchi A, Fossati P, et al. Best practices for the management of local-regional recurrent chordoma: a position paper by the Chordoma Global Consensus Group[J]. Ann Oncol, 2017, 28(6): 1230-1242.

[79] Zhou J, Sun J, Bai HX, et al. Prognostic Factors in Patients With Spinal Chordoma: An Integrative Analysis of 682 Patients[J]. Neurosurgery, 2017, 81(5): 812-823.

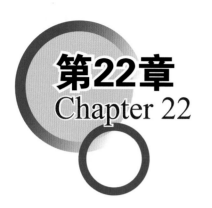

第22章
Chapter 22

畸胎瘤

一、概述

（一）流行病学

畸胎瘤是先天性肿瘤的一种，由多能干细胞发展而来，同时具有外胚层、中胚层、内胚层三个成分，根据其分化程度，分为成熟畸胎瘤与未成熟畸胎瘤。全身多个部位均可见畸胎瘤发生，如骶尾部、性腺、纵隔、腹膜后、颅内及椎管内，中枢神经系统畸胎瘤极其罕见，约占所有畸胎瘤的2%[1]。中枢神经系统畸胎瘤多位于中线部位，在颅内常见于松果体区，其次为鞍上区，偶见于后颅窝、第四脑室和大脑半球；与颅内畸胎瘤相比，椎管内畸胎瘤更为罕见，占所有椎管内肿瘤的0.1%~0.5%[2]。椎管内畸胎瘤的首次治疗可以追溯到1863年Virchow的报道，他描述了该肿瘤是包含结缔组织、脂肪和骨组织的肿块；在1964年Slooth等报道的1332例脊髓肿瘤中，只有2例为畸胎瘤[3]；1998年Al-Sarraj研究发现15年25 000次神经外科病理组织的报道中，仅发现7例椎管内畸胎瘤[4]。

椎管内畸胎瘤在儿童和新生儿中的发病率远高于成人，占所有脊髓肿瘤的5%~10%。值得指出的是，新生儿畸胎瘤多见于骶尾部，被称为骶尾部畸胎瘤（sacrococcygeal teratoma，SCT），一部分SCT会使椎管受累，且SCT容易合并脊髓和脊柱畸形，包括脊柱裂、脊髓裂、皮毛窦、脊膜膨出、脊髓空洞、脊髓栓系等。椎管内畸胎瘤与骶尾部畸胎瘤的临床表现和生物学行为有一定的区别，所以二者是需要区分的：80%的骶尾部畸胎瘤在外部可见或可触及，肿瘤与皮肤表面和骨盆均可有连接。椎管内畸胎瘤可位于硬膜内或髓内，也有部分位于硬膜外，通常肿瘤较小[2]。

（二）发病机制

对于椎管内畸胎瘤的发病机制，目前有两个主要的理论：胚胎发育不良理论和错位生殖细胞理论。胚胎发育不良理论认为脊髓畸胎瘤起源于多能细胞，在局部发育环境紊乱的情况下，多能细胞出现分化紊乱，当这种发育紊乱发生在原始条纹（primitive streak）或尾部细胞团时，就会形成椎管内畸胎瘤[4]。错位生殖细胞理论认为神经管的多能性原始生殖细胞在从卵黄囊迁移到性腺的过程中发生了错位，从而导致了椎管内畸胎瘤的形成[5]。

以上两种理论均有一些证据支持：一般认为发育不良畸形是支持胚胎发育不良理论的，三胚层异常是脊柱多能干细胞发育紊乱的主要结果，可能进一步影响脊柱闭合[6]；无闭合不全的神经肠源性囊肿的发生也支持胚胎发育不良理论[7]。但是，胚胎发育不良理论无法解释孤立性畸胎瘤的发生。椎管内畸胎瘤最常见的部位是下胸椎和脊髓圆锥之间，与尾部细胞团（次级神经胚发育期的神经管尾端结构，又称为尾芽）相邻，这也支持了畸胎瘤起源于多能干生殖细胞随机错位的理论[8]。由于尾侧细胞团起源于亨森结（Hensen's node），因此，在尾芽延长期间，亨森结中多能细胞的无序分化可能导致畸胎瘤的发生；Busch等的一项研究从骶尾部畸胎瘤中分离出了三个干细胞系，也表明了尾芽细胞团可能是畸胎瘤的起源[9]。

胚胎发育不良理论和错位生殖细胞理论的对比详见表22-0-1。

表22-0-1　胚胎发育不良理论和错位生殖细胞理论的对比[8]

	胚胎发育不良理论	错位生殖细胞理论
病理机制	异常发育环境的干扰下多能体细胞的异常分化	原始生殖细胞在神经管中的无序迁移
起源细胞	原始条纹或尾部细胞团中的多能体细胞	多能原始生殖细胞
支持证据		
部位	椎管内畸胎瘤常发生在尾部细胞团起源结构附近	骶尾部畸胎瘤可能与椎管内畸胎瘤有关，常见于神经管尾端（生殖细胞的迁移在神经管末端停止）
相关疾病	脊柱裂	可能形成胚胎发育不良异常，但不伴有闭合不全(如神经肠源性囊肿)
干细胞存在的实验室证据	外胚层衍生干细胞和骶尾部畸胎瘤衍生干细胞（可能来自亨森结或尾侧细胞团）	在尾部细胞团中发现了错位的原始生殖细胞

（三）病理特征

宏观标本可见成熟的畸胎瘤通常是大块且边界清晰的肿瘤，紧密地附着在周围组织上。肿瘤通常是多囊性的，切面可见混合成分，包括角蛋白碎片、脂肪、软骨和骨，中枢神经系统的畸胎瘤很少含有牙齿或毛发成分。相反，未成熟的畸胎瘤可表现为界限不清的粉灰色组织，以局部坏死和出血为特征。

从微观组织结构来说，成熟的畸胎瘤包含来自三个胚层的组织成分，其组织学外观因所分化成的细胞类型和组织的差异而存在不同，这些成分通常包括皮肤、软骨和骨、脂肪组织、平滑肌组织，以及具有脉络丛的神经胶质细胞组织，不含有丝分裂和坏死成分。未成熟畸胎瘤含有未完全分化的成分，其中最不成熟的成分是原始胚胎间充质组织或神经外胚层组织，其组织学模式类似于发育中的神经管或室管膜小囊的小管结构。

免疫组化显示，畸胎瘤的组成成分表达的抗原与天然体细胞类似。成熟和未成熟畸胎瘤在肠型腺体中均显示甲胎蛋白（α-fetoprotein，AFP）阳性，阳性反应可以解释畸胎瘤患者偶见脑脊液AFP升高，AFP升高不应被理解为出现了恶性生殖细胞肿瘤成分或卵黄囊肿瘤成分[10]。在某些情况下，畸胎瘤在腺体和鳞状细胞成分中也可显示癌胚抗原（carcinoembryonic antigen，CEA）阳性[11]。

除以上典型的病理特点外，畸胎瘤的病理表现还存在一些特殊情况，尽管这些情况均较为罕见，但在临床诊疗过程中应该被认识到，主要包括未成熟畸胎瘤的成熟化（maturation of immature teratoma）、生长性畸胎瘤综合征（growing teratoma syndrome）、伴有恶变的畸胎瘤（teratomas with malignant transformation）。

有研究人员指出未成熟畸胎瘤的自然病史过程中可能会出现自发的组织分化和成熟：Shaffrey等报道了2例颅内未成熟畸胎瘤，分别位于松果体区和左额颞叶，在初次切除时，2例患者的肿瘤组织主要由原始神经上皮组织组成，并与分化中和未分化的间充质和上皮组织混合，未发现生殖细胞瘤、内胚窦瘤、绒毛膜癌或胚胎癌组织；而2例患者的后续切除均未见未成熟组织，其中1例肿瘤仅包含分化的上皮和间充质组织，没有神经上皮成分，另1例肿瘤显示出丰富的成熟神经元和胶质组织[12]。未成熟畸胎瘤的"成熟化"可能与未成熟畸胎瘤起源于多能胚胎细胞有关：1964年，Leinsmith和Pierce将小鼠恶性畸胎瘤的单个细胞注射到其他小鼠的腹腔中，研究了实验性肿瘤的分化；他们发现，成功植入的肿瘤既有胚胎癌细胞，也有许多分化良好的各种细胞；这证实了恶性畸胎瘤细胞在实验动物中分化成熟以及胚胎细胞进一步分化为多能细胞的可能性，该细胞能够产生多种分化良好的子细胞[13]。

在儿童生殖细胞肿瘤的治疗过程中，经过综合治疗后，尽管肿瘤血清标志物减少，但有时仍能观察到肿瘤复发，复发的肿瘤由成熟畸胎瘤的成分组成，通常为囊性，可能对化疗或放疗无反应，这种现象被称为"生长性畸胎瘤综合征"。这种情况反映的实质是化疗和（或）放疗对生殖细胞肿瘤的恶性成分进行了选择性消除[14]。

畸胎瘤的另一种罕见的病理类型被称为"伴有恶变的畸胎瘤"，指畸胎瘤具有额外的体细胞型恶性成分，如具有横纹肌肉瘤、鳞癌和腺癌等恶性成分[10]。

二、临床表现

椎管内畸胎瘤的症状因肿瘤所在节段而有所不同，会通过损伤脊髓或马尾而引起病变水平以下的运动、感觉、自主神经功能障碍，症状的严重程度因肿瘤造成的损伤程度不同而存在差异，与其他椎管内肿瘤相关的症状类似，无特异性，且患者的症状可以是长期、间歇的。值得注意的是，畸胎瘤多见于脊髓下段和骶尾部，因此引起腰腿疼痛及脊髓圆锥、马尾的受累相关的症状较多。其中腰腿痛常为钝痛或者神经根痛，可出现椎旁肌的痉挛；大部分患者出现排尿和排便功能障碍，且常作为首发症状出现。畸胎瘤容易合并脊柱裂、脊髓裂、皮毛窦、脊膜膨出、脊髓空洞、脊髓栓系等发育畸形，因此可能会因为此类畸形出现相应的症状，如出现双下肢的下运动神经元损伤的表现，导致下肢肌肉无力和萎缩。如果出现囊肿的破裂，可因囊内容物进入脑脊液导致反复的化学性脑膜炎。各种皮肤标志物，如皮肤凹陷和皮毛窦，可能有助于发现畸胎瘤的存在，因此，对于怀疑有畸胎瘤的患者需要进行彻底的体格检查。

三、诊断与鉴别诊断

（一）辅助检查

1. X 线

对于较大的肿瘤，常显示椎体侵蚀、椎弓根间隙扩大和椎板变薄，伴有或不伴有明显的相关椎体异常，如脊柱裂、椎体融合、脊髓纵裂、蝶形椎体等。既往通常作为第一诊断程序执行，但提供的信息有限。近年来逐步被CT和MRI取代。

2. CT 表现

可显示占据硬膜下或者硬膜外间隙以及残留钙化的混合密度病变，并有助于评估脊柱骨结构情况。但CT的分辨率有限，通常无法可视化畸胎瘤和脊髓实质之间的界限。

3. MRI 表现

椎管内畸胎瘤在MRI上可为囊性或分叶状，由于畸胎瘤的多成分性质和程度依赖性，MRI信号通常提示为不均匀的囊性和固体混合成分，脂肪和钙化组织的同时存在，对畸胎瘤的诊断有较强的提示作用。其中脂肪组织在T_1和T_2序列上呈现高信号，而在脂肪抑制序列上呈现低信号，钙化在T_1和T_2上均呈现低信号[15]。此外，对比增强MRI通常不显示肿瘤增强。尽管MRI的应用大大提高了椎管内囊性病变的检出率，但是，通过CT和MRI很难区分畸胎瘤和其他硬膜内肿瘤类型，特别是囊性病变的肿瘤类型。因此，仍然需要通过术后病理获得最终的诊断。一般来说，MRI的主要作用是进行手术规划，包括定位病变，确定病变是硬膜内还是硬膜外和（或）髓内，以及是否可能包含较大的囊性成分。

4. 实验室检查

中枢神经系统的生殖细胞肿瘤能够产生不同种类的胚胎蛋白，所以一些脑脊液及血清中的肿瘤标志物的增高对中枢神经系统生殖细胞肿瘤的诊断和病情监测具有重要的意义，临床常见的标志物有甲胎蛋白（AFP）、癌胚抗原（CEA）、人绒毛膜促性腺激素（β-HCG）、碱性磷酸酶（ALP）等。但是，对于畸胎瘤来说，肿瘤标志物的诊断价值是有限的，仅仅在区分良性和恶性畸胎瘤方面具有一定的提示作用：成熟畸胎瘤的肿瘤标志物通常为阴性，未成熟畸胎瘤和具有恶性转化的畸胎瘤患者血清AFP水平可能出现升高。

（二）诊断

根据临床症状和MRI的典型表现可以对患者做出椎管内畸胎瘤的初步诊断。特别是对于背部皮肤有异常，或者存在下肢症状的小儿患者，建议行MRI检查明确是否存畸胎瘤。

（三）鉴别诊断

椎管内畸胎瘤的鉴别诊断主要包括室管膜瘤、星形细胞瘤、肠源性囊肿、表皮样囊肿等。畸胎瘤的特征性表现，如囊实性结构、包含脂肪成分、骨成分、软骨和牙齿等成分，是鉴别诊断的关键。对于室管膜瘤来说，可能会出现重复性瘤内出血和含铁血黄素残留，这在畸胎瘤中不常见，而星形细胞瘤很少显示多囊成分。大多数肠源性肿位于脊髓腹侧，MRI显示为纯囊性，而畸胎瘤更长见于背侧起源且具有实性软组织部分，有助于与神经肠囊肿区分。MRI有助于畸胎瘤和表皮样囊肿的鉴别，脂肪和钙化成分的同时存在一般提示畸胎瘤，而在DWI序列的高信号是表皮样囊肿与其他囊性病变区别的重要依据。畸胎瘤的最终诊断依然依赖于术后的病理检查。

四、治疗

椎管内畸胎瘤的治疗主要依靠手术切除，目前，标准的显微神经外科手术包括椎板切开、椎管内肿瘤切除术、神经根和（或）脊髓减压，是外科治疗的主要手段。手术的主要目的是最大限度地安全切除肿瘤包膜和内容物，因包膜与神经组织粘连紧密，难以全切，因此是潜在的肿瘤复发的重要因素，大约50%的报道中都无法实现肿瘤全切[16, 17]。但笔者认为，绝大多数畸胎瘤都会随着时间的推移而复发，然而，畸胎瘤的缓慢生长可能为患者在症状复发或肿瘤复发之前提供了一个大的时间窗，肿瘤复发后不必急于再次手术切除。也有一些研究指出，全切和次全切除的复发率相似，这样的结论使得一些研究者反对积极地全切除肿瘤[16, 18]。虽然对于畸胎瘤的切除程度存在一定的争议，但仍然有大量研究者认为，完全切除畸胎瘤内的囊性成分可防止囊肿复发或者延长复发的时间，为患者术后长期的症状缓解提供益处。此外，术中囊性成分溢出与术后无菌化学性脑膜炎相关，因此，有研究者建议如果通过术前影像或直接肿瘤可视化高度怀疑存在较大的囊性成分，可在去瘤和（或）切除之前，对囊性内容物进行针吸[3]。放疗对于畸胎瘤治疗的价值主要体现在非成熟畸胎瘤或有恶性转化的畸胎瘤上，据笔者所知，目前尚无明确的证据证明化疗对畸胎瘤的治疗有效。

五、预后及随访

一般来说，手术切除后椎管内畸胎瘤患者的总体预后相对较好，大多数患者术后症状改善或基本保持术前状态，可长期生存，但目前仍然缺乏对椎管内畸胎瘤病程的长期随访研究。现有的数据表明，总体预后在很大程度上取决于组织病理学类型，成熟畸胎瘤预后优于非成熟畸胎瘤；而在术后复发率方面，一般认为畸胎瘤的复发率较高，未成熟及恶变的畸胎瘤复发率更高，妊娠可能是畸胎瘤复发的促进因素，但缺乏大样本的随访研究。因此，畸胎瘤患者的术后随访非常重要，连续的症状学随访及MRI检查有助于评估任何的肿瘤进展情况，早期发现肿瘤复发。

六、典型病例

患者女性，26岁，因"脊髓畸胎瘤术后25年复发，右手麻木4个月"入院。患者出生后6个月时出现后颈部窦道，可见液体流出，具体不详，当地医院予以抗炎治疗后好转，停止治疗后再次出现。患者8个月时，当地医院MRI提示脊髓占位，并行囊内容物清除手术，病理提示畸胎瘤，术后患者出现右侧肢体无力，康复训练后好转。4个月前患者出现右手指握紧后麻木，外院复查MRI提示畸胎瘤复发。现患者为进一步治疗，来我院门诊，以"脊髓占位性病变"收入院。自发病以来，精神饮食睡眠可，大、小便正常，无体重明显改变等。既往和个人史无特殊。专科查体：右侧C_4～T_1水平痛温觉及粗略触觉减退，四肢肌力5级，右侧肩峰反射阳性，四肢腱反射亢进，双侧Hoffman征和Babinski征（＋），余神经系统查体未见明确阳性体征。McCormick分级：Ⅰ级。术前颈椎MRI见图22-0-1。术前诊断：颈髓占位性病变（C_2）：复发畸胎瘤。显微镜下行C_1、C_3部分椎板切开+髓内肿物切除术+脊神经根粘连松解术+硬膜扩大修补术（图22-0-1）。

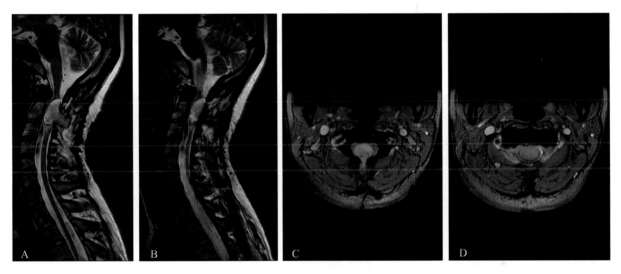

图22-0-1　术前颈椎MRI

T2WI显示C_2附件部分骨质缺如，C_2水平脊髓梭形增粗，髓内可见混杂信号肿块，可见液体分层，其头尾侧脊髓轻度局限性水肿，该肿物向后经C_2附件骨缺损处突入到椎管外

手术过程（图22-0-2）：术中暴露C_1～C_3棘突，向两侧分离椎旁肌肉，可见C_2椎板缺如，肿瘤生长贯穿椎管内外，给予椎管外肿瘤切除，超声骨刀铣开C_1和C_3部分椎板，咬除硬膜外黄韧带，充分止血后显微镜下剪开并悬吊硬脊膜，见蛛网膜增厚，与脊髓和神经根背侧粘连紧密，分离困难，脊髓肿胀搏动差，脑脊液循环不畅，表面血管迂曲怒张。显微镜下给予脊髓和神经根粘连松解，发现C_2～C_3脊髓病变（图22-0-2 A），沿C_2～C_3脊髓背侧后正中电凝后剪开增厚的软膜与肿瘤包膜组织，见肿瘤内容物位于髓内，色灰白色，豆腐渣状，可见毛发和骨化片（图22-0-2 B、C），切除肿瘤内容物，肿瘤包膜与脊髓边界尚清，用显微剪刀沿包膜四周仔细锐性分离（图22-0-2 D），在神经电生理监护下边分离肿瘤边止血，全切肿瘤包膜（图22-0-2 E）。充分止血后人工硬膜扩大修补（图22-0-2 F），去除C_1～C_3部分椎板给予减压，充分止血后分层缝合。

术后情况：术后第1天四肢肌力3级，余同术前；术后第5天四肢肌力4级，余同前。术后2周复查颈椎MRI见肿瘤近全切除（图22-0-3）。

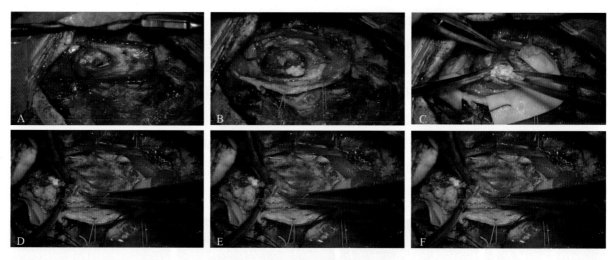

图22-0-2　显微镜下脊髓髓内肿瘤切除术

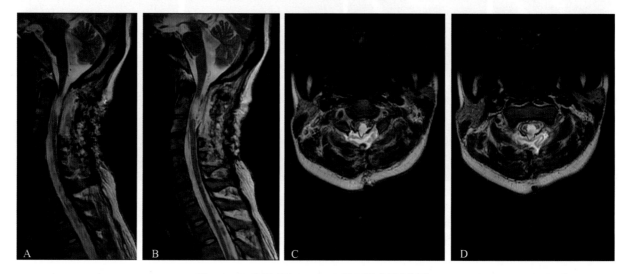

图22-0-3　术后2周MRI T2WI提示肿瘤近全切除

病理：脊髓占位，囊壁样组织一块，大小2 cm×1.5 cm×1 cm，内含油脂及毛发，囊壁厚0.1 cm。综上所述，最终诊断为（脊髓占位）囊壁样组织，囊壁可见皮肤及皮肤附属器、脂肪及纤维组织，结合病史符合畸胎瘤。

（满韦韬　王贵怀）

参考文献

［1］Nonomura Y, Miyamoto K, Wada E, et al. Intramedullary teratoma of the spine: report of two adult cases[J]. Spinal Cord, 2002, 40(1): 40-43.

［2］Lu YH, Wang HH, Lirng JF, et al. Unusual giant intraspinal teratoma in an infant[J]. J Chin Med Assoc, 2013, 76(7): 411-414.

［3］Schmidt RF, Casey JP, Gandhe AR, et al. Teratoma of the spinal cord in an adult: Report of a rare case and review of the literature[J]. J Clin Neurosci, 2017, 36: 59-63.

［4］Al-Sarraj ST, Parmar D, Dean AF, et al. Clinicopathological study of seven cases of spinal cord teratoma: a possible germ cell origin[J]. Histopathology, 1998, 32(1): 51-56.

［5］Rewcastle NB, Francoeur J. Teratomatous Cysts of the Spinal Canal; with "Sex Chromatin" Studies[J]. Arch Neurol, 1964, 11: 91-99.

［6］Koen JL, Mclendon RE, George TM. Intradural spinal teratoma: evidence for a dysembryogenic origin. Report of four cases[J]. J Neurosurg, 1998, 89(5): 844-851.

［7］Paleologos TS, Thom M, Thomas DG. Spinal neurenteric cysts without associated malformations. Are they the same as those presenting in spinal dysraphism?[J]. Br J Neurosurg, 2000, 14(3): 185-194.

［8］Park SC, Kim KJ, Wang KC, et al. Spinal epidural teratoma: review of spinal teratoma with consideration on the pathogenesis: case report[J]. Neurosurgery, 2010, 67(6): E1818-1825.

［9］Busch C, Bareiss PM, Sinnberg T, et al. Isolation of three stem cell lines from human sacrococcygeal teratomas[J]. J Pathol, 2009, 217(4): 589-596.

［10］Bjornsson J, Scheithauer BW, Okazaki H, et al. Intracranial germ cell tumors: pathobiological and immunohistochemical aspects of 70 cases[J]. J Neuropathol Exp Neurol, 1985, 44(1): 32-46.

［11］Matsutani M, Sano K, Takakura K, et al. Primary intracranial germ cell tumors: a clinical analysis of 153 histologically verified cases[J]. J Neurosurg, 1997, 86(3): 446-455.

［12］Shaffrey ME, Lanzino G, Lopes MB, et al. Maturation of intracranial immature teratomas. Report of two cases[J]. J Neurosurg, 1996, 85(4): 672-676.

［13］Kleinsmith LJ, Pierce GB, Jr. Multipotentiality of Single Embryonal Carcinoma Cells[J]. Cancer Res, 1964, 24: 1544-1551.

［14］Bi WL, Bannykh SI, Baehring J. The Growing Teratoma Syndrome after Subtotal Resection of an Intracranial Nongerminomatous Germ Cell Tumor in an Adult: Case Report[J]. Neurosurgery, 2005, 56(1): E191-E194.

［15］Vanguardia MK, Honeybul S, Robbins P. Subtotal resection of an intradural mature teratoma in an adult presenting with difficulty initiating micturition[J]. Surg Neurol Int, 2014, 5: 23.

［16］Ak H, Ulu MO, Sar M, et al. Adult intramedullary mature teratoma of the spinal cord: review of the literature illustrated with an unusual example[J]. Acta Neurochir (Wien), 2006, 148(6): 663-669; discussion 669.

［17］Makary R, Wolfson D, Dasilva V, et al. Intramedullary mature teratoma of the cervical spinal cord at C1-2 associated with occult spinal dysraphism in an adult. Case report and review of the literature[J]. J Neurosurg Spine, 2007, 6(6): 579-584.

［18］Allsopp G, Sgouros S, Barber P, et al. Spinal teratoma: is there a place for adjuvant treatment? Two cases and a review of the literature[J]. Br J Neurosurg, 2000, 14(5): 482-488.

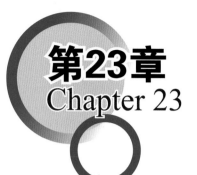

第23章
Chapter 23

罕见脊髓占位性病变

第1节 黑色素瘤

原发性椎管内黑色素瘤（primary spinal malignant melanoma，PSMM）是一种罕见的肿瘤。由于其罕见性，原发性椎管内黑色素瘤的流行病学、临床特征、治疗策略和预后尚待进一步研究。就现有的报道总结发现，原发性椎管内黑色素瘤恶性程度高，且发病率呈逐年上升趋势，临床易误诊，需临床医生引起重视。

一、概述

（一）定义

原发性椎管内黑色素瘤是一种极为罕见的肿瘤类型，可能起源于胚胎发育期间神经嵴的黑色素细胞或神经外胚层残留的黑色素母细胞，是一种恶性程度较高、预后较差的椎管内肿瘤[1]。

（二）流行病学

原发性椎管内黑色素瘤极为罕见，仅约占全部中枢神经系统肿瘤的1%，约占所有中枢神经系统黑色素瘤的50%[2]。颈段和胸段是原发性椎管内黑色素瘤的好发部位，且肿瘤多位于髓外硬脊膜下腔，少数可位于髓内、硬脊膜外或脊神经根[3,4]。有研究表明，原发性椎管内黑色素瘤的平均发病年龄为51岁，较少见于青年患者；此外，未发现性别因素会对原发性椎管内黑色素瘤的发病率造成影响[5]。

二、临床表现

原发性椎管内黑色素瘤的症状多样，通常是非特异性的，与多种常见椎管内肿瘤的临床表现类似[6]，如疼痛、麻木、感觉异常、肢体无力和括约肌功能障碍等进行性脊髓压迫的症状，一般疼痛和感觉异常是最常见的初始症状。有研究发现[1]，原发性椎管内黑色素瘤的病程较短，术前的平均症状持续时间为5.4个月，这也反映出原发性椎管内黑色素瘤的高度恶性和侵袭性生长的特点。

三、诊断与鉴别诊断

（一）影像学特点

原发性椎管内黑色素瘤在CT上多表现为类圆形的等密度或高密度影（肿瘤出血时），注射造影剂后可有不同程度增强。MRI是辅助诊断原发性椎管内黑色素瘤的主要影像学检查方式。原发性椎管内黑色素瘤含有大量黑色素细胞，因此在MRI下具有一定的特征性表现[7]。大多数原发性椎管内黑色素瘤在T1WI上表现为形态不甚规则的高信号[8,9]，在T2WI上表现为低信号或高信号，很少表现为等信号[10,11]；此外，肿瘤在MRI的表现受到其瘤体内部黑色素细胞的数量影响，肿瘤所含黑色素细胞的数量越高，在T1WI加权像上的信号强度就越高，并且在T2WI加权像上的信号强度就越低[12,13]。在注射造影剂后，肿瘤一般可表现为轻度至中度较为均匀的增强[14,15]。值得注意的是，若肿瘤内部存在急性或慢性出血、脂肪沉积等情况时也会影响其MRI特征，可在T1WI和T2WI加权像上表现为不均匀信号[16,17]。正电子发射计算机断层显像（positron emission tomography，PET-CT）在原发性椎管内黑色素瘤的诊断中具有一定的价值，但特异性不如MRI检查，可与MRI联合应用以提高诊断准确率。

（二）病理特点

原发性椎管内黑色素瘤的最终确诊需要通过组织病理学来证实。一般来看，黑色素瘤细胞质内色素含量丰富，细胞和细胞核多形性特征明显，细胞有丝分裂率高，且常可观察到细胞坏死[18,19]。免疫组化染色有助于对原发性椎管内黑色素瘤的诊断，常可观察到波形蛋白、HMB-45、S-100和MelanA呈阳性[4,20,21]。一项汇总了50例原发性椎管内黑色素瘤的研究发现[5]，50例病例中共有45例（90%）的免疫组化结果显示HMB-45、S-100和MelanA呈阳性，具有一定的辅助诊断意义。在分子病理学方面，皮肤黑色素瘤中常见BRAF（50%～70%）、NRAS（15%～30%）和CDKN2A（30%～70%）的特征性突变[22]。然而，研究表明与皮肤黑色素瘤不同的是，中枢神经系统黑色素瘤中的鸟嘌呤核苷酸结合蛋白G（q）亚单位a（GNAQ）和G蛋白亚单位a-11（GNA11）经常发生突变，导致MAP激酶途径的BRAF和NRAS独立激活[23,24]。Kusters-Vandevelde等[25]提出了GNA11突变往往预示着更具侵袭性的肿瘤行为，且这种突变常见于中枢神经系统黑色素瘤；此外，

Fuld等[3]也在原发性椎管内黑色素瘤中检测到了GNAQ 209的突变，但本突变在葡萄膜黑色素瘤和皮肤黑色素瘤中也较为常见。

（三）鉴别诊断

因为原发性椎管内黑色素瘤较为罕见的特点，临床易误诊，需引起重视。原发性中枢神经系统黑色素瘤的诊断标准最早由Hayward提出[26]，根据这一标准，原发性中枢神经系统黑色素瘤的诊断需同时满足除中枢神经系统外无原发性黑色素瘤且中枢神经系统内其他部位无原发性黑色素瘤，以及经组织病理学确认为黑色素瘤这两个条件。原发性黑色素瘤较常见于皮肤、视网膜、消化系统等位置，因此，在鉴别诊断原发性和继发性（转移性）椎管内黑色素瘤时应留意皮肤、视网膜、消化系统以及中枢神经系统其他部位是否存在黑色素瘤，可考虑对患者进行系统的皮肤查体、眼底检查、消化内镜检查、全中枢神经系统MRI检查等，条件允许时可考虑行PET-CT检查，排除继发性病变[14]。此外，由于原发性椎管内黑色素瘤内含大量黑色素细胞，在MRI上产生特征性改变，然而部分脊膜瘤或神经鞘瘤也可能存在色素沉着[27]，因此应注意与这些椎管内较为常见的肿瘤进行鉴别。

四、治疗

（一）手术治疗

由于原发性椎管内黑色素瘤较为罕见，其诊疗流程尚不规范，但大多数研究表明，手术切除肿瘤仍然是首选治疗方法[28]。建议应用术中神经电生理监测技术，在保护神经功能的前提下，尝试采用显微外科技术对肿瘤进行全切除。研究发现，接受肿瘤全切除的患者预后相对更好。一项总结分析文献报道了57例接受手术切除的原发性椎管内黑色素瘤患者[5]，其中29例（50.9%）实现了手术全切除，另外28例（49.1%）接受了手术次全切除。在29例接受肿瘤手术全切除的患者中，26例（89.7%）在平均（25.5±21.5）个月（范围3～76个月）的随访后存活；但即便接受手术全切除，肿瘤仍会复发或转移，并可能在随访期内死亡。在28例接受手术次全切除的患者中，平均随访（32±35）个月（范围6～108个月）后，只有13例（52%）存活，随后在平均（30±45）个月（范围1～136个月）的随访中，又有12例患者死亡，仅1例存活。虽然如果肿瘤未能全切则会增加术后复发的风险，但若术中发现肿瘤紧密附着于硬脊膜或与浸润脊髓组织，则不能强行追求全切除，可尝试行次全切除术以缓解症状，避免术后严重的并发症与神经功能缺损。值得注意的是，肿瘤次全切除即使不能治愈或延长寿命，也能有效缓解症状，提高患者生活质量[29]。因此，原发性椎管内黑色素瘤的手术治疗原则是首选进行安全的最大限度肿瘤全切除术，如果不可行，则应进行安全的次全切除术。

（二）放射治疗

虽然目前大部分研究建议原发性椎管内黑色素瘤患者术后应行辅助放疗，但其应用尚存争议。

一些研究表明术后辅助放疗有助于防止肿瘤全切除/次全切除后的局部肿瘤复发或播散转移，然而另一些研究表明术后辅助放疗可能无效，且可产生脊髓放射毒性[6,11]。由于原发性椎管内黑色素瘤的罕见性，目前尚无关于术后辅助放疗对患者生存期影响作用的数据或相关临床试验，但建议接受肿瘤次全切除的患者可考虑行术后局部放疗[3]。

（三）药物治疗

目前对于原发性椎管内黑色素瘤的药物治疗方案尚无定论，且均是一些零散的病例报道。已有研究显示，替莫唑胺、达卡巴嗪、长春新碱、博莱霉素、顺铂、甲氨蝶呤、白细胞介素-2等药物均已尝试应用于原发性椎管内黑色素瘤的治疗[6,27,30,31]。研究显示部分药物虽可能在一定时期内起到一定程度的控制肿瘤进展作用[30]，然而长期来看药物治疗似乎并不能使患者生存期获益[32]，需要进一步的证据。

（四）其他治疗

干扰素-α、干扰素-γ和淋巴因子激活杀伤（LAK）细胞等免疫疗法已应用于其他部位黑色素瘤，未来或可尝试用于原发性椎管内黑色素瘤的治疗[3]。

五、术后管理

（一）并发症及处理

与其他椎管内肿瘤类似，原发性椎管内黑色素瘤的术后并发症主要包括术后神经功能缺损、感觉异常、脊柱畸形、肠道和膀胱功能障碍等，此外，与手术相关的切口感染、脑脊液漏、中枢神经系统感染等并发症也值得注意。临床医生在患者术后应及时对其进行全方位评估，对并发症加以预防，及早发现并发症并加以处置，改善治疗效果。

（二）康复治疗

原发性椎管内黑色素瘤的术后康复治疗是其综合治疗策略中非常重要的一个环节。患者在术后往往仍然存在疼痛、神经功能缺损、运动障碍和感觉异常以及膀胱和肠调节功能障碍等问题，因此建议患者术后在专业的康复机构进行康复训练。包括康复科医生、物理治疗师、康复护士、康复神经心理学家等专业人士在内的综合性多学科康复治疗医技护团队可对原发性椎管内黑色素瘤患者进行术后的连续护理，对患者的功能恢复与生活质量的提升具有非常重要的意义[33]。建议康复治疗团队全程参与术前咨询、术后咨询与随访，在术前对患者术后可能出现的症状与问题进行宣教，并在术后积极参与患者的随访与肿瘤复发监测，与患者充分沟通、尽量满足患者的康复需求，进而起到最大化的治疗效果。康复治疗师可在术前帮助患者记录基线神经功能状况，并与临床医生及患者一同讨论手术切除后的功能期望，在术后即刻即可规划患者的在院康复治疗措施。对于术后复发、播散转移的晚期原发性椎管内黑色素瘤患者，即便无法延长其生命，康复治疗作为一种姑息性治疗方式也可在一定程度上提升患者的生活质量，为其提供临终关怀[34]。

（三）预后及随访

由于原发性椎管内黑色素瘤较为罕见，因此其预后情况尚存争议，但其总体预后优于更常见的皮肤黑色素瘤。有研究发现，接受手术治疗切除原发性椎管内黑色素瘤的患者，无论术后是否接受辅助治疗，其术后总生存期平均为79个月。若为皮肤黑色素瘤椎管内转移的患者，则预后较差，其术后平均总生存期仅约为6个月[21]。Wu等[1]报道了7例原发性椎管内黑色素瘤患者，其中3例男性患者的肿瘤较大（直径超过3 cm）、预后较差（术后2年内死亡），而4例女性患者的肿瘤较小（直径小于3 cm）且预后较好（术后生存期超过3年），提示女性原发性椎管内黑色素瘤患者可能具有更好的预后，且早期手术治疗可能具有改善预后的作用。然而，从目前已经报道的病例来看，原发性椎管内黑色素瘤患者术后的总生存期具有较大的可变性，从2个月到21年[30, 35]。有一项纳入了5例原发性椎管内黑色素瘤患者的研究显示，患者的术后平均总生存期超过6年[36]。但原发性椎管内黑色素瘤术后，尤其是术后远期极易复发或播散转移，因此需对术后患者密切随访，定期复查全中枢神经系统MRI及全身PET-CT[30]。门诊定期随访是对患者进行术后长期神经功能状态评估与肿瘤复发监测的理想方式之一。

六、诊疗流程

原发性椎管内黑色素瘤的诊疗流程如图23-1-1所示。

七、典型病例

患者男性，55岁。主因"椎管内黑色素瘤术后4年，发现复发4个月"入院。4年前患者出现右侧颜面部放射性疼痛，于外院行颈椎MRI示颈$C_1 \sim C_2$水平椎管内偏右侧占位，行椎管内肿瘤切除术，术后病理提示黑色素瘤。术后行干扰素治疗2个月，因副作用停药。4个月前外院复查MRI提示$C_2 \sim C_5$脊膜转移可能，颈部淋巴结多发肿大。颈部淋巴结穿刺示：转移性恶性黑色素瘤，于外院行替莫唑胺+顺铂+恩度方案化疗4周期。1个月前我院门诊复查MRI示$C_1 \sim C_7$水平椎管内异常强化灶，考虑复发可能。查体未见明显异常。初步诊断：椎管内占位性病变（$C_1 \sim C_7$）。拟在神经电生理监测下行后正中入路椎管内肿瘤切除术（图23-1-2）。

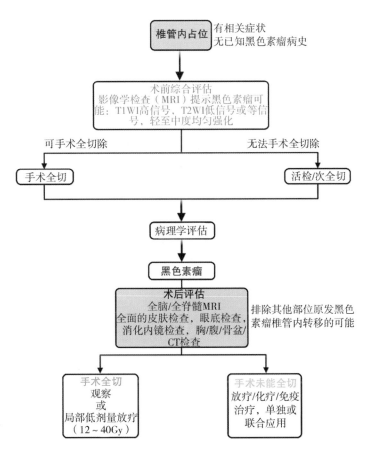

图23-1-1 原发性椎管内黑色素瘤的诊疗流程

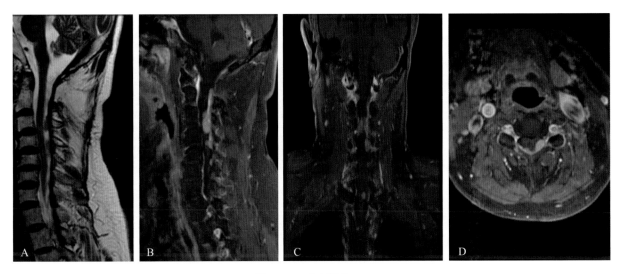

图23-1-2 术前颈椎MRI

提示$C_1 \sim C_7$水平椎管内多发结节状、斑片状等T_2信号影（A），增强可见明显强化（B-D）

手术过程（图23-1-3，图23-1-4）：气管内插管全身麻醉，右侧卧位，取原后颈部正中切口，见患者C_1和C_2棘突及部分椎板缺如。超声骨刀铣开$C_3 \sim C_7$椎板。硬膜外组织弥漫增厚，明显异常，与硬膜粘连明显，无明显边界（图23-1-3 A）。切开硬膜后常规悬吊，可见蛛网膜增厚粘连，局部发白，可见蛛网膜表面黑色肿瘤，与蛛网膜表面粘连明显，仔细分离$C_3 \sim C_7$蛛网膜表面的肿瘤，完整剥离蛛网膜外肿瘤（图23-1-3 B）。探查$C_1 \sim C_2$脊髓腹侧，可见黑色肿瘤侵袭于硬脊膜内层（图23-1-3 C），显微镜下仔细分离，质韧，血供不丰富，肿瘤与硬脊膜界限不清，大部切除肿瘤（图23-1-3 D）。彻底止血后严密缝合硬脊膜，复位$C_3 \sim C_7$椎板，椎板外放置引流管，按层次缝合切口。

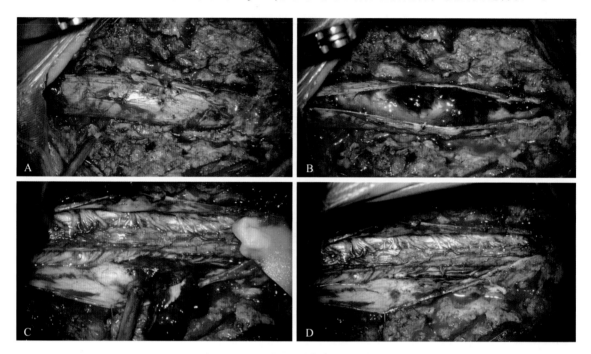

图23-1-3　显微镜下椎管内占位切除术

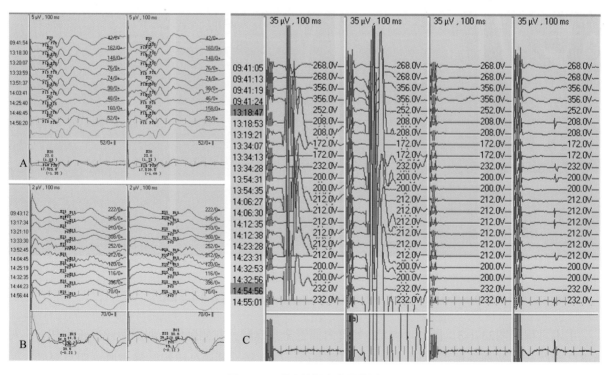

图23-1-4　术中神经电生理监测

病理（图23-1-5）：肿瘤细胞密集，呈巢片状排列，细胞核卵圆形，轻度异型，核分裂象1～2/10HPF，部分细胞胞质内可见黑色素沉积。免疫组化：S-100（－）、Vimentin（＋）、HMB45（＋）、Melan A（＋）、PR（－）、EMA（局灶+）、Bcl-2（＋）、CD34（－）、GFAP（－）、P53（－）、Ki-67（7%+）。综上所述，结合病史，考虑中间级别的脑膜黑色素细胞肿瘤。

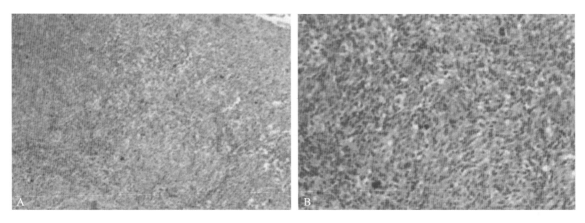

图23-1-5　术后病理提示黑色素瘤

术后情况：查体未见新发神经功能障碍，术后2周复查颈椎MRI可见肿瘤大部切除。后患者再次复发，行免疫治疗未见明显好转，目前仍存活（图23-1-6）。

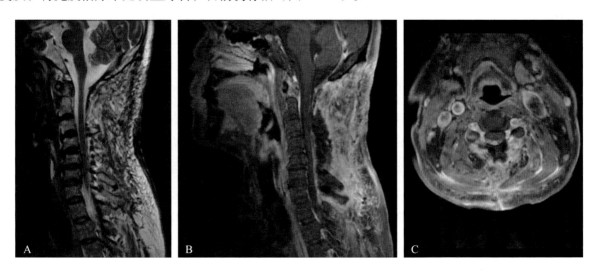

图23-1-6　术后2周颈椎MRI提示肿瘤大部切除

（杨凯元　王贵怀）

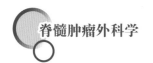

第 2 节　淋巴瘤

原发性中枢神经系统淋巴瘤（primary central nervous system lymphoma，PCNSL）是一种罕见的结外非霍奇金淋巴瘤（non-Hodgkin's lymphoma，NHL），而原发性脊髓淋巴瘤（primary intramedullary spinal cord lymphoma，PISCL）则更为罕见，仅约占全部中枢神经系统淋巴瘤的1%。由于其罕见性，临床易误诊，本病的早期正确诊断对于改善患者预后具有较为重要的意义。

一、概述

（一）定义

原发性中枢神经系统淋巴瘤是指局限于脑实质、脊髓、眼内和脑（脊）膜的，并且无中枢神经系统以外转移的一种高度侵袭性的结外非霍奇金淋巴瘤[37]。原发性脊髓淋巴瘤是指病变局限于脊髓的原发性中枢神经系统淋巴瘤，其中弥漫性大B细胞淋巴瘤为其主要的病理类型[38]。

（二）流行病学

原发性中枢神经系统淋巴瘤较为罕见，发病率低，约为4.7/100万人，约占全部中枢神经系统原发性肿瘤的4%[39,40]。而原发性脊髓淋巴瘤，仅约占全部中枢神经系统淋巴瘤的1%[41,42]。既往观点认为原发性中枢神经系统淋巴瘤更常见于免疫功能缺陷人群，然而近年来研究表明原发性中枢神经系统淋巴瘤在免疫功能正常的人群中发病率不断上升[43]。在免疫功能正常的人群中，原发性脊髓淋巴瘤更常见于中老年人。已报道的最小发病年龄为11岁，最大为82岁，平均发病年龄为57岁，性别差异不明显，多发于颈胸段脊髓区域[44,45]。

二、临床表现

原发性脊髓淋巴瘤常常会表现出髓内肿瘤患者的非特异性进行性脊髓压迫症状，如疼痛、麻木、感觉异常、肢体无力和括约肌功能障碍等，一般在数周至数月内起病，相比其他常见髓内肿瘤，该病病程相对较短[46]。

三、诊断与鉴别诊断

（一）影像学特点

由于原发性脊髓淋巴瘤罕见，因此在术前对其正确诊断非常困难。一般情况下原发性脊髓淋巴瘤在MRI下可表现为脊髓弥漫性增粗，T1WI加权像显示高信号，T2WI加权像显示等信号或高信号，注射造影剂后可观察到不均匀强化[47]。然而，原发性脊髓淋巴瘤的MRI表现缺乏特异性，需注意与炎症性疾病、其他常见髓内肿瘤等相鉴别。有研究表明，若MRI显示为多灶性脊髓病变、注射造影剂后明显强化以及圆锥或马尾受累等特征，则提示考虑诊断原发性脊髓淋巴瘤[48]。正电子发射计算机断层显像（positron emission tomography，PET-CT）在原发性脊髓淋巴瘤的诊断中也具有一定价值，其特征是可观察到肿瘤内18F-FDG的高代谢信号[49]。

（二）病理特点

原发性中枢神经系统淋巴瘤最常见的组织病理学亚型是弥漫性大B细胞淋巴瘤（超过90%），而对于原发性脊髓淋巴瘤，其组织病理学类型也主要是B细胞源性淋巴瘤，其中最常见的也是弥漫性大B细胞淋巴瘤，但比例约占50%，其余的组织病理学类型包括惰性B细胞淋巴瘤、T细胞淋巴瘤和Burkitt淋巴瘤等[45,48,50]。有研究报道，T细胞淋巴瘤约占全部原发性脊髓淋巴瘤的1.4%[45]，然而，与B细胞淋巴瘤相比，T细胞淋巴瘤可能更具有非限定性免疫表型，因此，需注意将T细胞淋巴瘤与炎症反应进行仔细区分[51,52]。根据细胞来源的不同，还可以将原发性中枢神经系统淋巴瘤分为生发中心型和活化B细胞型，其中活化B细胞型占大多数（80%以上），但预后差于生发中心型。免疫组化分析常可见CD20阳性，CD79a阳性以及高Ki-67增殖指数。虽然原发性中枢神经系统淋巴瘤的常规定义是组织病理学为非霍奇金淋巴瘤，然而Williamson等[53]报道了1例位于脊髓圆锥和马尾的原发性脊髓霍奇金淋巴瘤的病例，这也表明对于原发性脊髓淋巴瘤的组织病理学特点有待更深入的研究与探索。

（三）鉴别诊断

原发性脊髓淋巴瘤与许多椎管内肿瘤以及炎症类疾病有着类似的MRI表现，由于其罕见性，临床医生对其了解相对较少，易误诊，需与多发性硬化症（multiple sclerosis，MS）、视神经脊髓炎谱系障碍（neuromyelitis optica spectrum disorders，NMOSD）、脊髓胶质瘤、转移癌、感染等疾病相鉴别[54]。由于脊髓多发性硬化症和视神经脊髓炎谱系障碍也常发生于颈胸段脊髓区域，因此原发性脊髓淋巴瘤更需注意与这两种疾病相鉴别。脊髓多发性硬化症一般不会出现脊髓弥漫性增粗，病变长度通常小于三个节段，一般位于脊髓背侧方呈偏心性[55]；而视神经脊髓炎谱系障碍通常是较为典型的纵行性、较广泛的病变，在急性期可能会出现脊髓增粗，且常会侵犯脊髓中央灰质，T2WI加权像显示明显的高信号，注射造影剂后可见环状强化[55]。此外，研究表明原发性中枢神经系统淋巴瘤患者的脑脊液很少正常，约75%的患者可出现脑脊液蛋白水平升高，约50%的患者可出现轻微的脑脊液淋巴细胞增多，通过脑脊液流式细胞分析以及重复脑脊液检查进行脑脊液细胞免疫分型可进一步提升诊断的准确性，与脊髓多发性硬化症和视神经脊髓炎谱系障碍等脊髓炎症类疾病鉴别[49]。然而，通过脑脊液诊断假阴性率高，且连续腰椎穿刺化验脑脊液可能会导致诊断延迟，因此，若疑似诊断原发性脊髓淋巴瘤，早期手术活检是最为推荐的诊断手段[46]。

四、治疗

（一）手术治疗

原发性脊髓淋巴瘤罕见，缺乏特定治疗方案的证据，目前一般认为手术全切除肿瘤创伤较大，且仅能起到延迟化疗的作用，无法使患者从手术中取得生存获益。早期微创手术活检获取病理、明确诊断是推荐的手术方式[46]。此外，类固醇激素的使用可能会导致活检的敏感性降低，经典学说建议在患者活检前一周停用类固醇类激素药物的使用[56]。

（二）药物治疗及放射治疗

由于原发性脊髓淋巴瘤较为罕见，对于其药物及放疗方案仍缺乏有效的证据。在治疗原发性中枢神经系统淋巴瘤的基础上，活检明确病理后应用大剂量甲氨蝶呤加利妥昔单抗化疗已被用作原发性脊髓淋巴瘤的核心治疗方案[57]。放疗在治疗原发性脊髓淋巴瘤中的作用尚不明确，但已见用于化疗难治的病例。有研究表明化疗加放疗的联合治疗可提升患者的生存率[58]；然而，也有研究表明，放疗对患者的总生存期没有益处[44,45]，这可能是放疗导致的严重脊髓神经毒性所致，且对于老年患者，放疗引起的脊髓神经毒性更为常见[59]，在改善原发性脊髓淋巴瘤患者的总生存期和无进展生存期方面，单独化疗优于放化疗联合和单独的放疗[44]。因此，原发性脊髓淋巴瘤的最佳治疗方案仍亟待进一步深入研究。

五、术后管理

（一）并发症及处理

大剂量甲氨蝶呤加利妥昔单抗化疗已被用作原发性脊髓淋巴瘤的核心治疗方案，然而甲氨蝶呤的应用可能会出现一些副作用，较常见的有口腔黏膜溃疡、舌炎、恶心呕吐、骨髓造血功能抑制等，部分患者会出现肝肾功能异常。因此在应用大剂量甲氨蝶呤化疗时，应注意使用亚叶酸钙解毒，并嘱患者多饮水，同时密切监测患者的肝肾功能、血常规、血生化等，尽量减轻化疗不良反应对患者的影响[57]。此外，脊髓微创活检需要开放性手术，也可能出现脊髓出血、血肿形成、伤口感染等手术并发症，应引起重视。

（二）康复治疗

若原发性脊髓淋巴瘤患者因病情进展出现活动受限，则在对其积极诊治的前提下，应请康复治疗团队对患者进行系统性的康复功能训练，改善患者的生活质量。

（三）预后及随访

有研究表明，原发性脊髓淋巴瘤患者的远期复发率高，且严重影响患者生存质量。Flanagan 等[48]的研究显示，约50%的原发性脊髓淋巴瘤患者在确诊后10个月出现较严重的行动不便、依赖轮椅，并平均在确诊22个月后死亡，2年生存率仅为36%。而Yang等[45]的研究显示，原发性脊髓淋巴瘤患者的1年、2年和5年生存率分别为73.8%、67.9%和63.1%。不同研究对于原发性脊髓淋巴瘤患者的预后显示较明显差异的原因可能是原发性脊髓淋巴瘤罕见，尚缺乏大宗病例分析总结，因此对其预后仍缺乏确切的研究证据，需要进一步深入研究。此外，考虑到原发性中枢神经系统淋巴瘤可能在中枢神经系统的其他部位复发，建议患者在前5年每6个月门诊随访复查全中枢神经系统MRI，必要时复查PET-CT，之后每年复查一次。

六、诊疗流程

原发性脊髓淋巴瘤的诊疗流程见图23-2-1。

七、典型病例

患者女性，62岁。主因"双下肢麻木伴行走困难1年余"入院。患者1年前无明显诱因出现间歇性双下肢麻木、无针刺感，逐渐加重为持续性，伴有左下肢乏力、行走困难，双上肢浅感觉减退，以双手为著，双上肢活动正常。查体：左下肢肌力4级，肌张力不高，其余肢体肌力、肌张力正常；双下肢浅感觉减退、深感觉正常；双上肢浅感觉减退，以双手为著，深感觉正常；生理反射存在，病理反射未引出。胸腰椎MRI提示$T_{12} \sim L_3$水平椎管内占位，考虑肿瘤。门诊以"椎管内肿物"收治入院，病程中患者精神可、饮食可、睡眠可、二便正常、近期无明显体重下降。初步诊断：脊髓占位性病变（$T_{12} \sim L_3$）。拟在神经电生理监测下行后正中入路脊髓髓内肿瘤探查术（图23-2-2）。（此病例由王贵怀教授主刀手术，苏州大学附属第一医院神经外科张健教授提供临床资料。）

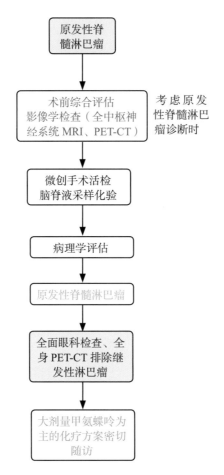

图23-2-1　原发性脊髓淋巴瘤的诊疗流程

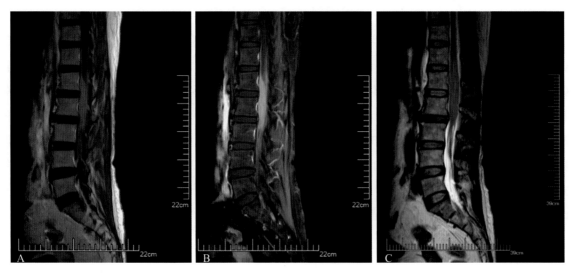

图23-2-2　术前MRI示T_{12}～L_3水平椎管内占位

手术过程（图23-2-3）：气管插管全身麻醉，取俯卧位，予C形臂机定位L_1～L_3，取后正中纵行切口，暴露L_1～L_3棘突及两侧椎弓根。超声骨刀切开L_1、L_2及部分L_3椎板，纵行切开硬脊膜，切开后可见L_1～L_2水平马尾神经明显增粗，部分马尾神经根呈灰白色，鱼肉样，肿胀明显（图23-2-3 A），整根神经弥漫肿胀，正常纤维结构丧失，探查未见其他明显肿瘤组织（图23-2-3 B），术中考虑神经根炎症或淋巴瘤浸润可能，术中取明显异样最粗大的L₁背侧感觉神经根一段（图23-2-3 C），长约2 cm，送病理，其余异常神经未予以切除，神经、血管及脊髓保护良好。缝合硬脊膜，椎板原位复位，逐层缝合手术切口。

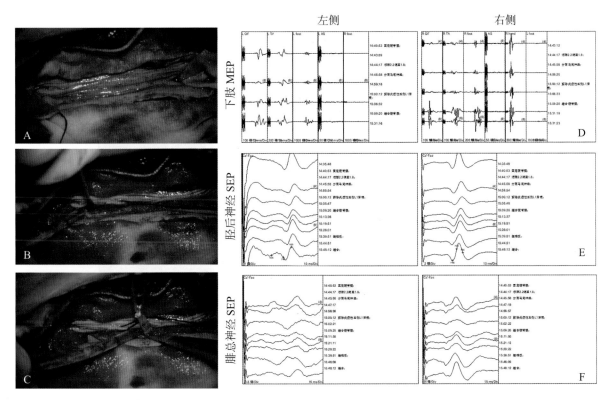

图23-2-3　术中照片（A～C）及术中电生理记录（D～F）

病理（图23-2-4）：恶性B细胞淋巴瘤，考虑弥漫大B细胞淋巴瘤（非生发中心亚型）。免疫组化（I22-09222）：MPO（-），LCA（-），CK（-），GFAP（-），Syn（-），Ki-67（95%+），CD20（+），CD3（-），CD79a（+），CD10（-），CD5（-），CyclinD1（-），Bcl-2（大于90%+），Bcl-6（-），MUM1（+），TDT（-），C-myc（约80%+），CD30（-），CD19（+）。

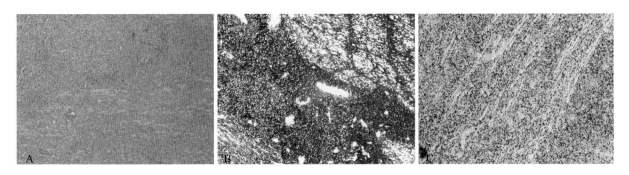

图23-2-4　术后病理回报

A. HE染色；B. CD20免疫组化染色；C. Ki-67免疫组化染色。提示弥漫大B细胞淋巴瘤（非生发中心亚型）

术后情况（图23-2-5）：结合患者病史及相关辅助检查，考虑患者为原发中枢性弥漫大B细胞淋巴瘤。排除相关化疗禁忌，予OR+MTX方案化疗，具体为：奥布替尼150 mg每天一次，利妥昔单抗600mg d1，MTX 4.8g d2；并辅以亚叶酸钙解救MTX，并予阿昔洛韦、头孢唑肟钠预防感染。密切监测血MTX浓度。患者化疗期间未见明显不良反应，复查腰骶椎MRI可见肿瘤明显缩小。查体：四肢麻木较前减轻，左下肢肌力较前好转，顺利出院。

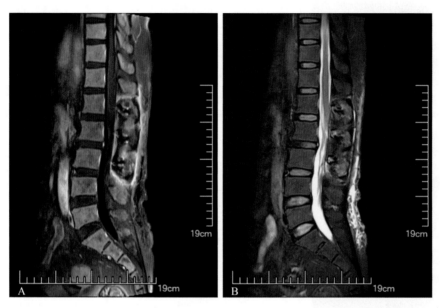

图23-2-5　化疗后复查腰骶椎MRI可见肿瘤明显缩小；随访患者神经功能改善

（杨凯元　张　健　王贵怀）

第3节　胚胎性肿瘤

2021年，世界卫生组织（WHO）对中枢神经系统肿瘤分类进行更新，将胚胎性肿瘤分为髓母细胞瘤和其他中枢神经系统胚胎性肿瘤两大类。新版肿瘤分类新增中枢神经系统神经母细胞瘤，FOXR2活化型和有BCOR内部串联重复的中枢神经系统肿瘤两种类型，以及筛状神经上皮肿瘤的暂定类型；非典型性畸胎样/横纹肌样肿瘤因其在胚胎性肿瘤中的重要地位得以保留。

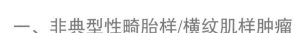

一、非典型性畸胎样/横纹肌样肿瘤

（一）概述

颅内非典型性畸胎样/横纹肌样肿瘤（atypical teratoid/rhabdoid tumor，AT/RT）是一种罕见的中枢神经系统高度恶性胚胎性肿瘤。中枢神经系统AT/RT于1987年首次被确认，并被简称为"横纹肌样瘤"。其在1996年被定义为一个独特的类型，在2000年被WHO纳入中枢神经系统肿瘤分类中。AT/RT被认为是中枢神经系统胚胎肿瘤，由于其高度恶性而被分至WHO Ⅳ级[60]。其好发于3岁以下幼儿，占儿童所有中枢神经系统肿瘤的1%~2%，也是6个月以下婴儿中最常见的中枢神经系统肿瘤[61, 62]。成年的AT/RT患者非常罕见，目前仅有很少的病例报告。大多数成年患者的肿瘤位于幕上，并容易累及鞍区。与幼儿AT/RT相比，成人患者的治疗效果更好，并拥有更长的生存期。AT/RT临床罕见，且诊断、治疗的难度较大。

肿瘤细胞形状显示其组织学多样性，具有横纹肌细胞和神经外胚层，同时具有上皮和间质元素，但缺乏畸胎瘤的不同组织发育特征；因此被定义为AT/RT。尽管肿瘤的治疗方式一直在进步，但该肿瘤的预后仍极差。因该肿瘤的位置决定了往往无法将其完全切除；并且由于患者的年龄较小，则放疗时无法应用最优的放疗剂量。至今，AT/RT的最佳治疗方案仍未达成共识。

（二）临床表现

AT/RT的临床表现取决于肿瘤的位置及患者的年龄。患者通常表现出颅内压增高的症状，如头痛、呕吐、嗜睡、发育不良、易怒以及幼儿大头畸形等。肿瘤侵袭小脑可能导致共济失调、眼震等症状。侵犯桥小脑角时患者可能出现脑神经（Ⅶ和Ⅷ）损害症状[63]。

（三）诊断与鉴别诊断

影像学表现：颅脑CT检查显示肿瘤区域往往表现为不均匀高密度影。MRI可以更好地显示肿瘤形态，AT/RT在T1WI和T2WI上均为强高信号影；增强扫描则可以更清楚地显示肿瘤。MRI可显示出AT/RT与其他颅内肿瘤不同的外周囊性成分，这可以作为AT/RT的特征性表现[64]。大多数AT/RT发生在大脑半球，且额叶最常受累。AT/RT在影像学诊断上，主要与髓母细胞瘤、原始神经外胚层肿瘤、室管膜瘤、畸胎瘤、脉络丛肿瘤等相鉴别。肿瘤距中线距离、偏心性囊肿、钙化和肿瘤内出血等表现，有助于区分髓母细胞瘤与AT/RT。15%~30%的患者可发现肿瘤经脑脊液播散[63]；因此脑脊液细胞学检查可以用于鉴别诊断。

组织病理：AT/RT为异质性肿瘤，单凭病理学检查往往难以识别。其往往显示为原始神经外胚层成分和横纹肌细胞紧密混合，并且十分复杂。横纹肌表型的特征为具有丰富嗜酸性细胞质、偏心的显著嗜酸性细胞核的大细胞[65]。原始外胚层组分的特征为未分化的小圆蓝细胞。间充质成分多为梭形细胞。而较少见的上皮组分则可观察到鳞状、乳头状、腺瘤状或带状结构；有丝分裂、坏死及出血较常见。但仅凭上述组织病理学改变很难与原始外胚层肿瘤及MB相鉴别。AT/RT的免疫组化表现为多表型反应性，对波形蛋白、上皮膜抗原、平滑肌肌动蛋白、突触小泡蛋白、细胞角蛋白、胶质纤维酸性蛋白及神经丝蛋白均有较低程度的阳性反应[66]。同时作为具有极强增殖能力的肿瘤，其显示出较高的MIB-1指数。大多数的AT/RT有SMARCB1/INI1表达缺失，少部分病例有SMARCA4/BRG1表达的缺失。免疫组化还可用于评估患者的预后，有一项研究显示FLI-1和cyclin D1免疫阳性与较好的预后有相关性[67,68]。AT/RT患者的预后通常较差，但一些患者在经过标准治疗后效果较好，提示肿瘤间存在分子特异性。

（四）治疗

1. 手术

切除肿瘤可以快速缓解AT/RT患者的症状。手术的切除范围取决于患者的年龄、肿瘤的部位及肿瘤的大小。累及桥小脑角区的后颅窝肿瘤由于侵犯脑神经往往导致切除困难。切除范围对生存率的影响并不确定。有关AT/RT总生存率的研究显示，肿瘤全切除与次全切除/近全切除相比可显著改善生存率[69,70]。也有研究显示手术切除程度对预后的影响则没有显著差异[71]。根据现有文献资料表明，手术的目标应为在保证安全的前提下最大限度地切除肿瘤，同时充分保留神经功能。除了行肿瘤切除术外，还需根据病情行脑室分流术等。

2. 化疗

化疗是AT/RT标准治疗中重要的组成部分。已发表的文献中使用的2种AT/RT化疗方案：儿童癌症组（CCG）-9921和跨组织横纹肌肉瘤Ⅲ（IRSⅢ）方案。在CCG-9921方案中，使用长春新碱、顺铂、环磷酰胺、依托泊苷或长春新碱、卡铂、异环磷酰胺、依托泊苷4种药物组合[72]。该诱导方案在儿童脑肿瘤的整体有效率为42%。IRSⅢ方案由长春新碱、顺铂、多柔比星、环磷酰胺、达卡巴嗪、依托泊苷、防线菌素-D以及依托泊苷甲氨蝶呤与氢化可的松和阿糖胞苷行三联鞘内化疗。

3. 放疗

放疗也是AT/RT治疗的重要组成部分。由于大多数AT/RT患者确诊时小于3岁，正处于神经系统发育的关键时期，故通常延期进行术后放疗。在做这些患者的放疗规划时，应用了可变的治疗量。由于肿瘤沿软脑膜传播（15%~30%）的倾向性，CSI已被应用于大于3岁的儿童。由于发病率较低及治疗中放疗的使用有限，AT/RT所需的放疗剂量尚未标准化。

（五）典型病例

患者女性，9岁。患者于2021年8月因"臀部疼痛"就诊于当地医院，查腰椎MRI发现$L_2 \sim L_3$椎管内占位，遂于2021年8月30日于河南省肿瘤医院行后路入椎管内占位切除术，术后病理提示AT/RT。2021年10月至2022年5月，行化疗12个周期，具体用药不详。2022年2月至3月行放疗28个周期。2022年5月行干细胞移植术。随后每3个月复查一次，期间无腰臀部疼痛、下肢疼痛、无力、活动障碍、行走困难、大小便失禁等不适。2023年1月复查MRI发现L_1水平椎管内占位，考虑复发。专科查体：感觉无异常，四肢肌力5级，双侧Babinski征（-）。McCormick分级：Ⅰ级（图23-3-1）。

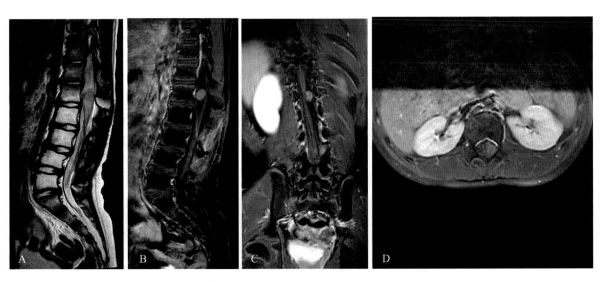

图23-3-1　腰椎曲度轻度后凸，骶椎曲度顺列可，L₃部分附件骨质不连呈术后改变，可见内固定物影

A. 诸腰椎椎体T2WI信号增高；B. L₁水平椎管内见增强扫描类圆形高信号，大小约13 mm×11 mm；C. 冠状位可见髓外占位于脊髓左侧；D.轴位显示左侧肿瘤占位，挤压脊髓向对侧

手术过程（图23-3-2）：气管内插管全身麻醉，俯卧位，后正中线直切口，充分暴露后剪开 L₁~L₃硬膜并向两侧悬吊，可见L₁~L₂层面椎管内一类圆形肿物（图23-3-2 A），大小约20 mm × 15 mm×15 mm，色灰，质地偏软，血供一般，与周围神经根粘连不明显，肿物头端与尾端有明显的陈旧性的暗色出血和血块（图23-3-2 B）。肿物两端用明胶海绵予以保护，用显微镊子与神经剥离子仔细分离肿物，吸引器吸掉头尾端陈旧性出血和凝血块。此后可见肿物与周围神经根有较丰富的静脉连接，分别予以电凝和剪断后整块切除肿物并送病理检查（图23-3-2 C、D）。充分止血后人工硬膜扩大缝合硬膜，复位椎板，充分止血后分层缝合肌肉、筋膜、皮下组织和皮肤。

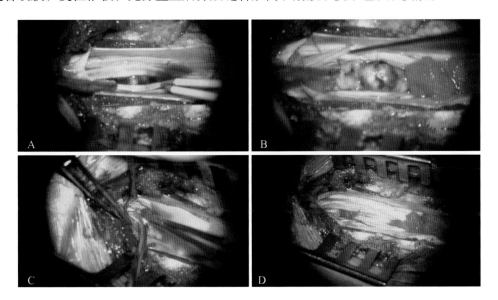

图23-3-2　脊髓肿瘤全切除术

病理：（L₁~L₂硬膜下占位）（T₁₂层面马尾神经处占位）肿瘤细胞密度较高，呈弥漫巢片状浸

润性生长，肿瘤细胞卵圆形或短梭形，中度异型，胞质淡嗜酸性，核偏位，呈空泡状，核仁明显，核分裂象易见。免疫组化：INI-1（–）、Vimentin（+）、S-100（散在+）、Syn（+）、SMA（部分+）、NF（散在+）、GFAP（–）、Olig-2（–）、MyoD1（–）、Myogenin（–）、Ki-67（70%+）。综上，结合病史，诊断为非典型畸胎样/横纹肌样肿瘤（WHO 4级）。

术后情况：术后第1天生命体征平稳，颈软无抵抗，感觉系统无异常，双上肢肌力5级，肌张力腱反射未见异常；双下肢肌力4级，肌张力未见异常，髌腱反射无明显亢进；双侧生理反应存在，双侧Babinski征（–）。双下肢共济运动稍差（图23-3-3）。

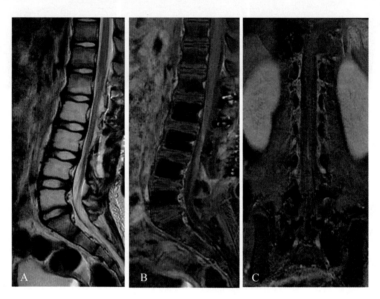

图23-3-3 术后影像学检查

A. L₁~L₃部分附件骨质不连呈术后改变，可见内固定物影，术区信号混杂，周围软组织肿胀；B. 原L₁水平椎管内增强扫描类圆形高信号本次未见，增强扫描L₃上缘水平椎管内脊膜处见大小约6 mm×3 mm结节样强化灶；C. 冠状位未见既往占位影

二、髓母细胞瘤

（一）概述

1. 定义

髓母细胞瘤是最常见的儿童后颅窝恶性肿瘤。尽管发育研究并未发现真正的髓母细胞，但因其细胞形态类似胚胎期髓母细胞而得名。

2. 流行病学

发病率约为5/100万，占儿童脑肿瘤的20%，占胚胎性肿瘤的65%；男性发病率高于女性，约5%的患儿与家族遗传相关[73]。

3. 分型

基于基因表达谱和甲基化谱分析，髓母细胞瘤主要包括WNT、SHH、3组和4组共4种分子类型，每种类型与不同的遗传改变、发病年龄和预后相关，并纳入WHO中枢神经系统肿瘤分类，奠定了髓母细胞瘤分子分型的基础[60,74]。2016年WHO中枢神经系统肿瘤分类第四版修订版从分子遗传学层面，将髓母细胞瘤分为预后最好同时也是发病率最低的WNT活化型、预后较差的SHH活化和TP53突变型、预后较好的SHH活化和TP53野生型、非WNT/非SHH活化型，其中还包括3组和4组两种临时类型；组织学层面将髓母细胞瘤分为经典型、促纤维增生/结节型、广泛结节型、大细胞型/间变性共4种类型；此外，还对缺乏诊断信息的肿瘤以NOS作为后缀标注。随着对髓母细胞瘤研究的深入和对其异质性认识的加深，2021年WHO中枢神经系统肿瘤分类对髓母细胞瘤分类进行了较大改动：保留WNT活化型以及提示预后的SHH活化和TP53突变型、野生型，不再强调非WNT/非SHH活化型的3组型和4组型两种临时类型，同时，将髓母细胞瘤的4种组织学类型归于髓母细胞瘤组织学分型[60]。目前，髓母细胞瘤的精细化分子分型包括7分型、12分型以及对非WNT/非SHH活化型的8分型等[75-77]。

（二）临床表现

髓母细胞瘤高度恶性，生长快，自发病至就诊平均在4个月左右，最短的10天，最长的1年。好发于小脑蚓部，浸润生长，突入第四脑室，高颅压症状明显。小脑功能损害表现为步态蹒跚，走路不稳等。脑干受压损害，出现复视、面瘫、头颅增大（儿童）、呛咳及吞咽困难等。肿瘤通过脑脊液播散转移至脊髓或颅内是髓母细胞瘤的重要特征。

（三）诊断

髓母细胞瘤诊断基于临床症状、影像学检查、脑脊液细胞学检查以及综合组织病理学和基因分子分析结果。

1.脑脊液检查

除压力增高外，蛋白量及白细胞数可增多。容易查见瘤细胞。但是检出瘤细胞者不一定有转移发生，只是提示放射治疗的必要性。

2.影像学检查

（1）头颅X线片：大多数颅内压增高征，在儿童可有骨缝分离、头颅增大、骨质变薄等。肿瘤发生钙化者罕见。

（2）CT扫描：典型髓母细胞瘤一般直径大于3.5 cm，位于后颅窝中线小脑蚓部。累及上蚓部的肿瘤延伸到小脑幕切迹之上。CT平扫肿瘤多呈均匀一致的高或等密度病灶，边界较清楚。增强检查呈均匀一致强化。病灶中有小坏死灶时，平扫亦可呈不均匀之混杂密度，注药后有增强。肿瘤钙化多见，有时病灶周围环绕有一条薄的低密度水肿带。第四脑室常被向前推移，可伴有梗阻性脑积水征。它与室管膜瘤的鉴别主要是髓母细胞瘤钙化及囊变少见，病灶密度均一。当出现第四脑室底下移时可在脑室周边出现完全或不完全略高密度影像，呈带状，有明显强化。

（3）MRI检查：髓母细胞瘤的实质部分表现为长T_1和长T_2，信号强度上的特点不突出，正中矢状扫描图对诊断尤为重要，髓母细胞瘤一般信号强度均匀，发生坏死或囊变时，内部可见到比肿瘤更长T_1、更长T_2的病灶区。Gd-DTPA增强扫描、肿瘤的实质部分呈显著增强，对于髓母细胞瘤沿脑脊液发生播散性种植的检查，MRI矢状位或冠状扫描更有价值，同时种植病灶亦可被Gd-DTPA显著增强。怀疑小脑蚓部髓母细胞瘤时，建议行脑+全脊髓MRI，确定是否有播散转移。

（四）鉴别诊断

1. 第四脑室室管膜瘤

此病起源于第四脑室的室管膜，早期因刺激第四脑室底而引起呕吐。病程较髓母细胞瘤长，小脑的实质性损害不如髓母细胞瘤严重，部分病例甚至无明显的小脑体征。

2. 小脑星形细胞瘤

多发生于儿童的小脑半球，偏良性。病程可以很长，主要表现为颅内压增高和一侧肢体的共济运动障碍。颅骨X线片钙化率较髓母细胞瘤高，有的病例（尤其是较小的儿童）可见肿瘤侧的枕骨鳞部隆起和骨质变薄。CT与MRI检查可以明确肿瘤的部位甚至性质。

3. 颅内炎症

脱落的髓母细胞瘤肿瘤细胞有时广泛种植于大脑和脊髓表面，出现脑膜刺激征及脑脊液白细胞增多，易误诊为"脑膜炎"。但脑膜炎时白细胞常更多，多伴有发热，脑脊液中的糖和氯化物常降低等。小脑结核瘤也可发生于儿童，但多位于小脑半球，常有结核病史或结核接触史，并有结核中毒症状。

（五）治疗

1. 手术治疗

对于有显著颅内压增高的患者，应先解除颅内压增高，可做肿瘤切除或脑脊液分流手术，手术尽量全切除肿瘤，术中沿肿瘤周边分离，力求整块切除，如果质地脆软，尽量用直径粗大的吸引器吸除肿瘤，减少使用生理盐水冲洗术野，当肿瘤全切除后，中脑导水管开口清晰可见，脑脊液流出畅通。术中使用棉片覆盖保护好瘤周脑组织。肿瘤如为硬纤维型，则可向其两侧剥离，阻断其血供来源，肿瘤常可完整切除。如果肿瘤浸润第四脑室底脑干，操作要轻柔，尽量减少对脑干的损害，瘤床渗血用明胶海绵等止血材料覆盖棉片压迫止血。肿瘤全切除后，被肿瘤梗阻的脑脊液循环应重新恢复，一般硬膜扩大缝合，逐层缝合伤口。

2. 放射治疗

术后接受放疗可延长患者的生存期。Bruce指出，所有未经术后放疗的髓母细胞瘤均复发，且多在复发后1年内死亡。手术后辅助放疗，5年生存率达40%～60%，10年生存率也达30%～40%。早期有人主张，髓母细胞瘤患者可单纯给予放疗，但这样有两个缺点：一方面，放疗过程中肿瘤因肿胀，使脑干受压加重，患者可能因颅内压增高，脑干受压而致命；另一方面，盲目放疗对较良性肿瘤（如星形细胞瘤）的效果不好，可能延误病情。现在多数作者主张在手术时切除肿瘤，使脑脊液循环梗阻解除，同时确切做出病理诊断后再行放疗。一般强调术后早期放疗，多在手术后1～2周内开始。基于髓母细胞瘤易转移的特点，应对全中枢神经系统进行放疗，并在此基础上病灶局部增加放疗剂量。

3. 药物治疗

髓母细胞瘤术后单纯化疗未见明确疗效，即使在手术、放疗后应用化疗其结果亦有争议。

4. 预后

术后平均生存0.9年，成人的预后较儿童为好。随着近年来临床医学和基础研究的不断发展，髓母细胞瘤患者的预后得到不断改善。目前多数统计5年存活率均在30%以上，最高达80%，个别的可生存10年以上。标准风险患者的5年总生存期为70% ~ 85%。标准风险通常定义为大于3岁且肿瘤全切且在诊断时未转移的患者[78, 79]。小于3岁、肿瘤次全切除和诊断时转移的患者被认为是高风险患者，通常具有5年总生存期<70%[79-81]。

（六）典型病例

患者女性，4岁。因"小脑髓母细胞瘤术后3个月余，右下肢力弱12天"入院。患者2020年8月1日行颅内占位病变切除术，术后病理提示大细胞/间变髓母细胞瘤（WHO 4级），复查MRI（2020年8月13日）提示小脑占位病变全切除，$T_9 \sim T_{10}$椎管内占位，肿瘤播散可能。头颅MRI提示小脑占位病变，行4个疗程放、化疗。第一次放疗当日晚间患儿出现后背、腹部及下肢疼痛，次日患儿右下肢力量下降，逐渐加重，不能行走，复查MRI（2020年11月10日）提示椎管内占位病变较前进展。查体：双上肢肌力5级，左下肢肌力5级，右下肢肌力1级，肌张力正常，肢体深浅感觉未见异常，右下肢腱反射活跃；双侧Hoffmann征（－），Babinski征（＋）。MRI检查（图23-3-4）：$T_9 \sim T_{10}$椎管内占位病变，脊髓播散可能。

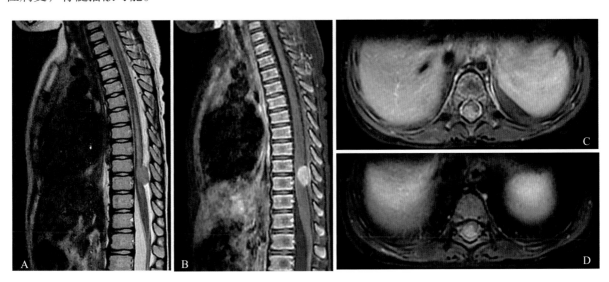

图23-3-4　MRI检查

A. T2WI $T_9 \sim T_{10}$椎管内中高信号占位病变；B. T1WI增强显示信号明显增强；C、D. T1WI增强显示占位呈偏向背侧

手术过程（图23-3-5）：俯卧位，定位$T_9 \sim T_{10}$节段并标记后正中直切口，依次切开皮肤、皮下、筋膜层，暴露$T_8 \sim T_{10}$棘突，向两侧剥离椎旁肌，超声骨刀切开$T_9 \sim T_{10}$两侧椎板，椎板咬骨钳咬除T_{11}部分椎板，充分止血后剪卡并悬吊硬脊膜，见肿瘤色灰红，质软，位于脊髓背侧，腹侧面与脊

髓相连，边界不清（图23-3-5 A）。显微镜下沿肿瘤边界仔细分离肿瘤，肿瘤的腹侧面位于髓内，边分离边止血，显微镜下完全切除肿瘤（图23-3-5 B～D）。仔细止血后缝合硬脊膜，4枚钛板和8枚钛钉复位椎板，逐层缝合肌层、筋膜、皮下、皮内各层。

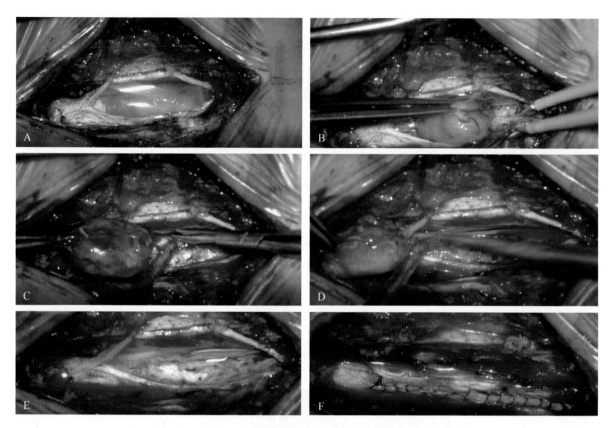

图23-3-5　显微镜下行脊髓髓内肿瘤切除

病理：黏附性差的肿瘤细胞分布于不规则胶原带中，肿瘤细胞较大，胞质稀少，嗜酸性，细胞核圆形及卵圆形，泡状核，核仁明显，异型性显著，核分裂象及凋亡多见，部分组织变性坏死。免疫组化：Syn（+）、NeuN（+）、GFAP（-）、Vimentin（部分+）、Desmin（-）、SMA（-）、HMB45（-）、Melan A（-）、AE1+AE3（-）、INI-1（+/-）、LCA（-）、Ki-67（30%+）。综上所述，结合病史，诊断为髓母细胞瘤播散转移。

术后情况：患者术后下肢肌力较前恢复，双上肢及左下肢肌力5级，右下肢肌力4级，肌张力正常，病理征阴性。刀口辅料干燥，刀口愈合良好（图23-3-6）。

三、中枢神经系统神经母细胞瘤，FOXR2活化型

（一）概述

中枢神经系统神经母细胞瘤，FOXR2活化型（CNS neuroblastoma，FOXR2-activated）是一种具有神经母细胞和（或）神经细胞分化并具有数目不等神经节细胞和神经毡基质的胚胎性肿瘤，常有

染色体lq获得，以及通过各种结构重排激活转录因子FOXR2[82]。2021年新版肿瘤分类将其列为其他中枢神经系统胚胎性肿瘤中的独立类型。

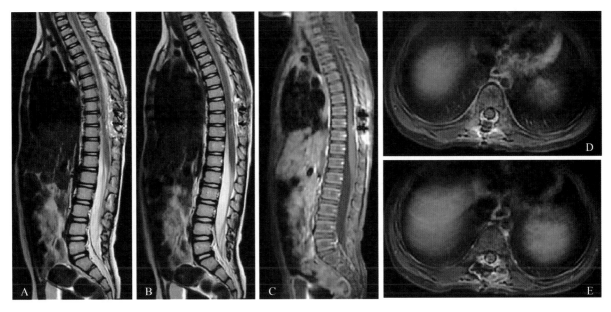

图23-3-6 术后1周MRI检查

"椎管内病损切除术"后，T_9~T_{11}椎体附件部分缺如，术区软组织肿胀，增强扫描可见斑片状强化灶；原T_9~T_{10}节段椎管内脊髓内左后部肿块本次未见明确显示

（二）临床表现

中枢神经系统神经母细胞瘤是临床少见但恶性程度较高的疾病，以头痛、呕吐等临床症状为主，好发于儿童与婴幼儿，成年人较少见。该类疾病恶化速度极快，死亡率高。临床上可分为继发性与原发性中枢神经系统神经母细胞瘤，其中继发性较常见，继发性瘤体可发生于颅内任何部位，原发性则以幕上脑实质多见。

（三）诊断与鉴别诊断

1. 影像学表现

中枢神经系统神经母细胞瘤，FOXR2活化型好发于儿童，影像学可见界限清晰的大脑肿物。利用CT、MRI诊断方式对神经母细胞瘤疾病进行诊断检查，具有以下特征。

（1）神经母细胞瘤通常与周围脑组织有较为清晰的分界，通过CT、MRI扫描能较为容易发现肿瘤结构。

（2）应用CT扫描患者的肿瘤部位，其主要表现为囊实性特征，坏死部分的密度相对较低且较为均匀，实性部分的密度主要以等密度呈现，同时，其内部可观察到各类形状的钙化影；应用MRI扫描患者的肿瘤部位，T1WI序列所呈现信号相对较低，且可检测到信号稍高的片状影；T2WI序列所呈现信号相对较高，且在肿瘤部位内部能看到斑片状高密度影；对T1WI序列扫描强度逐渐增强，能发现肿瘤的实性部位呈斑块状强化。

（3）只有极少数患者的肿瘤周边部位肿，且水肿一般不会随肿瘤恶性程度增加而加剧。

2. 分子病理

发病机制涉及FOXR2复杂的染色体间和染色体内重排，包括JMJDIC-FOX2融合和多种串联复制，后者将相邻基因的启动子区域并列以激活FOXR2的表达，导致肿瘤FOXR2水平高于其他中枢神经系统肿瘤类型。中枢神经系统神经母细胞瘤的其他基因变异，如有MYC扩增的中枢神经系统神经母细胞瘤，不能诊断为独特类型，仅能诊断为中枢神经系统神经母细胞瘤（NEC）。

3. 组织病理

组织学形态呈现胚胎性结构和小细胞表型的特征，肿瘤细胞小而圆，胞质少，胞核深染，密集增生的肿瘤细胞内可见神经毡、神经细胞或神经节细胞等分化区域及血管周围无核区（围血管假"菊形团"结构）、胞核"栅栏"状排列和Homer-Wright"菊形团"结构，亦可见间质黏液变性和微血管增生。免疫组化染色，肿瘤细胞FOXR2、NKX2-l、Olig-2和Syn呈弥漫性强阳性，绝大多数细胞不表达GFAP和Vim。由于FOXR2在正常脑组织或其他中枢神经系统肿瘤类型中不表达，故FOXR2强阳性有助于诊断。

（四）治疗

手术：临床上通常采用手术治疗方式，完整切除患者肿瘤组织，并在术后采取放化疗。该肿瘤患者的总体预后极差，具有高复发、高播散转移率，但存在较大临床异质性。约40%的患者在取活检时已发生脑脊液通路的播散转移。中枢神经系统神经母细胞瘤，FOXR2活化型预后中等，部分病例可生存l0年且无复发，为该肿瘤降低治疗强度提供了证据[83]。

（五）典型病例

患儿男性，2岁。患儿5个月前无明显诱因出现腹痛，当地医院超声检查提示腹膜后占位，兰州大学第二附属医院MRI提示$L_1 \sim L_4$椎管内外哑铃形占位，活检病理提示：节细胞性神经母细胞瘤。患儿于2021年7月27日在北京儿童医院肿瘤外科行左侧腹膜后肿物切除术，术后患儿恢复可，病理提示：左侧腹膜后节细胞性神经母细胞瘤（结节型）。现患者为进一步治疗椎管内部分，来我院门诊，以"椎管内占位性病变"收入院。自发病以来，精神、饮食、睡眠可，大、小便正常，无体重明显改变等。专科查体：感觉无异常，四肢肌力5级，Babinski征（-）。McCormick分级：Ⅰ级（图23-3-7）。

手术过程（图23-3-8）：全麻，俯卧位，定位腰1、2、3棘突，标记后正中手术切口。切开皮肤与皮下组织直至棘上韧带，向两侧分离，显露出棘突。沿棘突紧贴骨面将椎旁肌群向两侧做骨膜下分离并牵开。将椎板牵开器伸入棘突两旁，牵开肌肉，即可显露$L_1 \sim L_3$椎板。超声骨刀铣下椎板，见肿瘤主体位于第1、2、3腰椎水平，长度约5 cm，质韧，色白，向L_1/L_2左侧椎板下、椎间孔突出（图23-3-8 A）。神经剥离子分离肿瘤周围软组织界面，见L_1脊神经穿行于肿瘤内，电凝烧灼脊神经，近完整切除椎管内肿瘤。继续暴露L_1/L_2、L_2/L_3横突间隙，向腹侧分离探及L_1、L_2椎体旁肿瘤残余，予单极配合刮勺近全切除（图23-3-8 B～E）。止血满意（图23-3-8 F），还纳椎板，6枚钛连接片12枚钛钉固定，肌肉、筋膜逐层缝合。整形科行皮下组织和皮肤逐层缝合。手术过程顺利，术后返病房。

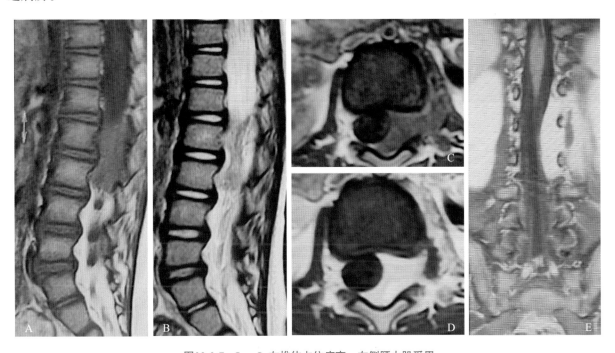

图23-3-7　L_1～L_4左椎体占位病变，左侧腰大肌受累

A. L_1～L_4椎体左旁不规则团块长T_1信号；B. 混杂T_2信号；C、D. 髓外占位挤压脊髓向对侧；E. 占位与腰大肌分界不清

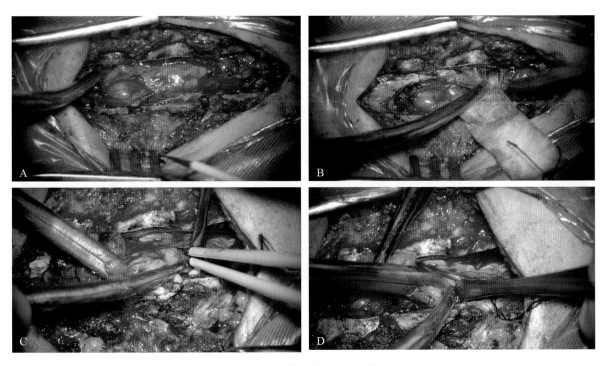

图23-3-8　脊髓肿瘤全切除术

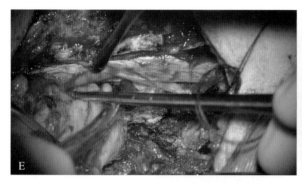
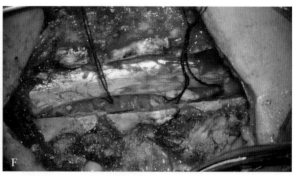

图23-3-8 （续）

病理（图23-3-9）：（椎管内占位）节细胞神经母细胞瘤，结合病史，诊断为腹膜后肿物蔓延至脊髓。免疫组化：Syn（＋）、CgA（＋）、CD56（＋）、Bcl-2（＋）、ALK（＋）、Vimentin（间质＋）、S-100（间质＋）、CD99（－）、Myogenin（－）、Ki-67（10%＋）。

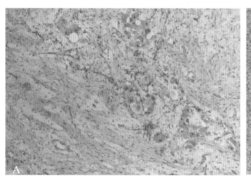
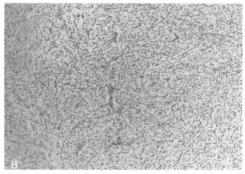

图23-3-9 病理学检查

术后情况（图23-3-10）：术后第3天复查，双上肢肌力5级，余肌力4级。术后18个月随访，家属诉患儿目前未发现神经功能症状，二便正常，四肢活动可。

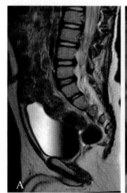
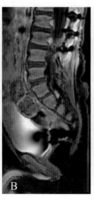
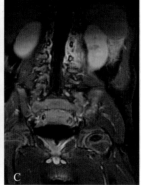
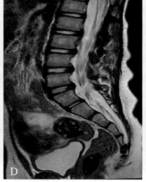
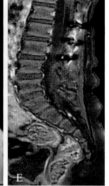

图23-3-10 术后及随访影像学检查

A. $L_1 \sim L_3$水平部分附件骨质缺如，可见内固定物影，周围软组织肿胀；B. 增强扫描可见斑片状强化；C. 增强扫描椎管内未见明显异常强化灶；D、E. （18个月后随访）：未见肿瘤复发

（马　超　高春天　王贵怀）

第4节　表皮样囊肿

表皮样囊肿主要起源于神经管闭合期间残留的异位皮肤表皮细胞层，也有报道与腰椎穿刺等医源性操作相关。囊肿的上皮细胞会不断脱落更新，造成角蛋白和胆固醇的累积，肉眼下囊肿内部呈白色微黄的干酪样或豆腐渣状组织，也被称为胆脂瘤或珍珠瘤，并非真性肿瘤。患者可合并皮毛窦、脊柱裂、皮样囊肿及脊髓栓系等先天性疾病，外科手术是首选治疗方案，病变常包裹邻近的神经，与脊髓粘连紧密，却常难以根治并存在一定的神经损伤风险[84-89]。

一、流行病学

椎管内的表皮样囊肿较为罕见，发生率不足椎管内占位性病变的1%，男女发病比例没有明显差异[84,85,87]。病变好发于中线部位，尤其以腰骶部的马尾神经和圆锥为主，其次为胸椎和颈椎。表皮样囊肿常位于髓外硬膜下，也可发生于髓内。患者整体发病年龄较轻，常见于儿童和青少年，也有78岁老年患者的病例报道[84]。

二、临床表现

表皮样囊肿与其他椎管内肿瘤临床表现类似，在椎管内主要以脊髓与神经根压迫症状为主，具体症状随病变具体所在节段而不同。位于马尾及圆锥部位的典型病例，常以坐骨神经痛为首发表现，随后出现会阴区的感觉缺失，双下肢无力伴肌肉萎缩，二便功能障碍，患者可有下肢屈曲或内翻畸形。

由于病变常合并皮毛窦、脊柱裂、皮样囊肿及脊髓栓系等先天性疾病，患者背部或腰骶处可见皮肤窦道、囊性包块、色素沉着等。除此之外，患者一般病史较长，进展缓慢，但若合并皮毛窦感染，患者病情进展急骤，可形成椎管内脓肿、脑脊髓膜炎等中枢系统感染。

三、影像学检查

X线片或CT扫描常仅能发现脊柱裂、椎管扩大等征象，CT扫描有时可发现椎管内低密度病灶，但无法直接清晰显示病变。脊柱MRI是诊断表皮样囊肿的首选检查手段，它可以协助明确病变的节段，与脊髓等重要结构的关系。由于囊肿内饱含角蛋白和胆固醇，在MRI上，T1WI加权像常呈等低信号，T2WI加权像呈高信号，增强扫描一般无强化。DWI序列有利于确诊表皮样囊肿，病变呈边界清晰的均质高信号[84]。

四、治疗方案与预后

本病的最佳治疗方案为手术切除，对于合并皮肤窦道的患者，应同时切除窦道组织。若患者皮毛窦感染合并脑脊髓膜炎，应先行抗炎治疗，但当病变形成椎管内脓肿或炎性肉芽肿，导致脊髓严重受压时应紧急手术。虽然有报道称放疗可以用于椎管内表皮样囊肿的治疗[90]，临床上尚不推荐患者术后进行放化疗。

术中电生理监护和显微外科技术至关重要，术者要注意神经功能保护，精细操作避免过分牵拉。囊肿内容物虽较为容易清除，但需注意保护术区，避免囊内容物播散到蛛网膜下腔，导致术后无菌性脑膜炎和病变播散。由于囊肿壁与脊髓神经根粘连紧密，全切非常困难，尤其是位于脊髓内的表皮样囊肿，过分追求手术切除可能导致患者术后神经功能障碍。若手术能够做到全切，患者整体预后较好，复发率较低。

整体而言，表皮样囊肿生长极为缓慢，由于囊内容物的切除和椎管的扩大，即使未能完成囊壁的全切，也可以获得症状改善和长期的病情稳定。患者术后应该每年复查MRI，在次全切出术后的患者中，囊肿的复发率为10%～29%，有个案报道称表皮样囊肿复发后存在不典型增生的恶性转化可能[91]，对于伴严重神经功能障碍的复发患者，可以考虑再次手术。

五、典型病例

患者男性，30岁。因"腰部及左下肢疼痛5个月余"入院。临床表现为腰部及左下肢疼痛，伴有行走困难。神经系统体格检查：左侧直腿抬高试验阳性。腰骶椎MRI椎管内占位性病变。本次入院诊断：腰骶部囊肿。拟在神经电生理监测下行颈后入路脊髓髓内肿瘤切除术。McCormick分级：Ⅰ级（图23-4-1）。

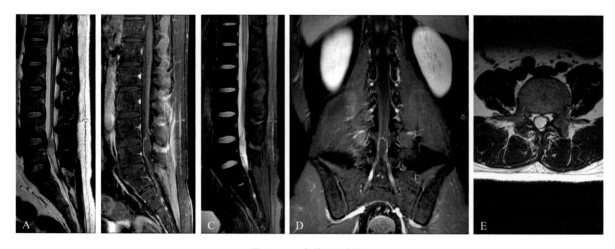

图23-4-1　术前MRI提示

L_4～S_1椎体节段椎管内一2.4 cm×1.1 cm椭圆形肿块影，边界清，形态规则，T2WI呈混杂信号，以稍高信号为著，增强扫描边缘强化

手术过程：取俯卧位，充分显露后超声骨刀切开L$_4$～L$_5$椎板，清除硬膜外脂肪及黄韧带，显微镜下切开硬膜并悬吊，于L$_4$～L$_5$水平可见病变，色白，边界清除，终丝自病变表面经过，与病变无粘连，病变包膜与马尾神经粘连紧密，其内为胆脂样内容物，仔细分离病变包膜与马尾神经粘连后，全切病变，仔细锐性分离马尾神经间粘连。反复冲洗见无活动出血，清点脑棉器械无误，严密缝合硬膜，查无脑脊液渗漏，人纤维蛋白黏合剂加固，还纳椎板，以4枚连接片及8枚钛钉固定，逐层缝合。

病理（图23-4-2）：送检少许衬覆鳞状上皮的囊壁样组织及大量角化物，病变符合表皮样囊肿。

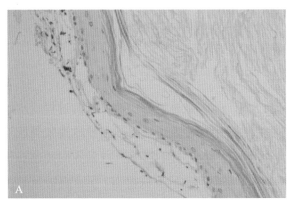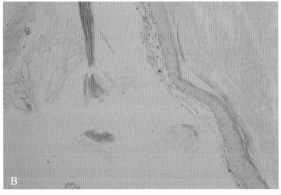

图23-4-2 病理学检查

术后病情：下肢肌力4+级，术区伤口轻微疼痛，余无不适。术后腰骶椎MRI显示无残余病灶。术后2年随访，患者四肢肌力5级，手术部位未见肿瘤复发（图23-4-3）。

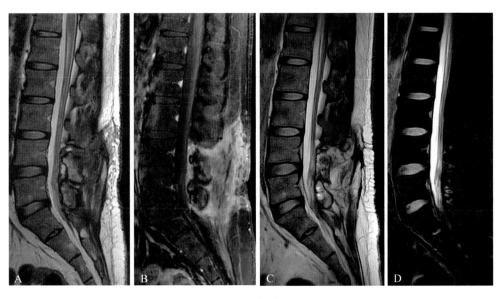

图23-4-3 术后MRI

A、B（术后）. 椎管内肿瘤已切除，周围软组织肿胀，对应平面椎管略受压，增强扫描肿胀软组织明显强化；C、D（随访）. 术区局部椎板呈术后缺如改变，未见肿瘤明显复发

（张培海 高春天 王贵怀）

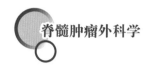

第 5 节　皮样囊肿

皮样囊肿（dermoid cyst，DC）是胚胎发育早期外胚层细胞脱落并包埋入椎管内所导致的良性占位性疾病[92]，该病发病率较低，占椎管内肿瘤的0.2%～1%[93-96]。

一、病因

椎管内皮样囊肿的发生可追溯到胚胎发育的第3～5周，此时是神经管快速发育的过程，皮肤外胚层和神经外胚层在发育过程中应逐渐分化和分离。如果这一过程发生障碍，会导致皮肤外胚层与神经管分离不全，部分细胞包埋于神经管内，在出生后形成皮样囊肿病灶[93, 95, 97]。有时掉落在椎管内的病灶还会在皮肤外胚层和神经外胚层之间遗留残迹，并逐渐形成皮肤窦道[98]，囊肿及其内容物可能经窦道与体表相通，即成为藏毛囊肿[99]。

还有一些椎管内皮样囊肿是后天获得的，即局部外伤、穿刺或手术等意外原因将皮肤结构带入到椎管内，这些皮肤结构在椎管内继续发育，并生长毛发、分泌皮脂等导致体积不断增大压迫神经或囊内容物外溢导致化学性脊膜炎症而被发现[100, 101]。

二、临床表现

椎管内皮样囊肿可在任何年龄段发病，但以儿童、青少年及青壮年为主，30岁以内的患者较30岁以上的患者多[95]。病灶位置以腰骶部脊髓圆锥内和马尾神经丛内多见，少数病例位于胸段脊髓髓内，颈段少见[102-105]。

合并有皮肤瘘口，表现为藏毛囊肿的病例，因瘘口内常有牙膏样或豆渣样囊肿内容物流出，常在低龄儿童时期就医[99, 106]，此时患儿可能没有严重的神经系统症状。一些严重的病例可因合并瘘口、窦道感染[106]，表现为局部红、肿、热、痛，甚至形成脓肿破溃来就医，此类病例也多见于低龄儿童。少数患儿因瘘管或椎管内囊肿感染，炎症经椎管内脑脊液上行而导致颅内感染，其起病的表现可能是脑膜炎症状，如高热、抽搐等，少数病例可能因感染后脑积水在诊治过程中发现腰骶部瘘口[107, 108]。

对于不合并有瘘口窦道的椎管内皮样囊肿或虽有窦道但未见渗出或感染的病例，常因局灶性神经系统症状而就诊[98, 100]。因椎管内皮样囊肿好发于腰骶部和马尾神经丛内，常以腰骶部疼痛、双下肢乏力起病，可伴有不同程度的下肢麻木感，也有病例以大小便功能障碍起病，表现为便秘、排便费力、小便等待、尿潴留等[109]，儿童病例常表现为大小便污裤就诊，患者常合并有会阴区感觉减退或麻木。

椎管内皮样囊肿患者还常合并有脊柱侧弯[109]、脊髓纵裂、脊髓脊膜膨出、足内翻或外翻等畸形。在体格检查和术前评估时应注意，勿遗漏。

三、影像学表现

椎管内皮样囊肿最具有诊断价值的检查是MRI，在MRI上，病灶呈圆形或椭圆形，大多位于脊髓髓内，少数位于髓外硬膜下[103]，以圆锥内和马尾神经丛内好发[104]，T_1加权像呈高信号，T_2加权像可为等信号，在脂肪抑制像上呈低信号，对比增强扫描时肿瘤无强化[92,110]。合并有藏毛窦道时，可在皮肤和软组织层次中发现不均匀信号的瘘口和瘘管，有时因瘘管细小，在MRI上难以追踪其进入椎管后的位置[111]。

在CT影像上多表现为圆形或椭圆形的不均质低密度肿块，边缘清楚，由于含有大量脂类成分，病灶内CT值很低，为-20~80 HU，有时可有钙化呈混杂密度影[92]，增强扫描时病灶无强化。合并有窦道时，可见皮下组织内瘘管影[110,111]。CT还可检出如脊柱侧弯、脊柱裂、融合椎等合并的畸形[109]。

四、病理特征

皮样囊肿多呈圆形或卵圆形，有完整包膜，是具有分层鳞状上皮的厚壁单房囊肿，囊壁内层可含有皮脂腺、汗腺、脂肪和毛囊等皮肤附属器，囊肿内容物为脂肪成分、角蛋白碎片等[102,110]。

五、治疗

椎管内皮样囊肿首选手术治疗[94,104,110,111]。切除囊肿、改善症状、防止病变复发是外科治疗的关键[102]。手术通常采用后正中入路椎管内皮样囊肿切除术。术中充分暴露囊肿的上下极，可先将囊肿内容物刮除，然后小心探查囊肿的包膜。大部分病例的包膜菲薄，少数可能因反复无菌性炎症略微增厚，但大都质地软脆，且与脊髓或马尾神经粘连紧密，极难分离，需要术者付出极大的耐心。术中处理具有分泌功能的囊肿壁是治疗皮样囊肿的难点，对于与神经组织粘连紧密的囊肿壁不能勉强分离切除，以免造成脊髓神经直接的、严重的或不可逆的损伤。应该在术中与神经电生理监测医生密切配合[112]，用棉片或明胶海绵保护好神经，尽可能将囊壁清除，减少囊肿复发的概率[113]。囊壁清除后，需用清水反复冲洗，尽可能将漂浮的脂类物质清除，减少术后对神经根的刺激。

对于合并有瘘口和瘘管的病灶组织[95,111]，术中应在椎管后方软组织内，沿着瘘口和瘘管仔细分离，追踪其进入椎管的位置，尤其在瘘管钻入硬脊膜后要仔细分辨其走向，大部分瘘管进入硬脊膜后延续为皮样囊肿，也有个别病例的瘘管进入硬脊膜后会在背侧硬脊膜的内面中线位置上行一段后再连于囊肿，对于此类病例如不加辨别，往往可能将紧贴硬脊膜的瘘管遗漏而导致术后复发。

椎管内皮样囊肿较易复发，对于复发的皮样囊肿仍应积极手术治疗，但复发囊肿的手术难度大大增加[95, 113]。也有文献报道椎管内皮样囊肿向腺癌恶性转变的病例，应当引起接诊医生的重视[114]。

六、典型病例

患儿女性，12岁。因"右下肢疼痛半年余，跛行10余天"入院。临床表现为右大腿前部疼痛，无关节活动障碍，10余天前出现腰背部疼痛，伴跛行，症状逐渐加重。专科查体：右侧腰部$L_2 \sim L_3$水平疼痛向臀部及大腿迁延，右髋关节屈伸时因疼痛受限。双下肢肌力肌张力正常，大小便正常。影像学检查提示椎管内占位、脊髓纵裂、隐性脊柱裂、末端脂肪瘤（图23-5-1）。拟在神经电生理监测下行后正中入路椎管内占位切除术。

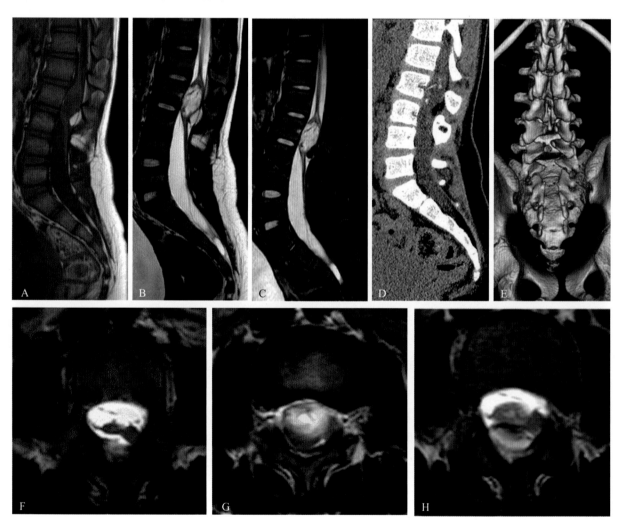

图23-5-1　术前MRI

A～C. 可见T_1、T_2相内等信号占位，其下脂肪信号占位；D、E. 见$S_1 \sim S_5$脊柱隐形裂；F. 脊髓纵裂；G、H. 右束干囊性占位、末端脂肪瘤

手术过程：充分暴露L₁~L₃棘突及椎板，在棘突两侧用铣刀铣取L₂椎板约1 cm宽进入椎管，并咬除L₁椎板下缘，L₃椎板上缘部分骨质以充分暴露术野，显微镜下沿中线剪开硬脊膜并向两侧悬吊，探查硬膜内，见脊髓自L₁下缘起分为双干，两干之间有蛛网膜间隔，分离蛛网膜。在L₂水平，脊髓右干增粗，末端见脂肪附着，镜下离断脂肪附着面，使脊髓松解，自脊髓右干后正中切开，见髓内白色病灶，有菲薄的包膜与脊髓粘连紧密，囊内容物为白色脂样物质，混有少许毛发，清除内容物后，边保护脊髓边逐渐剥离包膜，最终镜下全切除病灶。仔细止血，检查创面未见活动性出血。再次检查创面无活动性出血，辅以硬膜补片水密性缝合硬脊膜，将L₂椎板复位，以3枚钛连接片、6枚钛钉固定牢固，逐层缝合肌肉、腱膜、皮下组织，皮钉对合皮肤。手术顺利，术中电生理监测未见异常电位活动（图23-5-2），患儿安返病房。切除组织送病理检查。

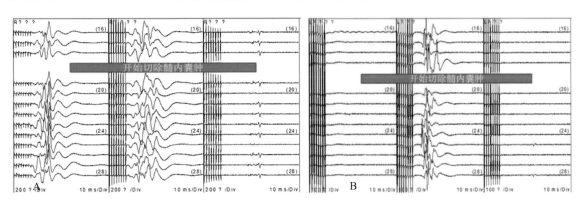

图23-5-2　术中电生理监测

病理（图23-5-3）：囊壁样组织、多量无定形角化物及少量脂肪组织，囊壁由纤维结缔组织构成，内衬复层鳞状上皮，囊壁见少量附属器，诊断为皮样囊肿。

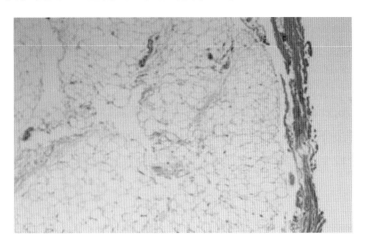

图23-5-3　病理学检查

术后情况：患者腰痛消失，MRI示肿瘤完全切除，1年后随访未见复发（图23-5-4）。

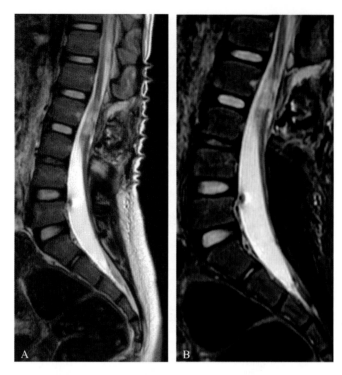

图23-5-4　术后及复查MRI未见肿瘤残留和复发

（祝永杰　高春天　王贵怀）

第 6 节　肠源性囊肿

肠源性囊肿（enterogenous cyst，EC），也称为神经肠囊肿（neurenteric cyst），是先天性的发育畸形囊肿[115]，临床并不多见。因囊肿内皮含有肠管样的组织而得名[116]，好发于胸部、腹部。发生在中枢神经系统者较少，且多位于椎管内，占椎管内肿瘤的0.7%～1.3%[117, 118]。

一、病因

目前尚未找到肠源性囊肿发病的确切病因，文献认为可能与孕期母体感染、叶酸摄入不足、服用丙戊酸等抗癫痫药物等因素相关。较受认可的发病机制是脊索不全分离学说，在胚胎发育第3周，神经管与内胚层的前肠之间有神经肠管相连，随着胚胎发育，该神经肠管应该逐渐被脊索分隔开，使神经管与前肠分离各自发育。当脊索发育受阻时，该神经肠管未能分离，残留并异位到椎管内，在脊髓腹侧面形成了囊肿样病灶[110, 116, 119]。

二、临床表现

椎管内肠源性囊肿好发于青少年，男性患者多见，男女比例约为3∶2。病灶以颈段及上胸段椎管内常见[110, 120]，一般位于髓外硬膜下层的脊髓腹侧面，另有约5%位于脊髓髓内[121, 122]，部分病例合并有脊柱发育畸形[110, 120, 121, 123]。

椎管内肠源性囊肿的患儿起病症状以脊髓受压迫及神经根性疼痛为主。因病变所处节段不同，临床表现也不相同。如发生于颈段椎管内，尤其是高颈段脊髓腹侧肠源性囊肿可进展迅速，甚至出现高位截瘫和呼吸困难，有生命危险[117, 124]。如发生在下颈段或胸段椎管内则多表现为持续的颈部或背部疼痛，颈部活动受限，略呈被动体位，也可出现下肢无力，抑或合并上肢无力[125]。一些患者可能出现肢体感觉障碍，表现为感觉过敏、减退。病程迁延的患者或病灶位于腰骶部是可合并有括约肌功能障碍、性功能障碍等。严重病例发生截瘫或四肢瘫者很少。

也有病例因囊液外渗至蛛网膜下腔，导致局部无菌性炎症，引起患者反复发生颈背部疼痛或发热等症状[116, 126]。

本病常合并相邻节段的脊柱畸形，如脊柱裂、蝴蝶椎、半椎体、Klippel-Feil综合征、脊柱前/后凸等[116, 119, 121, 123, 127]。

三、诊断

椎管内肠源性囊肿明确诊断主要依靠MRI检查。病灶呈椭圆形，其长轴与脊髓长轴一致，边界清晰光滑，囊内信号均匀，在T_1加权像上呈等信号，在T_2加权像上可呈等/高信号[125]，对比增强后病灶不强化。该囊肿在颈段和上胸段多见，大多位于髓外硬膜下间隙内，在脊髓腹侧，将脊髓向后方压迫，并呈典型的"脊髓嵌入征"，形似脊髓怀抱着病灶[120]。邻近椎体可合并畸形，如脊柱裂、蝴蝶椎、半椎体、脊柱侧弯、前/后凸等。

在CT影像上，肠源性囊肿表现为椎管内的椭圆形均一低密度病灶，邻近脊髓受压。同时CT检查的价值更多在于可清晰显示邻近椎体的畸形[116, 119, 121, 123, 127]。

四、病理

囊肿呈圆形或椭圆形，囊壁薄，囊内液体大多为清亮液性，少数黏稠，呈胶冻样，囊内壁为单层立方或假复层柱状上皮，其基底膜类似于胃肠道的上皮[116, 128]。

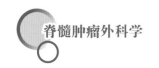

脊髓肿瘤外科学

五、鉴别诊断

（一）蛛网膜囊肿

在MRI影像上，椎管内蛛网膜囊肿囊内信号与脑脊液一致，均一，多位于脊髓背侧，一般不合并脊柱畸形。

（二）表皮样囊肿和皮样囊肿

这类囊肿内含有胆固醇结晶，MRI一般呈短T_1长T_2信号，压脂序列上呈明显低信号。病灶多位于胸腰段或马尾神经丛内。

六、治疗

椎管内肠源性囊肿首选手术治疗[110, 115, 116, 118, 126]。手术在电生理监护下进行，一般采用后正中入路[120, 125]，也有报道采用前方入路治疗颈胸段脊髓内肠源性囊肿[129]。后正中入路时患者取俯卧位或病灶侧向上的侧俯卧位，切开病灶相应节段的椎板，打开硬脊膜固定与椎旁肌肉，剪开侧方齿状韧带，以7-0丝线将其固定于对侧硬膜缘，将脊髓从侧方轻轻牵开即可发现脊髓腹侧病灶。肠源性囊肿呈囊性，囊壁菲薄，大部分病灶内含清亮囊液，部分病例囊液呈黏液样或呈乳白色[120]。可先以细针穿刺抽吸囊液，以减小病灶对脊髓的压迫，同时争取手术操作空间，然后仔细分离和剥离囊壁。囊壁常常与脊髓腹侧有较紧密的粘连，在分离时应与电生理监测医生密切配合，如出现监测异常，应停止操作待电位恢复，如电位异常不能恢复则应停止操作以免神经功能损伤。如有条件，则全切病灶可取得更好的手术效果，否则应在保全脊髓神经功能的基础上尽可能切除病灶，在此情况下，应将未与脊髓、神经根粘连的囊壁部分全部切除，仅留下与脊髓、神经根粘连的部分，避免囊壁脱落至其他部位造成远隔部位新生病灶[120, 124]。囊壁上常有细小血管，尽量精准电凝止血，并用显微剪刀贴近脊髓腹侧粘连的软膜处，切除囊壁。术后如发生囊肿复发，MRI定期随访，如出现相应的临床表现，仍建议积极手术治疗[117, 120, 124]。

肠源性囊肿的其他手术方式还包括囊肿穿刺抽吸术、囊肿造口术以及囊肿蛛网膜下腔分流术[126, 130]，疗效短暂，易发生脊髓粘连，临床已很少应用。

手术中应小心处理囊液，尽可能避免其外渗到蛛网膜下腔或硬膜下腔而产生化学性脑脊膜炎[116]。患者术后表现为反复高热或持续高热，腰穿查脑脊液提示糖含量正常，而蛋白含量显著增高，细菌培养结果为阴性，应首先考虑为囊内容物引起的化学性炎症，可反复多次行腰椎穿刺释放脑脊液治疗[119]，一般1周左右患者体温以及脑脊液蛋白含量会降至正常范围。

肠源性囊肿有一定的复发概率，有文献报道最高达37%[119]，一般认为，初次手术时囊肿未能全切的患者以及再次手术的患者均是复发的高危因素[120]。

肠源性囊肿的囊壁和脊髓或神经根的粘连常常非常紧密，术中剥离时较为困难。尽管囊壁的残留可能导致术后复发概率增高，但手术的目的是缓解患者症状，保留神经功能，两相权衡，仍应以保留患者神经功能、提高生活质量为要[116]。

七、预后

椎管内肠源性囊肿手术治疗的效果良好，在严格掌握适应证及术中精细操作的前提下，患者术前症状明显缓解。病灶有一定复发概率，但再次手术效果也良好[116, 120]。

八、典型病例

患者男性，15岁。因"四肢无力"入院。临床表现为双上肢无法抬起，双下肢行走困难，需搀扶可勉强步行，大便从每日一次变为3天一次，小便困难，排尿有停顿及滴沥。双上肢肌2级，双下肢肌力3级，双下肢肌张力增高，膝腱反射亢进，踝阵挛阳性，双侧Babinski征（＋）。脊髓MRI检查发现椎管内占位性病变。既往外院行"椎管内占位切除+颈椎内固定术"和"颈椎内固定取出+囊肿内T形管植入引流术"。$C_2 \sim C_3$节段椎管内脊髓外可见长椭圆形异常信号影（图23-6-1）。本次入院诊断：肠源性囊肿。拟在神经电生理监测下行脊髓髓内肿瘤切除术。

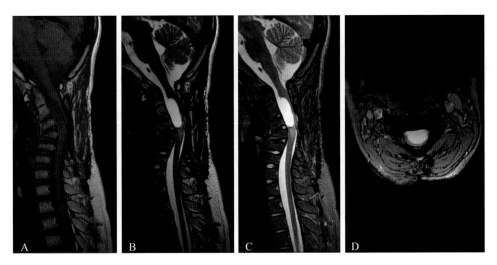

图23-6-1 术前MRI提示颈髓腹侧囊性占位，伴颈椎后凸畸形

$C_3 \sim C_5$椎体不同程度楔形变，$C_3 \sim C_6$椎间隙变窄。$C_2 \sim C_3$节段椎管内脊髓外可见长椭圆形异常信号影，大小约3.2 cm×1.1 cm×1.9 cm；T1WI上呈稍低信号（A），T2WI和压脂像呈明显高信号，脊髓受压后移，邻近脊髓略增粗，病灶边界清晰，其下缘见小片状水肿带，病灶后缘邻近椎板缺如，见两条引流管置入（B～D）

手术过程（图23-6-2）：后正中原直切口，逐层切开枕下肌肉各层并牵开，显露枕骨大孔及C_1、C_5和C_6棘突及椎板，见$C_2 \sim C_4$棘突缺如，瘢痕增生严重，咬骨钳咬除C_1棘突和部分C_5棘突，暴露正常硬脊膜，仔细分离硬脊膜外瘢痕，可见上次手术引流管2根，1根为T形管，1根为脊髓–腹腔分流

管，切开硬脊膜仔细分离粘连的引流管并给以拔除2根引流管（图23-6-2 A～C），沿着颈髓左侧探查并切断齿状韧带，将颈髓拉向对侧，可见病变位于脊髓腹侧，囊性（图23-6-2 D），有包膜，大小约2 cm×1 cm×2 cm，5 cm针头穿刺抽取囊液，可见肿瘤张力下降，囊壁塌陷，仔细分离肿瘤包膜，完整切除肿瘤（图23-6-2 E、F），人工硬脊膜扩大修补硬脊膜，未见脑脊液漏。行O-arm扫描并导入导航系统，根据导航指引，于C₂两侧侧块，C₄、C₅、C₆两侧侧块处打入10 mm长螺钉，再次O-arm扫描见螺钉位置良好，两侧连接杆植入，螺帽锁死，反复查无活动出血，清点脑棉器械无误，逐层缝合关闭切口。

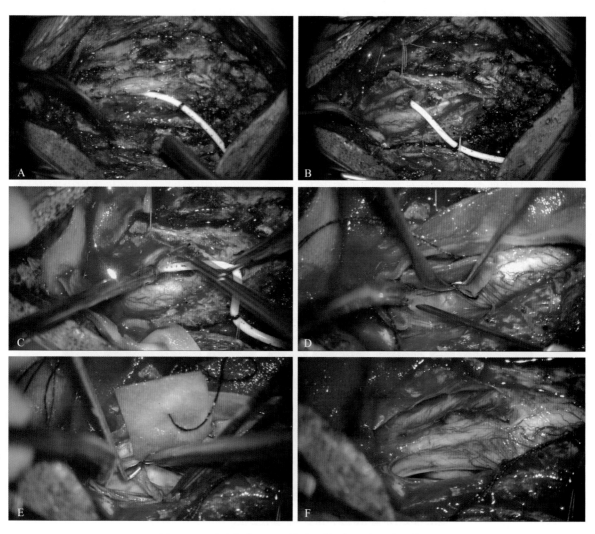

图23-6-2　术中取出原植入的分流管，切除脊髓腹侧囊肿

　　病理（图23-6-3）：纤维结缔组织构成之囊肿壁，内衬单层柱状上皮，囊壁内少量慢性炎细胞浸润，结合病史符合肠源性囊肿。另见少许增生硬化的纤维组织，其间散在淋巴细胞浸润及异物巨细胞反应。免疫组化：S-100（散在+）、Vimentin（+）、NeuN（-）、CD68（+）、AE1/AE3（-）。综上所述，诊断为肠源性囊肿。

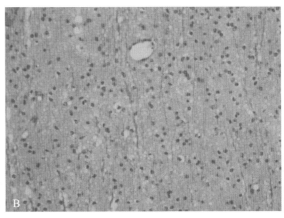

图23-6-3　病理学检查

术后情况：术后左上肢肌力2级，右上肢肌力3级，双手握持无力，双下肢肌力4级，双足呈高弓仰趾样。双上肢肌张力下降，双下肢肌张力增高（屈肌为主）。膝腱反射亢进，踝阵挛阳性。双侧指鼻试验不能配合。Romberg征不能配合。双侧深浅感觉配合差，右侧浅感觉减退明显，双下肢深感觉减退。双侧Babinski征（＋）。术后1周，双上肢肌力4级，双手握力较术前有改善，双下肢肌力5级，双足高弓仰趾样较前有改善。双上肢肌张力下降，双下肢肌张力增高有缓解。膝腱反射亢进，踝阵挛阳性。双侧Babinski征（＋）。术后2周，双上肢肌力4级，双手精细活动稍差，双下肢肌力5级，双足高弓仰趾样较前有改善。双上肢肌张力基本正常，双下肢肌张力增高有缓解。膝腱反射亢进，踝阵挛阳性。双侧Babinski征（＋），MRI复查见肿瘤完全切除，术前颈椎后凸畸形改善，脊柱稳定（图23-6-4）。术后1年随访，手术部位未见肿瘤复发，患者可自行行走。

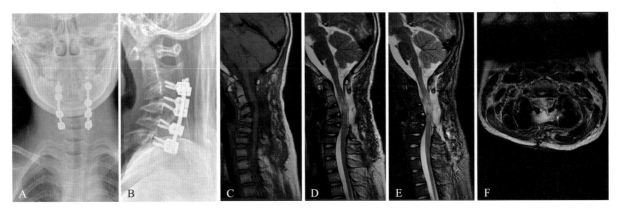

图23-6-4　术后MRI

A、B. 术后CT可见患者C_2～C_4螺钉固定良好，颈椎轻度后突；C～F. 可见原C_2～C_3节段椎管内脊髓外长椭圆形异常信号影术后消失。颈椎后凸成角畸形，C_3～C_5椎体不同程度楔形变

（祝永杰　高春天　王贵怀）

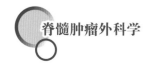

第 7 节　支气管源性囊肿

支气管源性囊肿（bronchogenic cyst，BC）是胚胎期前肠发育异常导致的先天性囊性疾病，在临床较为少见[131]。该囊肿是由于支气管树异常出芽而形成的，特征性病理形态为囊壁的纤毛状、假层状柱状上皮[132, 133]。支气管源性囊肿通常位于肺和纵隔腔，发生于椎管内的病例非常少[132, 134]。

一、病因

椎管内支气管源性囊肿的确切病因尚不清楚，目前脊索分裂理论获得较多学者的认可。在胚胎发育中，脊索因为不完全的复制和分离在卵黄囊和羊膜腔之间形成一个瘘管，这个瘘管持续存在，并逐渐将发育中的脊椎和脊髓分开。最终，该瘘管闭锁且留存在脊髓腹侧而残留成为囊肿，这个理论较好地解释了椎管内支气管源性囊肿好发于脊髓腹侧以及经常合并脊柱发育畸形的原因[135-138]。

二、临床表现

椎管内支气管源性囊肿是良性、缓慢生长的病变。症状与囊肿在椎管内的位置相关。该囊肿好发于下颈段至上胸段椎管内，以髓外硬膜下多见，多数位于脊髓腹侧[136]，因脊髓腹侧受压而导致临床症状。患者大多病程较长，主要表现为颈背部疼痛，可以伴有上肢放射性疼痛以及四肢运动和感觉障碍[131, 139, 140]。

三、诊断

椎管内支气管源性囊肿的诊断主要依靠MRI检查。在MRI平扫影像上，支气管源性囊肿呈圆形或椭圆形囊性病灶，长轴与椎管一致，囊内信号均一，T1WI呈低信号，T2WI呈高信号，多位于脊髓腹侧面，具有占位效应，对比增强扫描时病灶无强化。由于支气管源性囊肿的MRI影像缺乏特征性，加之该病的病例较少，因此仅靠术前MRI影像不能完全确诊[134, 141]。

CT检查虽然对椎管内囊肿的显像没有MRI那么好，但是CT检查对于本病仍是不可缺少的，因为CT影像可以显示相伴随的脊柱发育畸形，如隐形脊柱裂、半椎体畸形、椎体融合畸形、脊柱侧弯等[118, 131, 142]。

四、鉴别诊断

1. 蛛网膜囊肿

蛛网膜囊肿在MRI上表现为椎管内囊样病灶，大多位于脊髓背侧，囊内容物的信号在各个序列上均与脑脊液相同。

2. 皮样囊肿

皮样囊肿大多发生在腰骶区。由于囊液中含有不同的脂质（胆固醇晶体、脂质代谢物和角蛋白），MRI图像可以呈现不同的强度DWI高信号有助于与其他囊性疾病的鉴别。

3. 成熟囊性畸胎瘤

成熟囊性畸胎瘤多见于儿童和青少年，影像学表现与支气管源性囊肿很相似，最终鉴别诊断仍需术后病理检查来明确诊断[134, 141, 143]。

五、病理特点

由于本病在术前通过影像很难与其他囊肿性病变区分，因此确定诊断主要依靠病理检查。病理切片上可见扩张的囊壁组织，由纤维血管和平滑肌组织构成，内衬假复层纤毛柱状上皮，局部可见单层立方上皮，其间尚可见少量杯状细胞、透明软骨或浆液腺[133, 134]。

六、治疗

椎管内支气管源性囊肿最有效的治疗方法是手术切除病灶。手术采用后正中入路[131, 134, 136]，切开相应节段的椎板，由于大部分支气管源性囊肿位于脊髓腹侧面，因此切开椎板的节段范围可超出病灶上下极，以利于术中向侧方牵开脊髓。后正中切开硬脊膜，于脊髓侧方切断部分齿状韧带，并以7-0丝线悬吊，随将脊髓轻轻牵开，即可暴露腹侧面的囊肿，此时可将囊液穿刺抽吸以降低囊肿的张力，然后将囊壁仔细分离，囊壁可能于脊髓腹侧有粘连，但小心剥离仍有很大可能将囊肿全切，以减少囊肿复发。囊肿如位于脊髓髓内或在腰骶部马尾神经丛内，可能因囊壁菲薄，且与脊髓、神经管粘连紧密而无法全切除[144]。近年来微通道手术技术也有一定的临床应用，在通道辅助下，采用半椎板入路，也能将脊髓腹侧病灶切除[145]。

术中如能将囊肿完全切除，往往可以获得最佳的手术治疗效果[133, 134, 138, 140]，术后患者症状缓解情况较部分切除者好，远期复查几乎没有复发病例。文献报道[131]在病例随访过程中，囊肿全切除组症状缓解率为100%，而未能全切组的症状缓解率为93.8%，且术后囊肿复发的病例均在未全切除组[131, 134, 138]。因此术中充分暴露囊肿，沿囊壁仔细剥离并力争全切除囊肿是该病治疗的关键。如术中发现囊壁与脊髓或神经根粘连非常紧密，则不宜强行剥离，以免加重患者临床症状[134, 142]。

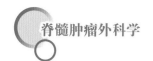

七、预后

椎管内支气管源性囊肿属于临床少见疾病，是呈缓慢进展的良性肿物，经积极手术治疗都能获得良好的治疗效果。

八、典型病例

患者女性，36岁。因"反复颈部疼痛10余年"入院。临床表现为明显诱因出现颈部疼痛，右侧比左侧重，坐久后左侧上臂后侧胀。查体：左侧肢体轻微麻木。家族史无特殊。脊柱MRI检查发现颈椎占位性病变。McCormick分级：Ⅰ级。影像学检查可见C_5节段脊髓背侧囊性占位（图23-7-1）。入院诊断：椎管内占位性病变。拟在神经电生理监测下行脊髓髓内肿瘤切除术。

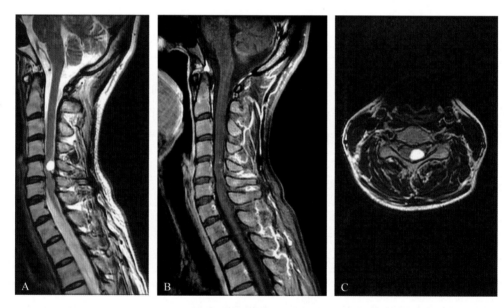

图23-7-1　C_5节段、脊髓背侧、中线偏左可见肿物影

大小约10 mm×8 mm×7 mm，大部位于脊髓范围内，考虑该肿物位于脊髓内或髓外硬膜下。A. 该肿物边界清晰，主体为囊性病变；B. 薄壁可能存在轻度点状强化

手术过程：后正中直切口，逐层切开皮肤、皮下及筋膜，分离两侧肌肉，暴露$C_5 \sim C_6$两侧椎板，超声骨刀铣下$C_5 \sim C_6$椎板，暴露$C_5 \sim C_6$硬脊膜囊。显微镜下切开硬脊膜并向两侧悬吊显露病变，打开蛛网膜，见病变为囊实性，大小约2 cm×2 cm×3 cm，色灰，边界清，附着于脊髓表面，与背侧脊髓和神经根粘连紧密，仔细沿着肿瘤头端分离，完整剥离肿瘤，脊髓和神经根保护良好，生理盐水冲，彻底止血，严密缝合硬脊膜。硬膜外止血海绵覆盖，严密缝合肌肉、筋膜层、皮下层和皮肤。手术顺利，术后安返ICU。

病理（图23-7-2）：纤维囊壁组织，内衬假复层纤毛柱状上皮，另见少许软骨成分，病变符合椎管内囊肿（支气管源性）。综上所述，诊断为支气管源性囊肿。

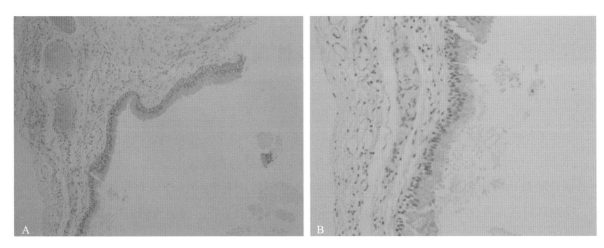

图23-7-2 病理学检查示支气管源性囊肿

术后情况：患者颈部疼痛症状较前缓解，左手指麻木感好转，局部切口处疼痛，双上肢肌力5级，双下肢肌力5级。术后1周和术后3年随访颈椎MRI提示椎管内占位完全切除，未见明确复发，无明显神经功能症状（图23-7-3）。

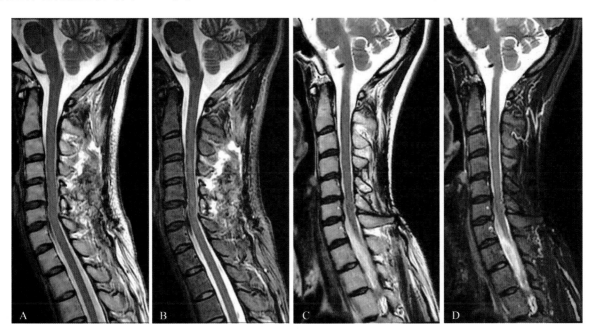

图23-7-3 术后MRI

A、B.原椎管内占位切除，C$_5$~C$_6$附件部分骨质不连、T2WI上棘突信号升高，术区可见固定物影，术区皮下软组织内渗出基本吸收；C、D.随访示椎管内囊肿占位未见复发

（祝永杰　高春天　王贵怀）

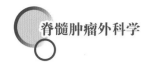

第 8 节　炎性肉芽肿

脊髓炎性肉芽肿属于感染性脊髓疾病，由致病原在椎管内引发免疫炎症反应而形成的椎管内肿物，并非属于严格意义上的脊髓肿瘤。但由于脊髓炎性肉芽肿在临床上罕见，其引发的临床症状、影像学检查等与肿瘤相似，易被误诊为脊髓肿瘤，且炎性肉芽肿的诊疗原则与肿瘤相去甚远，误诊、误判易对患者造成严重后果。本节对可侵犯椎管并形成肉芽肿占位的致病原（pathogen）进行了总结概括。

一、概述

（一）定义

炎性肉芽肿（inflammatory granuloma）是一种慢性增生性炎症，在病灶局部持续刺激下，由巨噬细胞及其衍生细胞增生形成的边界明显的结节状病灶[146]。

（二）流行病学

椎管内炎性肉芽肿发生率较低，国内外报道主要由结核分枝杆菌、布鲁氏菌、非特异性细菌感染为主，其余类型如梅毒螺旋体、真菌感染、医源性操作等引发的椎管内肉芽肿较为罕见[147-151]。

（三）自然病程

椎管内炎性肉芽肿多数由硬膜外或椎管外的感染性病灶慢性迁延所致，原发病灶相对隐蔽，部分患者否认明确感染相关病史，也无特殊感染相关症状，临床症状无特异性表现，影像学表现为占位性病变，不易与肿瘤相鉴别，因此在疾病早期诊断困难，误诊率高，且病程迁延时间久，可长达数年。如果引发刺激的炎性物质被消除，肉芽肿可慢慢被机体吸收。反之，致炎刺激因素如果持续存在，局部肉芽肿会慢慢演变为占位性病变，需要通过手术将致病灶一并切除才可根治[152, 153]。

（四）分型

肉芽肿是由各种原因引起的慢性炎症所致的呈结节状的实体病灶，主要分为感染性肉芽肿和非感染性肉芽肿两大类[154]。

感染性肉芽肿根据致病菌不同，可以分为细菌性感染（如结核分枝杆菌、伤寒杆菌、布鲁氏菌等）、螺旋体感染（梅毒螺旋体）、真菌性感染（念珠菌、曲霉菌等）、寄生虫性、非特异性炎症性肉芽肿等不同类型。椎管内结核性肉芽肿多以血行播散为主，也可由颅底结核性脑膜炎向下播散或椎体邻近结核灶侵犯所致，是临床上报道相对较多的椎管内肉芽肿。布鲁氏菌作为人兽共患的病菌，容易侵犯脊柱关节，多为单病灶，局限于腰椎偏多，少数可侵犯多节段。其他罕见病原菌的如念珠菌、烟曲霉菌、梅毒螺旋体等均可引发炎性肉芽肿。非特异性炎性肉芽肿属于隐源性感染，可能由于患者自身免疫力与抵抗力相对较强，而感染病菌的致病力相对较弱，导致局部反复轻度感染，通过长期慢性炎症浸润及纤维化逐渐形成实体性炎性肉芽组织[155-159]。

非感染性肉芽肿又称异物肉芽肿，其病因一般由异物残留导致，比如外伤后金属异物残留、医源性操作异物残留、医源性植入物移位等。椎管内异物引发非感染性肉芽肿伴迟发性脊髓损害案例在临床上罕见，仅有少数个案报道。异物多与外伤或医源性操作相关，相关病史询问及查体尤为重要，若异物为金属材质，影像学检查可发现相关线索，非显影异物影像学检查时多表现为炎性改变，易误诊为结核相关病变。引发肉芽肿的异物不全为原位损伤，也可是周围组织经过移位到椎管形成肉芽肿。长期鞘内注射药物也可引发椎管内肉芽肿产生压迫症状。椎管内异物肉芽肿经发现应尽早行手术治疗，以防进一步的脊髓受损影响功能[160,161]。

二、临床表现

（一）症状与体征

椎管内炎性肉芽肿除原发病灶相关的感染性中毒症状外，随着病程的不断进展，逐渐增大的炎性肉芽肿可对周围组织产生压迫，主要表现为脊髓受压迫引发的神经功能缺损症状和神经根的刺激性症状为主。往往伴有病灶相应节段的棘突、椎旁肌肉的疼痛感及压痛，病变平面以下的感觉、运动功能受损，可伴有肌力减弱，腱反射亢进，肢体麻木感等。少数患者可有不同程度的二便功能障碍，严重者可出现骨质的受损与破坏。

（二）实验室检查

不同致病因素所致的椎管内肉芽肿一般情况下可有相应病原学检查，如结核抗体检测、梅毒血清学检测、寄生虫检测、布鲁氏菌培养等，但也有文献报道术前病原学检测为阴性，术后病理报告为特殊感染性肉芽肿。除此之外，患者白细胞、血沉及C反应蛋白可在正常范围，也可有不同程度的升高，部分患者脑脊液化验可无异常显示[152,162]。

三、诊断与鉴别诊断

临床上，对脊髓肉芽肿病变，仅根据病史与影像特征及其实验室检查结果很难确诊，需要与一系列疾病鉴别。有时进行试验性治疗，也难以诊断，最终通过手术活检方能确诊。

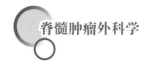

（一）影像学特点

X线：可见不同程度的骨质破坏。

CT：为非特异性表现，行三维重建可帮助判断炎性肉芽肿与椎管之间关系及对其破坏情况。平扫下可为不规则低或混杂密度灶，骨质可见虫蚀样空洞、坏死等破坏。

MRI：怀疑椎管内炎性肉芽肿时优先考虑行MRI检测，可以明确病变位置、数量、大小及与周围组织关系。病灶可单发或多发，大多形态不规则，边界多不清晰。发生在脊髓内的炎性肉芽肿，脊髓表现弥漫增粗，可见不均匀的长T_1、长或短T_2信号影，注药后可呈条索状、环状或结节状强化病灶，并可见周围水肿征象。结核性肉芽肿可在T_2上呈现出"靶环征"，为特异性表现之一。

（二）病理特点

炎性肉芽肿病理学以泡沫样组织细胞增生为主，伴有浆细胞及淋巴细胞浸润、纤维组织增生，病灶区可有出血、结缔组织增生、骨质破坏等。不同致病菌可有相应病原学染色指标阳性，此外结核性肉芽肿可见特征性干酪样坏死，布鲁氏菌病肉芽肿可见骨质破坏及新骨增生，寄生虫肉芽肿可见坏死虫体、虫卵等特异性结构[163]。

（三）鉴别诊断

1. 星形细胞瘤

星形细胞瘤是儿童髓内最常见的肿瘤，在成人髓内发病率仅次于室管膜瘤，以颈胸段较为多见，由脊髓星形胶质细胞分化异常引起，以浸润性偏心性生长为主，与正常脊髓分界不清。MRI可见T1WI为髓内等或低信号，T2WI示高信号，行增强扫描可见有明显强化。

2. 神经鞘瘤

起源于施万细胞，肿瘤与神经根关系相对紧密，位于髓外脊膜下，也可见于硬膜外、硬膜内外，形态多规则，有完整包膜，T1WI多为等或略高信号，T2WI呈高信号，增强扫描见明显强化。

3. 脊膜瘤

好发于胸、颈段，女性偏多，肿瘤多为实性成分，形态规则，可伴有钙化。T1WI多表现为与脊髓相等或略低信号，T2WI可呈等或稍高信号，伴有钙化时可有低信号。增强可见肿瘤均匀强化，可见特征性脊膜尾征。

四、治疗

（一）手术治疗

患者体位采取俯卧位，通过后正中切口入路，逐层切开皮肤及皮下组织，仔细分离肌肉，充分暴露病变节段。脊髓炎性肉芽肿病变大多位于髓内，肉眼下脊髓背侧血管紊乱，局部肿胀微隆起，切开脊髓软膜，可见病变边界清楚，质地偏韧，血运并不丰富，与脊髓有不同程度的粘连，需在显微镜下仔细分离肉芽肿，争取将病变完整切除，避免进一步加重脊髓损伤。位于硬膜外的感染性肉芽肿病灶，炎症范围广泛的，为有效清除病灶，双侧椎板切除减压，彻底清除椎管内病变组织及脓液，对于病变侵犯严重的，还需将感染的椎间盘、破坏的骨质一同处理，以过氧化氢反复冲洗，术区留置引流管充分引流，术后根据病原学结果予以抗菌药物。除彻底清除病灶组织外，仍需考虑脊柱稳定性的重建。

（二）药物治疗

不少患者就诊时首诊于内科，首先接受药物治疗，药物治疗失败后或脊髓压迫症状逐渐加重后转至外科接受手术治疗。对于病原学诊断明确且无明显神经系统损伤的椎管内炎性肉芽肿患者，若病程时间短、病灶小，可考虑尝试内科药物治疗，手术作为内科治疗失败后的补救措施。对于致病因素不明确、神经系统功能受损、异物性感染肉芽肿等患者，建议尽早接受手术治疗，术后根据病理结果辅以相应抗炎和抗菌药物治疗。

五、术后管理

并发症及处理

术后需常规应用相应抗菌药物进行辅助治疗，保持引流管的通畅，鼓励在护具支撑下适当早期下床活动，但应避免受重运动。不同炎性肉芽肿感染来源不同，病程长短不一，对脊髓及骨质的破坏程度不同，因此该病的预后具有多变性，应该密切随访观察。建议术后第1年内每3个月复查一次，之后可每半年复查一次。早期接受治疗且在完整切除后配合相应药物治疗的患者，术后生活及工作情况都得到了不同程度的改善，实验室检测、疼痛评分、脊髓功能评分等均可得到恢复。

六、典型病例（1）

患者女性，65岁。因"左侧手足麻木9个月，延髓病变活检术后8个月"入院。患者9个月前无明显诱因出现左侧手足麻木，颅脑MRI：延髓占位性病变。行延髓病变穿刺活检病理回报为炎性肉芽肿，在北京胸科医院行相关诊治，考虑结核可能性大，行口服抗结核药物治疗，治疗期间患者病情反复不定。查体：左侧肢体肌力4级，肌张力稍高，左侧肱二头肌及肱三头肌腱反射减弱，左侧手足痛温觉及粗略触觉减退，McCormick分级：Ⅱ级。颅脑MRI示（图23-8-1）：延髓异常信号影，炎症性病变可能性大，待除外肿瘤。入院诊断：脊髓占位性病变（占位延髓，炎性病变可能性大，待除外肿瘤）。拟在神经电生理监测下行显微镜下肿物切除术。

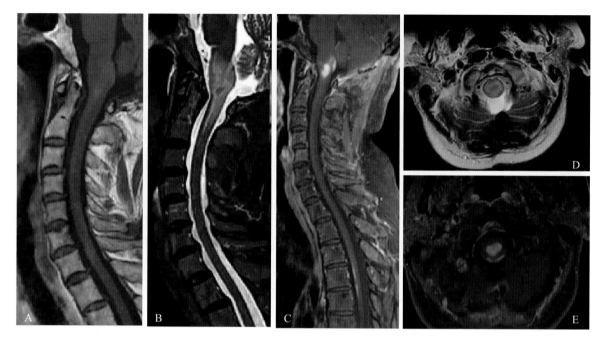

图23-8-1 术前颈椎MRI

A、B. 矢状位T$_1$及T$_2$平扫，可见延髓膨大、肿胀，其内可见略长T1WI长略T2WI信号影；C. 增强图像，显示延髓内可见不规则结节样强化影，大小约为16.4 mm×10.9 mm，主要位于灰质区，但累及后部白质和脊膜；D、E. 轴位情况

手术过程（图23-8-2）：沿原手术切口逐层切开显露寰椎后弓及枕骨，显微镜下切开硬膜并悬吊，见枕大池蛛网膜增厚并与小脑及延髓背侧有粘连，予以仔细松解。延髓背侧见闩部下方偏左侧颜色稍灰白（图23-8-2 A），荧光素钠见局部组织有荧光显影（图23-8-2 B），沿后正中切开C$_1$水平脊髓背侧，见脊髓内部组织颜色呈灰白，质地硬韧，血供中等，边界欠清晰，在电生理监测下高倍镜视野下沿病变周围胶质增生带仔细分离大部切除病变（图23-8-2 C、D），彻底止血，缝合硬膜，留置硬膜外引流管一根。

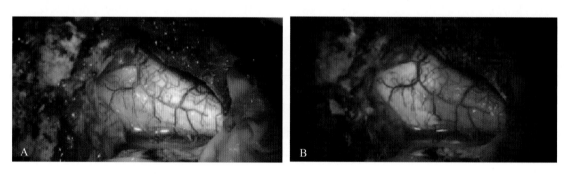

图23-8-2 显微镜下脊髓髓内肿瘤切除术

A、C. 肿瘤暴露及切除；B、D. 荧光下状态；E. 自发肌电图；F. 四肢MEP未见明显异常；G. 左上肢SEP切开脊髓后波幅降低，右上肢SEP未见异常；H. 左下肢SEP波幅可，右下肢SEP未引出典型波形

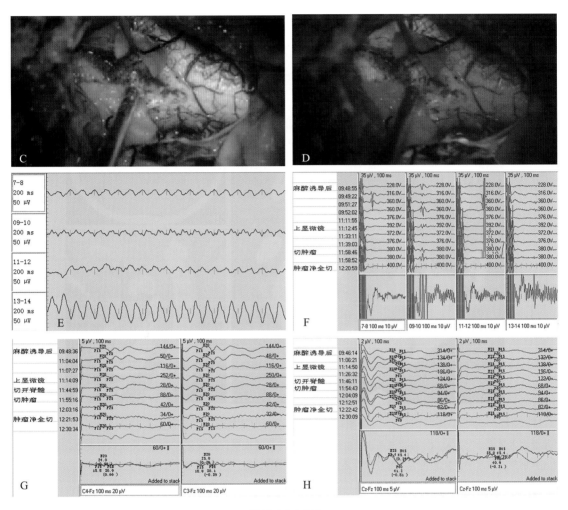

图23-8-2（续）

病理（图23-8-3）：神经胶质组织中见大量淋巴细胞及少许中性粒细胞浸润，血管增生、扩张充血及出血，并见多个上皮样肉芽肿，未见干酪样坏死。特殊染色：抗酸染色（－）、PAS（－）。综上，诊断为肉芽肿性病变，请结合临床除外结核。

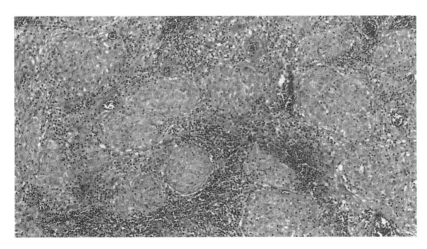

图23-8-3 术后病理

术后情况（图23-8-4）：术后第1天意识清楚，左侧肢体肌力3级、右侧肢体肌力2级。

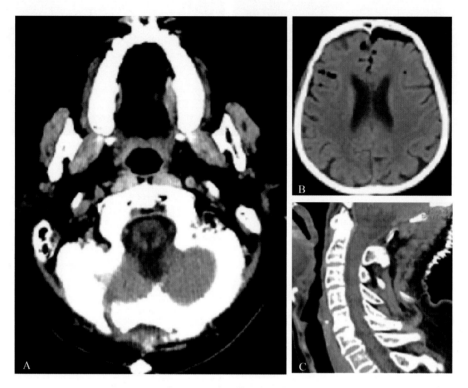

图23-8-4　术后第1天CT复查

"椎管内占位术后"，A、C.轴位及矢状位图像示左侧枕骨术后改变，延髓背侧可见斑片状低密度影，前方可见点状高密度影，寰椎后方软组织内少量积气；B.颅内可见多发气体密度影

术后第11天患者突发出现嗜睡、意识情况下降。查体：GCS评分E3V4M5；双侧瞳孔4 mm，对光反射迟钝。急诊查头颅CT：延髓背侧可见斑片状低密度影；枕骨术后改变，局部软组织肿胀、并少量积气；颅内少量气体。考虑患者目前意识情况下降，不能排除脑积水，对症治疗后症状呈进行性加重趋势，急诊行侧脑室外引流术。术后患者转入ICU予以气管插管呼吸机辅助通气。脑脊液检查外观混浊，呈灰白色，脑脊液白细胞升高。

术后第15天患者嗜睡状态，间断发热，呛咳弱，吸痰时仅有皱眉动作，查胸部CT炎性病变较前加重（图23-8-5），肺部感染诊断明确，且体温及中性粒细胞比例、PCT等血炎性指标升高。痰中人巨细胞病毒核酸阳性，肺炎支原体IgM（+），痰培养提示鲍曼不动杆菌，血流感染提示鲍曼不动杆菌，脑脊液培养结果提示革兰阴性杆菌，予以对症治疗无效，患者因多脏器功能衰竭死亡。

七、典型病例（2）

患者男性，30岁。因"头颈部疼痛伴四肢麻木无力10余天"入院。患者10天前受凉感冒后出现头颈部疼痛，伴肢体麻木不适，由远端向肢体近端进展，并出现胸背部麻木，外院激素冲击治疗后症状有所好转。查体：双上肢肌力及肌张力无明显异常。左下肢肌力4级，右下肢肌力5级，肌张力正常，T_2水平以下浅感觉稍减退，病理征（-）。McCromick分级：Ⅰ级。颈椎MRI检查提示$C_2 \sim C_4$和$T_4 \sim T_5$髓内异常信号（图23-8-6）。入院诊断：脊髓多发病变（$C_2 \sim C_4$和$T_4 \sim T_5$炎性病变？血管母细胞瘤？拟在神经电生理监测下行后正中入路脊髓病变探查切除术）。

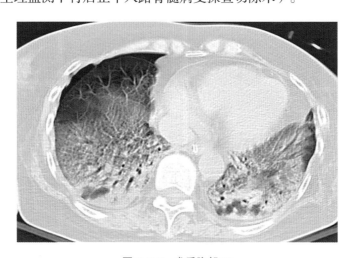

图23-8-5 术后胸部CT

提示双侧肺野内均可见弥漫分布斑片状密度不均增高影，双肺点状钙化灶及结节影遮盖

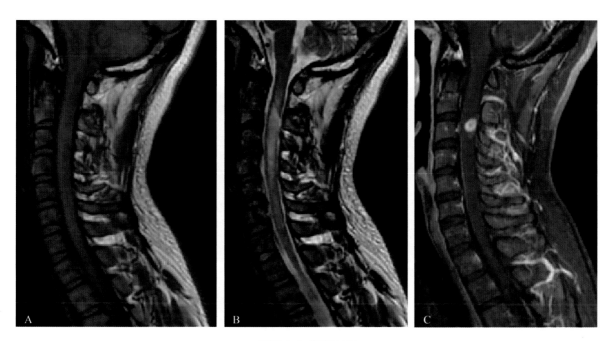

图23-8-6 颈椎MRI

A ~ F. 颈椎MRI矢状位$C_2 \sim C_4$、$T_4 \sim T_5$髓内异常信号，见多节段斑片状T_2高信号影，边界不清；强化后可见点状轻度强化及结节样不均匀明显强化灶。G、H. 轴位情况

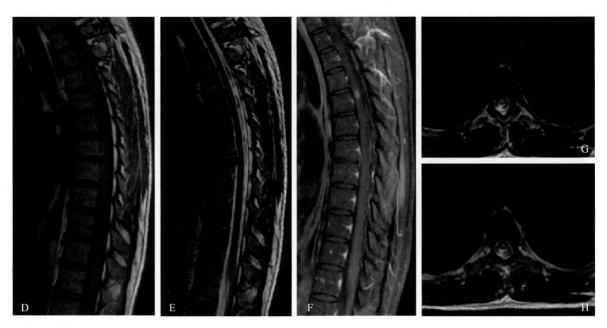

图23-8-6（续）

　　手术过程（图23-8-7）：打开硬膜及蛛网膜，脊髓无明显肿胀，形态及表面血管走形基本正常（图23-8-7 A）。小心沿中线切开脊髓。髓内见色稍黄、质稍韧病变，未见明确肿瘤或出血等改变（图23-8-7 B）。仔细分离病变及异常纤维条索组织并予以切除（图23-8-7 C）。完整切除病变后仔细止血（图23-8-7 D）。逐层缝合手术切口。

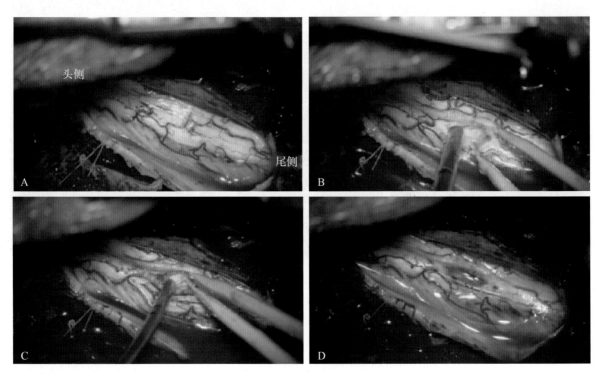

图23-8-7　手术过程

　　A～D. 显微镜下脊髓髓内肿瘤暴露及切除；E. 自发肌电图；F. MEP波形可，未见明显异常；G、H. 术中上下肢SEP波形可，未见明显异常

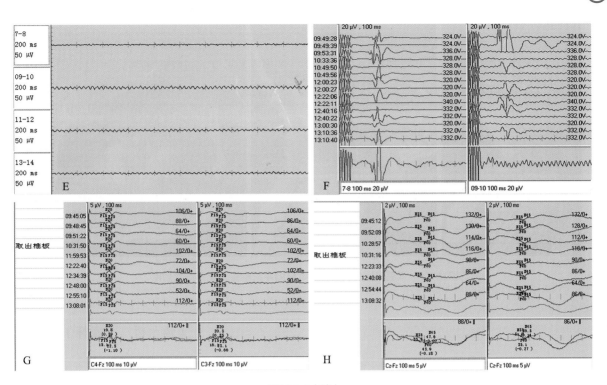

图23-8-7（续）

病理（图23-8-8）：（髓内占位）送检组织部分区域组织水肿呈筛网状，神经纤维变性坏死，胶质细胞增生，伴慢性炎细胞浸润，小血管周围可见淋巴血管套，伴扩张、充血、出血。免疫组化结果：GFAP（＋）、S-100（＋）、Olig-2（－）、IDH1（－）、ATRX（－）、H3K27M（－）、P53（－）、Ki-67（＜1%）。综上所述，考虑炎性病变，请结合临床。

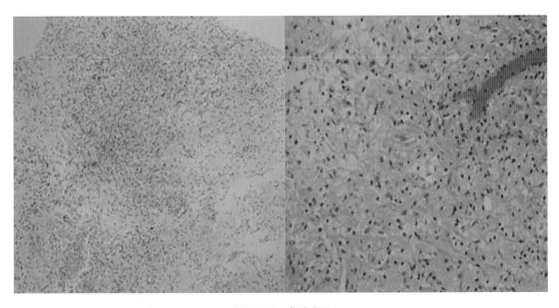

图23-8-8 术后病理

术后情况：术后1周患者双上肢肌力及肌张力无明显异常。左下肢肌力1级，右下肢肌力5级，肌张力正常，T_2水平以下浅感觉稍减退，病理征（－）（图23-8-9）。

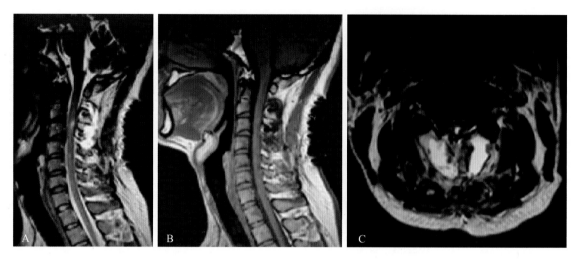

图23-8-9　术后颈椎矢状位、轴位MRI平扫检查，提示肿物切除

（孟　哲　王贵怀）

第9节　寄生虫感染

一、概述

（一）定义

寄生虫病（parasitic diseases）是指寄生虫侵入人体后而引发的疾病。根据寄生虫种类不同、侵犯部位不同而表现出不同的临床症状。通过各种途径侵犯至脊髓引起神经功能障碍为脊髓寄生虫病。目前主要的脊髓寄生虫病主要有以下几种：囊虫病、血吸虫病、裂头蚴病、棘球蚴病（包虫病）、丝虫病、弓形虫病等[164-166]。

（二）流行病学

寄生虫病在世界范围内广泛流行。但以贫穷落后、卫生条件差的地区多见，不同疫区流行病种不同，有感染的人群主要是接触疫源较多的劳动人民、不良饮食习惯的人群及免疫力较低的儿童。脊髓感染寄生虫途经主要为颅内或椎管周围感染后播散以及血液循环传播，大部分以胸段、颈段受累，少部分以侵犯腰骶椎为主[167]。

（三）自然病程

根据寄生虫种类、侵犯部位、寄生虫数量、虫体发育阶段等不同，发病情况不尽相同。椎管内寄生虫大部分从感染到出现症状需要数年甚至数十年时间，早期由于寄生虫入侵引发免疫炎症反应，临床上多表现为神经根的刺激性症状。进一步形成肉芽肿后可对脊髓产生压迫症状，后期成虫裂解、死亡等引起炎性反应等造成脊髓变性、坏死等，可造成截瘫、广泛感染等。也可呈急性、亚急性起病，由虫卵释放的抗原性物质引起急性炎症反应，造成神经组织的水肿、出血、坏死，形成急性脊髓炎[168]。

（四）分型

1. 囊虫病

囊虫病（cysticercosis）又称囊尾蚴病，由猪带绦虫寄生所引发疾病，主要受累脏器为眼、皮下、肌肉及中枢神经系统。猪带绦虫病列为十大食源性寄生虫病之首，是囊虫病的唯一传染源，人体可以是中间宿主，也可是终宿主。我国主要分布于东北、西北等以猪养殖为主的地区[167]。

神经系统囊虫病（neumcysticercosis，NCC）特指由猪带绦虫感染神经系统所引发的疾病，占囊虫病的50%～80%，神经系统囊虫病可分为脑实质型、脑膜型、脑室型和脊髓型等多种类型，以脑囊虫病多见，脊髓囊虫病比例较低，为1%～3%，脊髓型可继续分为髓内型、硬膜下型、硬膜外型。其中约2/3为脑囊虫病合并脊髓囊虫病，目前认为脊髓型囊虫病大多为幼虫从感染的大脑通过椎管向下播散所致，少数为血源性途径直接入侵脊髓，以胸段、颈段受累为主[169-171]。

2. 血吸虫病

血吸虫病（schistosomiasis）导致脊髓血吸虫病（spinal cord schistosomiasis，SCS）感染的血吸虫主要为曼森血吸虫、埃及血吸虫和日本血吸虫。我国主要流行类型为日本血吸虫。日本血吸虫侵犯中枢神经系统，主要定植部位在颅内，侵犯脊髓较少[172,173]。

3. 裂头蚴病

裂头蚴病（sparganosis mansoni）是一种人兽共患寄生虫病，是由曼氏迭宫绦虫的幼虫寄居在人体引起的慢性寄生虫病，在全球范围内分布广泛，我国及东南亚地区相对高发。裂头蚴感染人体途经主要为通过皮肤黏膜直接侵入人体或误食感染裂头蚴或原尾蚴的食物。第一中间宿主为剑水蚤，第二中间宿主为蛇、蛙等动物，因此该病感染者多为饮用含有剑水蚤的不洁水源或皮肤黏膜接触该水源的人，或食用感染裂头蚴但未煮熟的蛇、蛙等动物，以及用感染寄生虫的生蛙肉、蛇肉外敷伤口的人。裂头蚴有较强的迁移能力，可侵犯眼部、颌面部、内脏及中枢神经系统，但椎管内病变少见[174-176]。

4. 包虫病

包虫病（hydatidosis）又称棘球蚴病，主要分为细粒棘球蚴和多房棘球绦虫两种类型。在世界范围牧区广泛流行，主要高发于畜牧区，在我国主要多见于青藏高原地区。包虫可在人体多部位寄生，主要侵犯器官以肝、肺为主，骨受累率为1.5%～2%，椎管内病变则更加罕见，根据受侵犯部位可分为五种类型：髓内型、髓外硬膜内型、硬膜外型、脊椎型、椎旁型。椎管内包虫病多以压迫症状为主，但同时合并脊柱包虫病则对椎管周围骨性结构造成骨质破坏，引发病理性骨折等[177,178]。

5. 丝虫病

丝虫病（filariasis）主要通过蚊虫叮咬方式传播，我国曾经是丝虫病流行最严重的国家之一，目前已宣布基本消灭丝虫病，但仍有境外输入或少量隐匿传播。我国主要流行种类为班克鲁夫丝虫（班氏）和马来布鲁丝虫（马来丝虫），成虫侵犯人体后寄生于淋巴血管系统或皮下、脏器中，椎管内丝虫病罕见[179,180]。

6. 弓形虫病

弓形虫病（toxoplasmosis）以猫为终宿主的人畜共患病，主要侵犯人体呼吸系统及神经系统。该病多发生于特殊人群，如肿瘤患者、免疫抑制患者、免疫缺陷（如艾滋病等）患者中，脊髓弓形虫感染病例罕见，但国外有报道免疫正常患者脊髓感染弓形虫的个例[181]。

二、临床表现

（一）症状及体征

寄生虫感染脊髓后产生临床症状的原因主要为寄生虫在寄生部位或迁移过程中产生的机械性损伤或压迫，以及寄生虫的分泌物、排泄物、虫体及虫卵死亡后分解引起组织的免疫炎性反应导致脊髓局部肿胀、变性，甚至引发脊膜炎、蛛网膜炎、阻塞脑脊液流动等。除此之外还有寄生虫长期大量在体内寄生繁殖，不断掠取营养，晚期可出现恶病质。患者多有疼痛症状，病变平面以下感觉减退，肢体麻木，进行性下肢无力，肌张力增高等症状，部分患者可有鞍区感觉障碍、膀胱功能不良等症状[182]。

部分寄生虫可同时伴有皮下结节，可在前胸、四肢等处触及米粒大小的皮下小结节。除此之外，也可同时患有脑部、眼部、其他内脏器官感染，从而引发头痛、癫痫、失明等相应临床症状。如果医疗操作过程中造成寄生虫囊液破损外溢，可继发引起强烈的过敏反应，甚至引发过敏性休克等症状。

（二）实验室检查

免疫学诊断在脊髓寄生虫的诊断及鉴别诊断中具有不可替代的作用，可通过血清学检测及脑脊液检测进行检测。主要的寄生虫检测方法有皮内试验（Casoni）、酶联免疫吸附法（ELISA）、免疫荧光抗体试验、间接血凝试验等。脑脊液检查发现嗜酸性粒细胞有提示意义[173,183]。

三、诊断与鉴别诊断

（一）影像学特点

不同种类、不同时期的MRI检查不尽相同。常规可见病变部位脊髓肿胀、弥漫性增粗，跟正常脊髓之间无明显清晰边界。T1WI呈等或稍低信号，个别囊变区可为略高信号，T2WI呈不均匀高信号，可累及椎间孔，病变附近可有小的继发性空洞形成，也可见蛛网膜下腔出现粘连、变窄情况。行造影剂增强扫描后可见髓内病灶强化显著，侵及神经根时可见强化增粗。急性期可见多发、微小的点状、结节状强化，慢性期可见边界较清的环形强化，呈条状、串珠样的肉芽肿病变。晚期可见钙化灶形成，脊髓萎缩，广泛变性、坏死。

血吸虫的特征性表现为中心线样强化伴周围多发小结节强化的"树枝状"，脊髓圆锥及马尾神经根处肿块样膨大伴多发小结节样髓内灶。囊虫尾蚴可表现为经典的髓内囊性病变，可见T1WI低信号囊壁及囊液，囊腔内等信号头节，T2WI头节低信号，囊液高信号。包虫病侵及周围骨质可见椎体、椎间盘等骨质遭侵袭破坏，骨质结构紊乱模糊[184,185]。

（二）病理特点

术后病理切片可在镜下找到相应致病寄生虫的虫体或虫卵，周围常伴有明显的嗜酸性细胞、异物巨细胞等特殊炎性细胞浸润，可伴有增生的纤维结缔组织及钙化。

（三）鉴别诊断

1. 蛛网膜囊肿

MRI表现为与脑脊液相同信号，囊肿边界清晰，囊内信号均匀，无特殊强化。

2. 脊膜瘤

MRI平扫多表现为T1WI等或稍长信号，T2WI呈等或略高信号，伴有钙化时可有信号降低。病灶多为卵圆形，边界清晰，增强扫描后可见明显强化，可见特征性脑膜尾征。

3. 星形细胞瘤

多见于颈段、胸段脊髓，一般为单发肿块，MRI可见脊髓增粗肿胀，T1WI与T2WI常表现为高信号，增强扫描可见肿瘤有强化。

四、治疗

（一）手术治疗

椎管内寄生虫病治疗原则主要是解除脊髓压迫，尽可能彻底清理所见寄生虫及相关组织。通过定位切开病变位置椎板后，可见到受压迫的脊髓及椎管内大量坏死变性组织内藏有寄生虫体、虫卵及其分解产物。术中仔细、轻微操作，力求彻底清除病灶，同时避免病灶破裂后污染周围组织，造成寄生虫播散，引发过敏性休克或炎性反应。对于椎管内受损的骨质、脓液、炎性肉芽肿也应尽可能清除干净。术前、术后辅以抗寄生虫药物及糖皮质激素联合治疗[186,187]。

（二）药物治疗

寄生虫药物治疗有阿苯达唑、吡喹酮、甲苯咪唑、丙硫咪唑等。抗寄生虫的药物在杀死寄生虫的同时也会引发一系列炎症反应，可能加重患者的临床症状，对于不同的副作用需要做出相应调整，一般辅以糖皮质激素以减轻炎症反应[188-190]。

五、术后管理

随着显微手术技术的提升以及抗寄生虫药物的辅助应用，寄生虫病术后恢复情况整体偏好，除外病程持续久、术前脊髓功能严重损伤的患者，术后大部分患者肢体功能情况及二便功能有不同程度恢复。有少数患者术后会再次复发，多与手术时寄生虫残留、播散有关。建议患者术后早期每6个月规律随访一次，同时对患者不良饮食习惯及生活习俗进行健康教育，防止再次感染寄生虫。

六、典型病例（1）

患者男性，34岁。因"会阴区疼痛不适半个月"入院。患者2周前无明显诱因出现会阴疼痛，伴有麻木感，大便时肛周疼痛明显，小便无力。查体：四肢肌力5级，会阴区麻木，痛觉过敏，余肢体深浅感觉及反射未见异常。McCromick分级：Ⅰ级。腰椎MRI（图23-9-1）提示S_1～S_2节段椎管内见不规则形长T_1长T_2信号影，内可见坏死囊变，囊壁明显强化，邻近硬膜囊强化明显。入院诊断：椎管内占位性病变（L_5～S_2）。拟在神经电生理监测下行后正中入路椎管内占位切除术。

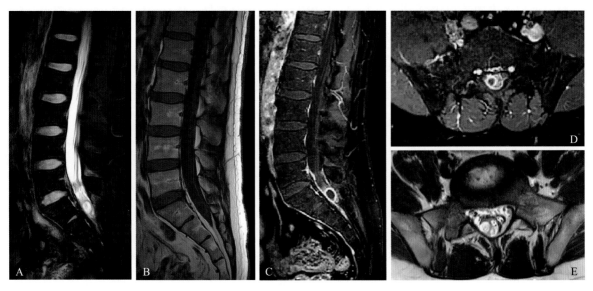

图23-9-1　腰椎MRI

A～C. 腰椎MRI示S_1～S_2节段椎管内见不规则形长T_1长T_2信号影，强化可见囊壁明显强化，邻近硬膜囊强化明显；D～E. 腰椎MRI轴位层面

手术过程（图23-9-2）：俯卧位，超声骨刀铣L_5～S_2椎板，咬除硬膜外韧带和脂肪（图23-9-2 A），后正中剪开硬脊膜，见硬膜肥厚，神经根粘连严重，仔细分离硬膜的粘连并向两侧悬吊，见病变发白，包裹神经根，粘连严重（图23-9-2 B），切开S_2处囊性病变，抽取黄色囊液分别送细菌和

抗酸染色，黄色实性病变送病理，沿着神经根分离质韧的病变，近全剥离包绕神经的病变（图23-9-2 C、D），直到神经根松解完全，终丝张力大给予终丝切断，止血满意后，严密扩大缝合硬脊膜，L$_5$和S$_1$和S$_2$椎板给予钛钉、钛片高架复位，行椎管扩大减压。

病理（图23-9-3）：送检神经纤维及致密纤维囊壁样组织，囊壁见多量慢性炎细胞及少许嗜酸性粒细胞浸润，组织细胞及多核巨细胞反应，肉芽肿形成，并见变形坏死绦虫样寄生虫虫体。综上，诊断为寄生虫感染。特殊染色：PAS（－）。

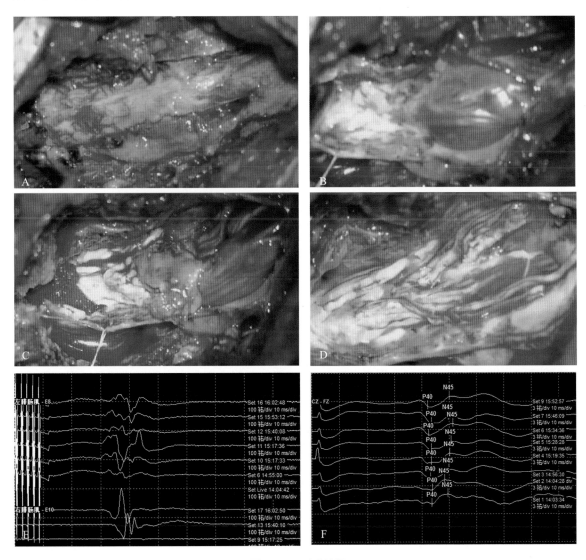

图23-9-2　手术过程

A～D.显微镜下部分切除肿瘤；E～H.术中SEP、MEP波形可，未见明显异常

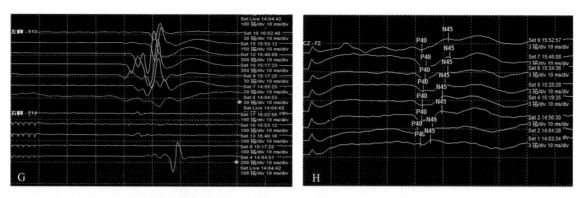

图23-9-2（续）

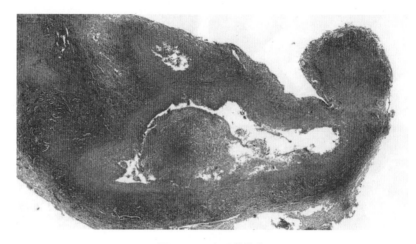

图23-9-3　病理学检查

寄生虫虫体经过穿凿而成的隧道，隧道周围见肉芽肿反应

术后情况（图23-9-4）：术后1周患者四肢肌力5级，肌张力正常，会阴区浅感觉减退，腱反射未见异常；病理征阴性。

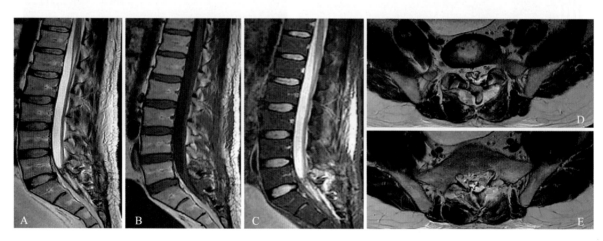

图23-9-4　术后MRI

A～C. 术后腰骶椎矢状位MRI示原S_1～S_2节段椎管内肿块影本次未见明确显示，术区椎管内可见条片状T1WI低信号、T2WI稍低信号影，硬膜囊外可见条片状T2WI高信号；D、E. 术后腰骶椎轴位MRI示占位切除

七、典型病例（2）

患者男性，52岁。因"腰腿痛10年，加重1年"入院。患者10年前无明显诱因出现腰腿痛，8年前于当地医院诊断为脊髓炎，予以内科输液治疗（甲泼尼龙，具体剂量及疗程不详），输液后好转。后症状有所反复，就诊于多个医院，先后被诊断为脊髓血管畸形、胶质瘤、脊髓炎、炎性肉芽肿等。2个月前出现下肢肌肉发紧，行动困难。查体：四肢肌力5级，双下肢肌张力增高，T_8水平以下痛温觉及深感觉不同程度减退至消失，双下肢腱反射亢进，双下肢Babinski征（＋）。McCromick分级：Ⅱ级。胸椎MRI（图23-9-5）提示T_{10}水平脊髓内可见卵圆形结节，大小约15 mm×9 mm，在T2WI上呈稍高信号、T1WI上呈稍高信号，其内似见多发小的流空血管影；增强后呈明显强化，强化欠均匀；邻近脊髓水肿。入院诊断：脊髓占位病变（T_{10}，脊髓血管畸形？）。拟在神经电生理监测下行后正中入路脊髓髓内肿瘤切除术。

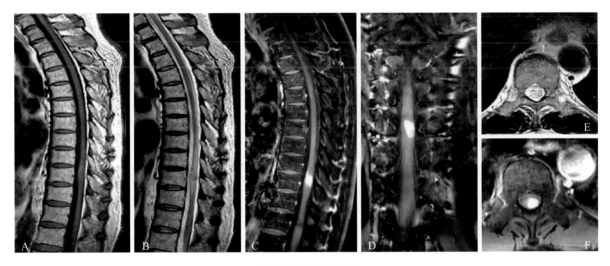

图23-9-5 胸椎MRI

A、B. 胸椎矢状位MRI成像示T_{10}水平脊髓内可见T1WI上呈稍高信号、T2WI上呈稍高信号卵圆形结节；C、D. 胸椎矢状位及冠状位MRI成像示增强后呈欠均匀强化；E、F. 胸椎轴位MRI成像平扫及增强图像

手术过程（图23-9-6）：铣刀打开T_8~T_{11}椎板，切开硬脊膜并向两侧椎旁肌肉悬吊硬脊膜。见T_9~T_{10}椎体节段脊髓有膨出（图23-9-6 A），纵行切开脊髓软膜，向两侧分离后可见髓内有灰色肿物，质韧，活动度差，血供一般，用显微剪刀及双极电刀仔细分离切除肿物（图23-9-6 B~D）。肿物镜下近全切除，硬脊膜原位缝合。将椎板用连接片和钛钉进行复位，留置椎板外引流管一根。

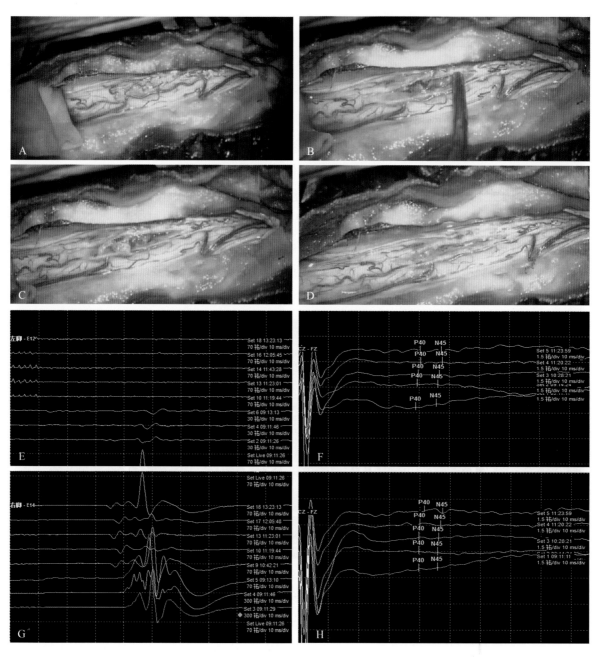

图23-9-6 手术过程

A～D. 显微镜下肿物切除；E～H. 双下肢SEP未引出典型波形，左下肢MEP在切瘤过程中波幅下降，右下肢MEP未见明显异常

病理（图23-9-7）：少许神经胶质，可见大量淋巴细胞及浆细胞浸润，小血管增生扩张充血，并见肉芽肿形成，另见寄生虫虫体，内含大量虫卵，考虑为寄生虫感染，外请宣武医院病理科会诊考虑曼氏裂头蚴可能。免疫组化：CD3（T细胞+）、CD20（B细胞+）、MUM1（浆细胞+）、CD68-5（组织细胞+）、CD31（血管+）、CD34（血管+）。特殊染色：PAS（+）、六胺银（－）。

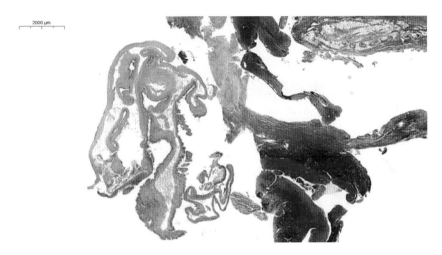

图23-9-7 术后病理可见寄生虫虫体及虫卵,伴肉芽肿形成

　　术后情况:术后1周患者四肢肌力4级,肌张力增高较前缓解,感觉不同程度减退入院,双下肢病理征阳性。术后MRI提示占位病变切除(图23-9-8)。

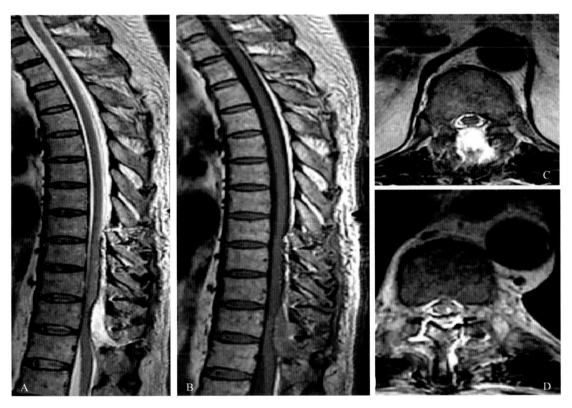

图23-9-8 术后胸椎MRI矢状位及轴位示肿物切除

（孟 哲 王贵怀）

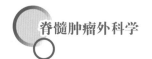

第10节　脊髓转移瘤

一、概述

（一）定义

椎管内转移瘤（vertebral metastases）是指所有累及椎管内结构的继发性肿瘤，常见的可引发椎管内转移瘤的原发病灶类型主要包括乳腺癌、肺癌、黑色素瘤、肾透明细胞癌等[191]。根据WHO分类可将其分为脊髓实质转移瘤（intramedullary spinal cord metastasis，ISCM）及脊膜癌病（leptomeningeal carcinomatosis，LC）[60]。根据累及椎管内结构的位置，通常将转移瘤的出现部位在"椎管内"基础上继续细分为"椎管内硬膜外""髓外硬膜下""脊髓髓内"等亚类；椎体或椎旁附件的转移瘤通常位于硬膜外，对脊髓产生压迫症状，归类为硬膜外类型。脊髓转移瘤指发生于脊髓实质内的转移性肿瘤，不含原发于脊髓及硬膜内脊髓实质外的转移瘤，是一种罕见的恶性转移瘤，发病率低，病情进展迅速、预后较差，可同时合并脑转移及其他部位转移[192, 193]。

（二）流行病学

椎管内转移瘤的总发病率目前仍无法完全计算，不仅因为其本身发生率不高，同时原发肿瘤伴有背部或神经症状而容易被忽视。除此之外，部分"意外发现"的转移瘤也可以无明显神经系统症状。据文献报道在尸检的癌症患者中有0.9%~2.0%发生脊髓转移[194]，以肺癌最为多见，占一半以上[191]。脊柱转移瘤在肿瘤患者中占5%~20%，其中80%的脊柱转移瘤累及"椎管外"的椎体及其附件，通常向椎管内生长造成硬脊膜内脊髓受压，引起神经系统和脊椎骨复合症状。常见的原发肿瘤类型包括肺癌、血液系统肿瘤和不明来源的肿瘤。只有5%的肿瘤转移至脊髓髓内或硬膜下，多见于中枢神经恶性肿瘤（如胶质母细胞瘤）转移，或小部分肺癌、乳腺癌进程的晚期，转移部位以腰骶部为多，目前文献多为个案报道或系列手术回顾。髓内转移瘤可经动脉和静脉血行播散、软脊膜侵犯、脑脊液种植转移或者直接侵犯等途径传播。

二、临床表现

对于转移部位在椎骨结构且往椎管内生长的肿瘤，其首发症状可能更多是局部骨痛，尤其是夜间骨痛（1%~5%出现脊髓压迫症状），非甾体抗炎药常无效。转移部位在硬/软脊膜或髓内的肿瘤，首发症状中骨痛可不明显而神经功能损伤明显。

部分转移瘤以脊髓（神经根）压迫为起始表现，根据肿瘤生长的部位不同，出现不同层面和不同表现形式的神经功能缺损，包括相应节段的运动、感觉功能异常，腱反射异常和病理征，自主神经功能障碍（如性功能、尿便功能），伴或不伴同节段皮节功能障碍。少数患者无明显临床症状，为检查时偶然发现[192]。

三、诊断与鉴别诊断

（一）影像学特点

通过传统的脊柱X线正侧位和动力位检查及CT影像可以对脊柱稳定性及是否存在肿瘤引起的骨质破坏等有所了解。而MRI及增强检查可以进一步明确转移瘤性质、部位、与脊髓关系等情况。

脊髓转移瘤在T1WI表现多为等信号，与正常脊髓信号相仿，少数为低信号；T2WI大多表现为高信号，不易与周围水肿相区分。平扫时病灶边界常显示不清，行增强扫描后可见病灶呈现明显强化，可为结节状。环状或不均匀强化灶，且部分病例可见伴有脊髓增粗、周围水肿、邻近脊膜强化等。椎体转移瘤多以T1WI低信号、T2WI等高信号为主，增强可见病变区域附近不同程度的不规则强化改变[195,196]。

（二）鉴别诊断

椎管内转移瘤应与以下疾病进行鉴别诊断。

1. 脊髓胶质瘤

脊髓胶质瘤通常发病史相对常长，病灶周围水肿范围相对较轻；而髓内转移瘤一般病史更短，进展较为迅速，增强扫描可见异常范围较广泛，但强化区域较小。

2. 脊髓血管母细胞瘤

血管母细胞瘤通常发生于脊髓的一侧，以背侧相对偏多，伴有脊髓肿胀及空洞；增强扫描示附壁小结节显著强化，而囊性区及囊壁不强化。

3. 脊髓放射性坏死

病灶多位于脊髓周围或一侧，均位于照射野范围内。增强扫描后可见明显的不规则强化，病灶范围偏小，但病灶周围脊髓呈增粗状态。

四、治疗

（一）手术治疗

临床中，可采用量表评分辅助预后评估和生存期判定（NOMS系统）[197]，包括：

N——神经功能损伤情况（Bilsky分级）；

O——原发肿瘤放疗敏感性；

M——脊柱骨系统机械稳定性（SINS量表）；

S——系统性手术耐受评估。

评估预期生存可借助改良Tokuhashi量表、改良OSRI量表，对预期生存大于12个月的患者，应积极手术干预。但量表本身有局限性，不可完全替代临床观察决策和患者意愿。一般情况较好的患者、单发转移灶、未侵及软脊膜、伴有神经损伤症状者首选显微手术切除，可以明显改善症状，延长生存期，提高生活质量。对于髓内转移瘤，手术患者要比非手术患者中位生存期提高1倍。

1. 传统手术入路

枕下-高颈段肿物多采用后入路减压，固定与否需评估脊柱稳定性，而很少采用经鼻腔或经口腔入路；中下颈段可根据肿物前后位置，选择前/后入路减压+固定术，对多节段或交界节段可考虑前入路+侧路或后路辅助。

颈胸交界区（$C_7 \sim T_2$）可根据肿瘤位置选择前后路，上胸段$T_2 \sim T_5$因椎管前部血管条件复杂，多采用后入路，其余胸段脊髓可根据肿瘤部位、患者条件，采用前入路/后入路或联合入路。如果肿瘤破坏椎体或附件结构，切除肿瘤同时，可行前路或后路或前后联合入路恢复脊柱稳定性。

腰骶部肿物切除一般建议后入路，若手术入路涉及交界区域，则建议行固定术以减少椎体不稳事件的发生。

2. 微创手术

在有限的研究中，微创手术治疗胸腰段硬膜外转移瘤神经压迫，与传统开放式入路相比，两者在手术并发症、死亡率、生存期改善方面无显著差异，而微创手术具有术中出血少、输血少、住院时间短的优势。

（二）药物治疗及放射治疗

在发现有脊髓压迫可能时，若无特殊，应即时给予糖皮质激素治疗，减轻炎症、水肿（除非考虑病灶为血液系统肿瘤，如诊断受糖皮质激素使用影响，则可即时行穿刺活检明确后使用糖皮质激素）。激素用量在大剂量（96 mg/d）和低剂量（10~16 mg/d）之间尚无一致性结论。辅以大剂量激素减轻脊髓水肿。绝大多数文献报道化疗对脊髓内转移疗效不佳。

对于无法手术的患者可以给予放疗[198]。单纯放疗也被证实能够减轻疼痛，改善神经功能，并且无侵入性，容易被耐受。作为手术辅助治疗手段，疗效主要取决于肿瘤对放疗的敏感性、脊髓受累范围、出现神经体征的时间，术后辅助放疗较单纯放疗有更明确的获益，关键决策要点在于患者是否能耐受手术、患者预期生存和患者本人意愿[198]。经证实，8Gy单次放疗能够有效解除脊髓压迫症状；对于有神经功能损伤、明确实体病灶、单发或散发的，高剂量放疗（30~39Gy/10~13f）能够提供更长的无症状生存时间，更先进的SBRT，或许能够引入更高剂量的放疗方案，减少周围组织损伤，但患者获益结论仍待进一步验证，并且花费更高。因此，对于基础条件差、预期生存小于3~6个月的患者，单次8Gy放疗缓解神经功能症状可能更合理；对于预期生存大于6个月的患者，尤其是仍适宜手术治疗的患者，30Gy以上高剂量放疗能够减少（肿瘤复发后）再次放疗和症状再恶化。

对于髓外脊柱单椎体局部病灶，单一放疗效果对局部病灶的控制不亚于单纯椎板切除后放疗，并且椎板切除可能导致脊柱不稳、椎体受力不均而塌陷概率升高。RCT研究发现有脊髓压迫症状的椎管内转移瘤环周脊柱减压序贯外照射放疗（external beam radiation therapy，EBRT）（30Gy/10f）较单纯EBRT（30Gy/10f）有明确的神经功能恢复、疼痛控制、症状控制时间、生存期方面的获益。但其手术决策应综合预期生存时间、手术耐受等系统性因素影响，因为手术减压序贯EBRT花费更高，其生存期、生存质量获益仍受限于患者全身情况和原发病生存期，而多数恶性肿瘤脊柱转移的患者预期生存时间短。根据一项纳入100人的质量较高的RCT研究，手术+术后放疗有效改善了该组84%的患者行走能力，平均持续122天，而仅行放疗，症状改善仅57%，平均持续13天。虽然手术干预显著改善患者症状并延长无症状期，但治疗相关并发症也显著升高。一项Meta荟萃分析纳入26 000名脊柱转移瘤手术患者，提示手术死亡率5.6%、并发症发生率22%。虽然相关研究有限，目前已有研究结果也显示对于预期生存时间短的患者，手术风险可能超过其获益。对预期生存3个月以内的，手术干预的获益减少而建议仅行单一放疗；预期生存超过3个月，尤其是超过6个月，建议手术干预+辅助放疗。但实际工作中，判断手术获益的预期生存阈值并无一致性结论。

（三）其他系统性治疗

转移瘤的治疗反应性与原发肿瘤类型相关，系统性治疗（包括化疗与内分泌治疗、靶向治疗等）的选择依赖于转移瘤组织病理学类型、分子表型。对于适宜手术的患者，可通过手术切除活检；不耐受患者，可CT引导下活检以明确组织病理学分型，根据病理学分型选用化疗或内分泌治疗。对于大部分椎管内转移瘤，化疗或内分泌治疗作用有限，目前已报道的相关研究甚少。血液肿瘤等少数药物治疗敏感的肿瘤椎管内转移对化疗反应好，其诊断与治疗与其他大多实体肿瘤转移不同，需由肿瘤专科医生评估[199]。

五、预后及随访

椎管内转移瘤整体预后极差，目前暂无有效评估和预测生存期和预后的共识或研究结论。在激进的手术切除+序贯放疗后，患者仍有短期复发风险，随诊建议在1~3个月内，以后每3~4个月一次随诊检查至1年，后根据临床需求随诊。随诊可复查全脊柱MRI，增强MRI与常规MRI随诊获益暂无明确结论，临床医师可根据患者实际情况评估随诊手段。ISCM临床进展快，预后差，约80%的患者从出现症状到死亡为3~4个月[200]。

六、典型病例

患者女性，51岁。因"左侧躯干疼痛5年，左手无力10个月"入院。患者于2012年无明显诱因出现左侧前胸及肩胛疼痛，呈持续性烧灼痛，夜间为著，同时出现左侧面部、前胸、后背及左上肢无汗，伴左侧眼裂减小。症状持续不缓解，2016年12月出现左侧小指无力及大鱼际萎缩，无拇指运动障碍，同时出现左上肢内侧持续性蚁行感。于当地医院就诊，肌电图提示左上肢神经源性损害。当地医院行胸椎MRI提示：胸髓异常信号，给予甲泼尼龙80 mg，连续5天后停用，症状无改善。2017年6月出现右侧胸部及右下肢痛温觉减退，行颈、胸椎MRI及增强（图23-10-1）提示C_7～T_2髓内及左侧椎间孔长T_1长T_2信号伴强化，考虑椎管内占位病变，炎性病变不除外。激素治疗后症状未缓解。既往患面神经麻痹，行左乳腺腺病行包块切除术、左侧乳腺恶性肌上皮瘤行左乳腺部分切除术、甲状腺癌切除术。查体：左眼睑下垂，左侧面瘫，左上肢肌力3级，其他肢体肌力5级，双下肢共济运动减退。入院诊断：脊髓占位性病变（C_7～T_3水平）。拟在神经电生理监测下行后正中入路脊髓髓内肿瘤切除术。

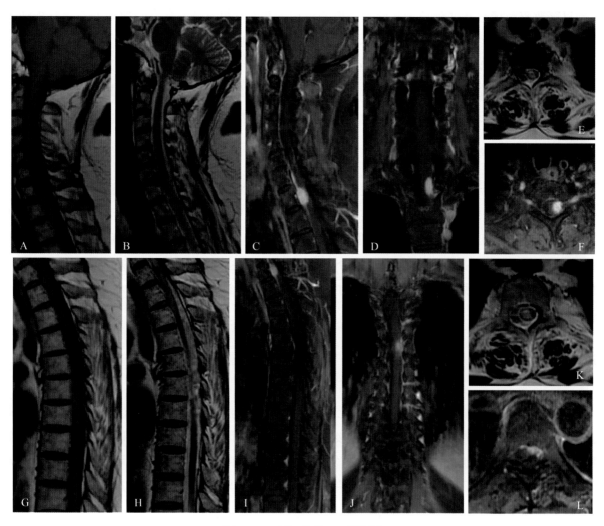

图23-10-1　颈、胸椎MRI及增强

　　A、B. 颈椎矢状位MRI扫描示C_7～T_3椎体水平脊髓内见条片状稍长T_1稍长T_2信号，相应节段脊髓见增粗，病灶内未见明显囊变影，其远端脊髓中央导水管未见扩张；C、D. 颈椎矢状位及冠状位MRI增强扫描示T_1椎体水平脊髓内见结节状异常强化，邻近硬膜见线状强化；E、F. 颈椎轴位MRI扫描见肿瘤明显强化；G、H. 胸椎矢状位MRI扫描示T_1～T_3脊髓内见条片状稍长T_1稍长T_2信号，病灶边界欠清晰，相应层面脊髓稍增粗，T_5～T_6椎间隙后方、脊髓腹侧隐约纵向条形略高T2WI信号；I、J. 胸椎矢状位及冠状位MRI增强扫描示T_1椎体水平椎管内偏左侧见结节样异常高强化，邻近的上下硬脊膜见线状强化；T_5～T_6椎体后方、脊髓腹侧见斑片、条片状异常高强化；K、L. 胸椎轴位MRI扫描见异常强化

手术过程（图23-10-2）：以T₁棘突为中心，常规后正中入路，超声骨刀铣开T₁椎板，切开硬脊膜，常规悬吊硬膜，见脊髓局部增粗明显，沿左侧后外侧沟无血管区纵行切开脊髓直达肿瘤，肿瘤呈灰白色炎性肉芽肿样改变，与脊髓界限不清（图23-10-2 A），囊内切除缩小体积后将肿瘤近全切除（图23-10-2 B）。充分止血后，连续锁边缝合硬脊膜，钛钉、钛片复位椎板，彻底止血后按层次缝合切口。

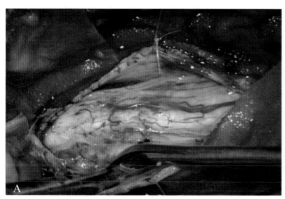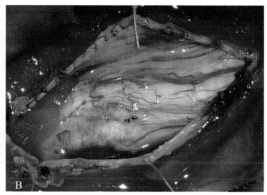

图23-10-2　显微镜下脊髓髓内肿瘤切除

病理（图23-10-3）：少许神经胶质组织，病变区域内肌纤维母细胞结节状及束状增生，伴中性粒细胞及血管周和间质内淋巴、浆细胞浸润，肿瘤细胞梭形，细胞核肥胖核仁明显，可见核分裂象，未见坏死。免疫组化：SMA（＋）、Dsmin（－）、ALK（＋/－）、CD68（＋）、GFAP（病变周围神经胶质＋）、S-100（病变周围神经胶质＋）、Vim（＋）、Olig-2（－）、SYN（局灶＋）、NeuN（－）、ATRX（＋）、IDH1（－）、EMA（－）、PR（－）、CD34（血管＋）、P53（散在＋）、Ki-67（40％）。综上所述，诊断为病变符合乳腺来源的转移性恶性肌上皮瘤。

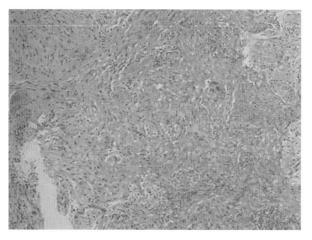

图23-10-3　术后病理为乳腺来源的转移性恶性肌上皮瘤

术后情况：术后1个月复查，患者右侧肢体及左上肢肌力5级，左下肢肌力4级。复查胸椎MRI如图23-10-4所示。

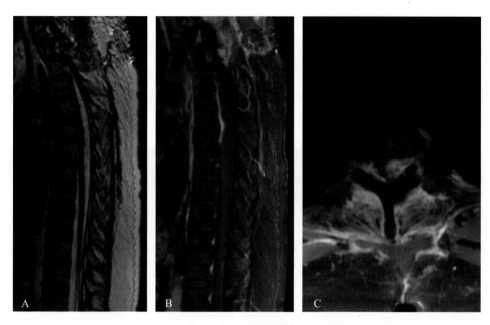

图23-10-4　术后1个月复查胸椎MRI

提示T$_1$椎体水平椎管内偏左侧见结节样异常高强化，较前减小，邻近上下硬脊膜见线状强化，下颈段及T$_1$、T$_2$平面背侧皮下软组织信号混杂，呈不均匀强化，局部脂肪间隙模糊；T$_5$～T$_6$椎体后方、脊髓腹侧及双侧椎间孔见斑片、小结节样及条片状异常高强化

第11节　脊柱转移瘤

一、概述

（一）定义

脊柱转移瘤是指起源于脊柱之外的肿瘤通过直接侵犯、静脉系统等途径侵犯至脊柱骨性结构形成的继发性恶性肿瘤。瘤栓主要通过动脉、静脉、淋巴系统以及局部侵犯等多种途径到达脊柱。脊柱静脉丛内无静脉瓣，且血流缓慢，同时脊柱含大量红骨髓，血运丰富，是肿瘤细胞转移侵犯脊柱的解剖基础。

（二）流行病学

骨是恶性肿瘤转移的常见部位，在癌症转移侵犯部位中仅次于肺及肝脏。而脊柱是恶性肿瘤骨转移最常累及的部位，有30%～70%的恶性肿瘤患者会发生脊柱转移，5%～10%的患者伴有脊髓压

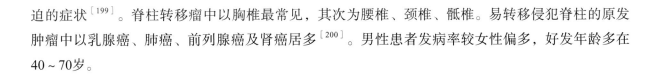

迫的症状[199]。脊柱转移瘤中以胸椎最常见，其次为腰椎、颈椎、骶椎。易转移侵犯脊柱的原发肿瘤中以乳腺癌、肺癌、前列腺癌及肾癌居多[200]。男性患者发病率较女性偏多，好发年龄多在40~70岁。

二、临床表现

疼痛是脊柱转移瘤的主要症状，同时也是最常见的首发症状。脊柱转移瘤造成的疼痛在早期多为间歇性或静息痛，并逐渐变为持续性剧痛，服用镇痛药效果不佳。部分患者会因脊髓及神经根受到压迫导致感觉和运动功能障碍、大小便失禁，甚至瘫痪。除此之外因脊柱转移瘤侵犯造成的高钙血症与病理性骨折也严重影响患者生存质量，加速死亡进程。

三、诊断与鉴别诊断

（一）影像学特点

1. CT

按照脊柱转移瘤对骨质的破坏情况，可将其分为溶骨型、成骨型、混合型三种类型。脊柱转移瘤的CT表现以溶骨型病变最为多见，可见局部虫蚀样骨破坏，少数呈弥漫性或斑片状密度增高的成骨型病灶。病灶可破坏椎体造成塌陷，增强可见强化信号。

2. MRI

脊柱转移瘤首先侵犯具有造血功能的骨松质，转移灶与正常脂肪信号具有较强的对比性，可以较早显示骨转移。T1WI正常骨髓为较高信号，转移病灶多为低信号，部分为混杂信号。T2WI根据组织不同表现各异，溶骨性转移多为高信号，成骨性转移常为低信号。STIR序列正常骨髓为低信号，转移瘤为高信号或混杂高信号。肿瘤细胞转移至椎体后可呈现出不同程度的骨质破坏，附件常常受累。椎间盘内无血管结构，转移而来的肿瘤细胞不易进入，同时终板透明软骨对肿瘤细胞的侵蚀有一定屏障作用，因此脊柱转移瘤一般较少侵犯椎间盘。

（二）鉴别诊断

1. 多发性骨髓瘤

多发性骨髓瘤好发于40岁以上的男性患者，病灶大小相较脊柱转移瘤更为均一，比脊柱转移瘤有明显的骨质疏松。附件椎弓根破坏相对少见，椎旁软组织肿块和腰大肌受累少见，椎弓根破坏对鉴别转移瘤和多发性骨髓瘤有一定意义。多发性骨髓瘤患者血清球蛋白增高，骨髓涂片浆细胞增多，可找到骨髓瘤细胞，尿中可见本周氏蛋白。

2. 脊柱结核

青壮年多见，脊柱结核大多伴有原发肺结核病史，病程较长，腰椎为最常见的发病部位。可见椎间盘破坏，椎间隙变窄，与转移瘤不同。临床症状多有低热、消瘦、盗汗、腰背部轻度疼痛等表现。脊柱结核的病灶多发生于椎体前中部，病灶内可见死骨，常累及两个以上椎体溶骨性骨质破坏，脊柱后凸畸形，椎旁脓肿形成，可见软组织钙化，增强扫描脓肿不强化或仅边缘强化。而脊柱转移瘤多侵犯椎体中后部及附件，可呈跳跃性改变。

3. 血管瘤

多为单发，常常无临床症状，病灶边缘清晰，增强扫描病灶大多早期强化，少数延迟后强化。

4. 压缩性骨折

压缩性骨折大多有外伤史，老年人多见，椎体呈楔形，轮廓塌陷，部分椎体信号不均匀，椎弓根无骨质破坏，无软组织肿块，而转移瘤呈全椎体信号异常，椎弓根骨质破坏，可见软组织肿块。

四、治疗

（一）手术治疗

手术治疗可以保留或恢复受损的神经功能、减轻顽固性肿瘤相关疼痛、解除对脊髓的压迫、控制脊柱稳定性和转移瘤的进展，同时对于诊断不明确的病例可通过病理明确诊断。当患者将发生脊柱失稳和（或）脊髓神经压迫时，建议进行外科干预。外科干预的先决条件是患者预期术后生存时间>3个月[199,201]。

手术治疗分为传统开放手术治疗、分离手术和微创手术治疗。开放手术治疗包括椎板切除减压、椎体部分切除、椎体整块切除等。

分离手术是在现代放疗技术不断发展产生的手术与放疗相结合的治疗方法，分离手术并不旨在将肿瘤全部切除，而是先通过手术技术对脊髓等重要结构营造出安全的边界，再配合立体定向放疗对脊柱转移瘤进行局部治疗。

微创手术包括椎体成形术、消融技术联合椎体成形、经皮椎弓根螺钉联合微创减压技术、内镜手术等。

椎体成形术可以增强椎体强度，降低局部应力集中，同时具备止疼效果。可作为无法接受开放手术患者止疼及治疗病理性骨折的手段，也可联合椎体减压重建术及椎弓根螺钉内固定手术的一部分。消融技术是可以对肿瘤组织进行定点消融，快速杀死肿瘤细胞，同时破坏骨膜及骨皮质中的神经纤维，缓解患者疼痛。同时还可以联合椎体成形增加脊柱的稳定性，减少骨水泥渗漏的发生率。常见的消融技术有射频消融、冷冻消融、微波消融和激光间质热消融。经皮/小切口椎弓根螺钉内固定，可以对延伸到椎弓根和小关节的病理性骨折进行内固定治疗，以便为脊柱后部结构提供支撑。

（二）放疗

传统放疗作为脊柱转移瘤治疗的辅助手段，由于受脊髓耐受量的限制，疗效有限，常常被视为姑息治疗。然而随着立体定向放疗、调强放射治疗等技术的不断发展，使脊柱放疗具有了高精准性及靶区适形性，在保证照射靶区最高高剂量治疗同时最大限度保护脊髓等重要器官与神经、血管组织，可持久地局部控制肿瘤，降低并发症发生率，使得放疗在脊柱转移瘤治疗中的地位越发靠前，彻底改变了脊柱转移瘤的治疗模式。立体定向放疗是一种很有潜力的治疗脊柱转移瘤方法，具有较高的症状缓解率、局部控制率和较低的毒性风险，这在很大程度上降低了手术切除病变椎体的必要性，为脊柱转移瘤患者提供了安全、持久的局部控制，是现代脊柱肿瘤的综合治疗方式之一。

（三）其它系统性治疗

对于晚期脊柱转移瘤，除了手术与放疗，往往还需要药物治疗、靶向治疗、激素治疗或各种治疗方案相结合的系统治疗。针对不同原发病灶，采取对应的抗肿瘤治疗方式。因此脊柱转移瘤治疗需要包括外科医生在内的多学科专家共同参与，包括放射和肿瘤学专家、疼痛和康复专家以 及介入放射学专家，将脊柱转移瘤患者功能状态、KPS评分、脊柱稳定性情况、是否存在神经或血管压迫、转移瘤组织学及基因突变情况等综合评估，以寻求最适合患者的个性化治疗方案。

五、预后

针对脊柱转移瘤患者的预后，主要通过肿瘤原发病灶的组织类型跟基因分型、肿瘤转移的范围跟分级分期、患者既往的治疗史等进行评估。脊柱转移瘤中常用的预后评分系统包括Tomita评分和改良的Tokuhashi评分。Tomita评分最高10分，根据不同情况进行相应评分，评分越高，预后越差。改良的Tokuhashi评分总分15分，其中0~8分，预示患者预期生存时间小于6个月，9~11分预示患者预期生存在6-12个月之间，12~15分预示患者预期生存大于12个月。但是随着肿瘤基因时代的到来，人们对于肿瘤的认识不断深入，各种新型治疗方案改善了患者预后，同时仅从组织学层名对肿瘤进行预后分析并不能很好的符合实际情况，肿瘤个性化基因检测的分析更符合患者的诊疗及预后指导。

六、典型病例

患者女性，59岁。因"乳腺癌术后17个月，胸背部疼痛3个月"入院。患者于2015年5月行乳腺癌根治术，出院后化疗1年。3个月前开始无明显诱因出现胸背部疼痛，VAS 4~5分，伴左侧上肢麻木，胸椎MRI示"颈胸椎多个椎体信号异常，考虑转移瘤，T_1椎体病理性骨折，胸椎退行性变"，为行进一步治疗入院。既往有高血压病史，最高150/90 mmHg，药物控制良好。专科查体见左侧上肢及C_7~T_2平面触觉正常，温痛觉稍减退，四肢肌力5级，肌张力正常，病理征（－）。McCormick分级：Ⅰ级。术前CT示T_1椎体及上下缘和上下椎体受累，MRI示T_1椎体、附件及上下椎体异常信号，T_1椎体后缘不均匀强化。术前诊断：多发颈胸椎脊椎转移瘤，T_1椎体病理性骨折。入院后行前入路颈胸椎转移灶切除术（图23-11-1、图23-11-2）。

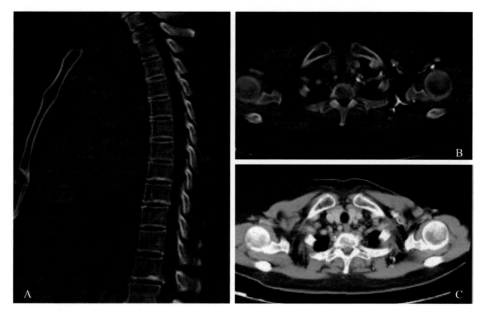

图23-11-1　术前失状位及轴位颈胸椎CT示T₁椎体及上下缘和上下椎体受累

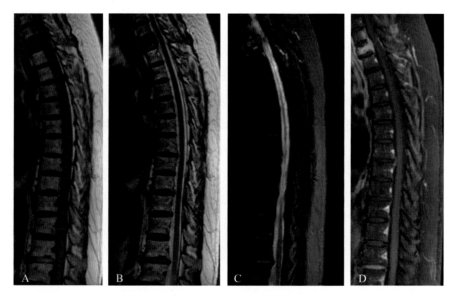

图23-11-2　术前颈胸椎MRI

A、B.T_1、T_2加权像可见椎体不均一信号，骨质破坏；C.压脂相可见T_1椎体及椎体上下高信号；D.增强扫描见T_1及椎体后缘不均匀强化

　　手术过程（图23-11-3）：术中O-arm定位T_1，并存入导航系统制作计划，以C_7～T_2为切口范围，行颈前直切口，切开皮肤、皮下和肌肉层，暴露胸骨柄，胸骨切割钻纵行切开胸骨柄，向左横向切开，胸骨牵开器牵开胸腔，仔细分离左颈总动脉和左锁骨下动脉以及主动脉弓，沿左颈总动脉和左锁骨下动脉间入路暴露C_7、T_1和T_2椎体前缘，显微镜下见T_1椎体被肿瘤侵袭遭破坏，质软，血供一般，灰色，鱼肉状，以超声骨刀和咬骨钳完全切除T_1椎体肿瘤（图23-11-3 A～C），上达C_7椎体下缘，下达T_2椎体上缘，两侧肋横突关节，深达前纵韧带暴露硬脊膜腹侧，给予硬脊膜囊充分减压；

试模后以高20 mm，直径12 mm大小型号3D打印人工椎体植入T$_1$椎体处（图23-11-3 D）。长32 mm颈前路Skyline板覆盖，14 mm螺钉4枚分别植入C$_7$椎体和T$_2$椎体（图23-11-3 E），经O-arm确定位置良好。检查气管、颈总动脉和锁骨下动脉保护良好无误，胸腔放置引流管1根，逐层关闭胸骨、肌肉、皮下和皮肤（图23-11-3 F）。术毕再次O-arm 3D成像，位置良好。

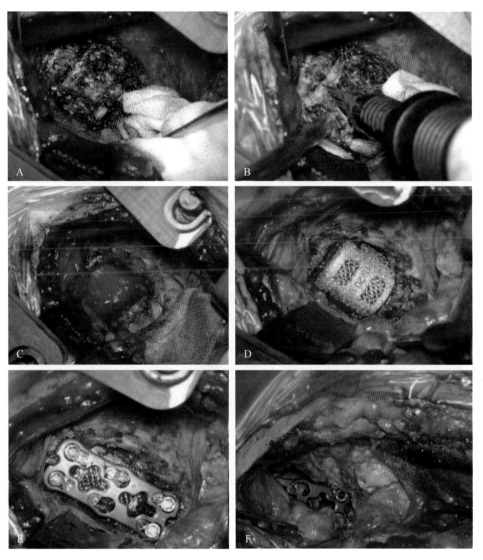

图23-11-3　手术过程

A～C. 显微镜下暴露椎体肿物并予以切除；D～F. 病变切除后行人工椎体置入及钛板内固定

病理（图23-11-4）：纤维组织中可见肿瘤细胞呈条索或单个散在浸润生长。免疫组化：CK7（＋）、Vimentin（部分＋）、AE1/AE3（＋）、Mammaglobin（散在细胞＋）、E-Cadherin（－）、P120（－）、ER（30%++）、PR（－）、HER2（局灶1+）、LCA（－）、Ki-67（20%）。综上所述，诊断为符合乳腺癌椎体转移。

术后情况：患者术后未诉特殊不适，术后1周后下床活动，复查颈胸椎CT见内置物位置良好，无移位等表现，术后MRI未见明显肿瘤残余征象（图23-11-5）。

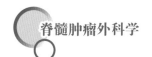

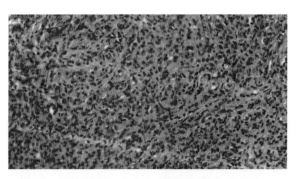

图23-11-4　术后病理示转移瘤

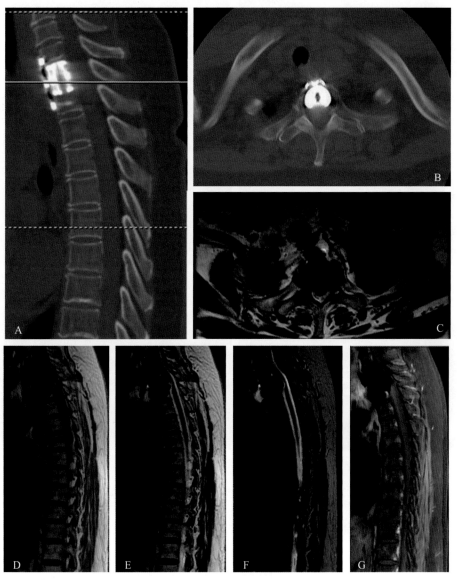

图23-11-5　术后MRI

A～C.术后颈胸椎CT示复位椎板；D～G.术后MRI未见肿瘤明显残余

（孟　哲　王贵怀）

参考文献

［1］Wu L, Yao N, Fang J, et al. Clinical features and long-term outcomes of primary spinal malignant melanoma: a single center experience[J]. J Neurooncol, 2017, 135(3): 513-519.

［2］Kim MS, Yoon DH, Shin DA. Primary spinal cord melanoma[J]. J Korean Neurosurg Soc, 2010, 48(2): 157-161.

［3］Fuld AD, Speck ME, Harris BT, et al. Primary melanoma of the spinal cord: a case report, molecular footprint, and review of the literature[J]. J Clin Oncol, 2011, 29(17): e499-502.

［4］Naing A, Messina JL, Vrionis FR, et al. Uncommon manifestations of common malignancies: case 3. Malignant melanoma arising from a spinal nerve root[J]. J Clin Oncol, 2004, 22(15): 3194-3195.

［5］Haberfellner E, Elbaroody M, Alkhamees AF, et al. Primary Spinal Melanoma: Case Report and Systematic Review[J]. Clin Neurol Neurosurg, 2021, 205: 106649.

［6］Katalinic D, Anic B, Stern-Padovan R, et al. Low back pain as the presenting sign in a patient with primary extradural melanoma of the thoracic spine-a metastatic disease 17 years after complete surgical resection[J]. World J Surg Oncol, 2011, 9: 150.

［7］Farrokh D, Fransen P, Faverly D. MR findings of a primary intramedullary malignant melanoma: case report and literature review[J]. AJNR Am J Neuroradiol, 2001, 22(10): 1864-1866.

［8］Mallick S, Roy S, Joshi N P, et al. Primary spinal melanoma treated with adjuvant radiotherapy and concurrent temozolomide: A case report and review of literature[J]. J Cancer Res Ther, 2015, 11(4): 1027.

［9］Kwon SC, Rhim SC, Lee DH, et al. Primary malignant melanoma of the cervical spinal nerve root[J]. Yonsei Med J, 2004, 45(2): 345-348.

［10］Yu J, Zhao DD, Chen S, et al. Primary melanoma of the cervical spine with cerebral metastases: case report and review of the literature[J]. J Int Med Res, 2012, 40(3): 1207-1215.

［11］Jo KW, Kim SR, Kim S D, et al. Primary thoracic epidural melanoma: a case report[J]. Asian Spine J, 2010, 4(1): 48-51.

［12］Smith AB, Rushing EJ, Smirniotopoulos JG. Pigmented lesions of the central nervous system: radiologic-pathologic correlation[J]. Radiographics, 2009, 29(5): 1503-1524.

［13］Isiklar I, Leeds NE, Fuller GN, et al. Intracranial metastatic melanoma: correlation between MR imaging characteristics and melanin content[J]. AJR Am J Roentgenol, 1995, 165(6): 1503-1512.

［14］Kinnen F, Fleck SK, Baldauf J, et al. Primary leptomeningeal melanocytic tumors of the spine: report of two cases and review of the literature[J]. World Neurosurg, 2019: 124: 228-236

［15］Kanatas AN, Bullock MD, Pal D, et al. Intradural extramedullary primary malignant melanoma radiographically mimicking a neurofibroma[J]. Br J Neurosurg, 2007, 21(1): 39-40.

［16］Lee CH, Moon KY, Chung CK, et al. Primary intradural extramedullary melanoma of the cervical spinal cord: case report[J]. Spine (Phila Pa 1976), 2010, 35(8): E303-307.

［17］Unal B, Castillo M. MRI features of a primary thoracic epidural melanoma: a case report[J]. Clin Imaging, 2007, 31(4): 273-275.

［18］Smylie M, Claveau J, Alanen K, et al. Management of malignant melanoma: best practices[J]. J Cutan Med Surg, 2009, 13(2): 55-73.

［19］Vij M, Jaiswal S, Jaiswal AK, et al. Primary spinal melanoma of the cervical leptomeninges: report of a case with brief review of literature[J]. Neurol India, 2010, 58(5): 781-783.

［20］Salame K, Merimsky O, Yosipov J, et al. Primary intramedullary spinal melanoma: diagnostic and treatment problems[J]. J Neurooncol, 1998, 36(1): 79-83.

［21］Iga T, Iwanami A, Funakoshi T, et al. Multifocal primary melanoma of the cervical spinal cord successfully treated by tumorectomy: a case report[J]. Spinal Cord Ser Cases, 2018, 4: 24.

［22］Gray-Schopfer V, Wellbrock C, Marais R. Melanoma biology and new targeted therapy[J]. Nature, 2007, 445(7130): 851-857.

［23］Murali R, Wiesner T, Rosenblum MK, et al. GNAQ and GNA11 mutations in melanocytomas of the central nervous

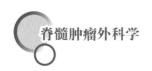

system[J]. Acta Neuropathol, 2012, 123(3): 457-459.

[24] Van De Nes J, Gessi M, Sucker A, et al. Targeted next generation sequencing reveals unique mutation profile of primary melanocytic tumors of the central nervous system[J]. J Neurooncol, 2016, 127(3): 435-444.

[25] Kusters-Vandevelde HV, Van Engen-Van Grunsven IA, Coupland SE, et al. Mutations in g protein encoding genes and chromosomal alterations in primary leptomeningeal melanocytic neoplasms[J]. Pathol Oncol Res, 2015, 21(2): 439-447.

[26] Hayward RD. Malignant melanoma and the central nervous system. A guide for classification based on the clinical findings[J]. J Neurol Neurosurg Psychiatry, 1976, 39(6): 526-530.

[27] Freudenstein D, Wagner A, Bornemann A, et al. Primary melanocytic lesions of the CNS: report of five cases[J]. Zentralbl Neurochir, 2004, 65(3): 146-153.

[28] Liubinas SV, Maartens N, Drummond KJ. Primary melanocytic neoplasms of the central nervous system[J]. J Clin Neurosci, 2010, 17(10): 1227-1232.

[29] Yamasaki T, Kikuchi H, Yamashita J, et al. Primary spinal intramedullary malignant melanoma: case report[J]. Neurosurgery, 1989, 25(1): 117-121.

[30] Nishihara M, Sasayama T, Kondoh T, et al. Long-term survival after surgical resection of primary spinal malignant melanoma[J]. Neurologia medico-chirurgica, 2009, 49(11): 546-548.

[31] Kolasa M, Jesionek-Kupnicka D, Kordek R, et al. Primary spinal cord melanoma - a case report[J]. Folia Neuropathol, 2010, 48(3): 212-216.

[32] Li YP, Zhang HZ, She L, et al. Primary extramedullary spinal melanoma mimicking spinal meningioma: A case report and literature review[J]. Oncol Lett, 2014, 8(1): 339-344.

[33] Covington S, Severson M, Shaeffer P, et al. Primary Melanocytomas of the Spinal Cord: Case Studies and Rehabilitation Perspectives[J]. Arch Rehabil Res Clin Transl, 2021, 3(3): 100143.

[34] Javier NS, Montagnini ML. Rehabilitation of the hospice and palliative care patient[J]. J Palliat Med, 2011, 14(5): 638-648.

[35] Salpietro FM, Alafaci C, Gervasio O, et al. Primary cervical melanoma with brain metastases. Case report and review of the literature[J]. J Neurosurg, 1998, 89(4): 659-666.

[36] Larson TC, 3Rd, Houser OW, Onofrio BM, et al. Primary spinal melanoma[J]. J Neurosurg, 1987, 66(1): 47-49.

[37] Miller DC, Hochberg FH, Harris NL, et al. Pathology with clinical correlations of primary central nervous system non-Hodgkin's lymphoma. The Massachusetts General Hospital experience 1958-1989[J]. Cancer, 1994, 74(4): 1383-1397.

[38] Cai Q, Fang Y, Young KH. Primary Central Nervous System Lymphoma: Molecular Pathogenesis and Advances in Treatment[J]. Transl Oncol, 2019, 12(3): 523-538.

[39] Sinicrope K, Batchelor T. Primary Central Nervous System Lymphoma[J]. Neurol Clin, 2018, 36(3): 517-532.

[40] Hoffman S, Propp JM, Mccarthy BJ. Temporal trends in incidence of primary brain tumors in the United States, 1985-1999[J]. Neuro Oncol, 2006, 8(1): 27-37.

[41] Tiwari MK, Singh DP, Pathak A, et al. Primary central nervous system lymphoma: experience of 46 cases with review of literature[J]. Neurol India, 2002, 50(4): 424-429.

[42] Hautzer NW, Aiyesimoju A, Robitaille Y. "Primary" spinal intramedullary lymphomas: a review[J]. Ann Neurol, 1983, 14(1): 62-66.

[43] Lu JQ, O'kelly C, Girgis S, et al. Neuroinflammation Preceding and Accompanying Primary Central Nervous System Lymphoma: Case Study and Literature Review[J]. World Neurosurg, 2016, 88: 692 e691-692 e698.

[44] Wu Q, Yang Z, Xu Y. Nomograms Predict Survival Outcome of Primary Intramedullary Spinal Cord Lymphoma Patients[J]. Med Sci Monit, 2019, 25: 7418-7429.

[45] Yang W, Garzon-Muvdi T, Braileanu M, et al. Primary intramedullary spinal cord lymphoma: a population-based study[J]. Neuro Oncol, 2017, 19(3): 414-421.

[46] Martins ES, Duque C, Rebelo O, et al. Primary intramedullary spinal-cord lymphoma (PISCL): a rare entity with a challenging diagnosis[J]. BMJ Case Rep, 2021, 14(5): e242548.

[47] Bhushanam TV, Rajesh A, Linga V G, et al. Primary intramedullary non-Hodgkin's lymphoma in an immunocompetent child[J]. Spinal Cord, 2014, 52 Suppl 2: S21-23.

［48］Flanagan EP, O'neill BP, Porter AB, et al. Primary intramedullary spinal cord lymphoma[J]. Neurology, 2011, 77(8): 784-791.

［49］Citterio G, Reni M, Gatta G, et al. Primary central nervous system lymphoma[J]. Crit Rev Oncol Hematol, 2017, 113: 97-110.

［50］Fine HA, Mayer RJ. Primary central nervous system lymphoma[J]. Ann Intern Med, 1993, 119(11): 1093-1104.

［51］Guzzetta M, Drexler S, Buonocore B, et al. Primary CNS T-cell lymphoma of the spinal cord: case report and literature review[J]. Lab Med, 2015, 46(2): 159-163.

［52］Gijtenbeek JM, Rosenblum MK, Deangelis LM. Primary central nervous system T-cell lymphoma[J]. Neurology, 2001, 57(4): 716-718.

［53］Williamson TJ, Wang M, Clark J, et al. Primary intradural Hodgkin lymphoma of the conus medullaris and cauda equina: case report[J]. CNS Oncol, 2020, 9(3): CNS52.

［54］Lopez Chiriboga S, Flanagan EP. Myelitis and Other Autoimmune Myelopathies[J]. Continuum (Minneap Minn), 2021, 27(1): 62-92.

［55］Maj E, Wojtowicz K, Aleksandra, et al. Intramedullary spinal tumor-like lesions[J]. Acta Radiol, 2019, 60(8): 994-1010.

［56］Binnahil M, Au K, Lu JQ, et al. The Influence of Corticosteroids on Diagnostic Accuracy of Biopsy for Primary Central Nervous System Lymphoma[J]. Can J Neurol Sci, 2016, 43(5): 721-725.

［57］Han CH, Batchelor TT. Diagnosis and management of primary central nervous system lymphoma[J]. Cancer, 2017, 123(22): 4314-4324.

［58］Deangelis LM, Seiferheld W, Schold SC, et al. Combination chemotherapy and radiotherapy for primary central nervous system lymphoma: Radiation Therapy Oncology Group Study 93-10[J]. J Clin Oncol, 2002, 20(24): 4643-4648.

［59］Abrey LE, Yahalom J, Deangelis LM. Treatment for primary CNS lymphoma: the next step[J]. J Clin Oncol, 2000, 18(17): 3144-3150.

［60］Louis DN, Perry A, Wesseling P, et al. The 2021 WHO Classification of Tumors of the Central Nervous System: a summary[J]. Neuro Oncol, 2021, 23(8): 1231-1251.

［61］Wong TT, Ho DM, Chang KP, et al. Primary pediatric brain tumors: statistics of Taipei VGH, Taiwan (1975-2004)[J]. Cancer, 2005, 104(10): 2156-2167.

［62］Fruhwald MC, Biegel JA, Bourdeaut F, et al. Atypical teratoid/rhabdoid tumors-current concepts, advances in biology, and potential future therapies[J]. Neuro Oncol, 2016, 18(6): 764-778.

［63］Biswas A, Goyal S, Puri T, et al. Atypical teratoid rhabdoid tumor of the brain: case series and review of literature[J]. Childs Nerv Syst, 2009, 25(11): 1495-1500.

［64］Au Yong KJ, Jaremko JL, Jans L, et al. How specific is the MRI appearance of supratentorial atypical teratoid rhabdoid tumors?[J]. Pediatr Radiol, 2013, 43(3): 347-354.

［65］Bhattacharjee M, Hicks J, Langford L, et al. Central nervous system atypical teratoid/rhabdoid tumors of infancy and childhood[J]. Ultrastruct Pathol, 1997, 21(4): 369-378.

［66］Kakkar A, Biswas A, Goyal N, et al. The Expression of Cyclin D1, VEGF, EZH2, and H3K27me3 in Atypical Teratoid/Rhabdoid Tumors of the CNS: A Possible Role in Targeted Therapy[J]. Appl Immunohistochem Mol Morphol, 2016, 24(10): 729-737.

［67］Hasselblatt M, Gesk S, Oyen F, et al. Nonsense mutation and inactivation of SMARCA4 (BRG1) in an atypical teratoid/rhabdoid tumor showing retained SMARCB1 (INI1) expression[J]. Am J Surg Pathol, 2011, 35(6): 933-935.

［68］Al-Hussaini M, Dissi N, Souki C, et al. Atypical teratoid/ rhabdoid tumor, an immunohistochemical study of potential diagnostic and prognostic markers[J]. Neuropathology, 2016, 36(1): 17-26.

［69］Biswas A, Julka PK, Bakhshi S, et al. Intracranial atypical teratoid rhabdoid tumor: current management and a single institute experience of 15 patients from north India[J]. Acta Neurochir (Wien), 2015, 157(4): 589-596.

［70］Lafay-Cousin L, Hawkins C, Carret AS, et al. Central nervous system atypical teratoid rhabdoid tumours: the Canadian Paediatric Brain Tumour Consortium experience[J]. Eur J Cancer, 2012, 48(3): 353-359.

［71］Athale UH, Duckworth J, Odame I, et al. Childhood atypical teratoid rhabdoid tumor of the central nervous system: a meta-analysis of observational studies[J]. J Pediatr Hematol Oncol, 2009, 31(9): 651-663.

[72] Geyer JR, Sposto R, Jennings M, et al. Multiagent chemotherapy and deferred radiotherapy in infants with malignant brain tumors: a report from the Children's Cancer Group[J]. J Clin Oncol, 2005, 23(30): 7621-7631.

[73] Medulloblastoma[J]. Nat Rev Dis Primers, 2019, 5(1): 12.

[74] Ho B, Johann PD, Grabovska Y, et al. Molecular subgrouping of atypical teratoid/rhabdoid tumors-a reinvestigation and current consensus[J]. Neuro Oncol, 2020, 22(5): 613-624.

[75] Cavalli FMG, Remke M, Rampasek L, et al. Intertumoral Heterogeneity within Medulloblastoma Subgroups[J]. Cancer Cell, 2017, 31(6): 737-754 e736.

[76] Hovestadt V, Ayrault O, Swartling FJ, et al. Medulloblastomics revisited: biological and clinical insights from thousands of patients[J]. Nat Rev Cancer, 2020, 20(1): 42-56.

[77] Schwalbe EC, Lindsey JC, Nakjang S, et al. Novel molecular subgroups for clinical classification and outcome prediction in childhood medulloblastoma: a cohort study[J]. Lancet Oncol, 2017, 18(7): 958-971.

[78] Packer RJ, Gajjar A, Vezina G, et al. Phase III study of craniospinal radiation therapy followed by adjuvant chemotherapy for newly diagnosed average-risk medulloblastoma[J]. J Clin Oncol, 2006, 24(25): 4202-4208.

[79] Oyharcabal-Bourden V, Kalifa C, Gentet JC, et al. Standard-risk medulloblastoma treated by adjuvant chemotherapy followed by reduced-dose craniospinal radiation therapy: a French Society of Pediatric Oncology Study[J]. J Clin Oncol, 2005, 23(21): 4726-4734.

[80] Jakacki RI, Burger PC, Zhou T, et al. Outcome of children with metastatic medulloblastoma treated with carboplatin during craniospinal radiotherapy: a Children's Oncology Group Phase I/II study[J]. J Clin Oncol, 2012, 30(21): 2648-2653.

[81] Gandola L, Massimino M, Cefalo G, et al. Hyperfractionated accelerated radiotherapy in the Milan strategy for metastatic medulloblastoma[J]. J Clin Oncol, 2009, 27(4): 566-571.

[82] Sturm D, Orr BA, Toprak UH, et al. New Brain Tumor Entities Emerge from Molecular Classification of CNS-PNETs[J]. Cell, 2016;164(5):1060-1072.

[83] Rkhami M, Gader G, Loukil B, et al. Iatrogenic Epidermoid Cyst of the Cauda Equina: A Late Complication of Lumbar Disc Herniation Surgery[J]. World Neurosurg, 2020, 133: 271-274.

[84] Dodson V, Majmundar N, Sharer L R, et al. Epidermoid Cyst of the Lumbar Spine After Lumbar Puncture: A Clinical, Radiographic, and Pathologic Correlation[J]. World Neurosurg, 2020, 137: 363-366.

[85] Duong HD, Pham AH, Chu HT, et al. Microsurgery for intradural epidermoid cyst at cauda equina level in a 9-year-old child: A case report[J]. International Journal of Surgery Case Reports, 2021, 82: 105932.

[86] Karthigeyan M, Singh K, Salunke P, et al. Co-existent epidermoid and dermoid in a child with spinal dysraphism[J]. Child Nerv Syst, 2021, 37(6): 2087-2090.

[87] Gupta SK, Singh P, Gupta RK, et al. Infected congenital lumbosacral dermal sinus tract with conus epidermoid abscess: a rare entity[J]. Childs Nerv Syst, 2021, 37(3): 741-747.

[88] Bretz A, Van Den Berge D, Storme G. Intraspinal epidermoid cyst successfully treated with radiotherapy: case report[J]. Neurosurgery, 2003, 53(6): 1429-1431; discussion 1431-1422.

[89] Li J, Qian M, Huang X, et al. Repeated recurrent epidermoid cyst with atypical hyperplasia: A case report and literature review[J]. Medicine (Baltimore), 2017, 96(49): e8950.

[90] Sharma NC, Chandra T, Sharma A, et al. Long-segment intramedullary spinal dermoid[J]. Indian J Radiol Imaging, 2009, 19(2): 148-150.

[91] Ved PM, Yashveer S, Arun KS, et al. Spinal Dermoid and Epidermoid Cyst: An Institutional Experience and Clinical Insight into the Neural Tube Closure Models[J]. J Neurosci Rural Pra, 2021, 12(3): 495-503.

[92] Narayan S, Rege SV, Gupta R. Clinicopathological Study of Intradural Extramedullary Spinal Tumors and Its Correlation With Functional Outcome[J]. Cureus, 2021, 13(6): e15733.

[93] Sarkar S, Rajshekhar V. Clinical Presentation and Surgical Outcomes Based on Age and Tumor Topography in 59 Patients With Spinal Dermoid Cysts[J]. World Neurosurg, 2021, 151: e438-e446.

[94] Lunardi P, Missori P, Gagliardi FM, et al. Long-term results of the surgical treatment of spinal dermoid and epidermoid

tumors[J]. Neurosurgery, 1989, 25(6): 860-864.

［95］Suocheng G, Yazhou X. A review on five cases of intramedullary dermoid cyst[J]. Childs Nerv Syst, 2014, 30(4): 659-664.

［96］Coulthard LG, Vonhoff CR, Badran AM, et al. Growth of Intramedullary Spinal Cord Dermoid Cyst from a Congenital Thoracic Dermal Sinus Tract after Negative Screening Ultrasound Imaging[J]. Pediatr Neurosurg, 2021, 56(1): 79-84.

［97］Radmanesh F, Nejat F, El Khashab M. Dermal sinus tract of the spine[J]. Childs Nerv Syst, 2010, 26(3): 349-357.

［98］De-La-Paz Y, Cherian I, Valencia-Bayona E, et al. Lumbar dermoid cysts: 3 illustrative cases and a total review of the literature of the last two decades[J]. Neurocirugia (Astur: Engl Ed), 2020.

［99］Singh K, Pandey S, Gupta P K, et al. Acquired dorsal intraspinal epidermoid cyst in an adult female[J]. Surg Neurol Int, 2016, 7(Suppl 3): S67-69.

［100］Karthigeyan M, Singh K, Salunke P, et al. Co-existent epidermoid and dermoid in a child with spinal dysraphism[J]. Childs Nerv Syst, 2021, 37(6): 2087-2090.

［101］Khalighinejad F, Hajizadeh M, Mokhtari A, et al. Spinal Intradural Extramedullary Dermoid Cyst[J]. World Neurosurg, 2020, 134: 448-451.

［102］Aoun SG, Liu MA, Still M, et al. Dermoid cysts of the conus medullaris: Clinical review, case series and management strategies[J]. J Clin Neurosci, 2018, 50: 247-251.

［103］Seerangan P, Ashok AK, Mahendran J V. Intramedullary Dermoid Cyst of the Cervical Spinal Cord - C5-C7 Level[J]. Braz Neurosurg, 2018, 37(2): 140-144.

［104］Patwari S, Reddy BN, Kapanigowda MK, et al. Thoracic Dorsal Dermal Sinus with Secondarily Infected Intramedullary Dermoid Cyst[J]. Asian J Neurosurg, 2019, 14(3): 975-977.

［105］Aranha A, Kumar P, Choudhary A, et al. Long segment cervicothoracic intramedullary dermoid with concomitant conal lesion - A case report[J]. Surg Neurol Int, 2020, 11: 268.

［106］Tassigny D, Fomekong E, Koerts G, et al. Intramedullary holocord abscess secondary to infected dermoid cyst[J]. Acta Neurochir (Wien), 2018, 160(1): 209-212.

［107］Gatam L, Merthana PE. A rare case of intramedullary spinal dermoid cyst in adult: A case report[J]. Int J Surg Case Rep, 2020, 73: 52-57.

［108］Mcnutt SE, Mrowczynski OD, Lane J, et al. Congenital Spinal Cysts: An Update and Review of the Literature[J]. World Neurosurg, 2021, 145: 480-491 e489.

［109］Song Y, Xia Z, Qiu S, et al. Surgical Treatment of Congenital Dermal Sinus: An Experience of 56 Cases[J]. Pediatr Neurosurg, 2021, 56(5): 416-423.

［110］Siller S, Egensperger R, Szelenyi A, et al. Intraspinal epidermoid and dermoid cysts-tumor resection with multimodal intraoperative neurophysiological monitoring and long-term outcome[J]. Acta Neurochir (Wien), 2020, 162(11): 2895-2903.

［111］Liu H, Zhang JN, Zhu T. Microsurgical treatment of spinal epidermoid and dermoid cysts in the lumbosacral region[J]. J Clin Neurosci, 2012, 19(5): 712-717.

［112］Asmaro K, Abouelleil M, Haider S, et al. Malignant Transformation of a Filum Terminale Dermoid Tumor into Adenocarcinoma[J]. World Neurosurgery, 2019, 127: 15-19.

［113］Al-Ahmed IH, Boughamoura M, Dirks P, et al. Neurosurgical management of neurenteric cysts in children[J]. J Neurosurg Pediatr, 2013, 11(5): 511-517.

［114］Kozak J, Bizik I, Surkala J, et al. Neurenteric cysts, incidence and surgical treatment[J]. Bratisl Med J, 2019, 120(9): 680-685.

［115］Buck ML, Mitchell RA, Murphy MA, et al. Conservative management of recurrent enterogenous cysts of the cervical spine: A case report[J]. J Clin Neurosci, 2020, 80: 261-263.

［116］Savage JJ, Casey JN, Mcneill IT, et al. Neurenteric cysts of the spine[J]. J Craniovertebr Junction Spine, 2010, 1(1): 58-63.

［117］Yang T, Wu L, Fang J, et al. Clinical presentation and surgical outcomes of intramedullary neurenteric cysts[J]. J Neurosurg Spine, 2015, 23(1): 99-110.

［118］ Weng JC, Zhang ZF, Li D, et al. Therapeutic Strategies and Prognostic Factors Based on 121 Spinal Neurenteric Cysts[J]. Neurosurgery, 2020, 86(4): 548-556.

［119］ Can A, Dos Santos Rubio EJ, Jasperse B, et al. Spinal Neurenteric Cyst in Association with Klippel-Feil Syndrome: Case Report and Literature Review[J]. World Neurosurg, 2015, 84(2): 592 e599-514.

［120］ Paolini S, Ciappetta P, Domenicucci M, et al. Intramedullary neurenteric cyst with a false mural nodule: Case report[J]. Neurosurgery, 2003, 52(1): 243-245.

［121］ Patnaik A, Mahapatra AK. Complex forms of spinal dysraphism[J]. Childs Nerv Syst, 2013, 29(9): 1527-1532.

［122］ Kojima S, Yoshimura J, Takao T, et al. Mobile spinal enterogenous cyst resulting in intermittent paraplegia in a child: case report[J]. J Neurosurg Pediatr, 2016, 18(4): 448-451.

［123］ Liu CX, Meng B, Li YB, et al. A rare case of thoracic spinal intradural extramedullary enterogenous cyst with acute onset: case report and literature review[J]. Ann R Coll Surg Engl, 2019, 101(6): e142-e146.

［124］ SHUKLA M, BEHARI S, BG, et al. Spinal neurenteric cysts: Associated developmental anomalies and rationale of surgical approaches[J]. Acta Neurochir (Wien), 2015, 157(9): 1601-1610.

［125］ Bruzek AK, Kucia EJ, Oppenlander ME. Intramedullary and Extramedullary Cervical Neurenteric Cyst Requiring Fixation and Fusion[J]. World Neurosurg, 2016, 95: 621 e627-621 e612.

［126］ Wang L, Zhang J, Wu Z, et al. Diagnosis and management of adult intracranial neurenteric cysts[J]. Neurosurgery, 2011, 68(1): 44-52; discussion 52.

［127］ Theret E, Litre CF, Lefebvre F, et al. Huge intramedullar neurenteric cyst with intrathoracic development in a 1 month-old boy: excision though the anterior approach. A case report and review of the literature[J]. Acta Neurochir (Wien), 2010, 152(3): 481-483.

［128］ Felix RW, Seidel GK, Murphy EB, et al. Conus medullaris enterogenous cyst[J]. PM R, 2012, 4(9): 698-700.

［129］ Liu J, Wang Y, Li C, et al. Impact of the Extent of Surgical Resection on Patients With Intradural Extramedullary Bronchogenic Cysts: A Retrospective Institutional Experience and Review of the Literature[J]. Front Neurol, 2021, 12: 706742.

［130］ Dusad T, Kundnani V, Dutta S, et al. An unusual case of intradural intramedullary dorsal bronchogenic cyst in spine[J]. J Spine Surg, 2017, 3(3): 514-518.

［131］ Wu A, Patel M, Darbonne D, et al. Large intramedullary bronchogenic cyst of the cervical spine: illustrative case[J]. J Neurosurg Case Lessons, 2021, 1(13): CASE2115.

［132］ Weng JC, Ma JP, Hao SY, et al. Intradural Extramedullary Bronchogenic Cyst: Clinical and Radiologic Characteristics, Surgical Outcomes, and Literature Review[J]. World Neurosurg, 2018, 109: e571-e580.

［133］ Bocciolini C, Dall'olio D, Cunsolo E, et al. Cervical bronchogenic cyst: asymptomatic neck mass in an adult male[J]. Acta Otolaryngol, 2006, 126(5): 553-556.

［134］ Patel V, Desai S, Thakkar V, et al. Upper cervical spinal bronchogenic cyst: A rare lesion at an exceptional location[J]. Indian J Radiol Imag, 2020, 30(4): 513-516.

［135］ Vinod K, Nair RP, Deopujari CK. Bronchogenic intraspinal cyst - A rare case of spinal cystic space occupying lesion[J]. Neurol India, 2016, 64(5): 1083-1084.

［136］ Jha RK, Mohanty CB, Deopujari CE, et al. Upper Cervical Bronchogenic Cyst: A Rare Condition at a Rare Location[J]. J Neurosci Rural Pra, 2018, 9(1): 149-151.

［137］ Ko KS, Jeun SS, Lee YS, et al. Sacral intraspinal bronchogenic cyst: a case report[J]. J Korean Med Sci, 2008, 23(5): 895-897.

［138］ Chen J, Lai R, Li Z, et al. Case Report Series and Review of Rare Intradural Extramedullary Neoplasms-Bronchiogenic Cysts[J]. Medicine (Baltimore), 2015, 94(49): e2039.

［139］ Vinod K, Nair RP, Deopujari CK. Bronchogenic intraspinal cyst u A rare case of spinal cystic space occupying lesion[J]. Neurology India, 2016, 64(5): 1083-1084.

［140］ Ma X, Li W, Niu C, et al. Intraspinal bronchogenic cyst: Series of case reports and literature review[J]. J Spinal Cord Med, 2017, 40(2): 141-146.

［141］ Pandey S, Sharma V, Shinde N, et al. Spinal intradural extramedullary mature cystic teratoma in an adult: A rare tumor with review of literature[J]. Asian J Neurosurg, 2015, 10(3): 133-137.

［142］ Zou MX, Hu JR, Kang YJ, et al. Bronchogenic cyst of the conus medullaris with spinal cord tethering: a case report and review of the literature[J]. Int J Clin Exp Pathol, 2015, 8(4): 3937-3942.

［143］ 林国中, 马长城, 吴超. 显微镜下微通道锁孔技术切除脊髓腹侧肿瘤[J]. 中国微创外科杂志, 2020, 20(1): 52-54, 57.

［144］ 李玉林, 文继舫, 唐建武. 病理学[M]. 7版. 北京: 人民卫生出版社, 2014.

［145］ E Turgut T. Spinal infections[J]. Eur J Radiol, 2004, 50(2): 120-133.

［146］ Bagheri AB, Ahmadi K, Chokan NMJ, et al. The Diagnostic Value of MRI in Brucella Spondylitis With Comparison to Clinical and Laboratory Findings[J]. Acta Informatica Medica, 2016, 24(2): 107.

［147］ Arnold P, Harsh V, Oliphant S. Spinal cord compression secondary to intrathecal catheter–induced granuloma: a report of four cases[J]. Evidence-Based Spine-Care Journal, 2011, 2(1): 57-62.

［148］ 樊红光, 史大鹏. 椎管内髓外硬膜下真菌性肉芽肿1例[J]. 磁共振成像, 2010, (3): 218-219.

［149］ Thurnher MM. Diseases of the brain, head & neck, spine 2012–2015[M]. Milano: Springer, 2012.

［150］ 郭建忠, 魏尧, 吉宏明, 等. 中枢神经系统炎性肉芽肿8例临床诊治分析[J]. 中国基层医药, 2016, (17): 2617-2620.

［151］ 甫拉提·买买提, 梁亮, 朱松青, 等. 椎管内炎性肉芽肿的手术治疗[J]. 中华临床医师杂志, 2015, 9(15): 146-149.

［152］ 陈杰, 李甘地. 病理学[M]. 2版. 北京: 人民卫生出版社, 2010.

［153］ Song E, Jaishankar GB, Saleh H, et al. Chronic granulomatous disease: a review of the infectious and inflammatory complications[J]. Clinical and Molecular Allergy, 2011, 9(1): 1-14.

［154］ 中国防痨协会骨关节结核专业分会. 布鲁氏菌性脊柱炎诊断及治疗专家共识[J]. 中国防痨杂志, 2022, 44(6): 531.

［155］ Sr A, Er A, Hr B, et al. Brucellar spondylodiscitis: A case series with focus on histopathological features[J]. Journal of Clinical Neuroscience, 2020, 78: 360-364.

［156］ Shailendra, Ratre, Sushma, et al. Concurrent Intramedullary and Intracranial Tuberculomass[J]. The Journal of the Association of Physicians of India, 2018, 66(4): 72-74.

［157］ Yanga C, Lib G, Fangc J, et al. Spinal Intramedullary Syphilitic Gumma: An Unusual Presentation of Neurosyphilis[J]. World Neurosurgery, 2016: 622.e617-622.e623.

［158］ 吴琼华, 陈维善, 陈其昕, 等. 椎管内异物肉芽肿伴迟发性脊髓损害一例报告[J]. 中华骨科杂志, 2006, 26(9): 610-610.

［159］ Abejón D, Saz J, Ley L, et al. Spinal granuloma in a patient receiving a spinal infusion of morphine and clonidine［Article in Spanish］[J]. Revista Espanola de Anestesiologia y Reanimacion, 2009, 56(6): 380-384.

［160］ Danaviah S, Sacks JA, Kps K, et al. Immunohistological characterization of spinal TB granulomas from HIV-negative and -positive patients[J]. Tuberculosis, 2013, 93(4): 432-441.

［161］ Dan Z, Franken DJ, Kuip M, et al. The immunological architecture of granulomatous inflammation in central nervous system tuberculosis[J]. Tuberculosis, 2020, 125: 102016.

［162］ Neil M, Patel PD, Vincent D, et al. Parasitic infections of the spine: case series and review of the literature[J]. Neurosurgical focus, 2020, 46(1): E12.

［163］ Dzikowiec M, Góralska K, Baszkowska J. Neuroinvasions caused by parasites[J]. Annals of Parasitology, 2017, 63(4): 243-253.

［164］ Hughes AJ, Biggs BA. Parasitic worms of the central nervous system: an Australian perspective[J]. Internal Medicine Journal, 2010, 32(11): 541-553.

［165］ Dhar A, Dua S, Singh H. Isolated Intramedullary Lumbar Spine Neurocysticercosis: A Rare Occurrence and Review of Literature[J]. The Surgery Journal, 2021, 7(4): 327-336.

［166］ 周成丞, 吴刚, 郑佳骏, 等. 脊髓蛛网膜下腔梗阻1例病例分析[J]. 中国临床神经科学, 2013, 21(1): 115-120.

［167］ Sinha S, Sharma BS. Neurocysticercosis: a review of current status and management[J]. Journal of Clinical Neuroscience, 2009, 16(7): 867-876.

［168］ Kasliwal MK, Gupta DK, Suri V, et al. Isolated Spinal neuro cysticercosis with clinical pleomorphism[J]. Turkish neurosurgery, 2008, 18(3): 294-297.

［169］ Clinton WA, Coyle CM, Vedantam R, et al. Diagnosis and Treatment of Neurocysticercosis: 2017 Clinical Practice

Guidelines by the Infectious Diseases Society of America (IDSA) and the American Society of Tropical Medicine and Hygiene (ASTMH)[J]. Clinical Infectious Diseases, 2018, 66(8): 49-75.

[170] 罗昭阳. 脊髓血吸虫病的MRI表现[J]. 中国临床医学影像杂志, 2010, 21(10): 716-719.

[171] Ferrari TC, Moreira PR. Neuroschistosomiasis: clinical symptoms and pathogenesis[J]. The Lancet Neurology, 2011, 10(9): 853-864.

[172] 于恩庶, 徐秉锟. 中国人兽共患病学[M]. 福州: 福建科技出版社, 1988.

[173] 仝德胜. 我国曼氏裂头蚴病流行病学调查与研究现状[J]. 中国校医, 2018, 32(5): 395-397.

[174] 刘宇军. 椎管内裂头蚴病2例报告[J]. 中国脊柱脊髓杂志, 2006, 16(2): 137-137.

[175] 王尧天, 王伟. 脊柱包虫病3例报告[J]. 中国脊柱脊髓杂志, 2008, 18(7): 559-560.

[176] 白雪冬, 李明玉, 邢千超, 等. 椎管内髓外硬膜下包虫病1例[J]. 中国医学影像技术, 2021, 37(1): 99.

[177] 吴观陵. 人体寄生虫学[M]. 4版. 北京: 人民卫生出版社, 2013.

[178] Mark, Eberhard, Gholamabbas, et al. Zoonotic Onchocerca lupi infection in a 22-month-old child in Arizona: first report in the United States and a review of the literature[J]. The American journal of tropical medicine and hygiene, 2013, 88(3): 601.

[179] Martinot M, Greigert V, Farnarier C, et al. Spinal cord toxoplasmosis in a young immunocompetent patient[J]. Infection, 2019, 48(2): 299-302.

[180] Xia Y, Ju Y, Liu JP, et al. Common Spinal Parasites[J]. Turkish Neurosurgery, 2019, 29(3): 409-413.

[181] Machado LR, Livramento JA, Vaz A J, et al. IgG intrathecal synthesis and specific antibody index in patients with neurocysticercosis[J]. Arq Neuropsiquiatr, 2002, 60(2B): 395-399.

[182] Jobanputra K, Raj K, Yu F, et al. Intramedullary Neurocysticercosis Mimicking Cord Tumor[J]. Journal of Clinical Imaging Science, 2020, 10: 7.

[183] Zhang T, Ma LH, Liu H, et al. Incurable and refractory spinal cystic echinococcosis: A case report[J]. 世界临床病例杂志, 2021, 9(33): 10337-10344.

[184] Barrie U, Badejo O, Aoun SG, et al. Systematic Review and Meta-Analysis of Management Strategies and Outcomes in Adult Spinal Neurocysticercosis[J]. World Neurosurgery, 2020, 138: 504-511.

[185] Garcia HH, Evans CAW, Nash TE, et al. Current Consensus Guidelines for Treatment of Neurocysticercosis[J]. Clinical Microbiology Reviews, 2002, 15(4): 747-756.

[186] A S S C M, B B S, B P B, et al. Intramedullary spinal cysticercosis cured with medical therapy: case report and review of literature[J]. Surgical Neurology, 2009, 72(6): 765-768.

[187] Sander GS. Anticysticercal treatment and seizures in neurocysticercosis[J]. The Lancet Neurology, 2004, 3(4): 207-208.

[188] Colli B O, Valena MM, Carlotti CG, et al. Spinal cord cysticercosis: Neurosurgical aspects[J]. Neurosurgical FOCUS, 2002, 12(6): 1-7.

[189] Koutsis G, Spengos K, Potagas C, et al. Intramedullary spinal cord metastases in a patient with small-cell lung cancer[J]. Eur J Intern Med, 2006, 17(5): 372-374.

[190] Goyal A, Yolcu Y, Kerezoudis P, et al. Intramedullary spinal cord metastases: an institutional review of survival and outcomes[J]. J Neurooncol, 2019, 142(2): 347-354.

[191] Hrabalek L. Intramedullary spinal cord metastases: review of the literature[J]. Biomed Pap Med Fac Univ Palacky Olomouc Czech Repub, 2010, 154(2): 117-122.

[192] Chamberlain MC, Baik CS, Gadi VK, et al. Systemic therapy of brain metastases: non-small cell lung cancer, breast cancer, and melanoma[J]. Neuro Oncol, 2017, 19(1): i1-i24.

[193] Kang JS, Moon KH, Kwon DG, et al. The natural history of asymptomatic osteonecrosis of the femoral head[J]. Int Orthop, 2013, 37(3): 379-384.

[194] Rykken JB, Diehn FE, Hunt CH, et al. Intramedullary spinal cord metastases: MRI and relevant clinical features from a 13-year institutional case series[J]. AJNR Am J Neuroradiol, 2013, 34(10): 2043-2049.

[195] Nater A, Tetreault LL, Davis AM, et al. Key Preoperative Clinical Factors Predicting Outcome in Surgically Treated Patients with Metastatic Epidural Spinal Cord Compression: Results from a Survey of 438 AOSpine International

Members[J]. World Neurosurg, 2016, 93: 436-448 e415.

［196］Lv J, Liu B, Quan X, et al. Intramedullary spinal cord metastasis in malignancies: an institutional analysis and review[J]. Onco Targets Ther, 2019, 12: 4741-4753.

［197］Majmundar N, Shao B, Assina R. Lung adenocarcinoma presenting as intramedullary spinal cord metastasis: Case report and review of literature[J]. J Clin Neurosci, 2018, 52: 124-131.

［198］Kalayci M, Cagavi F, Gul S, et al. Intramedullary spinal cord metastases: diagnosis and treatment - an illustrated review[J]. Acta Neurochir (Wien), 2004, 146(12): 1347-1354; discussion 1354.

［199］中华医学会骨科学分会骨肿瘤学组.脊柱转移瘤外科治疗指南[J].中华骨科杂志, 2019, (12): 717-726.

［200］Lee BH, Kim TH, Chong HS, et a1.Prognostic factor analysis in patients with metastatic spine disease depending On surgery and conservative treatment: review of 577 cases[J]. Ann Surg Oncol, 2013, 20(1): 40-46.

［201］White B D, Stirling A J, Paterson E, et al. NICE. Metastatic Spinal Cord Compression: Diagnosis and Management of Patients at Risk of or With Metastatic Spinal Cord Compression. London: NICE, 2008[J]. BMJ (online), 2008, 337 (nov27 1): a2538.

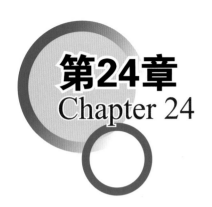

第24章
Chapter 24

总结与展望

　　在几代先驱的带领下，神经外科的发展经历了从经典神经外科、显微神经外科、微侵袭神经外科到现在的精准外科时代，医师们对脊髓肿瘤外科的认知越来越深入，手术操作越来越精细，不断越过"雷区"勇攀"高峰"，大大提高了手术成功率与疾病治愈率，为人民生命安全保驾护航。日新月异的科技进步在神经外科发展的历史长河中发挥了不可磨灭的贡献。正如显微镜的诞生与应用，使原来的手术禁区被打破，降低了致残率与死亡率，开启了神经外科的显微时代；正如影像导航技术发展，从脑室空气造影术到CT问世，到以MRI为基础的系列功能成像，再到将神经外科诊断与治疗水平提高到前所未有的境界。因此，神经外科的发展离不开科技的不断革新。虽然脊髓肿瘤外科的发展已经取得极大进步，但是以胶质瘤、神经损伤为代表的一系列疾病仍然是一大难题。随着新时代医工交叉的不断发展，神经外科与工科交流不断密切，实现以临床需求为导向的精准研究，例如神经外科与生物材料学结合，通过仿生支架修复肿瘤带来的脊髓损伤，通过纳米载药颗粒实现药物在肿瘤的精准递送等；与物理学合作，将高精度神经活体成像应用到手术中，实现术中对肿瘤血管与边界的识别，提高肿瘤全切率；与影像组学合作，对不同患者基因模型预测分析，实现个体化精准治疗；与数字化技术合作，实现神经调控及人工智能深度学习等。在科技大爆发的时代里，神经外科充满了无限可能。作为新时代的神经外科医生，除了不断丰富临床经验与手术技巧，为患者消除病痛外，做一名"会治病"的医生，还需要时刻关注科技前沿，抓住发展契机，发挥自身学科优势同时集各学科之大成，做一名医师科学家。路漫漫其修远兮，吾将上下而求索，为发展神经外科事业不断努力奋斗！

致　谢

感恩我父母对我的苦心培养与质朴教诲，妻儿默默的支持和理解。

感恩庄坚老师培养了我对神经科学的兴趣，感恩王忠诚老师把我领进神经外科神圣的殿堂，获取了安身立命的本领，成就了荣光的人生事业。

感恩那些把生命托付给我的患者们的勇气与信任，从你们身上我获取了对疾病的真知灼见，你们永远是我的老师！

感谢我的研究生们和住院医师们，你们在无数个繁忙的工作之余的夜晚，认真分析病例，精心搜索文献，萃取点滴精华，散 落在本书的字里行间！

感谢清华大学出版社的编辑们对本书精心编纂与制作所付出的努力！